国家卫生健康委员会“十三五”规划教材
全国高等职业教育教材

供医学影像技术、放射治疗技术专业用

医学影像解剖学

U0875690

第2版

主　编　辛　春　陈地龙

副主编　周　山　付升旗　朱姬莹

编　者（以姓氏笔画为序）

马芳芳	山东第一医科大学（山东省医学科学院）	张晓丽	北京卫生职业学院
王　飞	襄阳职业技术学院	张彩洁	辽宁何氏医学院
付升旗	新乡医学院	陈地龙	重庆三峡医药高等专科学校
朱姬莹	杭州医学院	林志艳	甘肃中医药大学
邬　山	重庆三峡医药高等专科学校	周　山	漯河医学高等专科学校
许海兵	江苏医药职业学院	赵　星	陕西能源职业技术学院
李仕红	复旦大学附属华东医院	侯刚强	深圳市康宁医院
李兆祥	廊坊卫生职业学院	钱彩艳	绍兴文理学院附属医院
杨　斌	大理大学第一附属医院	徐　菲	莆田学院
杨丽华	咸阳职业技术学院	梁正荣	曲靖市第二人民医院
辛　春	江苏医药职业学院	濮宏积	曲靖医学高等专科学校

人民卫生出版社

图书在版编目（CIP）数据

医学影像解剖学/辛春，陈地龙主编．—2版．—北京：人民卫生出版社，2019

ISBN 978-7-117-29287-0

Ⅰ.①医… Ⅱ.①辛…②陈… Ⅲ.①影像-人体解剖学-中等专业学校-教材 Ⅳ.①R813

中国版本图书馆CIP数据核字(2019)第254068号

医学影像解剖学

第2版

主　　编：辛　春　陈地龙

出版发行：人民卫生出版社（中继线 010-59780011）

地　　址：北京市朝阳区潘家园南里19号

邮　　编：100021

E - mail：pmph @ pmph. com

购书热线：010-59787592　010-59787584　010-65264830

印　　刷：北京顶佳世纪印刷有限公司

经　　销：新华书店

开　　本：850×1168　1/16　　印张：19

字　　数：601千字

版　　次：2015年2月第1版　2019年12月第2版

2023年10月第2版第6次印刷（总第10次印刷）

标准书号：ISBN 978-7-117-29287-0

定　　价：63.00元

打击盗版举报电话：010-59787491　E-mail：WQ @ pmph. com

质量问题联系电话：010-59787234　E-mail：zhiliang @ pmph. com

修订说明

为深入贯彻十九大及全国教育大会精神，落实《国家职业教育改革实施方案》对高等卫生职业教育改革发展的新要求，服务新时期经济社会发展和“健康中国”战略的实施，人民卫生出版社经过充分的调研论证，组织成立了全国高等职业教育医学影像技术、放射治疗技术专业教育教材建设评审委员会，于2018年启动了医学影像技术、放射治疗技术专业规划教材第四轮修订。

全国高等职业教育医学影像技术专业规划教材第一轮共8种于2002年出版，第二轮共10种于2010年出版，第三轮共11种于2014年出版。本次修订结合《普通高等学校高等职业教育（专科）专业目录（2015年）》新增放射治疗技术专业人才培养的迫切需要，在全国卫生行指委及相关专指委、分委会的全程指导和全面参与下，以最新版专业教学标准为依据，经过全国高等职业教育医学影像技术、放射治疗技术专业教育教材建设评审委员会广泛、深入、全面地分析与论证，确定了本轮修订的基本原则。

1. 统筹两个专业 根据医学影像技术、放射治疗技术专业人才培养需要，构建各自相对独立的教材体系。由于两个专业的关联性较强，部分教材设置为专业优选或共选教材，在教材适用专业中注明。

2. 对接岗位需要 对接两个专业岗位特点，全面贴近工作过程。本轮修订对课程体系作了较大调整，将《医学影像成像原理》《医学影像检查技术》调整为《X线摄影检查技术》《CT检查技术》《MRI检查技术》，将《超声诊断学》《核医学》调整为《超声检查技术》《核医学检查技术》，并根据医学影像技术、放射治疗技术专业特点编写了相应的《临床医学概要》。

3. 融合数字内容 本轮修订充分对接两个专业工作过程与就业岗位需要，工作原理、设备结构、操作流程、图像采集处理及识读等岗位核心知识与技能，通过精心组织与设计的图片、动画、视频、微课等给予直观形象的展示，以随文二维码的形式融入教材，拓展了知识与技能培养的手段和方法。

本套教材共18种，为国家卫生健康委员会“十三五”规划教材，将于2019年秋陆续出版，供全国高等职业教育医学影像技术、放射治疗技术专业选用。

教材目录

序号	教材名称	版次	主编	适用专业	配套教材
1	影像电子学基础	第4版	鲁　雯　郭树怀	医学影像技术、放射治疗技术	√
2	临床医学概要		周建军　王改芹	医学影像技术、放射治疗技术	
3	医学影像解剖学	第2版	辛　春　陈地龙	医学影像技术、放射治疗技术	√
4	医学影像设备学	第4版	黄祥国　李　燕	医学影像技术、放射治疗技术	√
5	X线摄影检查技术		李　萌　张晓康	医学影像技术	√
6	CT检查技术		张卫萍　樊先茂	医学影像技术	√
7	MRI检查技术		周学军　孙建忠	医学影像技术	√
8	超声检查技术		周进祝　吕国荣	医学影像技术	√
9	核医学检查技术		王　辉	医学影像技术	
10	介入放射学基础	第3版	卢　川　潘小平	医学影像技术	√
11	医学影像诊断学	第4版	夏瑞明　刘林祥	医学影像技术、放射治疗技术	√
12	放射物理与防护	第4版	王鹏程　李迅茹	医学影像技术、放射治疗技术	
13	放射生物学		姚　原	放射治疗技术	
14	放射治疗设备学		石继飞	放射治疗技术	√
15	医学影像技术		雷子乔　郑艳芬	放射治疗技术	√
16	临床肿瘤学		李宝生	放射治疗技术	
17	放射治疗技术	第4版	张　涛	放射治疗技术、医学影像技术	√
18	放射治疗计划学		何　侠　尹　勇	放射治疗技术	√

第二届全国高等职业教育医学影像技术、放射治疗技术专业教育教材建设评审委员会名单

主任委员

舒德峰　周进祝

副主任委员

付海鸿　李宝生　王鹏程　余建明　吕国荣

秘 书 长

李　萌　窦天舒

委　　员（以姓氏笔画为序）

韦中国　邓小武　田　野　刘媛媛　齐春华　李迅茹
李真林　辛　春　张卫萍　张晓康　张景云　陈　凝
陈　懿　罗天蔚　孟　祥　翁绳和　唐陶富　崔军胜
傅小龙　廖伟雄　樊先茂　濮宏积

秘　　书

裴中惠

数字内容编者名单

主　编　辛　春

副主编　付升旗　濮宏积　周　山　邬　山

编　者（以姓氏笔画为序）

马芳芳　山东第一医科大学（山东省医学科学院）
王　飞　襄阳职业技术学院
付升旗　新乡医学院
朱姬莹　杭州医学院
邬　山　重庆三峡医药高等专科学校
许海兵　江苏医药职业学院
李仕红　复旦大学附属华东医院
李兆祥　廊坊卫生职业学院
杨　斌　大理大学第一附属医院
杨丽华　咸阳职业技术学院
辛　春　江苏医药职业学院
张晓丽　北京卫生职业学院
张彩洁　辽宁何氏医学院
林志艳　甘肃中医药大学
周　山　漯河医学高等专科学校
赵　星　陕西能源职业技术学院
侯刚强　深圳市康宁医院
钱彩艳　绍兴文理学院附属医院
徐　菲　莆田学院
梁正荣　曲靖市第二人民医院
濮宏积　曲靖医学高等专科学校

主编简介与寄语

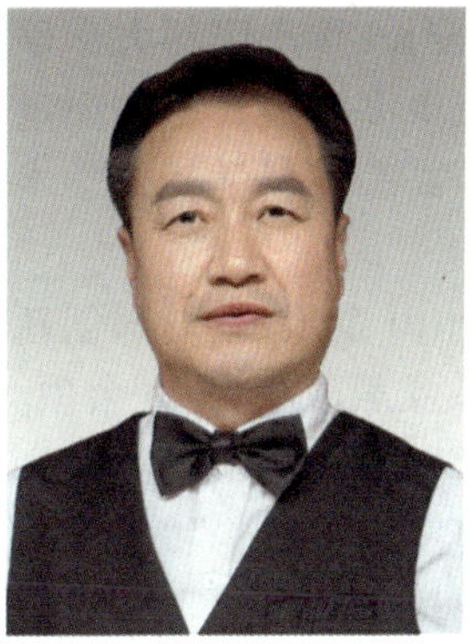

辛春，教授，江苏医药职业学院医学影像学院院长，医学影像技术专业带头人。兼任全国卫生职业教育教学指导委员会医学影像技术专业分委会委员、淮海经济区医学影像技术专业协作联盟常务委员。

主编专著《临床实用影像解剖彩色图谱》，主编教材《医学影像解剖学》《医学影像诊断学》；发表论文 20 余篇。获得全国教育改革优秀教学论文大赛一等奖，江苏省卫生职业教育学科带头人、第一届全国职业院校医学影像技术专业技能大赛优秀指导教师称号。所引领的江苏医药职业学院（原盐城卫生职业技术学院）医学影像技术专业，2013 年通过中央财政支持的重点建设专业合格评估；2015 年被江苏医药职业学院列为创建江苏省示范性高职院校的五个专业之一；2019 年被教育部认定为“高等职业教育创新发展行动计划（2015—2018 年）”项目；2018 年江苏医药职业学院医学影像技术专业创新创业团队荣获江苏省大学生挑战杯赛一等奖，全国大学生挑战杯赛三等奖。

寄语：

一条河，一棵树，一朵花，一根草，有的人看了，心旷神怡；有的人看着，熟视无睹。美丽的世界需要用美好的心情去发现，去欣赏。赏心悦目的医学影像更有益于准确诊断。精准医疗要求我们用心去做好每一幅图像，让美体现在我们的医疗服务中。

主编简介与寄语

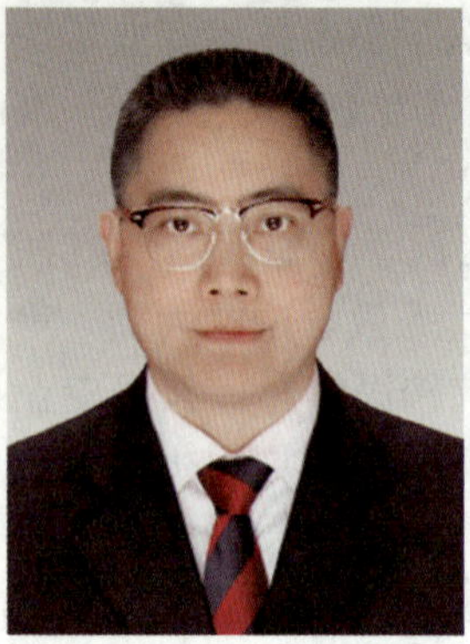

陈地龙，博士，研究员，重庆三峡医药高等专科学校校长，重庆医科大学硕士生、博士生导师。兼任重庆市职业教育评估专家、重庆市高职院校内部质量保证体系建设评估专家，重庆市政府督学、重庆三峡医药高等专科学校校学术委员会主任委员。

近五年获得国家自然科学基金面上项目等科研课题 10 余项，教育部创新计划项目、重庆市高等教育教学重大改革项目等省部级人文教改项目 20 余项。发表科研、教学论文 88 篇，其中 SCI 收录 20 篇，CSSCI、CSCD 和中文核心期刊 68 篇；主编教材 5 部。获"全国医药学学位与研究生教育突出贡献奖""重庆市人民政府高等教育教学成果二等奖""重庆医科大学校级教学成果二等奖""重庆市首届教育综合改革成果三等奖"等共计 8 项奖项。

寄语：

同学们，今天的你们是祖国的未来，只有脚踏实地，以饱满的热情投身到为人民健康事业的奋斗之中，积累足够的理论知识，练就过硬的技术本领，才能不辜负人民重托，担起历史的重担！

前　言

医学影像解剖学课程的开设是以学生具备人体解剖学、人体生理学、医学影像设备学、医学影像成像原理等专业基础知识为前提，为后续临床医学概要、医学影像检查技术、医学影像诊断学、放射治疗技术学等专业核心课程服务。医学影像解剖学既是医学影像技术专业和放射治疗技术专业的过渡课程，又是它们的专业核心课程。

《医学影像解剖学》第 1 版作为原国家卫生和计划生育委员会“十二五”规划教材”、全国高等医药教材建设研究会“十二五”规划教材，主要供高等职业院校三年制医学影像技术专业学生使用。

第四轮全国高等职业教育医学影像技术、放射治疗技术专业规划教材主编人会议 2018 年 6 月在上海召开，本次会议明确高等职业教育医学影像技术专业、放射治疗技术专业规划教材建设思路与理念；结合这两个专业教学的改革发展趋势与需要，总结上一轮教材的优点与不足；探讨并落实第四轮规划教材的编写原则与修订方向。

《医学影像解剖学》第 2 版的编写团队由院校专业课专任教师与医院影像科室工作者相结合组建。编委们根据在第 1 轮教材在使用过程中广大师生们的合理化建议和意见，贯彻教材修订思路，调整了教材内容。本教材主要介绍正常人体头颈部、胸部、腹部、脊柱与四肢等组织结构在计算机直接数字化 X 线摄影、电子计算机断层扫描、超声成像、磁共振检查、数字减影血管造影上的影像特征。用较少的文字描述，用较多的图像对比、标注，更形象地表达组织结构。让学生易学易懂，在有限的时间内能学会、学透人体的正常影像解剖结构，为进一步学习专业知识夯实专业基础。

感谢第 1 版教材的编委们所付出的辛勤劳动，为本教材的修订工作奠定了良好基础。也感谢所引用参考文献作者们对本教材的支持和贡献！

教学大纲

辛　春　陈地龙

2019 年 8 月

目　录

第一章 总论

学习目标

1. 掌握:医学影像解剖学的研究方法;各种医学影像检查方法的优越性。
2. 熟悉:医学影像解剖学常用术语。
3. 了解:医学影像解剖学概念及其发展历史。

医学影像解剖学(medical imaging anatomy)是利用医学影像检查技术,使人体组织器官成像,从而研究正常人体组织器官的位置、大小、形态、结构、密度(信号、回声)、毗邻关系、生理、生化、运动、功能及其发生、发展规律的一门综合学科。常用的医学影像检查技术有X线成像(radiology)如数字化X线摄影系统(digital radiography,DR),计算机体层摄影(computed tomography,CT),正电子发射计算机断层显像(positron emission tomography computed tomography,PET/CT),数字减影血管造影(digital subtraction angiography,DSA),磁共振成像(magnetic resonance imaging,MRI),超声成像(ultrasonography,USG)等。广义的医学影像解剖学还包括内镜技术、热像技术、显微镜技术所显示的人体正常细微形态结构影像。

1895年11月8日德国物理学家威廉·康拉德·伦琴(Wilhelm Konrad Röntgen)发现了X线,同年12月28日就将他发现X线的论文和为其夫人拍的手骨照片一同发表。这是全人类第一次用X线显示的人手骨骼影像,为研究医学影像解剖学奠定了基础。

继X线解剖学、人体断面解剖学之后,CT、MRI、USG、DSA、PET/CT等新技术的出现,促进了医学影像解剖学的快速发展。1977年,Ledley制作了《CT横断层图谱》;1983年,Wegener依CT图像绘制了《正常人体全身横断层图谱》;1990年,El-Khoury编著了《MRI和CT断层解剖学图谱》;Jinkins利用X线、CT和MRI图像等绘制了《神经系统胚胎、解剖和变异图谱》;Pop等制作了《四肢和脊柱区的MRI图谱》。这些图谱取材于活体(living body),正常与异常图像的对照一目了然,对一些临床诊断感兴趣区域有较细致的显示。国内学者分别编写了《腹部影像学应用解剖》《颅脑CT解剖学》《影像断面解剖学》《人体颅底部薄层断面MRI、CT图谱》《人体断面解剖学》与《MRI、CT、ECT对照图谱》《CT与MRI解剖图谱》。

美国科罗拉多大学(University of Colorado)和相关临床医疗中心参与研究虚拟可视人计划(the virtual human project initiative),于1994年成功获取一例男性数据集,1995年发布了西方女性解剖结构数据集。2000年韩国亚洲大学(Ajou University)与韩国科技信息研究院公布了一例韩国男性切片数据集的获取。我国2001年启动了虚拟中国数字人体(virtual chinese human,VCH)的研究,2002年起南方医科大学(原中国人民解放军第一军医大学)、中国人民解放军陆军军医大学(原第三军医大学)先后完成了中国数字化虚拟人原始断层切削图片数据的获取。2004年,钟世镇主编并出版了《数字人和数字解剖学》。2005年,华中科技大学生物医学光子学教育部重点实验室在南方医科大学高分辨率原始

笔记

切削照片的基础上，完成了高分辨率的数字化虚拟人三维解剖结构数据集的获取，建立了各生理系统的标识数据库以及数据网络共享和发布平台。在此基础上，我国在数字医学、数字解剖学、医学图像学等领域开展了后续研究工作。

医学影像解剖学课程是以人体解剖学、人体生理学、断面解剖学等为前期课程，服务于后期的专业核心课程如医学影像检查技术、医学影像诊断学、放射治疗技术等。所以，它是介于基础课程和专业核心课程之间的桥梁课程，也是医学影像技术专业与放射治疗技术专业的重要专业核心课程。

第一节 常用术语

要想读懂一张医学影像图片，必须明白这张图片的成像原理。这就涉及很多医学影像专业术语，在此仅介绍一些较常用的医学影像专业术语。

一、人体方位与断层

医学影像检查时，根据临床需要所摆放的患者体位，称为方位。医学影像都是以患者为主体，描述影像上的结构位置。如看正位胸片（图 1-1），相当于阅片者在患者正对面，所以阅片者左手这一侧必须是患者的右侧，规定在右侧空白处用字母“R”（right）标注或直接用汉字“右”标注；如果看的是左侧位胸片（图 1-2），也就是阅片者在患者的左侧面向右看，患者后面的脊柱必须放在阅片者的右手边，影像图片通常在空白处用字母“L”（left）标注或直接用汉字“左”标注。其余类推。

患者进行 CT、MRI、USG 检查时，得到的是断层图像。

（一）人体方位

人体方位通常是针对成像介质而言的，常用的有：

> **知识拓展**
>
> **成像介质**
>
> X 线通过人体后，用来接收穿过人体的 X 线并参与形成影像的物质称为成像介质，如 X 线透视用的荧光屏、X 线摄影用的感光成像介质、DR 平板探测器、CT 环形探测器等。

1. 正位　患者面部或背部正对成像介质都称为正位（图 1-1）。

（1）前后位：患者背部正对成像介质，X 线从前向后投照到成像介质，称为前后位（anterior posteri-

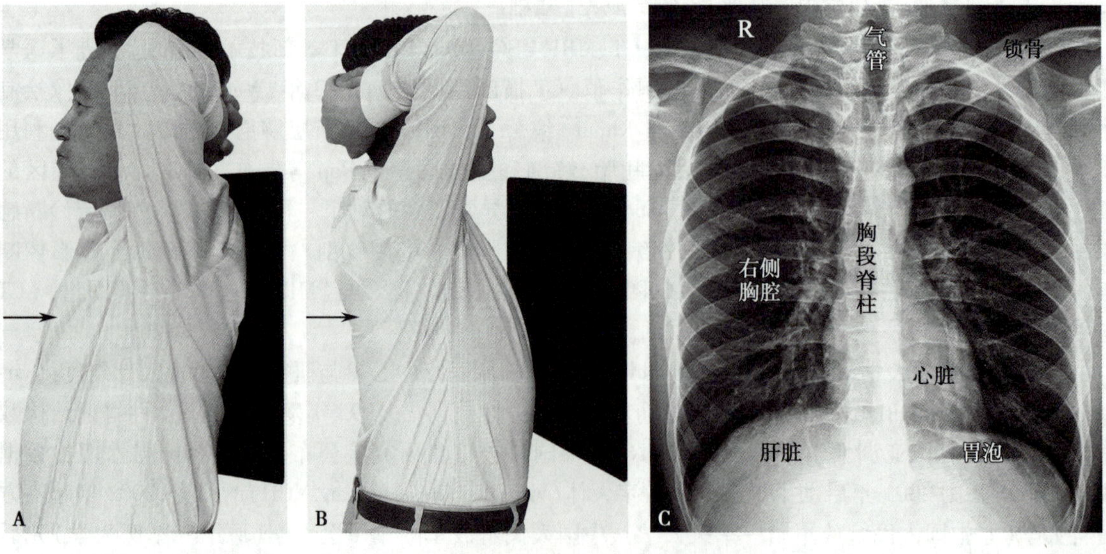

图 1-1 胸部正位

A. 胸部前后位体位；B. 胸部后前位体位；C. 胸部正位片。

or position)。主要用来显示人体后部靠近成像介质的结构。

（2）后前位：患者面部正对成像介质，X 线从后向前投照到成像介质，称为后前位（posterior anterior position）。人体前部结构靠近成像介质，放大率小，边缘清晰，影像较浓。

2. 侧位 患者侧面正对成像介质，称为侧位。

（1）左侧位：患者左侧正对成像介质，X 线从右侧投照到左侧的成像介质，称为左侧位（left lateral position）。人体左侧结构靠近成像介质，放大率小，边缘清晰，影像较浓。如果是左侧位胸片（图 1-2），左膈偏上。左膈下有胃泡作为其标志。

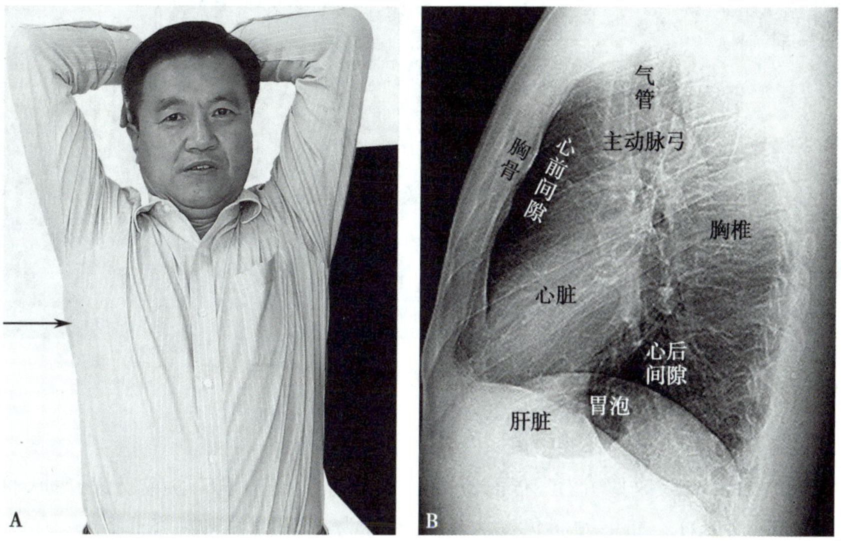

图 1-2 胸部左侧位

A. 胸部左侧位体位；B. 胸部左侧位片。

（2）右侧位：患者右侧正对成像介质，X 线从左侧投照到右侧的成像介质，称为右侧位（right lateral position）。主要用来显示人体右侧结构。如果是右侧位胸片（图 1-3），右膈偏上。右膈下有均匀较高密度的肝脏作为其标志。

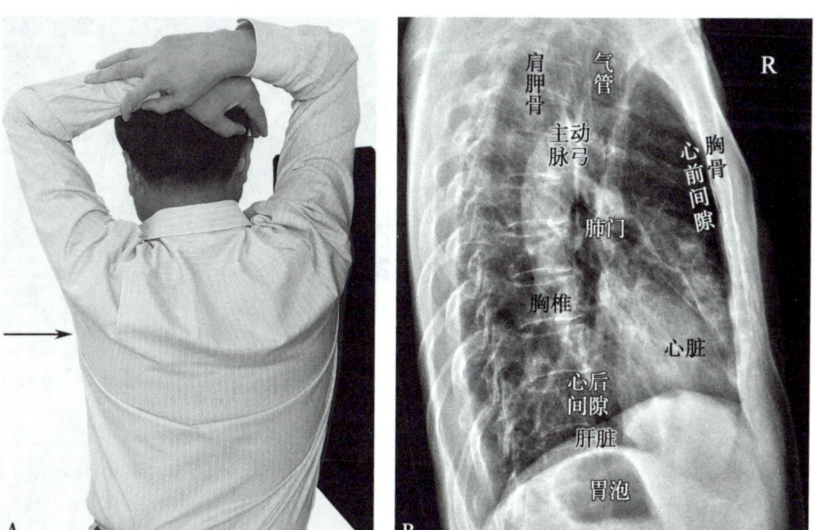

图 1-3 胸部右侧位

A. 胸部右侧位体位；B. 胸部右侧位片。

3. 斜位 患者一侧靠近成像介质，另一侧远离成像介质，中心线垂直于成像介质投照，显示的图像称为斜位。

(1) 左前斜位：患者面对成像介质，左前方靠近成像介质，右前方远离成像介质，称为左前斜位(left anterior oblique，LAO)。如果倾斜角度为60°，就称为60°左前斜位(图1-4)。

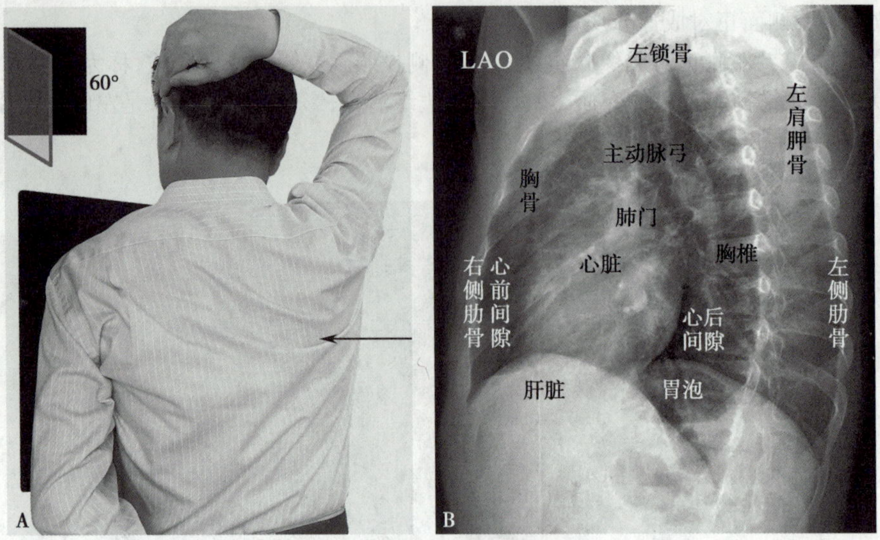

图1-4 胸部60°左前斜位
A. 胸部60°左前斜位体位；B. 胸部60°左前斜位片。

(2) 右前斜位：患者面对成像介质，右前方靠近成像介质，左前方远离成像介质，称为右前斜位(right anterior oblique，RAO)。如果倾斜角度为45°，就称为45°右前斜位(图1-5)。

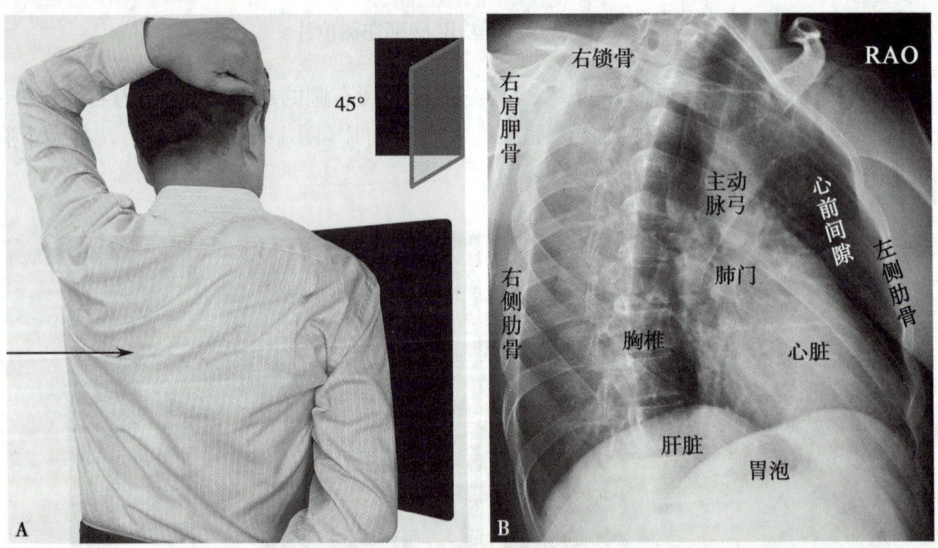

图1-5 胸部45°右前斜位
A. 胸部45°右前斜位体位；B. 胸部45°右前斜位片。

(3) 左后斜位：患者背对成像介质，左后方靠近成像介质，右后方远离成像介质，称为左后斜位(left posterior oblique，LPO)。

4. 切线位 X线与投照部位或器官呈切线投照到成像介质，称为切线位(tangential projection)。比较常用的有体表肿块切线位、颧骨切线位、肩胛骨切线位等。

5. 轴位 X线与投照部位或器官纵轴线一致投照到成像介质，称为轴位(axial view)。比较常用的有跟骨轴位(图1-6)、髌骨轴位(图1-7)等。

笔记

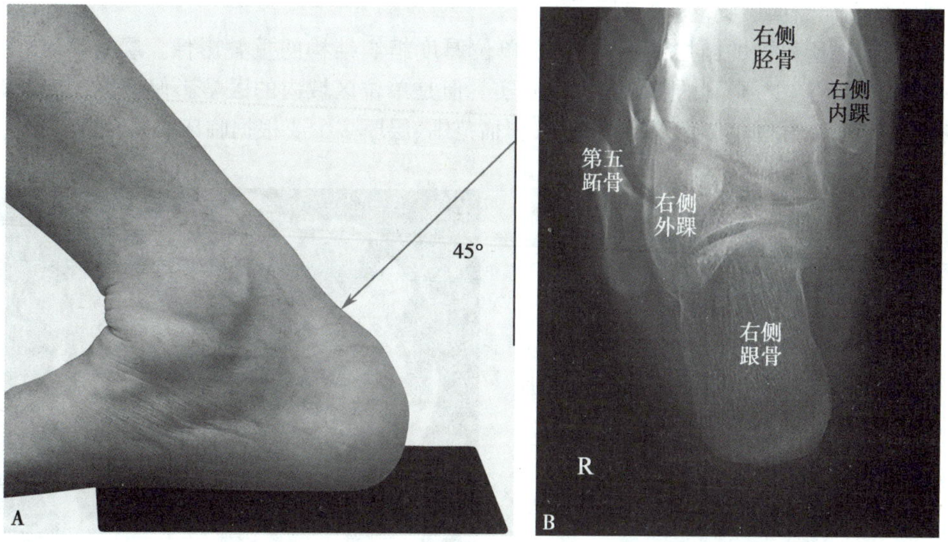

图 1-6 跟骨轴位

A. 跟骨轴位体位；B. 跟骨轴位片。

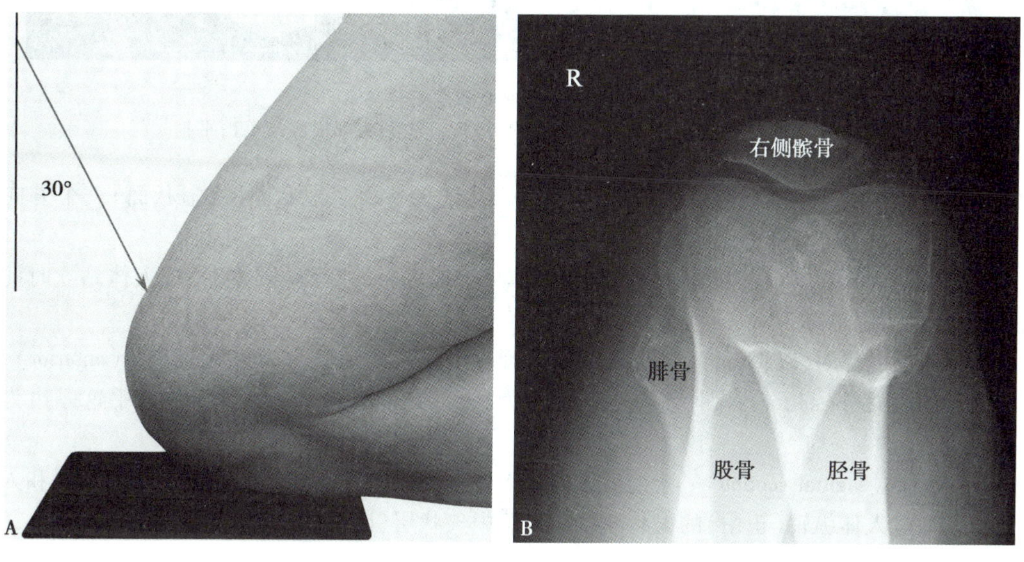

图 1-7 髌骨轴位

A. 髌骨轴位体位；B. 髌骨轴位片。

病例导学

某患者，女，62 岁，退休会计。右侧肩部放射痛 3 年余，最近半年加重。继往健康，无其他病史。

临床医生建议拍颈椎平片，了解右侧椎间孔有无狭窄。

请问：

1. 选择什么投照体位可以在颈椎片上显示右侧椎间孔？
2. 在颈椎什么体位影像片上能最清楚地看到右侧椎间孔，为什么？

（二）人体断层

断层是指沿人体某一方向所做的一定厚度的解剖切片或医学影像扫描。解剖切片又称为断层标本，医学影像扫描所得结果则称为断层图像。一般人体断层标本的表面叫断面，也称为剖面或切面。

因此，断层的含义比断面广泛。

医学影像扫描所得到的断层图像，其实是单位厚度组织结构的重叠影像。层的厚度（图 1-8）越薄，重叠的组织结构越少，得到的影像信息越真实。但是单位区域内的医学影像检查，层厚越薄，扫描的层数越多。所以在做医学影像断层检查时，扫描范围、层厚多少要根据临床需要合理选择。

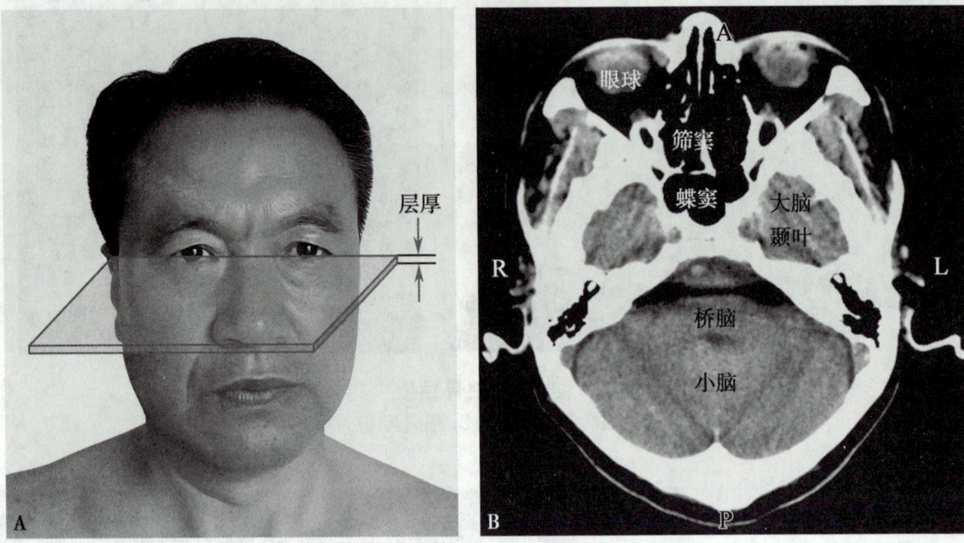

图 1-8 头部横断层 CT

A. 经听眦线的头部横断层示意图；B. 经听眦线的头部横断层 CT，平扫。

医学影像解剖学一般从横断层（横断面）、矢状断层（矢状面）、冠状断层（冠状面）三个方向观察人体解剖结构。

1. 横断层（cross section） 即轴位像，是与人体纵轴线垂直的断层（图 1-8），即人体站立时此层面与水平面平行，所以也称为水平断层。

分析横断层图像时，以患者仰卧位，从下向上观察图像。图像上方为患者的前面（anterior）；图像下方为患者的后面（posterior）；阅片者左手这一边为患者的右侧（right）；阅片者的右手这一边为患者的左侧（left）。

2. 矢状断层（sagittal section） 于前后方向将人体分为左、右两个部分的断层，与横断层和人体冠状面垂直。通过人体纵轴（正中）的矢状断层称为正中矢状层（图 1-9）。

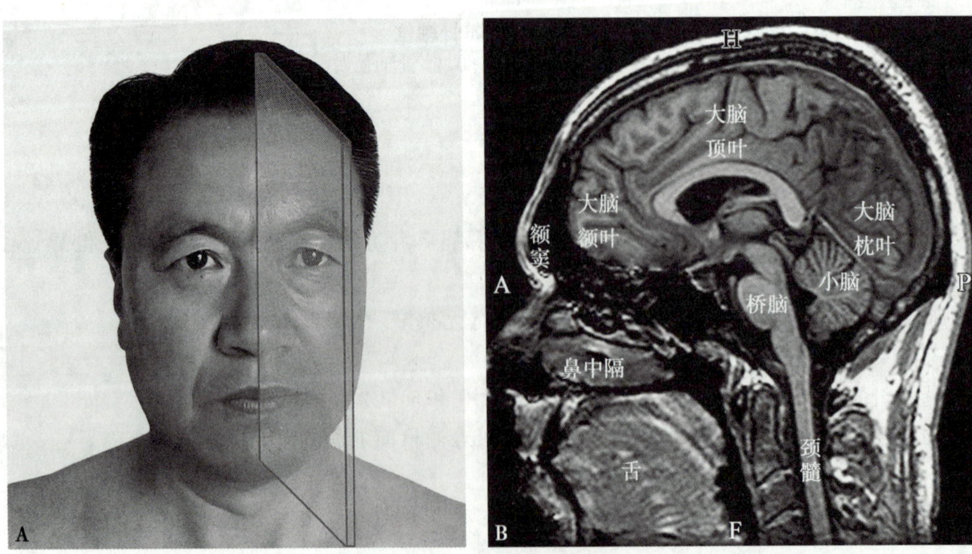

图 1-9 头部正中矢状断层 MRI

A. 头部正中矢状断层示意图；B. 头部正中矢状断层 MRI，T_1WI。

笔记

分析矢状断层图像时，一般按站立位从患者左侧向右观察，所以阅片者左手边为患者的前面；上方（superior）为患者的头侧（head）；下方（inferior）为患者的足侧（foot）。

3. 冠状断层（coronal section） 也称额状断层，在左右方向将人体分为前、后两个部分的断层，分别与横断层和矢状断层垂直。一般按站立位从患者前面向后观察（图 1-10）。

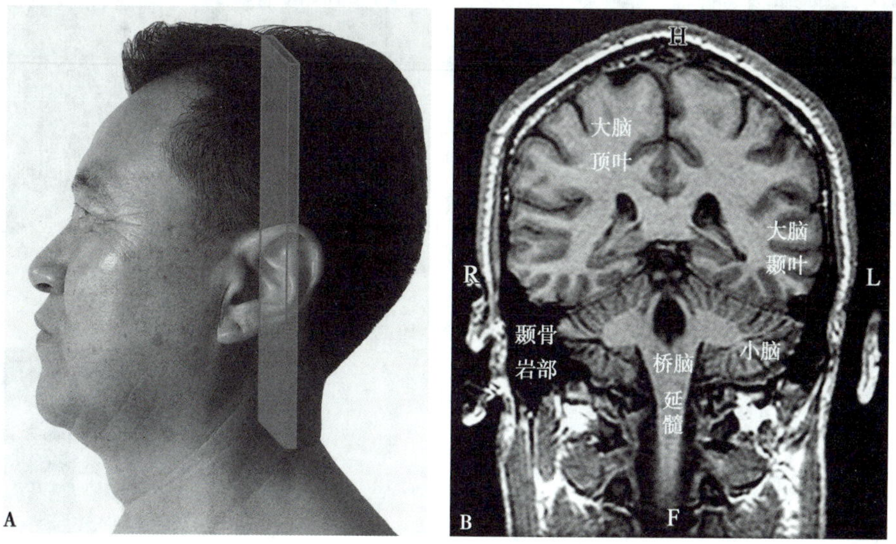

图 1-10 头部冠状断层 MRI

A. 经四脑室头部冠状断层示意图；B. 经四脑室头部冠状断层 MRI，T_1WI。

二、医学影像常用术语

分析医学影像图像必须先掌握下列常用术语：

1. 密度 医学影像学上提到的密度有光学密度（optical density，OD）和组织密度（tissue density）两个概念。

（1）光学密度：是指拍出来的 X 线片或 DR 片，越黑的区域放在观片灯上透光越少，光学密度就越高。一般在 X 线成像技术方面讲的是光学密度。

（2）组织密度：是指 X 线成像如 X 线片、DR 或 CT 图像上，组织结构密度越低如气管、支气管、肺实质、含气的胃肠道等，吸收的 X 线就越少，在影像上越黑。医学影像解剖学上，越黑的区域组织密度越低。

显然，光学密度和组织密度是两个截然相反的概念。

2. 自然对比 人体组织器官之间存在着密度、厚度、化学成分等差异，进行医学影像检查时，对 X 线的吸收、超声的反射、电磁波的接收与释放程度都不同，形成的影像就有黑白明暗之分。人体组织器官之间自然存在的这些对比差异，称为自然对比（natural contrast）或天然对比。

3. 人工对比 医学影像学检查时，人体有些组织器官如食管、胆道、输尿管等与周围的组织器官之间缺乏自然对比。医学影像检查时，为了能显示这些组织器官，人为地向人体内引入一些物质，使其与周围的组织器官之间形成鲜明对比，称为人工对比（artificial contrast），又称造影检查（contrast examination）。所使用的造影物质称为对比剂。

4. 多层面重组 在 CT 横断层图像上按需要指定一个断层位置，计算机将一系列横断层数据按指定的断层进行重组，获得该断层的二维重组图像（图 1-11），称为多层面重组（multiple planar reformatting，MPR）。可以重组出冠状断层、矢状断层或任意角度斜断层图像。

MPR 的 CT 图像上 CT 值属性不变，可以进行 CT 值测量。层厚越薄，重组图像越清晰；层间距过大，影像也会模糊。MPR 可较好地显示组织器官内复杂解剖关系，有利于准确定位。

5. 曲面重组 在 CT 横断层图像上沿感兴趣器官或结构的走向划一条曲线，并沿该曲线做图像重

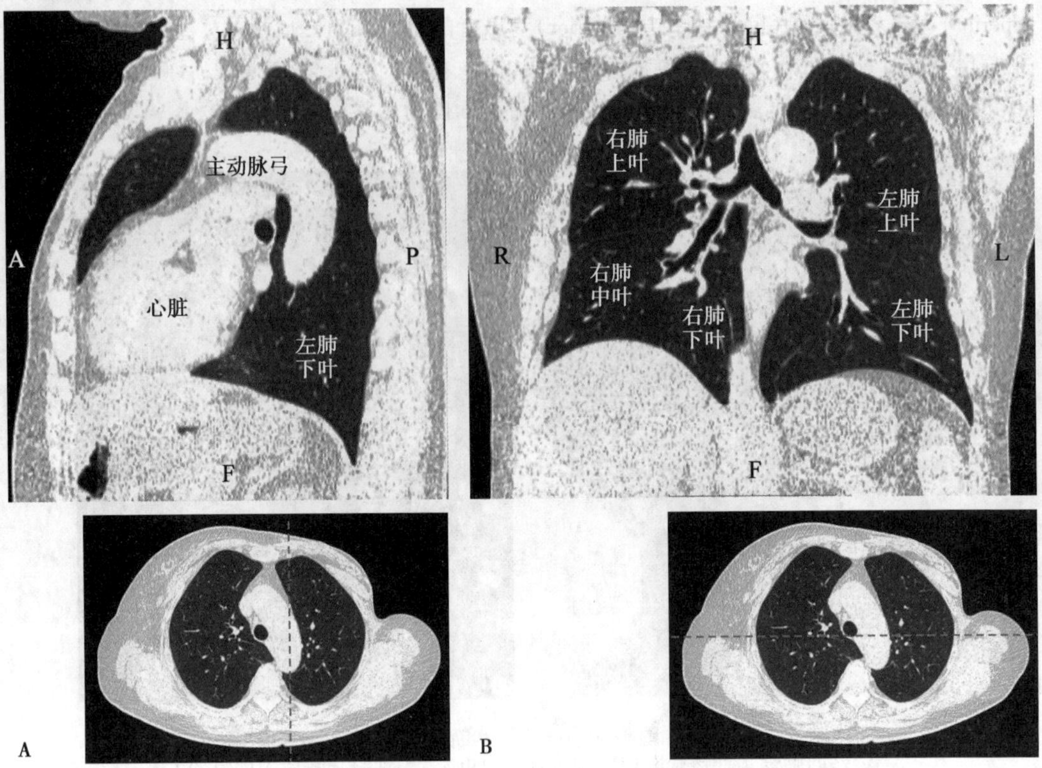

图 1-11 胸部 CT 多层面重组

A. 胸部经主动脉弓矢状断层重组；B. 胸部经支气管分叉处冠状断层重组。

组，把本来弯曲的器官如冠状动脉（图 1-12B）、牙槽等拉直、展开，显示在一个平面上，来观察它们的全貌，称为曲面重组（curved multiple planar reformatting，CMPR）。

6. 容积再现 将一组 CT 断层内人体组织结构的容积信息，采用相关后处理技术如最大密度投影或最小密度投影进行运算等，得到可以从不同角度观察的组织器官三维重建图像，称为容积再现技术（volume rendering technique，VRT）。较常用的容积再现方法有最大密度投影（maximun intensity projection，MIP），最小密度投影（minimum intensity projection，MinIP），表面阴影显示（shaded surface display，SSD）（图 1-12A），CT 仿真内镜（CT virtual endoscopy，CTVE）等。

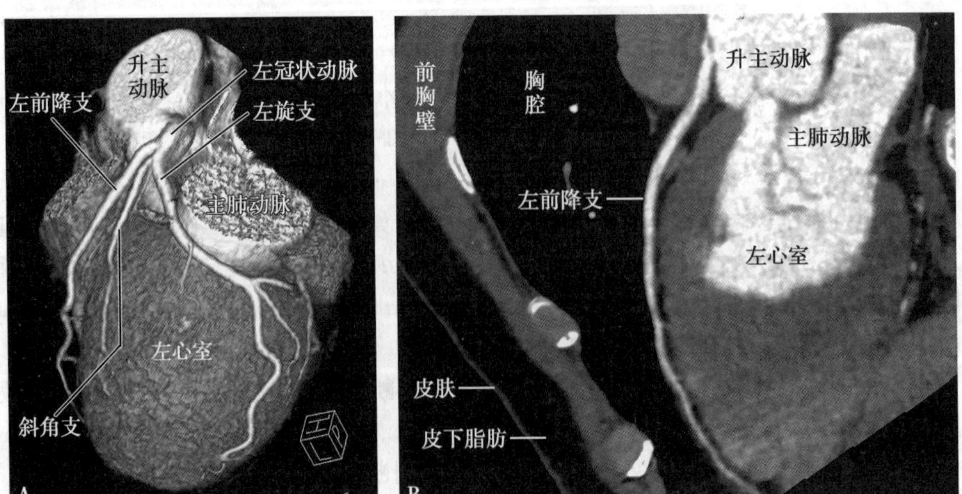

图 1-12 冠状动脉 CT

A. 心脏和冠状动脉的表面阴影显示；B. 冠状动脉左前降支曲面重组。

知识链接

CT 仿真内镜

计算机将螺旋 CT 容积扫描获得的图像数据进行后处理，并应用模拟光源照射，重组出空腔器官内表面的直观立体视觉效果图像，再加伪彩色编码，形成类似内窥镜检查图像，称为 CT 仿真内镜(图 1-13)。多用于显示气管、支气管、胃、肠道、鼻腔、咽喉腔等。

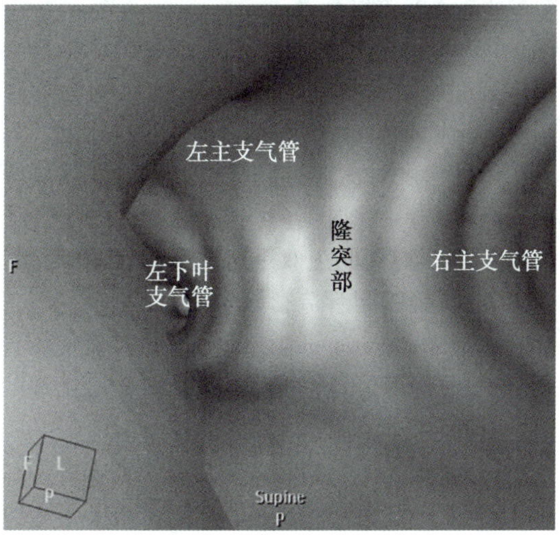

图 1-13 支气管隆突部 CTVE

第二节 X 线检查

X 线具有很强的穿透性，能穿过人体激发荧光板产生荧光，也能使胶片感光。所以 1895 年伦琴发现 X 线，拍摄出第一幅人手骨骼图像，从此 X 线被广泛应用于医学检查。

一、X 线检查方法

临床上常用的 X 线检查方法有 X 线透视、X 线摄影(如计算机 X 线摄影、数字 X 线摄影)、特殊 X 线摄影(如乳腺摄影)、造影检查(如胃肠钡透、数字减影血管造影术)等。不同的 X 线检查方法具有不同的成像原理和临床应用适应证。

(一) X 线透视

X 线透视(fluoroscopy)是用 X 线穿过人体被检查部位在荧光屏(影像增强器或探测器)上显示的影像而进行诊断的方法，称为 X 线透视。

(二) X 线摄影

1. X 线摄影(radiography) 是将被照体置于 X 线管与影像接收器(屏/片、影像板、探测器)之间，并靠近影像接收器，利用 X 线的穿透作用，在影像接收器上记录成像。其优点是影像的空间分辨率高；可长期保存；便于随访、对照观察；而且检查简便、经济、快捷。但缺点是影像密度分辨率低；不能进行动态观察；影像仅为二维，存在重叠、放大和失真。

2. 数字化 X 线摄影(digital radiography，DR) 是 X 线透过人体后，经过探测器采集和计算机系统处理，可在数秒内快速地再现 X 线图像的摄影方法。与普通 X 线摄影相比，DR 具有明显优势，表现在具有数字影像的特征，密度分辨率高，动态范围大；时间分辨率高，曝光后数秒即可显示影像；操作流程快捷方便，提高了工作效率。

(三) 特殊 X 线检查

临床工作中通常把 X 线透视和 X 线摄影称为常规检查，下列检查方法则称为特殊 X 线检查。

1. 乳腺摄影(mammography) 与普通 X 线摄影原理基本相同，成像基础是构成乳腺诸组织存在

笔记

密度差异，各组织对X线的吸收值不同。乳腺本身是软组织成分，主要由纤维腺体组织、脂肪组织和皮肤等软组织构成，由于组织间密度差较小、X线吸收系数很接近，为此乳腺摄影仅能采用低能量的软X线，以此来扩大乳腺组织之间的X线吸收差异，增强图像的对比。

乳腺摄影机X线管的阳极靶采用比钨原子序数低、可产生软射线的钼靶，因此亦称为“钼靶乳腺X线检查”。随着技术的进展，目前阳极材料已不局限于钼靶，为适应不同密度的乳腺类型，还有钼铑双靶、钼钨双靶等多项选择。

乳腺X线检查是乳腺疾病的首选影像检查方法。

2. 造影检查(contrast examination) 是将一种比人体密度高或低的物质(对比剂)导入到人体内要检查的部位，人工地造成要检查部位密度差异，以构成对比，达到诊断目的一种X线检查方法。

为适应不同的检查目的，采用不同种类(原子序数不同)的对比剂。高密度对比剂有碘制剂、钡制剂等；等密度对比剂有水、脂类等；低密度对比剂有空气、氧气、惰性气体等。对比剂导入人体，可以通过不同途径如口服、静脉注射、插管后直接注射等。

造影检查种类繁多，常规X线造影有胃肠道双重对比造影、钡剂灌肠造影、静脉尿路造影、子宫输卵管造影、经皮肤穿刺胆道造影、经胃镜胰胆管造影等。

3. 数字减影血管造影(digital subtraction angiography，DSA) 是应用计算机技术，将血管造影图像上不含对比剂的结构如骨、软组织、气管等影像消除，从而突显含对比剂的血管影像，是介入放射学中最常用的。

知识拓展

介入放射学

介入放射学是以医学影像诊断为基础，在医学影像诊断设备(DSA、USG、CT、MRI)的引导下，利用穿刺针、导管及其他介入器材，对疾病进行影像诊断或组织学、细菌学及生理、生化资料的采集；以及通过穿刺、导管、支架等设备进行治疗的学科。

DSA成像方法：首先进行X线成像，得到检查部位的模拟组织结构密度的光学密度图像(图1-14B)，通过计算机将模拟图像转换成数字信号储存起来。注入对比剂后再次成像，并转换成数字信号图像(图1-14A)。两次数字影像相减，消除相同的组织信号，得到一个仅有对比剂的(相异)血管图像(图1-14C)。

二、X线图像特点

X线图像是X线束穿透人体某一部位不同密度和厚度的组织结构后的投影总和，是该穿透路径上不同结构投影相互叠加在一起的重叠影像。它由X线衰减值转变为密度差影像，用模拟或数字影像形式来表现。

(一) X线影像所代表的信息

X线图像是X线透过人体后的“X线衰减值图像”，它反映了人体组织密度的信息，如高密度和低密度，但没有量的概念。

X线影像诊断的主要根据是病变与邻近组织所形成的密度差，有密度差即可显影。根据病变密度高于、低于或等于所在器官的密度而分为高密度、低密度或等密度病变。如果密度不均，有高有低，则为混杂密度病变。根据密度再结合病变的位置、大小、形状、数目和边缘等特征的分析，作出判断。

1. 模拟影像 是用一种直观的物理量来连续地、形象地表现另一种物理特性(X线衰减值)的影像。其优点是影像连续、直观，获取方便；影像表现具有概观性与实时性的特点。但其缺点是影像的重复性较差，一旦成像无法再更改或进行后处理；灰阶动态范围小。所以模拟影像成像技术近年来已逐渐被数字化成像技术所取代。

2. 数字影像 是完全以一种规则的数字量的集合来表现的物理影像。其优点是灰阶动态范围大；密度分辨率高；线性好；影像层次丰富；可进行后处理。其缺点是影像的空间分辨率不及模拟影像。

笔记

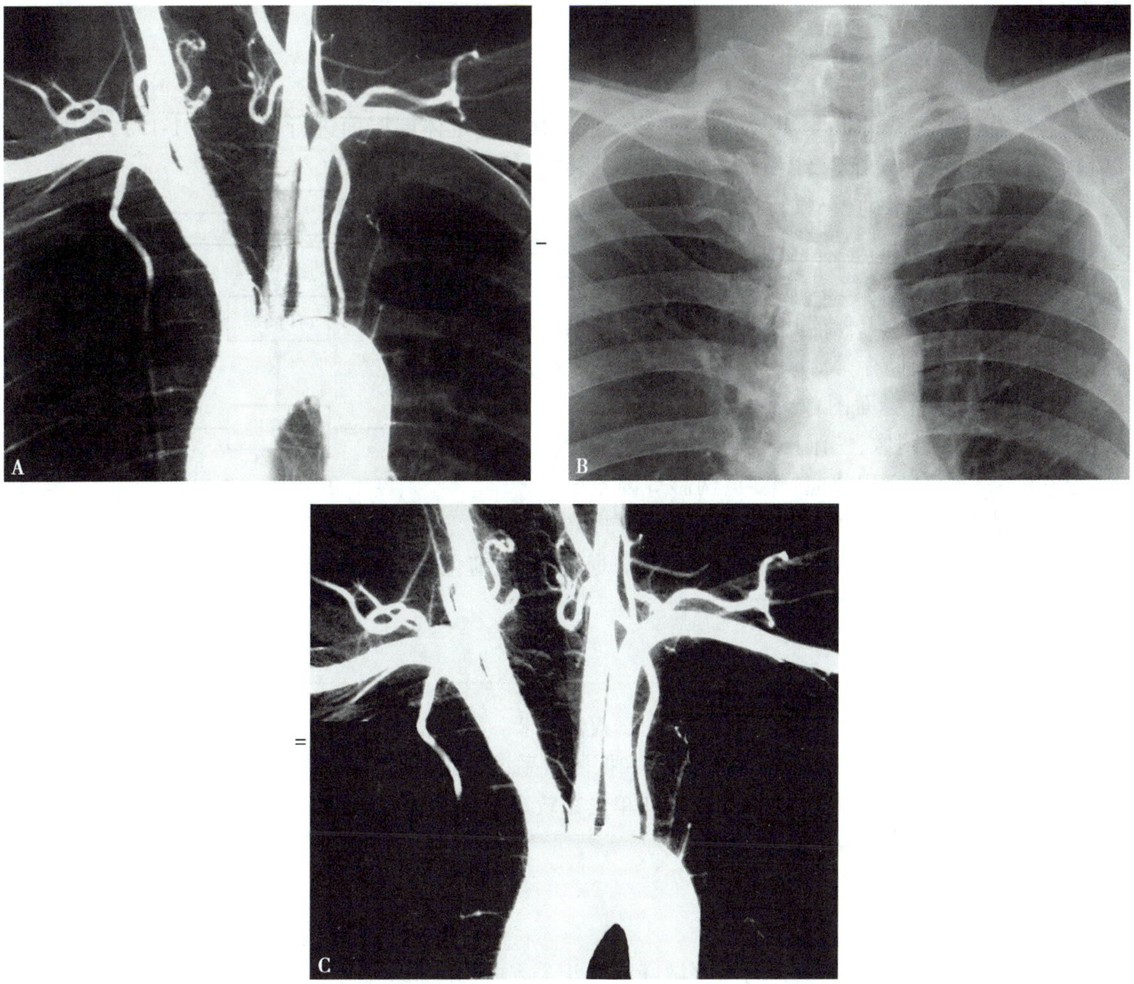

图 1-14 数字图像减影原理示意图

A. 胸部主动脉造影片；B. 胸部平片；C. 胸部主动脉 DSA 片。

目前，数字影像已成为医学影像的主流趋势，广泛应用于临床的有 DR、DSA、CT、MRI、PET-CT。

3. 灰阶 指黑白显示器中显示像素点的亮暗差别，在彩色显示器上表现为颜色的不同，灰度级越多，图像层次越丰富、清晰；灰度级用 16 位或 32 位二进制数（2^n）表示。

4. 对比度 是画面黑与白的比值，也就是从黑到白的渐变层次。对比度越大，从黑到白的渐变层次就越多，从而色彩表现越丰富。对比度对视觉效果的影响非常关键，对比度越大，表现为图像越清晰，色彩越丰富；而对比度小，则会出现画面灰雾、朦胧。高对比度对于图像的清晰度、细节表现、灰度层次的表现都有很大帮助。

图像的灰度、对比度均可进行调节，这些调节主要是对原始数据图像进行处理，通过设置不同的像素来达到各种效果。

（二）X 线透视的优越性与局限性

X 线透视的优越性在于检查时影像实时再现，即刻可观察到身体内结构的动态变化状态；可观察器官的运动功能，且经济、方便。

X 线透视的局限性在于难以清晰显示细小的病变，不易保存客观记录。

X 线透视多用于呼吸系统、循环系统、胃肠疾病、急腹症和节育环的透视检查，也是 DSA 检查、胃肠道疾病检查的主要方法。

第三节 CT 检查

为了克服普通 X 光机检查出来的是人体重叠图像，科学家们利用 X 线成像特点结合计算机技术生产出 CT 设备，能够拍摄人体断层图像。

一、CT 成像基本原理

CT 装置利用 X 线的特性，以 X 线束环绕被检体某一选定体层层面进行扫描（图 1-15），利用探测器测定透过被检体的剩余 X 线量，通过光电转换转变为模拟的电信号，借助模/数转换器（analog/digital converter）将电信号转换为数字信号，计算机进行数据处理形成模拟人体组织结构在该层面上的光学密度图像。可以在显示器上显示或直接传输给各种载体打印照片、储存等。

CT 图像以横断层面图像为主或以冠状位、矢状位及多方位二维图像、三维图像显示人体结构形态，但它们易受部分容积效应、噪声、伪影等因素的干扰。CT 是以密度的高低反映图像的黑与白，高密度呈白色，中等密度呈灰色，低密度呈黑色。通过窗宽、窗位调节图像的黑白变化，观察人体组织不同密度的影像变化，也可以功能成像。

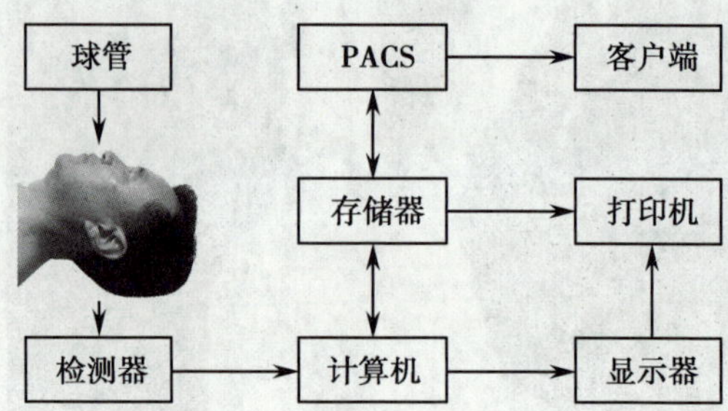

图 1-15 CT 成像原理

知识拓展

双源 CT

在 CT 扫描机架内安装两套 X 线球管和探测器系统，两套采集系统成 90°放置，两套系统可以分别调节 kV 和 mAs，可以同时采集图像或单套系统采集图像，时间分辨力明显提高。

二、CT 检查前准备

为了达到检查目的，CT 检查前需要做好以下几个方面的准备工作。

（一）患者准备

为了达到预期的检查效果，患者做 CT 检查必须携带有关的影像检查图像和化验结果，以供扫描时定位和诊断时参考。例如胸部和脊椎 CT 检查应携带相应部位 X 线照片，复查 CT 者应携带以前 CT 图像以方便影像资料的对比，了解治疗前后病变的变化。

接受腹部和盆腔 CT 检查的患者应空腹，盆腔 CT 检查的患者应膀胱充盈，胸腹部检查前应训练患者屏气。其他部位 CT 检查一般不需要特殊准备。

儿童或不合作的患者应在临床医生给予镇静剂或麻醉后方能检查，危重患者需临床相关科室的医生陪同检查，对病情的变化进行实时监护和处理。

（二）护理准备

对腹部和盆腔 CT 检查的患者，应提前 10min 左右开始请患者口服尽量多的温开水，充盈胃肠道。盆腔检查的患者必要时还需进行保留灌肠。

对准备增强扫描的患者，应询问患者有无碘过敏史，了解患者肾功能情况，明确有无增强扫描的禁忌证。无增强扫描禁忌证者，应请患者签署增强扫描知情同意书。

密切观察患者，准备抢救药物，随时准备协调医生为出现碘剂不良反应的患者进行救治。

（三）技师准备

技师要认真核对患者检查申请单的基本资料，主要包括患者姓名、性别、年龄和 CT 检查号等一般情况，确认检查患者无误。阅读现病史、主要症状体征、既往史、实验室和其他影像学检查结果和资料、临床诊断、检查部位和目的等。如发现填写不清楚时，应与临床医生联系，了解清楚后再行检查。根据临床要求的检查部位和目的制订扫描计划，向患者解释检查过程，取得患者合作。并告知患者，出现异常情况时如何通过对讲系统与操作人员联系。摆位时对非检查部位的重要器官如甲状腺和性腺用专用防护用品遮盖，尤其应注意对儿童和女性患者性腺区的保护，减少不必要的辐射。

笔记

三、CT 检查方法

CT 检查包括常用的普通检查和为了达到某种特定目的才使用的特殊检查。

（一）普通扫描

普通扫描亦称为平扫或非增强扫描，是指不用对比剂增强或造影的扫描。CT 检查一般先做平扫。检查时让患者去除检查部位的金属物后如金属纽扣、项链、钥匙等，常规仰卧于检查床上，使身体被检部位位于扫描视野中心，控制床移动使检查部位进入扫描支架的孔内，定好扫描基线和床的移动方向即可扫描。扫描过程中，患者应保持静止状态，防止产生运动伪影。

（二）增强扫描

CT 增强扫描就是静脉注射阳性对比剂后再对靶器官进行的 CT 扫描，对比剂会随血流分散到靶器官的组织中。血管和血供丰富的组织器官对比剂含量较高，而血供少的组织对比剂含量较低。因浓度不同而形成密度差异（图 1-16），有利于发现平扫未显示或显示不清的组织。根据病变的强化特点，可以对病变进行定性诊断。

水溶性有机碘对比剂主要经肾脏排泄使泌尿系统也强化，最后随尿液排出体外。

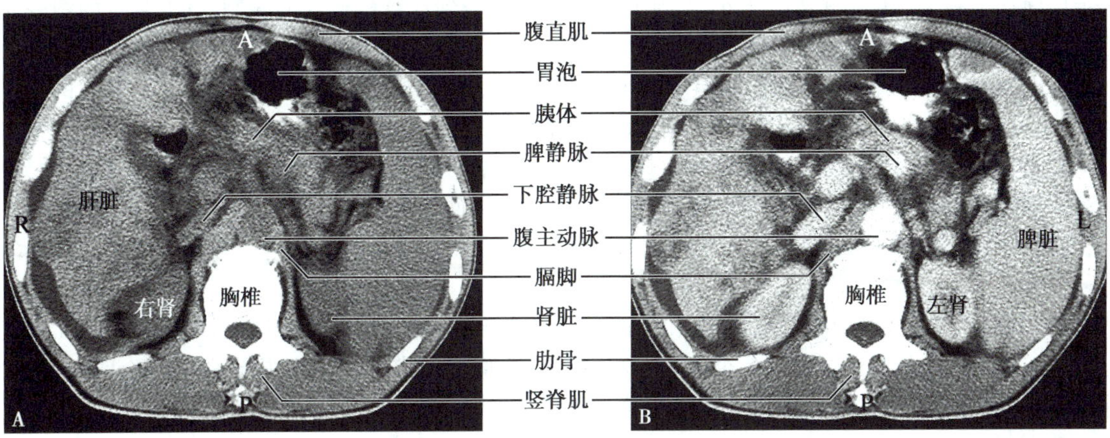

图 1-16 腹部 CT 扫描图像对比

A. CT 普通扫描；B. CT 增强扫描。

（三）特殊扫描

在 CT 检查时，为了使某些小的解剖结构或病变显示更清楚，有时还需使用一些特殊的扫描技术。

1. 薄层扫描（thin slice scan） 是指扫描层厚<5mm 的扫描，目前最薄的扫描层厚可达 0.5mm。

薄层扫描减少部分容积效应，提高图像的空间分辨率，更逼真地反映病灶及组织器官内部的结构。一般用于检查较小的病灶或较小的组织器官，例如，肝脏和肾脏的小病灶以及胆系和泌尿系的梗阻部位等，可在普通扫描的基础上局部加做薄层扫描。一些特定的部位需常规用薄层扫描，例如检查脑垂体、肾上腺、胰腺、眼眶、内耳等。对于一些较大的病变，为了观察病变的内部细节，局部亦可加做薄层扫描。如需重组冠状层面和矢状层面图像以及 3D 图像时，为了获取较好的图像质量，亦需用薄层扫描。

2. 靶扫描（target scan） 是仅对被扫描面内某一局部感兴趣区进行图像重建，因此，更准确地说是靶重建。所获局部感兴趣区的图像与普通显示野图像的重建矩阵规模相同，使局部感兴趣区单位面积内像素增加，提高了空间分辨力。主要用于小器官和小病灶的显示，常用于内耳、鞍区、脊柱、肾上腺和胰头区的检查。

3. 高分辨力 CT（high resolution CT，HRCT） 具有极好的空间分辨力，对显示小病灶及病灶的细微形态学表现优于常规 CT 扫描，可作为独立的检查方法，但作为常规 CT 检查的一种补充。一般是在常规 CT 检查的基础上对感兴趣区进一步检查或用于小器官或小病变的检查，例如肺部弥漫性病变与肺小结节性病变和内耳等检查。HRCT 图像的特点是空间分辨率高；边缘锐利；噪声较大。

4. 定量 CT（quantitative CT，QCT） 是利用 CT 检查来测定某一感兴趣区内特殊组织的某一化学成分含量的方法。常用来测定骨矿物质含量，检测骨质疏松或其他代谢性骨病的骨矿密度。

知识链接

CT 灌注成像（CT perfusion imaging，CTPI）

在静脉注射对比剂的同时对选定的层面行连续多次动态扫描，以获得该层面内每一体素的时间密度曲线（time density curve，TDC）。然后根据曲线利用不同的数学模型计算出组织血流灌注的各项参数，并可通过色阶赋值形成灌注图像，以此来评价组织器官的灌注状态。

四、CT 图像分析

CT 检查虽然得到的是断层图像，但仍然是单位厚度组织结构的重叠图像。要正确理解 CT 图像上表达的信息，还必须弄清楚下列几个概念。

（一）矩阵、像素与体素

1. 矩阵（matrix） 是一个数学概念，表示一个横成行，纵成列的数字方阵，如同把同一个被测体的选定层面加上一个栅格。矩阵的大小决定图像的分辨率，受到计算机容量的限制。CT 装置的矩阵实际是衰减系数的矩阵。

2. 像素（pixel） 又称为像元，具有空间上二维的概念，是组成图像矩阵的基本单元。像素的大小受选择重建矩阵大小的限制，矩阵增大，像素增多、变小，图像空间分辨率提高。

3. 体素（voxel） 是体积单元的略语，具有空间上三维的概念，是构成 CT 图像的最小体积单元，代表图像中被检体某一部位的一定厚度。当体素变小即层面选择较薄时探测器接收的光子数相对减少，为保证 CT 图像的质量，必须增加 X 线的剂量。

（二）图像重建

早在 1917 年澳大利亚数学家拉东（Radon）就从数学原理上证明二元或三元物体由投影的无限集合可重建图像。物体断层层面的各个单位容积从多个方向 X 线扫描所得的投影数据，经计算机的快速运算，即经图像重建的处理过程可重建图像。

（三）CT 值

CT 值是 CT 检查时所测得的人体某一局部组织或器官密度大小，计量单位用亨氏单位（hounsfield unit，HU），规定蒸馏水为 0HU，空气为-1 000HU，致密骨为+1 000HU。这样分度包括了由密度高的骨到密度最低的器官内所含气体的 CT 值。

但是 CT 值并不是绝对不变的数值，会随着管电压的高低而改变。其次，某一正常或病理组织的 CT 值还会受到部分容积效应的影响。因此在组织密度的定量分析上，CT 值虽有很大的价值，但也有一定的限度。

（四）部分容积效应

CT 图像上各个像素所示数值是代表相应单位组织容积整体的 CT 值。在同一扫描层面内含有两种以上不同密度横向分布而又互相重叠的物质时，则所测得的 CT 值不能如实反映其中任何一种物质的真实密度，这种现象即为部分容积效应或称部分容积现象（partial volume phenomenon）。如果病变组织比周围组织密度高而其厚度小于层面厚度，则测得的 CT 值比实际组织的小。反之，病变组织密度比周围组织的密度低时，而其厚度小于层面厚度，则测得的 CT 值比实际组织的 CT 值高。显然，采用薄层扫描或部分重叠扫描和加大重建矩阵，可以减少部分容积效应的影响，提高图像水平和诊断质量。

（五）周围间隙现象

在一个层面内与层面垂直的两个相邻且密度不同的物体其物体边缘部的 CT 值不能准确测得，在 CT 图像上其交界的影像不能清楚分辨，这种现象为周围间隙现象（peripheral space phenomenon）。周围间隙现象的存在使密度不同的物体交界处在密度高的物体边缘其 CT 值小，而在密度低的物体边缘其 CT 值大。CT 图像上所示某一结构或病变的形状、大小和 CT 值，并不一定同它本身的真实情况相一致。各个像素所示 CT 值也不一定能准确代表相应组织容积的 CT 值。

笔记

（六）窗口技术

窗口技术是CT检查中用以观察不同密度的正常组织或病变的一种显示技术，包括窗宽（window width）和窗位（window level）。由于各种组织结构或病变具有不同的CT值，CT本身能够分辨2 000个甚至更多的灰阶。而人眼在上述全灰度标尺范围内，只能分辨16个灰阶。

1. 窗宽 是16个灰阶所包含的CT值范围，在此CT值范围内的组织均以不同的模拟灰度显示。CT值高于此范围的组织，无论高出程度有多少，均以白影显示；反之，低于此范围的组织结构，均以黑影显示。增大窗宽，则图像所示CT值范围加大，显示具有不同密度的组织结构增多，但各结构之间的灰度差别减少，对比度降低，观察图像的层次相对增多。

2. 窗位 是窗的中心位置，一般应选择欲观察组织的CT值为中心。采用不同的窗位，可以相应得到不同位置的窗宽。同样的窗宽，由于窗位不同，其中所包括CT值范围有差异。例如窗宽同为100Hu，窗位为0Hu时，其CT值范围为-50～+50Hu；当窗位为+35Hu时，则CT值范围为-15～+85Hu。脑灰质CT值为+35Hu左右，所以观察脑组织通常选择窗位+35Hu。

由上可见，同一CT扫描层面，由于选择不同的窗宽和窗位可获得各种观察不同组织结构的灰阶图像。例如胸部CT扫描同一层面，当选择窗宽500Hu、窗位为+40Hu时，为纵隔窗（图1-17A），主要观察纵隔内的心脏、大血管、食管、淋巴结和胸壁软组织等结构；窗位为-700Hu，窗宽为+1 000Hu时，则为肺窗（图1-17B），可清楚显示肺纹理、气管、支气管、肺气肿及气胸等，但纵隔和胸廓结构全部显示为白色。

显然，要获得清晰且能满足诊断需求的图像，必须选用合适的窗宽和窗位。

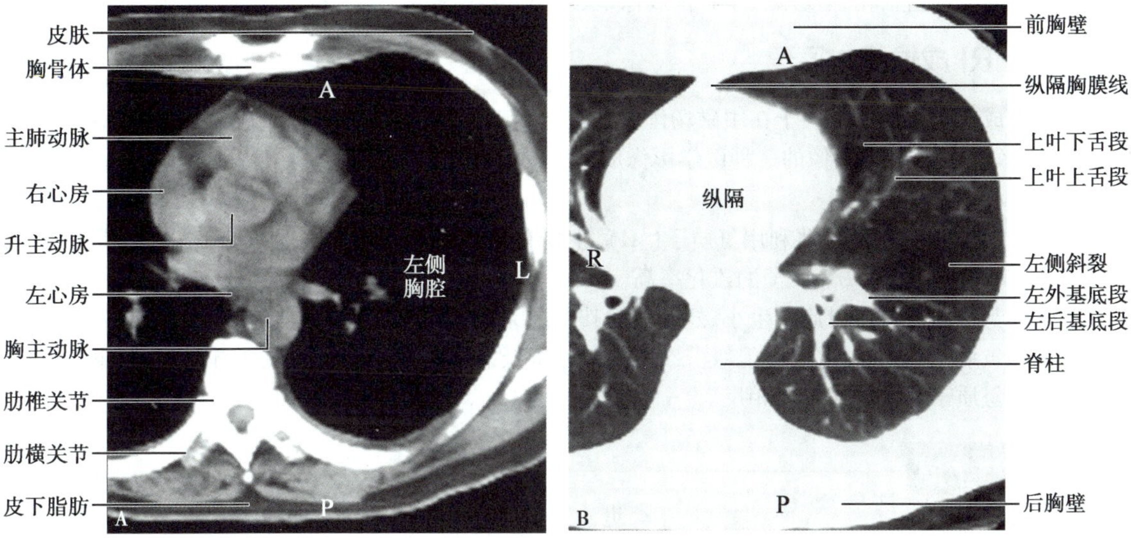

图1-17 胸部同一CT扫描层面不同窗技术

A. 纵隔窗；B. 肺窗。

（七）CT伪影

CT图像是扫描被检体后由计算机处理而得到的图像，由于各种因素的影响会产生被检体本身不存在的假象。这种在被检体中不存在而出现在重建的CT图像上所有不同类型的图像干扰和其他非随机干扰影像，统称为伪影（图1-18）。

知识链接

低剂量CT扫描技术

1990年日本学者Naidich等首先提出了低辐射剂量CT扫描技术的概念，在其他参数不变的情况下，降低X线管电流，CT图像亦能达到诊断要求。辐射剂量和图像质量相互联系彼此制约，两者必须达到和谐统一。

笔记

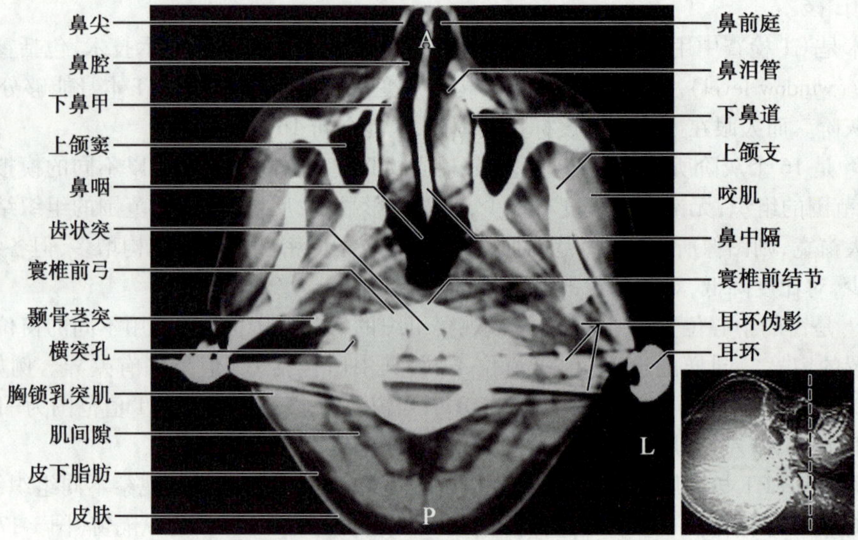

图 1-18 CT 扫描耳环所致的放射状硬化伪影

第四节 MRI 检查

MRI 因为无辐射损伤,多参数、多方位成像,软组织分辨率高,应用范围也在逐渐扩大。

一、MRI 成像基本原理

磁共振成像是人体的氢质子在主磁场作用下磁化重新排序,外加射频脉冲,发生共振后引起能级跃迁,从而形成人体 MRI 图像的一种医学影像成像技术。

(一) MRI 成像原理

人体 MRI 成像为什么主要利用氢质子(^1H),主要有两个原因:①水占人体的 70%左右,其中 1 个水分子含有 2 个氢质子;②氢质子的磁化率高。

人体内每个质子都在自旋产生小磁场,但因其杂乱无章,磁化矢量相互抵消,进入主磁场后,原本杂乱无章的氢质子重新排序,发生能级分裂。大部处于低能级的氢质子与主磁场方向相同,少部分处于高能级的氢质子与主磁场方向相反。

知识拓展

进 动

质子进入主磁场开始"摇摆",不仅绕自身的轴进行自旋,同时也绕主磁场的轴进行旋进,这样的运动状态称之为进动。按照一定的周期进行摆动,视为进动频率。进动后,氢质子存在方向稳定的纵向磁化矢量和旋转的横向磁化矢量。

对重新排序的氢质子施加与进动频率相同的射频脉冲,氢质子吸收能量,低能级的质子获得能量后跃迁到高能级,处于激发状态,称为磁共振现象。从宏观角度来说,磁共振现象的结果是氢质子含量高的组织,宏观纵向磁化矢量大,射频脉冲作用后磁化矢量发生偏转。产生旋转的横向磁化矢量越大,MRI 信号越强,进而区分质子密度不同的两种组织。射频停止后,高能级质子释放能量逐渐恢复至平衡状态,这个恢复的过程称为弛豫。纵向弛豫,又称 T_1 弛豫,是纵向磁化矢量逐渐恢复至平衡状态的 63%的过程。横向弛豫,又称 T_2 弛豫,是横向磁化矢量逐渐减少至最大值 37%的过程。

产生磁共振图像必须具备三个条件:①与进动频率相同的射频脉冲;②施加射频脉冲时,质子发生能量跃迁;③停止射频脉冲时,质子释放能量恢复至平衡状态。

(二) MRI 成像仪

MRI 成像仪由主磁体、梯度线圈、射频系统、计算机系统及其辅助设备共同构成(图 1-19)。

笔记

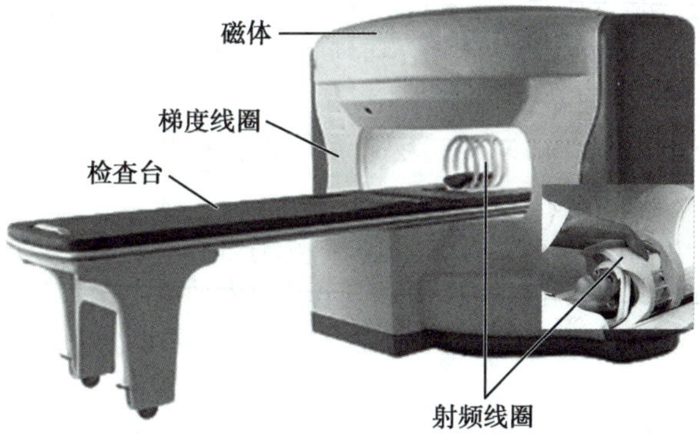

图 1-19 MRI 成像仪外形实体图

1. 主磁体 是 MRI 成像仪最基本组成部分,负责提供原子核磁化所需要的静磁场。按磁场产生方式分为永磁型和电磁型。电磁型主磁体又可分为常导磁体和超导磁体。目前临床上主要使用的是超导磁体 MRI 成像。

2. 梯度线圈 与梯度磁场有关,可产生随空间位置变化的微弱磁场,并叠加到主磁场上。

3. 射频系统 就如同无线电波的天线,即发射射频脉冲激发人体氢质子产生共振,又接受 MRI 信号。

4. 计算机系统及其辅助设备 负责各系统正常运行,产生高质量图像。

二、MRI 成像的脉冲序列

磁共振成像的实质就是施加脉冲序列后获得所需的回波信号,重建成图像的过程。脉冲序列是指在成像过程中反复施加的射频脉冲、梯度磁场及信号采集的时序排列。通过对脉冲序列参数的设定,可以获得不同权重的图像,并可以控制所得图像质量。本章主要讲脉冲序列的参数,以及临床常用脉冲序列的基本原理和临床应用。

(一)脉冲序列的参数

一幅理想的磁共振图像需要具有良好的信噪比、对比度和空间分辨率。因为人体不同组织间的氢质子密度、弛豫时间、流动及化学位移等具有不同差异,根据被检组织的特点设定扫描序列的参数来获得理想的图像。磁共振脉冲序列很多,参数之间也会互相影响。

1. 重复时间(repetition time,TR) 是指两个激发脉冲间的时间间隔。是决定信号强度的因素,直接影响磁化矢量受激励后的恢复。TR 主要决定图像的 T_1 对比,TR 越长,T_1 权重越小,图像信噪比越高,扫描时间越长。

2. 回波时间(echo time,TE) 是指射频激励脉冲的中心点到产生回波信号的中心点的时间间隔。TE 主要决定图像的 T_2 对比,TE 越短,T_2 权重越小,信噪比越高。自旋回波和梯度回波的序列中,TR 和 TE 共同决定图像的信噪比和对比度。

3. 反转时间(inversion time,TI) 在反转恢复脉冲序列中,-180°反转脉冲与 90°激励脉冲之间的时间间隔。可以根据不同组织的 T_1 值,抑制或增强某种信号。

4. 矩阵 分为采集矩阵和显示矩阵,采集矩阵是指行和列的方向数据采集点的多少,对应磁共振图像层面内频率编码和相位编码的步数。相位编码的步数直接影响图像采集时间。步数越多,采集时间越长。对应成像体素,其他成像参数不变,采集矩阵越大,成像体素越小,空间分辨率越高,但信噪比下降。显示矩阵是指图像显示时候的矩阵大小,通常大于采集矩阵。

5. 视野(field of view,FOV) 是指扫描时的解剖区域,也称扫描野。受主磁场均匀度及线圈有效范围的影响。矩阵不变,视野越大,成像体素越大,空间分辨率越低,但信噪比越高。

6. 层面厚度(slice thickness) 是指被射频脉冲激发的组织厚度。由梯度磁场场强和射频脉冲的带宽共同决定。带宽一定时,场强越大,层厚越薄;场强一定时,带宽越小,层厚越薄。二维成像中,层厚越薄,空间分辨率越高,但由于体素体积变小,信噪比降低。

7. 层间距(slice gap) 又称层距,是指相邻两个层中线之间的距离。

8. 翻转角(flip angle) 是指在射频脉冲的激励下,层面内的宏观磁化矢量偏离主磁场方向的角度。翻转角的大小是由激励射频的强度和作用时间共同决定。强度越大,作用时间越长,翻转角越大。

9. 激励次数(number of excitation,NEX) 是指每个相位编码信号采集的次数。NEX 增加会增加图像信噪比和采集时间。

10. 回波链长度(echo train length,ETL) 是指射频脉冲激发后所产生和采集的回波数目,即相位编码的步数,是快速成像序列的专用参数。SE 序列每个 TR 采集一个回波信号,填充一行 K 空间数据;FSE 序列,由于回波链存在,每个 TR 可进行多次相位编码,采集多个回波,填充多行 K 空间数据。扫描时间缩短。

11. 有效回波时间(effective echo time,ETE) 是指射频激励脉冲中点到填充于 K 空间中心的回波中点的时间间隔,也指处于 K 空间中心区域的回波信号的 TE。决定图像的对比度。边缘区域的回波信号主要影响图像的空间分辨率。

12. 回波时间间隔(echo time spacing,ETS) 是指 FSE 序列回波链中相邻两个回波中点之间的时间间隔。缩短 ESP,有利于减小因为每个回波信号采集时,不同 T_2 衰减时间导致的信号幅度上的差异,降低图像边缘模糊伪影。ESP 的大小也会影响有效回波的长短,ESP 越小,有效回波时间越短。

(二)图像对比度与加权

1. T_1 值和 T_1 图像对比度 纵向弛豫时间 T_1 受组织密度、磁场场强等多种因素影响。相同磁场场强,不同组织的 T_1 不同。相同组织在不同的磁场场强下 T_1 也不同,尤其是病变组织与正常组织的 T_1 不同。正常情况下组织的 T_1 值越短,纵向磁化矢量弛豫时间越快,再次射频激励时,该组织纵向磁化的恢复程度越高。因此,T_1WI 序列中,短 T_1 的组织表现为高信号,长 T_1 的组织表现为低信号。正常情况下,两种组织的磁化矢量从同一水平开始以不同速率纵向恢复,形成 T_1 对比度(图 1-20A)。

2. T_2 值和 T_2 图像对比度 横向弛豫 T_2 和 T_1 一样,也受诸多因素影响,但 T_2 的场强依赖性比较弱。不同的组织的 T_2 也不同。病变组织与正常组织的 T_2 也不同。正常情况下,两种组织从同一水平开始横向弛豫,T_2 长的组织比 T_2 短的组织保持更高的剩余横向磁化,表现在图像上就是两种组织间的 T_2 对比度(图 1-20B)。

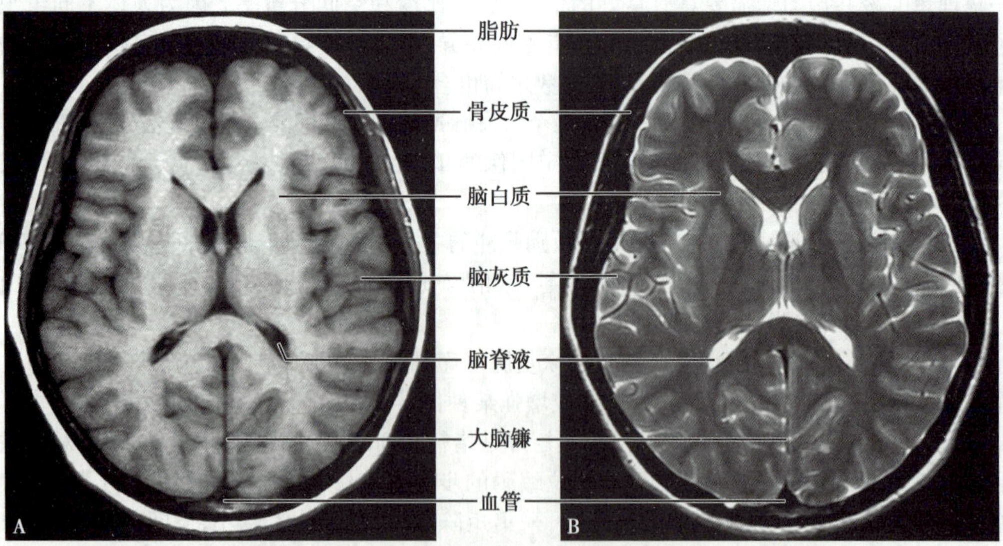

图 1-20 头颅的 MRI 加权像对比

A. T_1WI;B. T_2WI。

3. 质子密度值与质子密度图像对比度 氢质子的密度决定了弛豫过程中纵向磁化的最大值,质子密度越大,纵向磁化最大值越大。质子密度对比度反映了不同组织间氢质子密度的差异。不同质子密度的组织磁化强度不同,经过多个 T_1 时间后,组织的纵向磁化恢复到稳态的95%以上。要突出质子密度对比,必须要保证质子纵向磁化的充分恢复,所以弛豫过程的后期再选取 TR 值。又因为人体组织间质子密度差异小，质子密度像的图像对比度较 T_1、T_2 图像差（图 1-21）。

4. 图像加权　通过调节 TR、TE、TI 等脉冲序列参数，可以突出组织 T_1、T_2、质子、弥散等因素中的某一项，产生图像的对比度，这样获取的图像称为加权像（weighted image，WI）。目前临床中常见的加权像有 T_1 加权像、T_2 加权像、质子密度加权像以及弥散加权像等。

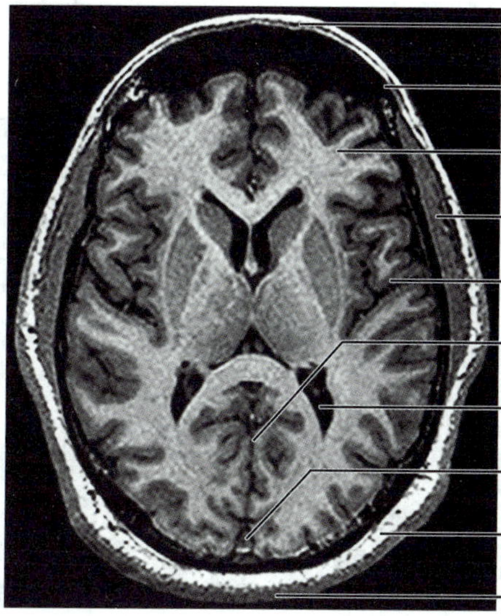

图 1-21　头颅的质子密度像

三、MRI 序列图像特点

MRI 序列图像是指把具有一定弛豫时间差别的各种组织，转化为模拟灰度的黑白影像，反映组织器官及病变的情况。

（一）多参数图像

CT 图像上灰度反映的是组织密度，而 MRI 图像上灰度反映的是信号的不同强度或 T_1/T_2 弛豫时间的长短。MRI 在扫描一个部位的检查过程中，通过调整脉冲参数可获得不同加权图像（表 1-1）。

表 1-1　MRI 不同组织多参数成像比较

比较	脂肪、骨髓	骨皮质、气体、肌腱	液体	脑白质	脑灰质
T_1WI	高信号	无信号	低信号	较高信号	较低信号
T_2WI	高信号	无信号	高信号	较低信号	中等信号

（二）多方位成像

MRI 序列图像不需要更换体位，就可以获得人体横断面、冠状面、矢状面及任意方位的图像（图 1-22）。部分序列也可以获得三维影像。

（三）质子弛豫增强效应及对比增强

应用一些顺磁性和超顺磁性的物质局部产生磁场，可以缩短周围质子弛豫时间，此现象为质子弛豫增强效应；这种现象也使 MRI 可以做对比增强检查。

（四）流空效应

MRI 检查信号采集时，由于血液的流动性，接受射频脉冲信号的血液中氢质子已经离开，测不到 MRI 信号，使血液在 T_1WI 或 T_2WI 上均呈黑影，即流空效应（flowing avoid effect）（图 1-23），这一效应使心腔和血管显影。MRI 图像信号与血液流速有关，较快速血流呈无或低信号，较慢速的血流可有少量灰色信号，而慢速的血流则产生强白信号。

（五）MRI 功能成像

MRI 功能成像主要包括弥散加权成像、灌注加权成像、磁敏感加权成像、磁共振血管成像、磁共振水成像等。

1. 弥散加权成像（diffusion weighted imaging，DWI）　又称扩散加权成像，是研究水分子微观运动的成像方法。利用对扩散运动敏感的脉冲序列检测组织的水分子扩散运动状态，并用 MRI 图像的方式显示出来。可用于缺血性脑梗死的早期诊断、肿瘤成分的鉴别、体部疾病的诊断和鉴别诊断和类 PET 等。

2. 灌注加权成像（perfusion weighted imaging，PWI）　是建立在流动效应基础上的成像方法，它可以描述血流通过组织血管网的情况，通过测量一些血流动力学参数，来无创地评价组织的血流灌注状态。临床用于评价脑卒中、脑肿瘤、脑功能研究、癫痫和老年痴呆症等疾病。

3. 磁敏感加权成像（susceptibility weighted imaging，SWI）　是梯度回波序列，可充分显示组织间内

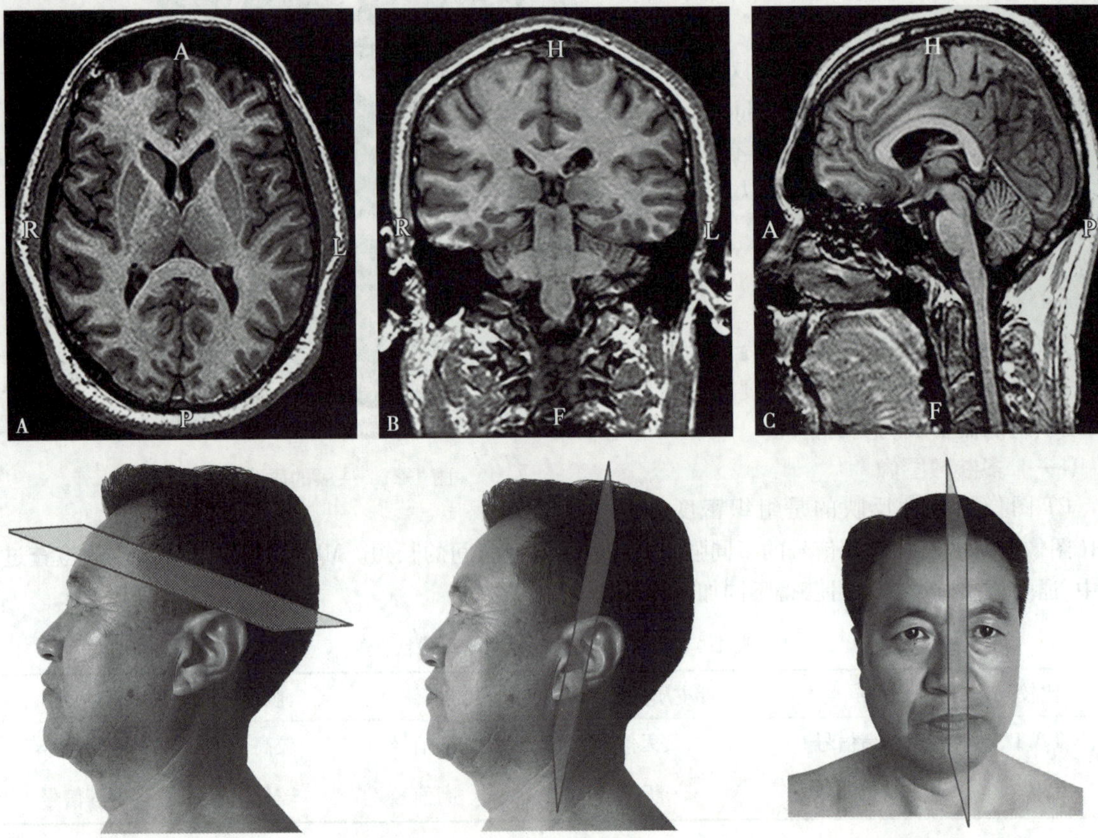

图 1-22 MRI 多方位图像
A. 横断层；B. 冠状断层；C. 矢状断层。

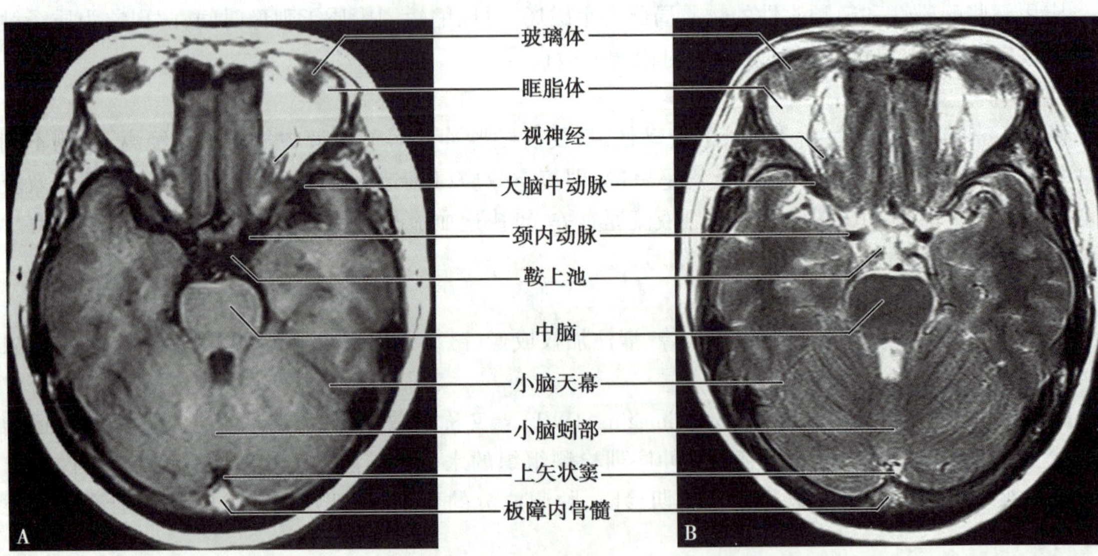

图 1-23 脑血管流空效应
A. T_1WI；B. T_2WI。

在的磁敏感特性的差别，如显示静脉血、不同时期出血、铁离子沉积等。

4. 磁共振血管成像（magnetic resonance angiography，MRA） 是MRI检查的常规技术之一。与DSA相比，具有无创、简便、价格低廉、无需对比剂等优点。不但可以观察血管形态，还可以观察血流的方向、流速、流量等定量信息。

5. 磁共振水成像（MR hydrography，MRH） 利用重水技术，即水的长T_2特性。具有无创、操作简单、不用对比剂、可获得多层面、多方位图像和适应证广等优势。目前主要有MRI胰胆管成像（MRCP）、MR尿路成像（MRU）、MRI内耳水成像、MRI脊髓成像（MRM）等。

（六）运动器官成像

采用呼吸和心电图门控（gating）成像技术，使呼吸的肺和跳动的心脏能清晰成像。不仅能得到肺和心脏大血管的MRI成像，还可获得其动态图像。

（七）MRI常见伪影

MRI伪影是指MRI图像中与实际解剖结构不符的信号，表现为图像变形、重叠、缺失、模糊等。掩盖病灶，出现假阳性，引起误诊和漏诊。根据伪影产生的原因，可将其分为图像处理相关伪影、患者相关的伪影和操作相关伪影三大类。

1. 与图形处理相关伪影 包括卷褶伪影、化学位移伪影、截断伪影、部分容积伪影、鬼影等。
2. 与患者相关的伪影 包括运动伪影、金属伪影、磁敏感伪影等。
3. 与操作相关伪影 包括交叉伪影、ASSET伪影。

只有在发现这些伪影后，识别伪影类别，分析出现原因，才能消除干扰伪影，进而提高图像质量。

（八）MRI优越性与局限性

MRI检查的优越性在于：MRI的软组织分辨率最高；可以不受体位影响，任意方向成像；全面显示被检查器官或组织的结构；无创伤、无辐射，对人体无害；成像参数多，包含信息量大；具有较高的空间分辨率。

MRI检查的局限性在于：设备和检查费较昂贵；扫描时间较长；不适于急、危重患者进行检查；有绝对和相对禁忌证，特定人群不能检查；氢质子含量少的组织结构不适用，例如钙化等。

知识链接

MRI禁忌证

受检者进入磁体间易导致伤害的情况有装有心脏起搏器、心脏磁性金属瓣膜、冠状动脉磁性金属支架者；装有电子耳蜗者；检查部位有金属置入物；带有呼吸机及心电监护设备的危重受检者；体内有胰岛素泵等、神经刺激器等受检者；妊娠3个月以内的早孕受检者；幽闭恐惧症受检者等。

第五节 超 声 检 查

超声检查是基于不损伤人体组织及功能状态下，应用超声仪器获取人体组织结构的静态或动态图像，血流或组织的多普勒图谱，彩色图像以及反映组织结构的运动轨迹图等，是医学影像检查方法的一个重要组成部分。

一、超声成像基本原理

超声波是一种高频率的机械波，其振动频率超过人耳听觉上限阈值（20 000Hz）而产生人耳听不到的声波。超声诊断应用的超声频率为2~10MHz。超声作为信息载体，从人体内部获得声学参数的信息后，形成图形、曲线或其他数据。

（一）超声波的特性

超声波具有以下特性：①超声在弹性介质中以纵波的形式传播，人体组织正是由固体、液体、气体构成的复合弹性介质。②在介质中超声波以直线传播，具有一定的方向性。③超声波有较强的穿透性,其穿透力与频率有关,频率低,波长长,穿透力强;频率高,波长短,穿透力弱。④超声波在传播过程中会产生反射、折射、散射、绕射、衍射和共振等现象。⑤按一定频率发射的超声波,遇到正在活动的靶体时,其反射的频率与入射频率不一致,这种频率的差别称频差或者频移,可反映该运动物体的运动方向、速度及性质,称为多普勒效应。

(二)超声波的发生

临床工作中应用的超声波是由探头产生的。探头的组成包括换能器、转换装置、电缆、接插件、外壳等部件。目前常用换能器就是由压电材料构成。压电材料的压电效应具有两种可逆的能量转换形式:①由电能转换成声能的过程为逆压电效应,此过程产生超声波。②由声能转换成电能的过程称为正压电效应,此过程产生交变电场。在临床工作中,利用逆压电效应产生超声波,利用正压电效应接收超声波。

二、超声检查方法

超声成像方法较多,归纳起来主要有脉冲回声法、差频回声法等。

(一)脉冲回声法

探头发射脉冲频率在500Hz以上的短脉冲超声波,接收回声信号,并作对数放大处理。利用数字扫描转换技术,将模拟回声信号转化成数字信号,最终转换成电视制式扫描模式信号。常用的脉冲回声法超声显示方式有:

1. A型超声　为振幅调制型,单条声束在传播途径中遇到各个界面所产生的一系列的反射和散射回声,在示波屏时间轴上以振幅幅度的高低显示组织回波信号的强弱(图1-24)。示波屏的横轴是时间轴,表示声束传播的途径;纵轴是信号轴,表示在声束传播途径产生的回声信号。

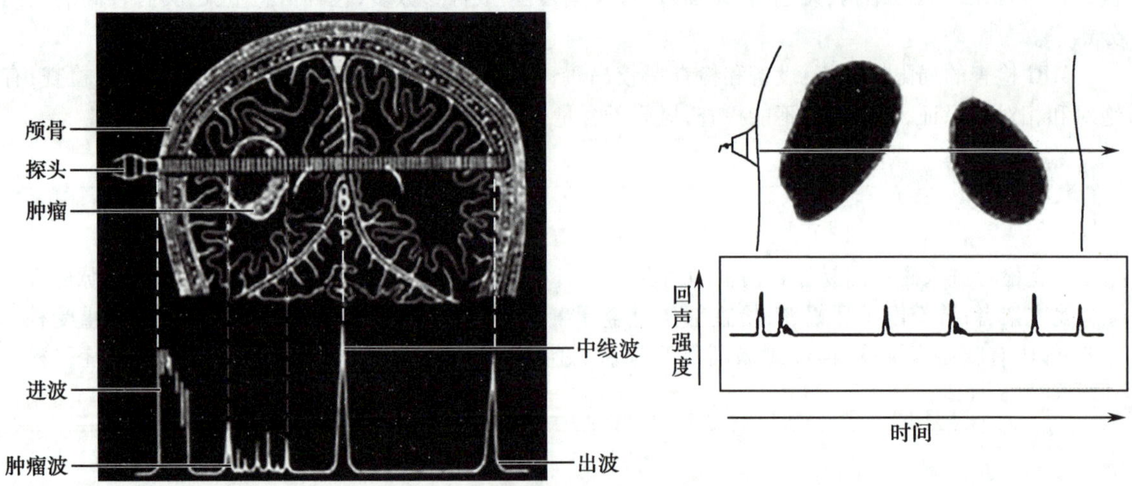

图1-24　A型超声

A型超声为一维成像,原理简单,是超声技术在医学诊断应用中最早的方式。由于受操作者个人经验依赖性强,容易引起误诊,目前除眼科外临床上已较少使用。

2. B型超声　为灰度调制型,单条声束传播途径中遇到的各个界面所产生的一系列散射和反射回声,在显示器时间轴上以光点的辉度表达。光点按回声的先后次序在显示器纵轴上自上而下排列,在得到一个方向上全部信号出来后,探头在检查体表上移动,得到光点在显示器上沿水平方向展开,构成二维的切面图像。在检查切面内以亮度的强弱显示组织回波信号的强弱,并采用多声束扫描法,将各扫描线组成实时显示组织结构的二维灰度图像(图1-25)。形象直观,是目前常用的超声显示方法。

3. M型超声　为活动显示型,探头沿某一方向发射单声束超声,接收动态回声信号并以光点灰度的形式在显示器纵轴上表示。然后以完成一次发射和接收信号作为一个周期,对同一检查方向不断重复这一过程。每次收到的信号在显示器横轴上不同的位置表示,从而获得了距离—时间M型超声图像(图1-26)。该技术被应用于心脏及胎儿的检查,多与B型超声组合使用。

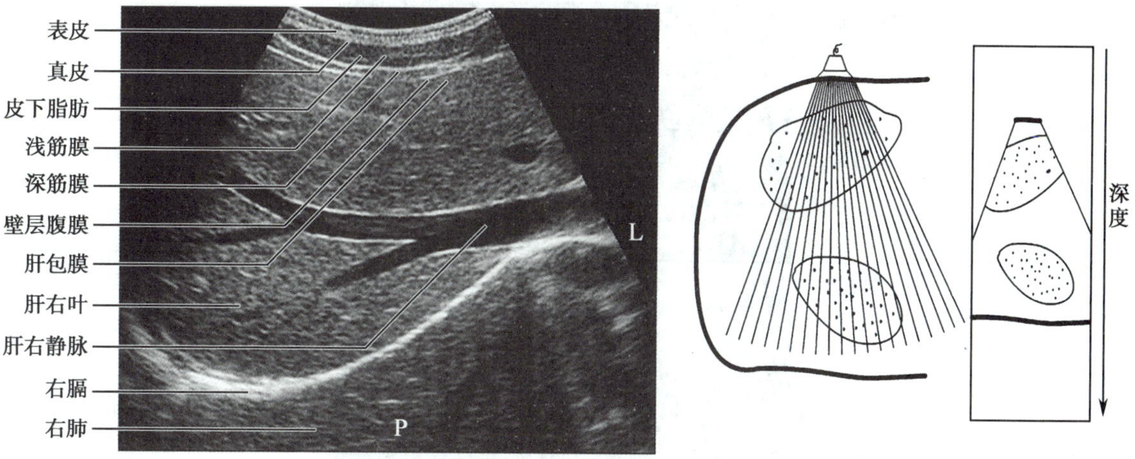

图 1-25 B 型超声

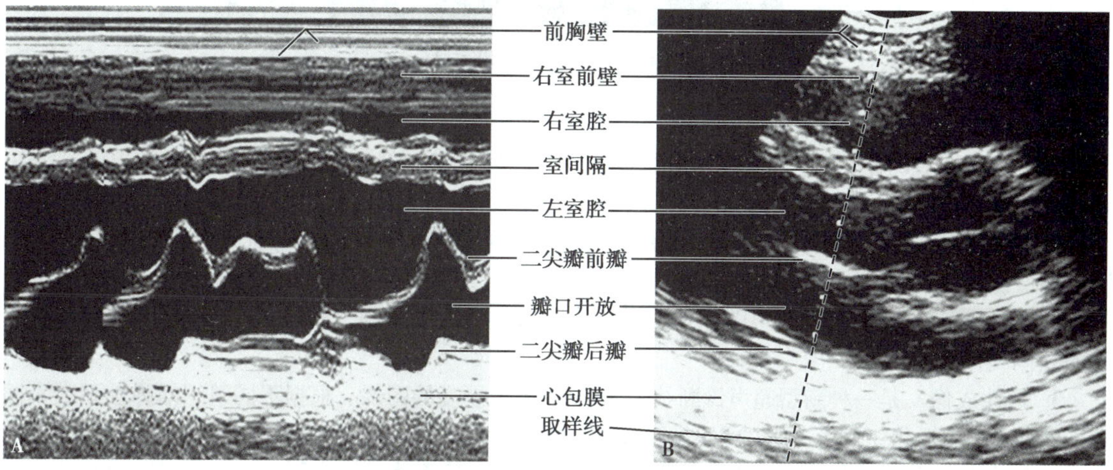

图 1-26 M 型超声与 B 型超声对比

A. M 型超声；B. B 型超声。

视频：主动脉瓣 B+M 型超声

（二）差频回声法

1. 频谱多普勒超声　单条声束在传播途径中遇到各个活动界面所产生的差频回声，在横轴的慢扫描基线上沿纵轴代表其差频的大小。通常基线上方显示正值的差频；而其下方显示负值差频（图 1-27）。

2. 彩色多普勒超声　通常用红色表示朝向探头方向流动的血流，以蓝色表示背离探头方向流动的血流，以亮度表示血流的速度（图 1-28）。

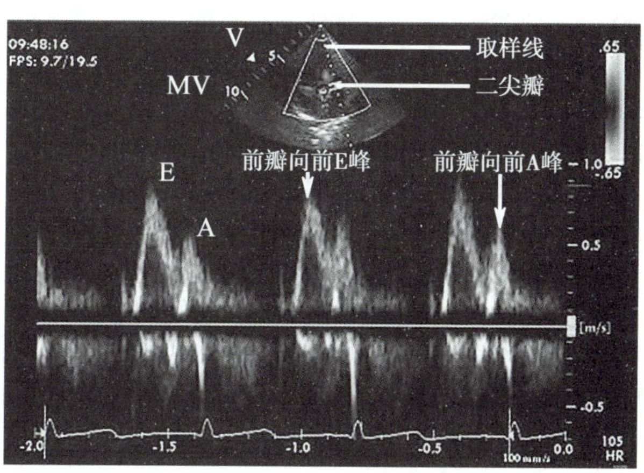

图 1-27 频谱多普勒超声

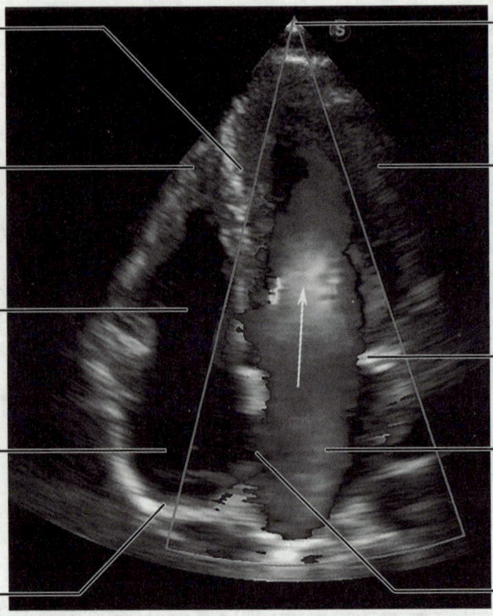

图 1-28 彩色多普勒超声

（三）其他成像方式

超声成像还有时距测速法、非线性血流成像法、C 型显示、F 型显示、T 型显示、超声全息等方法。较多应用的新方法有：

1. 三维超声 在二维超声基础上，利用计算机对一系列平面声像图进行处理和重构，形成具有不同解剖层次、多结构的立体影像。

2. 四维超声 利用三维超声图像加上时间维度参数进行显示的一种技术，能够实现实时、动态活动的立体图像。

3. 弹性成像 是一种新型超声诊断技术，提供了组织硬度的图像。根据不同组织间弹性系数不同，在受到外力压迫后组织发生变形的程度不同，将受压前后回声信号移动幅度的变化转化为实时彩色图像。弹性系数小、受压后位移变化大的组织显示为红色；弹性系数大、受压后位移变化小的组织显示为蓝色；弹性系数中等的组织显示为绿色。弥补了常规超声的不足，能更生动地显示及定位病变。

三、超声图像特点

超声检查得到的图像方位与探测切面密切相关。

（一）超声探测切面

临床上常用的超声探测切面有（图 1-29）：

1. 矢状面探测（纵切面） 以探测面由前向后并与人体的长轴平行。
2. 横向探测（横切面、水平切面） 即探测面与人体的长轴垂直。
3. 斜向探测（斜切面） 即探测面与人体长轴成一定角度。
4. 冠状面探测（冠状切面、额状切面） 即探测面由左向右或由右向左与人体额面平行。

（二）超声图像方位

为了便于对超声图像的分析，对超声图像方位应该有统一标准。

1. 仰卧位探测 横切面（图 1-30），图像左侧示被检者右侧结构，图像右侧示被检者左侧结构；纵切面（图 1-31），图像左侧示被检者头侧结构，图像右侧示被检者足侧结构；斜切面（图 1-32），当探头倾斜角度不大，斜切面近乎于横切面时，则以上述横切面为标准。当探头倾斜角度过大，斜切面近乎于纵切面时，则以上述纵切面为标准；冠状面（图 1-33），图像左侧代表受检者头侧结构，图像右侧代表受检者足侧结构。

2. 俯卧位探测 横断面（图 1-34），图像左侧示被检者左侧结构，图像右侧示被检者右侧结构；纵切面（图 1-35），图像左侧示被检者头侧结构，图像右侧示被检者足侧结构。俯卧位时，各断层图像内上方显示为背侧结构，图下方显示为腹侧结构。

（三）超声回声类型

笔记

根据组织结构的声阻抗和回声的强度归纳回声类型如下（图 1-36）：

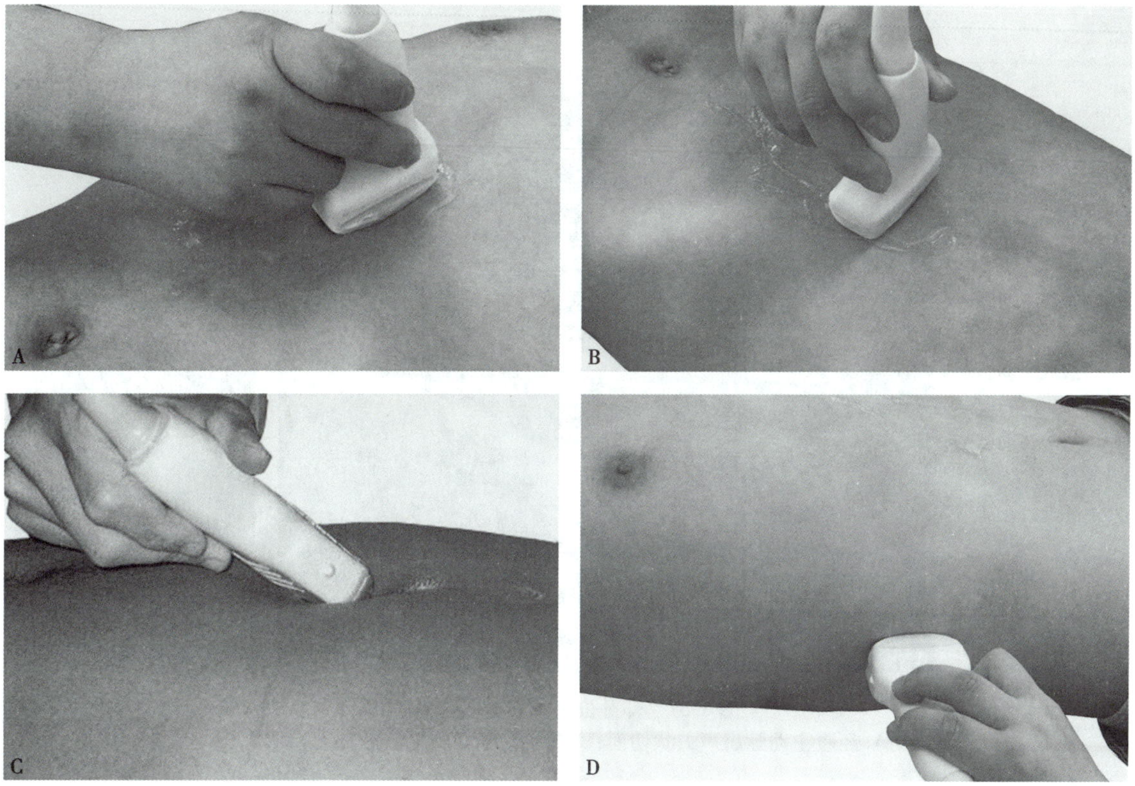

图 1-29 超声常用探测切面示意图
A. 纵切面;B. 横切面;C. 斜切面;D. 冠状切面。

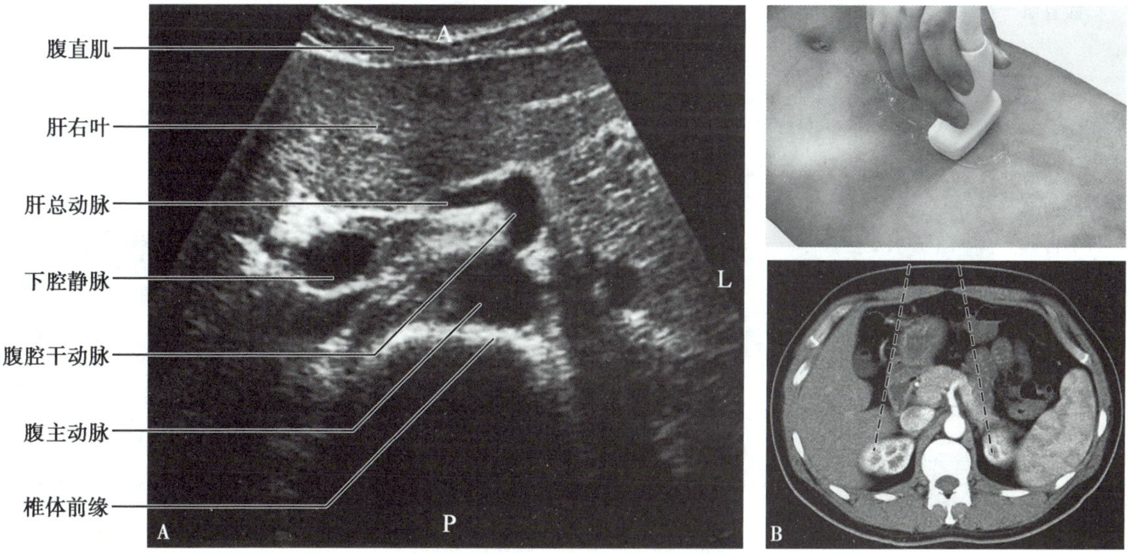

图 1-30 仰卧位横切面图像方位
A. 经腹腔干动脉超声横切面;B. 经腹腔干动脉 CT 增强横切面。

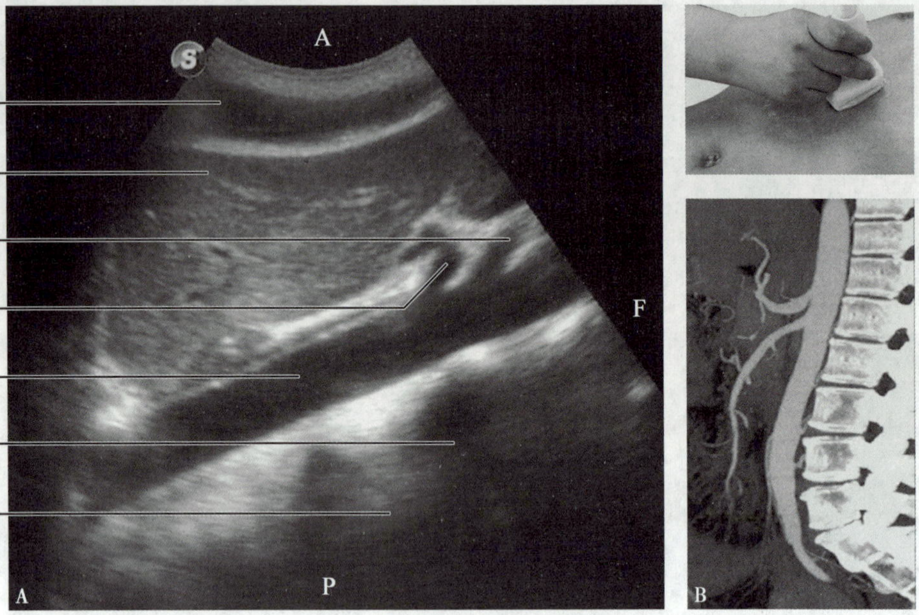

图 1-31 仰卧位矢状切面图像方位

A. 经腹主动脉超声矢状切面；B. 腹主动脉 CT 三维重建左侧面观。

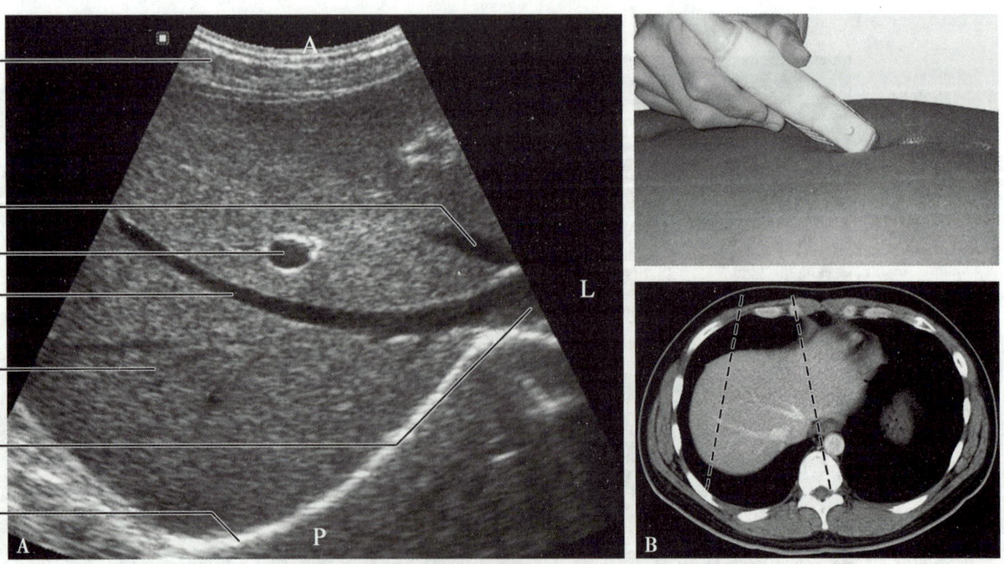

图 1-32 仰卧位斜切面图像方位

A. 经第二肝门超声斜切面；B. 经第二肝门 CT 增强横断层。

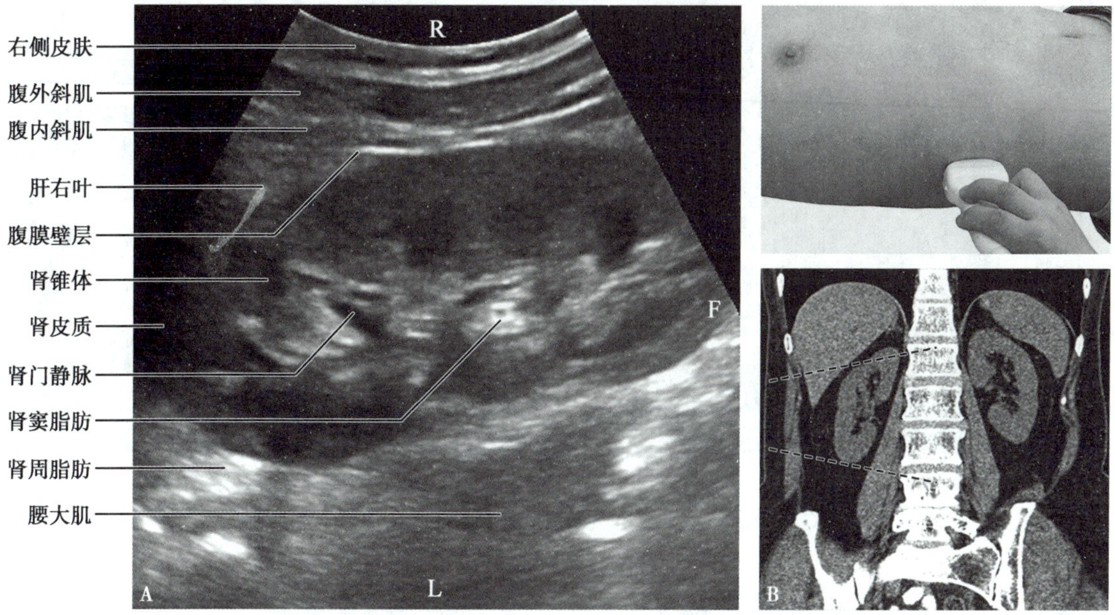

图 1-33 仰卧位冠状切面图像方位

A. 经右肾超声冠状切面；B. 经双肾腹部 CT 冠状断层重组。

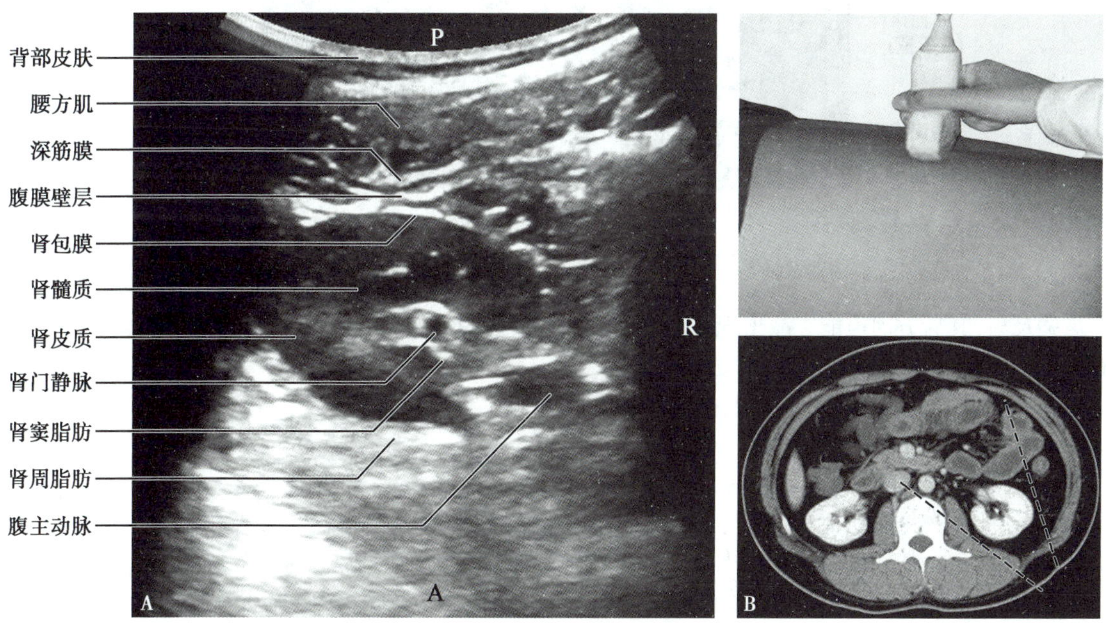

图 1-34 俯卧位横切面图像方位

A. 由背部经左肾门超声横切面；B. 经双肾门 CT 增强横断层。

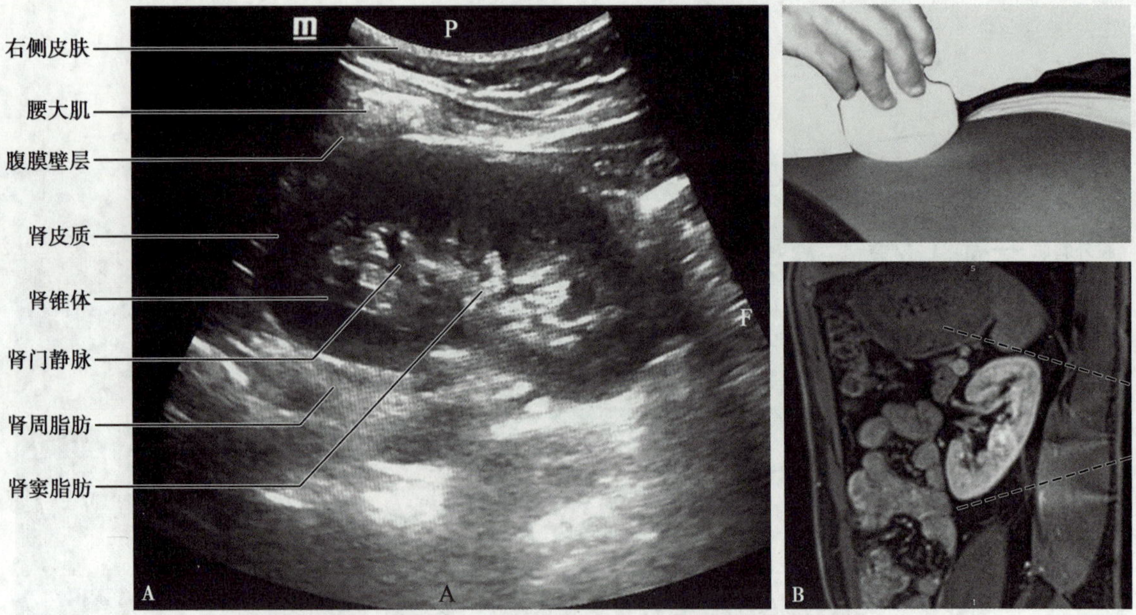

图 1-35 俯卧位纵切面图像方位

A. 由背部经左肾超声纵切面；B. 经双肾 MR 冠状断层。

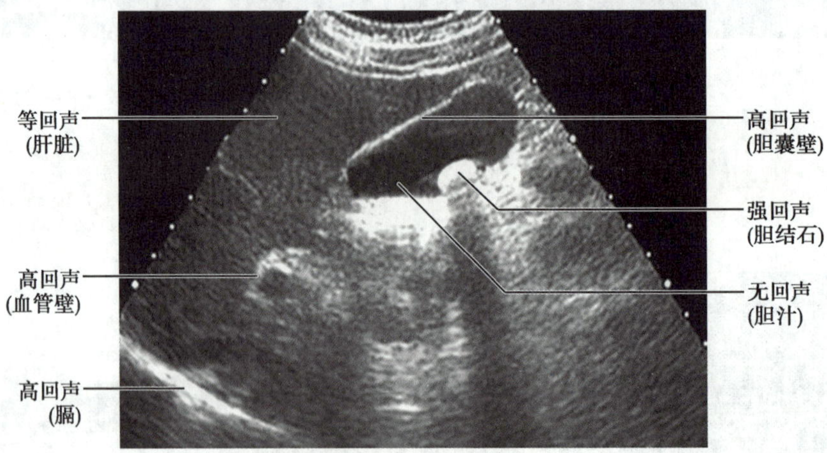

图 1-36 胆囊结石声像图

1. 强回声　表现为极亮的点状、条状或团块状回声，其与周围组织间有明显声阻抗差异而在界面产生强反射，其后方因声能衰减出现无回声区（黑色），称为声影，常见于结石、钙化、气体、金属、骨骼表面等。

2. 高回声　表现为点状、片状、条状或团块状回声，后方无声影，常见于肾窦、纤维组织等。

3. 等回声　表现为灰白点状回声，如正常肝实质。

4. 低回声　表现为均匀细小灰白点状，如正常肾皮质。

5. 弱回声　表现为细小灰黑点状回声，如正常淋巴结、肾锥体等。

6. 无回声　表现为黑色暗区，如胆汁、尿液、血液、羊水等。

7. 回声分布　人体软组织实质性器官的回声影像可用均匀、不均匀来描述，病变组织回声可用均质或不均质来描述。

8. 回声形态　点状回声，回声呈细小亮点状；斑片状回声，回声呈明亮的小片状，大小在 5mm 以下，有清晰的边界；团状回声，回声光点聚集呈明亮的光团，有一定的边界；环状回声，回声光点排列呈圆环状；带状或线状回声：回声光点排列呈明亮的带状或线状。

（四）超声检查的优越性与局限性

超声检查有明显的优越性：①无放射性损伤，适用于各种年龄和人群的疾病诊断及健康普查；

②超声图像取得的信息量丰富，具有灰阶的切面图像，层次清楚，接近于解剖真实结构；③对活动界面能作动态的实时显示，便于观察；④能发挥管腔造影功能，无需任何对比剂即可显示管腔结构；⑤对小病灶有良好的显示能力，实质性脏器内 1～2mm 的囊性或实质性病灶已能清晰显示；⑥能取得各种方位的切面图像，并能根据图像显示的结构和特点准确定位病灶和测量其大小；⑦能准确判定各种先天性心血管畸形的病灶性质和部位；⑧可检测心脏收缩与舒张功能、血流量、胆囊收缩和胃排空功能；⑨能及时取得结果，并可反复多次进行动态随访观察；⑩对病重患者可在床边检查。

但超声检查也有它的局限性：①对含气器官如肺及骨骼等高密度组织显示较差，不如 CT、MRI；②病变与脏器界面的声阻抗差较小时，图像显示缺乏特征，容易漏诊；③脉冲多普勒超声受到脉冲重复频率的限制，对高速血流的检测易产生混迭；④连续多普勒超声缺乏距离分辨力，难以定位；⑤超声成像中伪像较多，显示范围较小，整体观不如 CT、MRI。

本章小结

本章扼要介绍医学影像解剖学的概念、起源、发展与现状，重点讲解医学影像的形成，指导学生分析组织结构在各种医学影像上的表现特点，旨在帮助学生更好地学习后面各章内容。

病例讨论1

某患者，男，46 岁，农民。左侧腰部酸痛半年，最近两周疼痛从左侧臀部向左下肢发展。临床医生诊断：腰椎间盘突出可能性大；建议：手术治疗。

请讨论：该患者术前须做哪些医学影像检查？为什么？

0103

病例讨论 1

病例讨论2

患者，男，突发胸部压迫窒息感、闷胀感并伴有疼痛，急诊就医。既往史：高血压近十年。心电图检查：S-T 段异常。临床医生诊断：冠状动脉粥样硬化性心脏病。

请讨论：该患者应选择哪种医学影像学检查方法？

0104

病例讨论 2

（辛春　张彩洁　杨斌　徐菲　赵星　许海兵）

0105

扫一扫，测一测

思考题

1. 哪些医学影像检查方法可以观察心腔大小？其中能准确测量血流量的是哪种检查？观察心瓣膜最好的是哪种检查？
2. 腹部医学影像检查可以显示胆囊的有哪些方法？其中检查方法最简单又能直接测量胆囊最长径、胆囊壁厚度的是哪种检查？
3. 数字影像与模拟影像相比较，其主要优势是什么？
4. DSA 检查有别于常规 X 线检查的主要特点是什么？

笔记

第二章　头颈部

学习目标

1. 掌握：脑、脑室、脑池、喉、咽、甲状腺等器官结构的断层影像解剖；头颈部 CT、MRI 典型层面的断层影像解剖。

2. 熟悉：腮腺、鼻腔、口腔、颈动脉鞘、咽旁间隙等器官结构的断层影像解剖；头颈部血管的影像解剖。

3. 了解：颅盖骨、颅底骨、眶、鼻旁窦和颞下颌关节等器官结构的 X 线解剖及断层影像解剖；牙、牙周组织、下颌下腺、舌下腺的断层影像解剖和甲状腺、甲状旁腺、颈部血管的 USG 图像。

头颈部器官结构分为中线上的不成对器官结构和左、右侧对称的成对器官结构。DR、CT、MRI、USG 和 DSA 等是头颈部常用的医学影像检查方法。

【境界与分区】

头颈部以颈静脉切迹、胸锁关节、锁骨上缘和肩峰至第 7 颈椎棘突的连线与胸部、上肢相分界。头部以下颌体下缘、下颌角、乳突尖、上项线和枕外隆凸的连线与颈部分界。头部又以眶上缘、颧弓、外耳门和乳突尖的连线分为上方的颅脑部和前下方的面部。颅脑部以脑颅骨为骨性支架，包括颅内结构及覆盖着颅骨的头皮。面部以面颅骨为支架，包括面浅部、面深部、眶、耳、鼻腔和口腔。颈部以甲状软骨上缘和第 4 颈椎体下缘又分为上、下颈部。两侧斜方肌前缘和脊柱颈段前方的部分为固有颈部，斜方肌覆盖的深部与脊柱颈段之间的部分为项部。固有颈部以胸锁乳突肌前、后缘分为颈前区、胸锁乳突肌区和颈外侧区。

【标志性结构】

头颈部主要标志性结构：

1. 眉弓（arcus superciliaris）　为眶上缘的弓形隆起，与额叶的下缘相对，额窦位于其内侧的深面。

2. 翼点（pterion）　为蝶骨大翼、额骨、顶骨和颞骨鳞部相连接处的缝，多呈 H 形。位于颧弓中点上方约 4cm 处，其内面有脑膜中动脉前支通过。

3. 颧弓（zygomatic arch）　由颞骨的颧突和颧骨的颞突构成，位于外耳门前方的水平线上，长约 3 横指（5~6cm）。其上缘相当于颞叶前端的下缘。

4. 乳突（mastoid process）　位于耳垂后方的圆锥形隆起，其根部的前内侧有茎乳孔，面神经由此孔出入颅。

5. 枕外隆凸（occipital spine）　为枕骨外面中部的最明显隆起，其内面为硬脑膜窦的窦汇。

6. 下颌角（angulus mandibule）　位于下颌体下缘与下颌支后缘相交处。

7. 舌骨（hyoid bone）　位于颈前区的软组织内，其后方平对第 3、4 颈椎的椎间盘。在此平面上舌动脉自颈外动脉发出，舌骨大角是寻找舌动脉起始部的标志。

8. 甲状软骨(thyroid cartilage) 位于舌骨的下方,在男性可扪及其前面突出的喉结,其上缘约平对第4颈椎体,相当于颈内、外动脉自颈总动脉发出处。

9. 环状软骨(cricoid cartilage) 位于甲状软骨的下方,其后方平对第6颈椎体。此平面是咽与食管、喉与气管的分界标志。

10. 胸锁乳突肌(sternocleidomastoid) 斜列于颈部的两侧,位置表浅,是颈部分区的重要肌性标志。颈总动脉经过其前缘中点处的深面,其后缘中点深面是颈丛皮支的集中穿出处。

【常用基准线】

头颈部常用的扫描基准线有:

1. 听眦线(canthomeatal line,CML) 又称为眶耳线,为眼外眦与外耳门中点的连线。颅脑部横断层扫描多用此基线。在临床上,根据检查目的的不同常将扫描平面向头侧或足侧倾斜与听眦线成0°~25°。

2. 听眶上线(supraorbital line) 为眶上缘中点与外耳门中点的连线。为减少颅骨伪影和显示颅后窝结构时,常用此基线。

3. 听眶下线(infraorbital-meatal line) 为眶下缘中点与外耳门中点的连线。头部横断层标本的制作多以此线为准,冠状断层标本制作常与此线相垂直。

4. 连合间线(intercommissural line) 为前连合后缘与后连合前缘的连线,又称为AC-PC线。脑立体定位手术和X刀、γ刀等多以此线为基线。

【影像观察要点】

头颈部医学影像主要观察要点有:

1. 颅盖与颅底 主要观察沟、管、裂、孔及其内穿行结构。
2. 颅后窝 主要观察境界、内容、小脑幕的形态。
3. 脑 主要观察大脑半球的分叶、主要脑沟回、基底节区、内囊、穹窿、半卵圆中心、胼胝体,间脑的分部、松果体区,脑干和小脑。
4. 脑室系统 主要观察侧脑室、第三脑室和第四脑室的基本结构。
5. 脑池 主要观察重要脑池的基本结构。
6. 蝶鞍区 主要观察境界、内容、鞍上池。
7. 眶 主要观察境界、内容及通道、眶与鼻旁窦的关系。
8. 鼻腔 主要观察外侧壁的鼻甲、鼻道与鼻旁窦的边界、开口、窦口鼻道复合体。
9. 鼻咽部 主要观察腺样体及鼻咽侧壁结构。
10. 口腔与唾液腺 主要观察腮腺、下颌下腺和舌下腺。
11. 颞下颌关节 主要观察关节的组成及张口、闭口时髁突的位置。
12. 喉软骨及其连结 主要观察甲状软骨、环状软骨、会厌软骨和杓状软骨,环杓关节、环甲关节、弹性圆锥和方形膜。
13. 喉腔 主要观察喉口、喉前庭、喉中间腔及喉室、声门下腔、声门裂、声带和声门前、后连合。
14. 喉内间隙 主要观察会厌前间隙、声门旁间隙。
15. 甲状腺 主要观察位置、形态及其与喉、咽、气管、食管的位置毗邻关系。

第一节 头部影像

颅脑部以脑颅骨围成颅腔,内有脑及与其相连的脑神经,并有包裹脑的被膜和供应脑的血管。脑由灰质和白质构成,灰质在端脑、小脑表面形成皮质,脑内有灰质形成的神经核和神经纤维形成的髓质,在脑组织内存在有脑室等腔隙。脑的被膜自外向内分为硬脑膜、蛛网膜和软脑膜,分别围成硬膜外隙、硬膜下隙和蛛网膜下隙,蛛网膜下隙在某些部位扩大形成脑池。颅骨、脑脊液、被膜等对脑有缓冲和防震等保护作用,颅内占位性病变如肿瘤和出血等可导致颅内压升高,形成脑疝而危及生命。颌面部以面颅骨作为支架,围成眼眶、鼻腔和口腔等。面部的浅层有表情肌和丰富的神经、血管等。面侧区深层的结构复杂,有较多的间隙和通道,故当感染时炎症等易于相互蔓延。

一、头部 DR

头部 DR 可观察头颅的大小及形状，通过体位变化也可观察鼻旁窦的位置及形态。颅骨各部位的厚度不一，额、顶结节和枕外隆凸的颅板较厚，以外板最明显；颞、枕骨鳞部和额骨较薄。

（一）头颅 DR

头颅 DR 较常用的有后前位像和侧位像，怀疑有颅底骨折时也会拍颅底颏顶位片观察。

1. 头颅后前位　在颅骨后前位 X 线片上（图 2-1），部分人颅盖侧壁上可出现透明的颞鳞缝，由外上斜向内下。沿颅穹下方有透明的弧形冠状缝（coronal suture）影，呈锯齿状。颅骨中线可见矢状缝（sagittal suture）影。矢状缝的下端左右分开成为人字缝（lambdoidal suture），常居冠状缝下方，也呈锯齿状。沿矢状缝有时可见带状密度减低区，为上矢状窦压迹影。有时在额骨中部可出现额缝影。

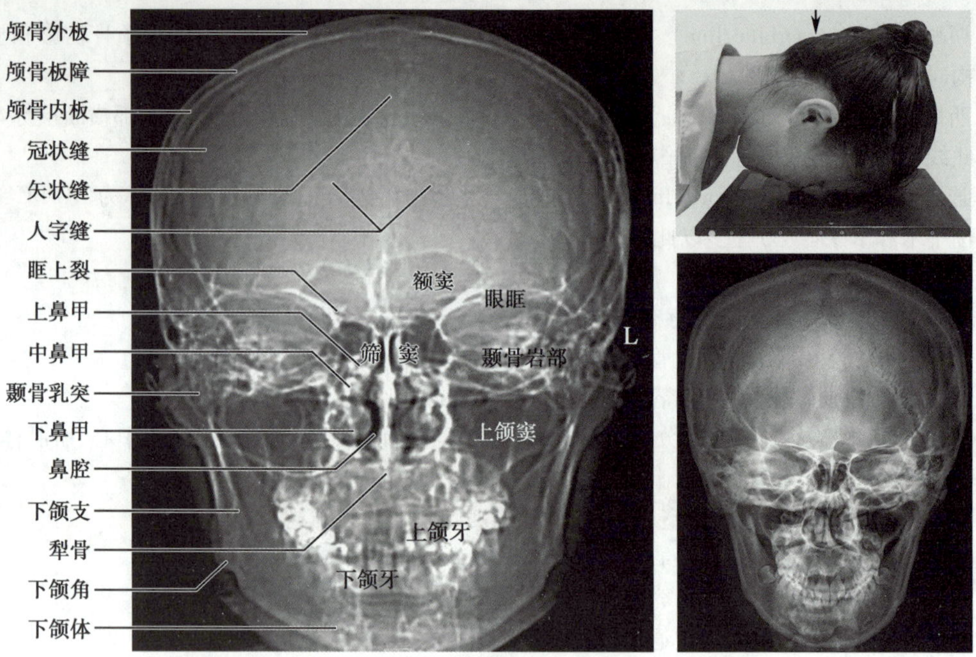

图 2-1　头部后前位 X 线片

2. 头颅侧位　在颅骨左侧位 X 线片上（图 2-2），颅盖骨可见内板、外板和板障 3 层结构。额鳞下部内、外板之间的三角形透明区为额窦。在其内板深面的带状致密影为额嵴（frontal crest）。枕鳞中部的外板向外隆起为枕外隆凸，内板向内隆起为枕内隆凸，两者常不在同一平面上。中央区的松果体钙化位置较为恒定，是较好的定位标志。

颅前、中、后窝自前向后依次呈阶梯状下降。颅前窝（anterior cranial fossa）位置较高，在鼻腔和眶腔的上方。颞骨的筛板呈直线状致密影，由鞍结节向前延伸至额窦后缘。

颅中窝（middle cranial fossa）底呈下凸的弧线致密影，中央区域为蝶鞍（sella turcica）和蝶窦。蝶鞍侧位观察最佳，成人呈椭圆形，儿童则以圆形多见。蝶鞍前界为鞍结节（tuberculum sellae），前外上部的骨性突起为前床突；后界为鞍背（dorsum sellae），向后下倾斜与枕骨斜坡相延续。鞍背内面光滑锐利，背面不规则。鞍背上端的骨性突起为后床突，与前床突相对；下界为鞍底，与蝶窦相隔，蝶窦气化越显著，鞍底越薄，边缘越锐利。蝶窦发育显著时，鞍背亦见气化。鞍底一般光整清晰，不会出现双边影像，“双边征”常提示鞍内病变。蝶鞍前后径为 7～16mm，前、后床突连线至鞍底的最大距离为蝶鞍深度，为 7～14mm，平均为 9.5mm。

颅后窝（posterior cranial fossa）的位置最低，枕骨斜坡由鞍背向后下延伸，止于枕骨大孔（foramen magnum）前缘，颅后窝通过枕骨大孔和椎管相连。

3. 颅底颏顶位　颏顶位投照主要用于检查颅底骨质，尤以颅中窝结构显示较好。在颅底影前部有致密的下颌骨（mandible）影重叠，下颌体（body of mandible）后方有较大的方形透明区为鼻腔（nasal

笔记

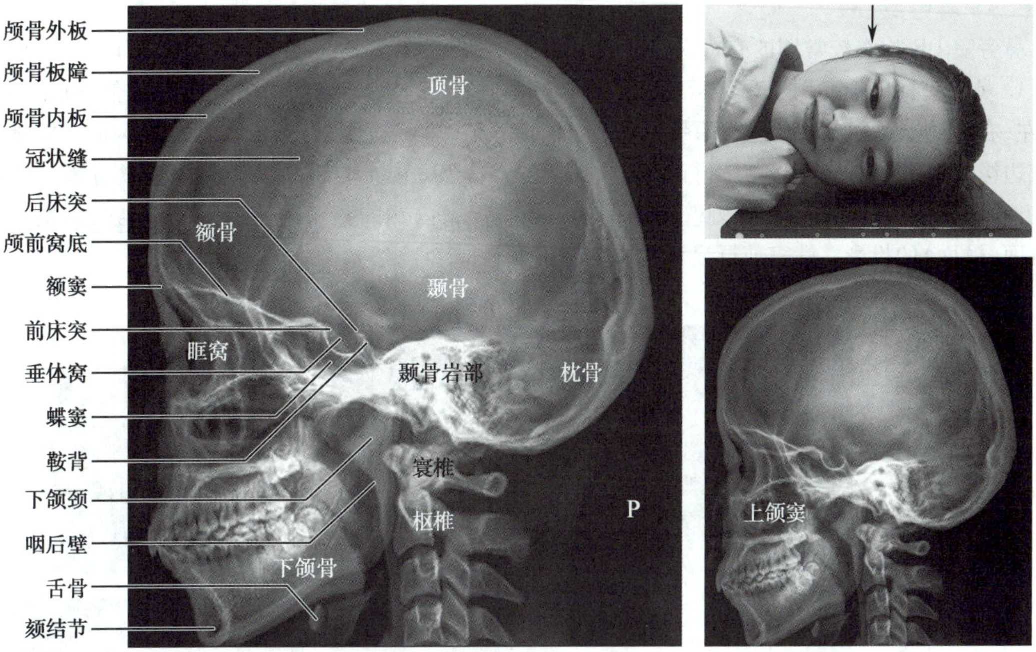

图 2-2 头部左侧位 X 线片

cavity)影；鼻腔影后方为蝶骨体(body of sphenoid bone)，其内有时可显示蝶窦(sphenoid sinus)影。在蝶窦两侧各有疏密相间的区域为蝶骨翼突(pterygoid process)影，有时可显示由翼突内侧板(medial pterygoid plate)和翼突外侧板(lateral pterygoid plate)构成的人字形致密影。蝶窦与下颌骨之间可见由蝶骨大翼(greater wing of sphenoid bone)颅底面构成的灰暗三角形区域。此区域后方为致密的颞骨岩部。三角区内后缘中部有两个透明孔，前方较大、呈椭圆形的为卵圆孔(foramen ovale)，后方小而圆的为棘孔(foramen spinosum)。颞骨岩部中部有一类圆形透明孔为颈动脉管(carotid canal)外口。在颈动脉管外口后方另有一较短且近似横行管状影为内耳道(internal acoustic meatus)。此外，颞骨岩部尖端前方由岩部尖端与蝶、枕骨共同围成的透明区为破裂孔(foramen lacerum)。在蝶骨体和两侧颞骨岩部后方为枕骨，其前部较致密的梯形区为枕骨基底部，基底部后方为枕骨大孔(图 2-3)。

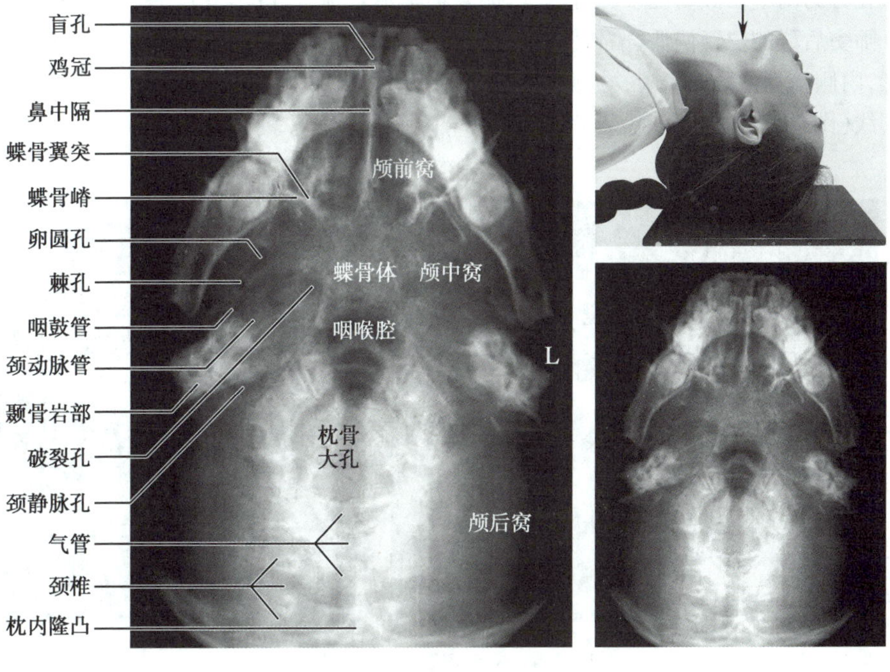

图 2-3 颅底颏顶位 X 线片

（二）鼻旁窦DR

鼻旁窦DR检查较常用的有柯氏位（Caldwell's position）和瓦氏位（Waters' position）。

1. 鼻旁窦柯氏位　用于观察额窦、筛窦前群、眼眶及眶上裂等结构影像。眼眶近似方形，四角圆钝，左、右侧基本对称。眼眶顶壁即颅前窝底，前部由额骨眶板构成，后部由蝶骨小翼构成。蝶骨小翼形成边缘规则锐利的三角形影，横行于眶内。额窦显示于眶内上方或重叠。眼眶下壁分隔上颌窦与眶，上颌窦显示在眶下方。在外侧壁稍内可见一条斜向下内侧的致密线状影，称无名线，为蝶骨大翼外侧面（颞面）的投影。筛窦前群显示在内侧壁内侧（图2-4）。

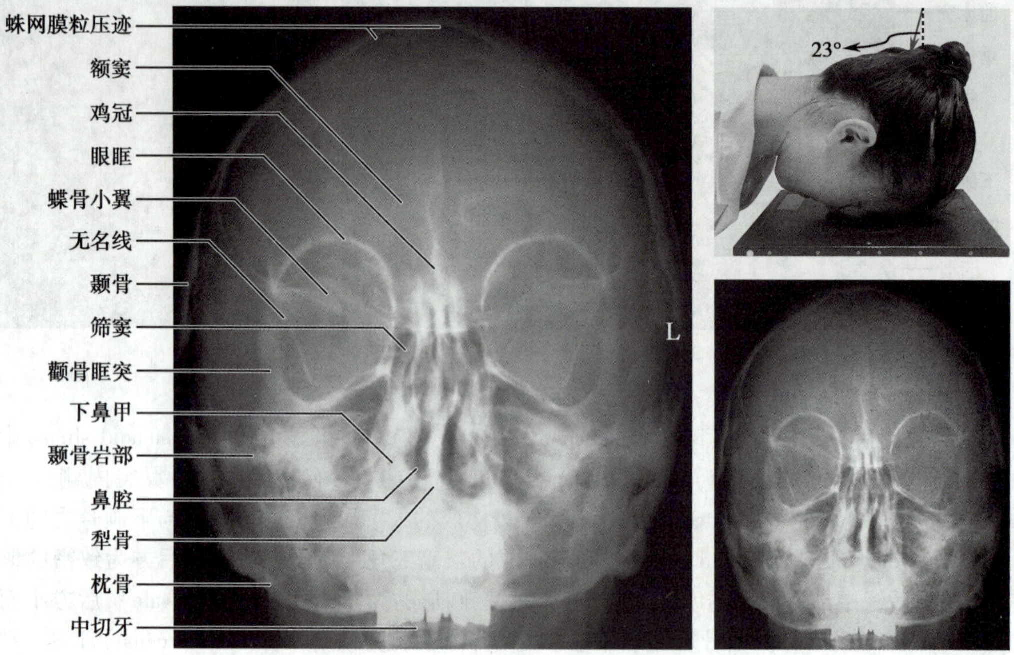

图2-4　鼻旁窦柯氏位X线片

2. 鼻旁窦瓦氏位　鼻腔呈尖朝上、底向下的梨形透亮区，称梨状孔。鼻中隔为纵行致密影，从顶到底将梨状孔分为两半。额窦位于额骨内，两侧发育常不对称，也可不发育，多呈扇形透亮影，顶部有分隔切迹。筛窦后群的位置偏低、偏外侧，投影于鼻腔上部和上颌窦的内上部。上颌窦呈尖向下的三角形透亮影，内侧壁骨影薄而清晰，外侧壁为前、后壁移行部的切线位，骨影较厚，顶壁为位于眶下缘微凸的致密线（图2-5）。

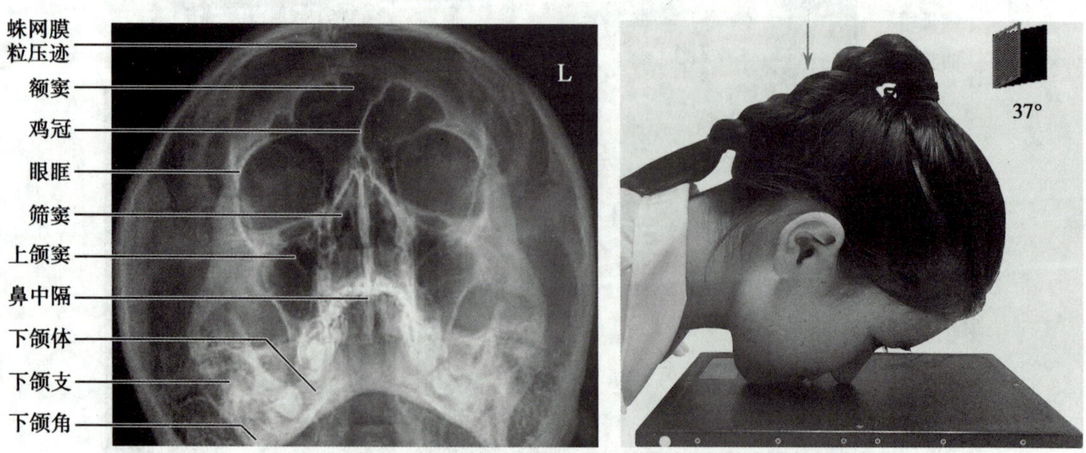

图2-5　鼻旁窦瓦氏位X线片

（三）牙齿全景片

牙齿全景片可清楚显示牙的大小、形态和结构(图 2-6)。牙釉质位于牙冠表面,密度最高,呈高密度白影,在牙冠面和切线缘最厚,向下逐渐变薄,止于牙颈部;牙本质和牙骨质均呈高密度影,但低于牙釉质的密度,两者不易区分;牙髓腔内含有牙髓,呈软组织密度影,轮廓清楚。

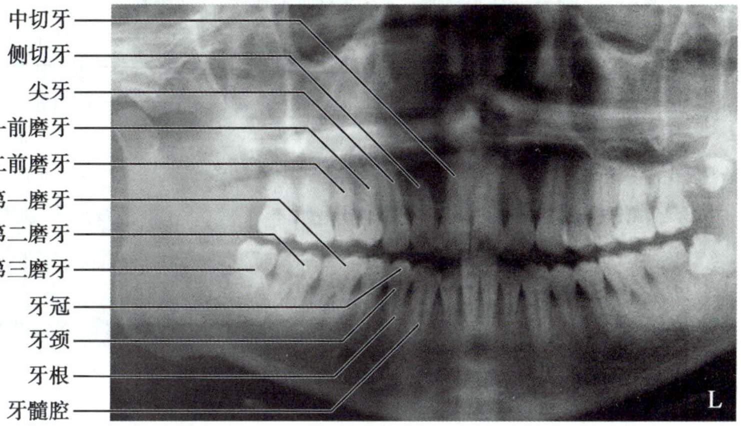

图 2-6 牙齿全景 X 线片

牙齿全景片还可显示牙槽骨及牙周膜。牙槽骨是上、下颌骨的一部分,为骨松质结构,呈网状小梁间隙,表面覆有较致密的骨皮质。牙周膜介于牙根与牙槽骨之间,呈线状透明影,一般称为牙周间隙,正常厚度为 0. 2~0. 5mm,根尖处稍厚。

正在发育中的乳牙或恒牙位于牙囊内,牙囊呈圆形较低密度影,边缘清晰光整,周围有致密的硬化缘,牙囊内有致密的发育牙。

二、头部 CT

病例导学

患者,男,59 岁,突然出现剧烈头痛、呕吐,左侧半身活动不灵活。CT 扫描显示右侧基底节区出现不规则的高密度影,边界清楚,CT 值+72Hu,病灶周围有低密度的水肿区,右侧侧脑室受压,中线结构向左侧移动。

请问:

1. 该患者最可能的诊断是什么?
2. 患者当日 MRI 检查的影像表现可能是什么?
3. 患者发病后第 5 日、第 20 日 MRI 检查的影像表现分别可能是什么?

颅脑部 CT 可清晰显示脑沟、脑回、脑室、脑池等结构,并能很好地显示颅内血肿、脑梗死等的位置、大小及其动态变化。对颌面部器官结构的显示也很好。

（一）头部 CT 横断层

1. 经上颌窦横断层 此层面上鼻腔为一较宽的梭形气道。鼻中隔呈纵向走行条状影,下鼻甲居其两侧并与之平行。鼻中隔与鼻甲之间的腔隙为鼻腔。双侧上颌窦呈三角形含气腔,可清楚显示其前壁、内侧壁和后外侧壁。下鼻甲与上颌窦内侧壁之间的腔隙为下鼻道。鼻咽腔位于鼻腔后方,呈双梯形,两侧壁的半圆形隆起为咽鼓管圆枕。咽鼓管圆枕前方凹陷区为咽鼓管咽口,后方较宽的斜行裂隙为咽隐窝。鼻咽腔后壁中线的两侧为头长肌。咽侧壁深部仍可见咽旁间隙,其前界为翼内、外肌。

骨窗可见颧骨、枕骨基底部、枕骨斜坡、棘孔、圆孔、破裂孔和颈静脉孔等(图 2-7、图 2-8)。

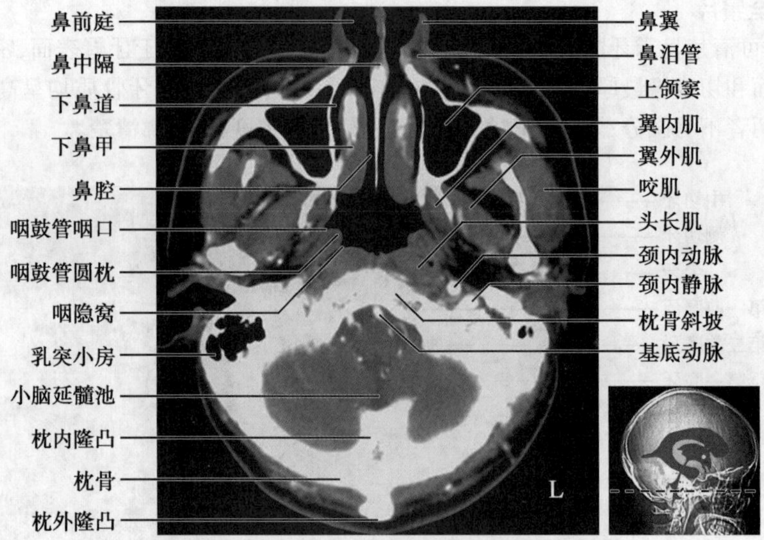

图 2-7 经上颌窦横断层 CT

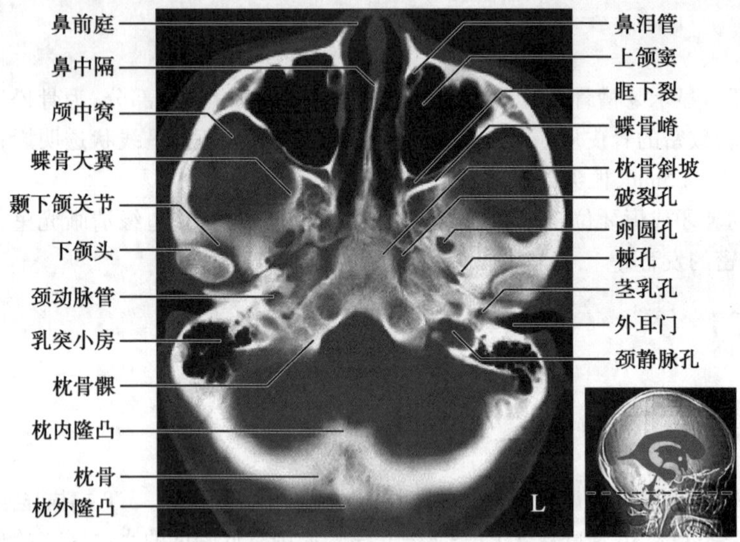

图 2-8 经上颌窦颅底横断层 CT(骨窗)

2. 经蝶窦横断层 此层面最明显的特点是两侧蝶骨小翼与颞骨岩部上缘在蝶鞍处形成 X 形交叉，借此交叉将此层面分为前、中、后三部分。蝶窦居中部，多呈左、右侧两腔。其前方主要结构为筛窦，眶腔位于筛窦的外侧，呈尖向后方的三角形。眶的后份有眶脂体、眼球外肌和眼静脉。蝶窦两侧为颞极下部。颞叶与蝶窦之间可见三叉神经节(trigeminal ganglion)。在该神经节的内侧可见颈内动脉走行于破裂孔内。在颞骨岩部上可见内耳道及其内的迷路动脉(labyrinthine artery)、面神经(facial nerve)和前庭蜗神经(vestibulocochlear nerve)。内耳道后外侧的骨性空腔为中耳鼓室，其后方为乳突小房。颞骨岩部内侧部后方与脑桥、绒球之间为脑桥小脑角池，内有面神经、前庭蜗神经和迷路动脉斜向前外侧穿入内耳道，是听神经瘤的好发部位。颞骨岩部可见自后外向前内排列的半规管、听小骨和耳蜗。在脑桥基底沟内可见基底动脉。桥脑与小脑之间的腔隙为第四脑室(图 2-9、图 2-10)。

3. 经蝶鞍横断层 此层面以出现前床突、垂体和鞍背为标志，眶腔位于层面的前部，主要显示颞叶、中脑、小脑、枕叶等。骨窗前部中线两侧为筛骨的筛板，筛板内有许多低密度的筛孔。筛板外侧为颅前窝的额骨眶板。眶板后内侧呈弧形致密影为蝶骨小翼。蝶骨小翼向内后方突起的致密影为前床突(anterior clinoid process)。前床突之间为低密度的交叉沟。交叉沟两侧为低密度的视神经管，向前外侧连通眶腔，交叉沟的后方为垂体窝(hypophyseal fossa)，容纳垂体。垂体窝后方的短条状致密影为鞍背，颞骨位于两侧。枕骨位于后部。枕骨后部中央向前突出为枕内隆凸，枕骨与颞骨连接处为枕乳

笔记

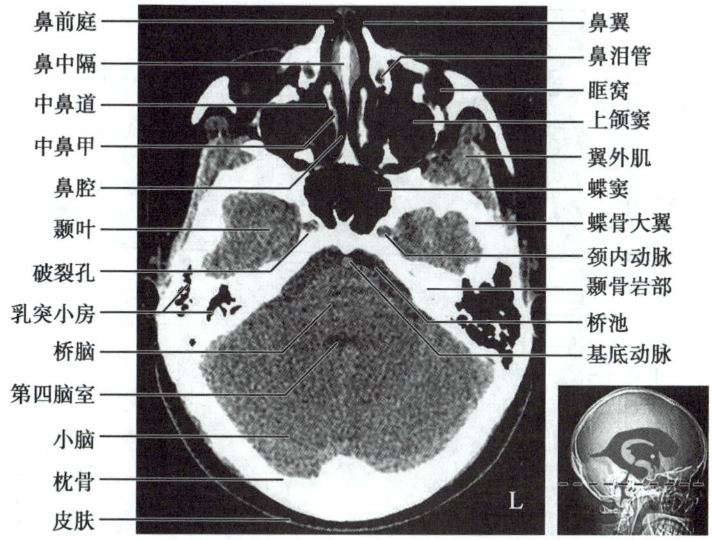

图 2-9 经蝶窦横断层 CT

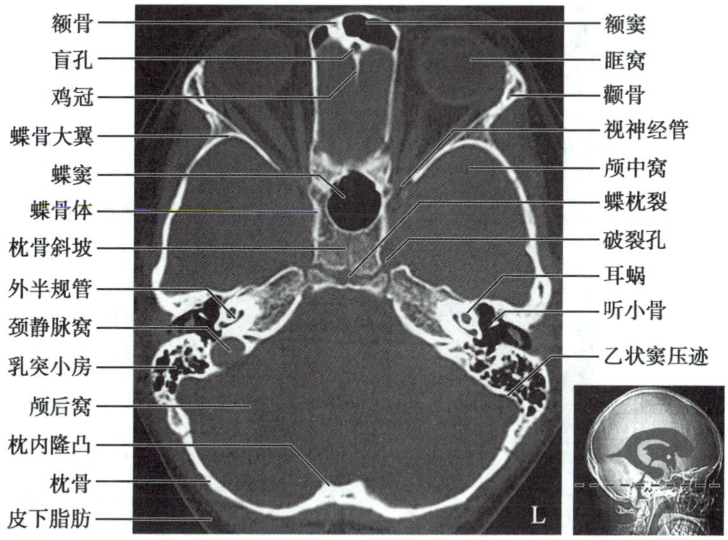

图 2-10 经蝶窦横断层 CT(骨窗)

窦(图 2-11、图 2-12)。

4. 经鞍上池横断层 中脑(midbrain)位于层面中央,颞叶位于两侧,环绕小脑和中脑,鞍上池呈六角形,前角是大脑纵裂池,位于正中前方,两个前外侧角是左右侧的大脑外侧窝池,大脑中动脉在其内走行;两个后外侧角是环池翼部,大脑后动脉位于其中;后角是中脑的大脑脚之间脚间池,基底动脉位于其内。骨窗在颅前窝正中央的前方,有一纵形致密骨嵴为鸡冠。颅前窝后缘为蝶骨嵴呈弧形致密影。枕骨位于后部,其后部中央有向前突出的枕内隆凸(图 2-13、图 2-14)。

5. 经第三脑室下部横断层 侧脑室前角充分向前伸展,经室间孔(interventricular foramen)与第三脑室(ventriculus tertius)相连。背侧丘脑(dorsal thalamus)呈三角形,位于第三脑室外侧,后端为丘脑枕。两侧内囊(internal capsule)呈> <形的宽厚白质板。其前肢位于尾状核(caudate nucleus)和豆状核(lentiform nucleus)之间,后肢位于豆状核和背侧丘脑之间,前、后肢交汇处为内囊膝部。屏状核(claustrum)为一薄层灰质,位于岛叶与壳核之间,分开外囊(external capsule)与最外囊(extreme capsule)。在层面中、后部的中线上有一菱形区,称大脑大静脉池,与尖朝前的第三脑室和尖朝后的小脑上池相连,其内可见松果体和大脑大静脉(Galen 静脉)。大脑大静脉向后汇入直窦(straight sinus),再向后为大脑镰和上矢状窦。松果体、缰三角及其周围血管构成松果体区。松果体、苍白球在成人期常出现钙化,属于生理性钙化(图 2-15、图 2-16)。

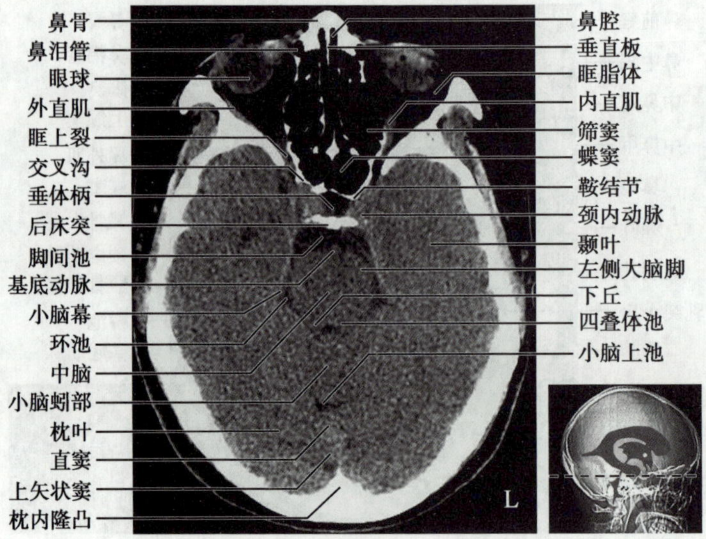

图 2-11 经蝶鞍横断层 CT

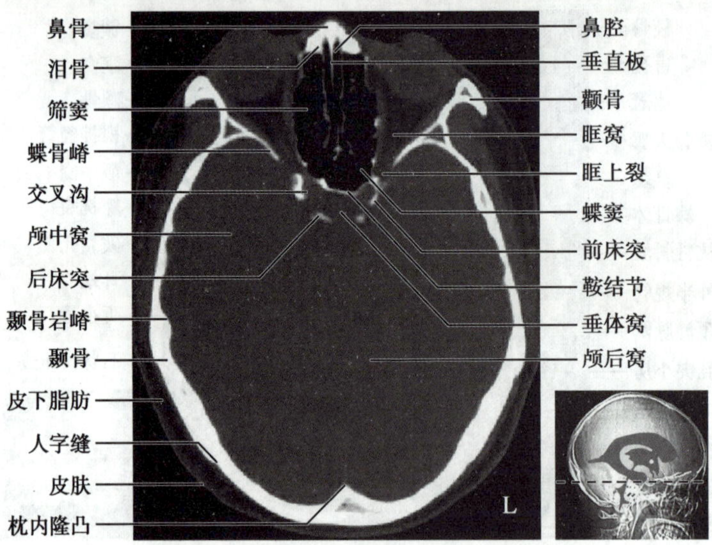

图 2-12 经蝶鞍横断层 CT(骨窗)

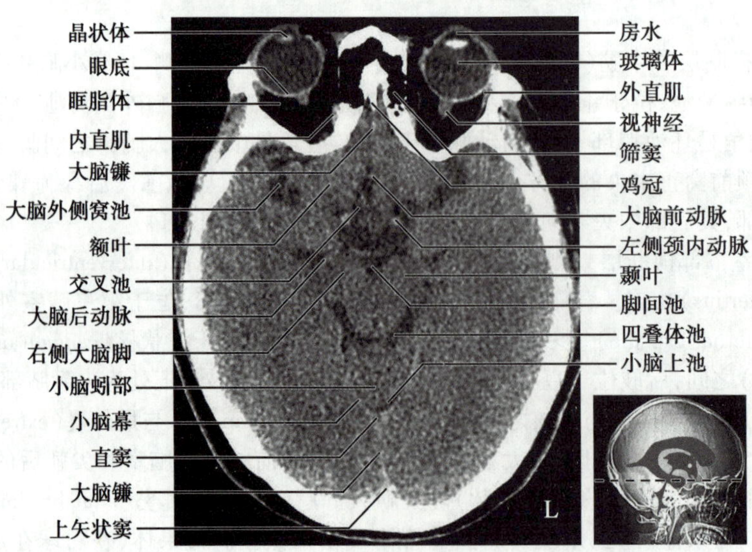

图 2-13 经鞍上池横断层 CT

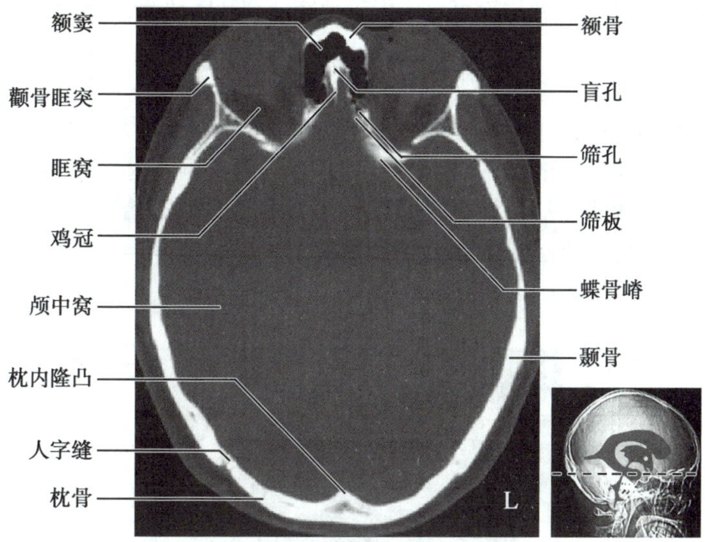

图 2-14 经鞍上池横断层 CT(骨窗)

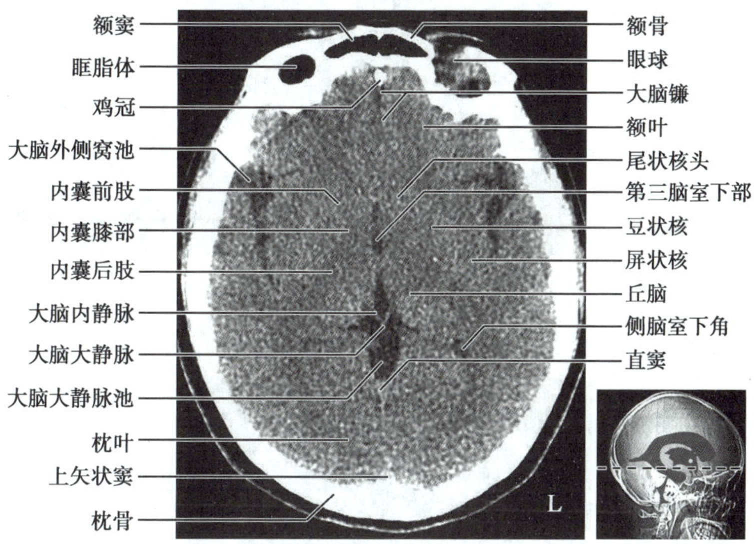

图 2-15 经第三脑室下部横断层 CT

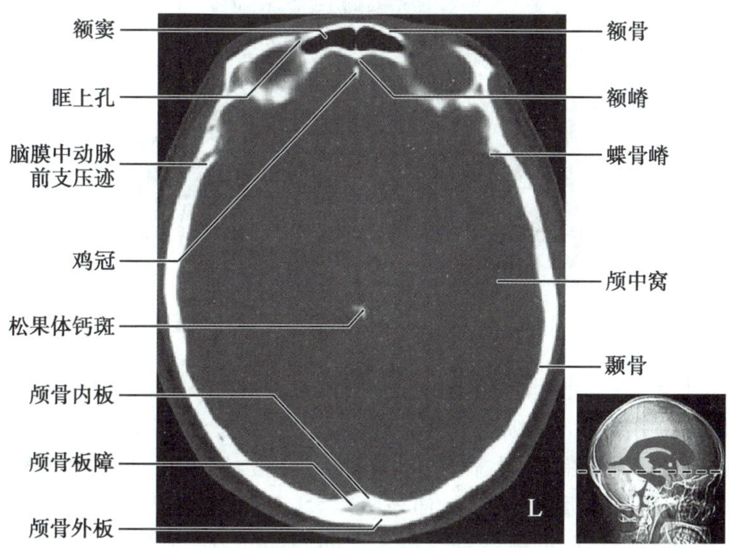

图 2-16 经第三脑室下部横断层 CT(骨窗)

笔记

6. 经第三脑室上部横断层　此层面可显示大脑的额叶、颞叶、枕叶，两侧侧脑室前角和后角、第三脑室，内囊和基底节区结构。胼胝体膝部位于层面前部，其纤维弯向前外侧形成额钳，连接两侧额叶前部相应的脑回。层面中部的中线两侧为两侧侧脑室前角，呈角状。尾状核头部紧邻侧脑室外侧。第三脑室居中线，呈前尖后宽的腔隙，其两侧卵圆形的结构为丘脑。内囊位于尾状核头部、背侧丘脑、豆状核之间，由前肢、膝部和后肢组成，后肢紧贴于背侧丘脑的外侧。内囊外侧邻豆状核，豆状核外侧为外囊，呈弓形，最外侧为颞叶。基底节区的尾状核、豆状核、屏状核、杏仁体以及丘脑，在 CT 上密度稍高。层面后部中线两侧可见两侧侧脑室三角区，枕叶位于层面后部。

骨窗上可见脑膜中动脉前支压迹、蝶顶静脉窦压迹（图 2-17、图 2-18）。

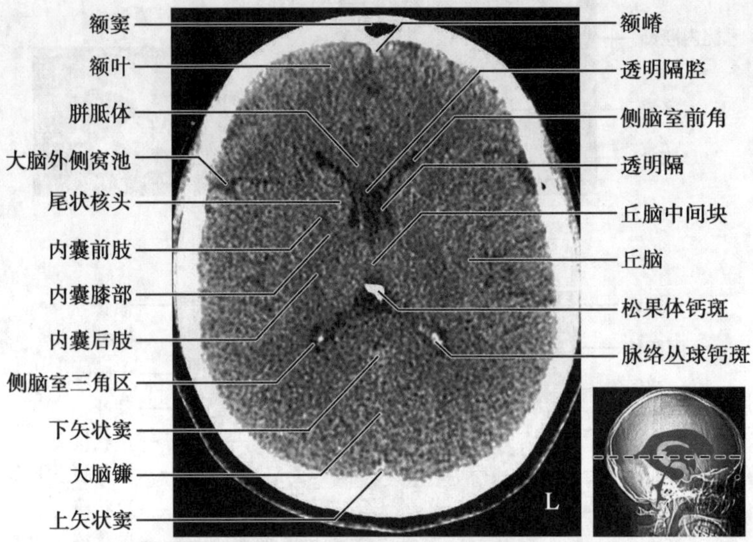

图 2-17　经第三脑室上部横断层 CT

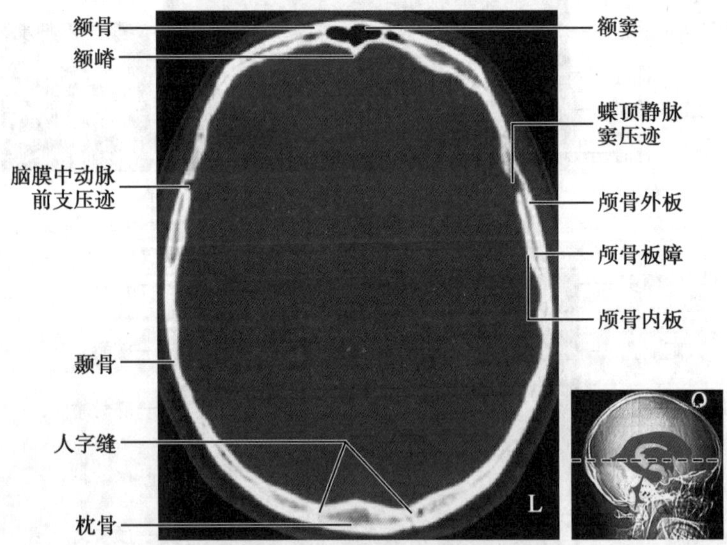

图 2-18　经第三脑室上部横断层 CT（骨窗）

7. 经侧脑室体部横断层　此层面可显示大脑的额叶、顶叶和枕叶，胼胝体膝部和压部，侧脑室体部（中央部），尾状核等。中线为大脑纵裂池及大脑镰。大脑纵裂池可分为前纵裂池和后纵裂池。侧脑室体部呈凹缘向外的镰刀状，在 CT 上表现为低密度，内含边缘欠光整的脉络丛球。两侧侧脑室之间为透明隔，呈线样影。胼胝体近似工字形，伸入两侧大脑半球的髓质内形成额钳和枕钳，两侧侧脑室前角之间的部分为胼胝体膝部，两侧侧脑室后角之间的部分为胼胝体压部。尾状核紧邻侧脑室外侧壁。

脑实质由额叶、顶叶、颞叶、枕叶构成。顶枕沟位于胼胝体压部后方，为大脑半球内侧面上的一条较深脑沟。枕叶位于此脑沟的后方，枕叶内可见深入髓质的距状沟。距状沟周围为视觉皮质区（图 2-19）。

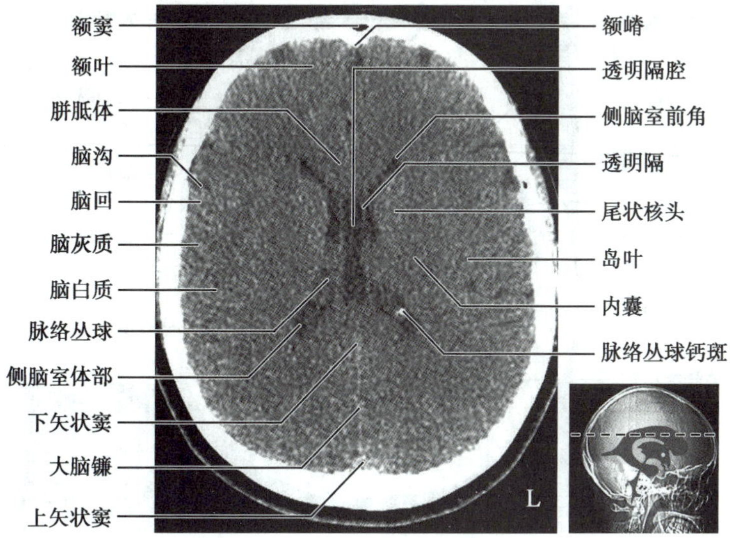

图 2-19 经侧脑室体部横断层 CT

8. 经侧脑室顶部横断层 此层面可显示大脑的额叶、顶叶、枕叶、顶枕沟、扣带回和胼胝体体部。大脑镰及大脑纵裂池位于中线。半卵圆中心在 CT 上密度略低。新月状的侧脑室顶部显示在两侧大脑半球内靠近中线处，在 CT 上呈低密度区，显示不到脉络丛球。胼胝体体部位于两侧侧脑室之间，在 CT 上表现为稍高密度影。在纵裂后部可见横行的顶枕沟，后方为枕叶，对应脑外表面为角回。中线部的脑回为扣带回，扣带回环抱胼胝体，位于胼胝体沟与扣带沟之间（图 2-20）。

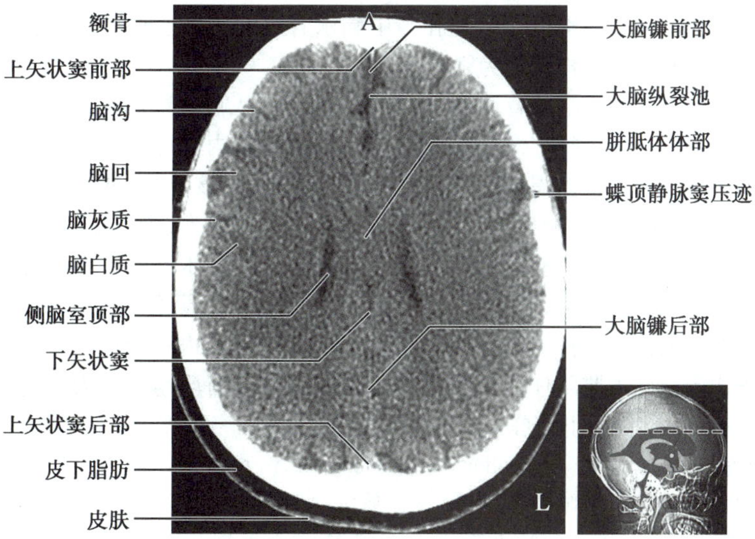

图 2-20 经侧脑室顶部横断层 CT

9. 经顶叶横断层 此层面显示额骨居前，顶骨位于后方的两侧，所围成的颅腔由两侧大脑半球占据。颅骨内、外板在 CT 上呈高密度，内、外板之间为板障，内有骨髓，呈低密度。大脑纵裂池位于两侧大脑半球之间，其内可见纵贯中线的大脑镰，呈线状影。上矢状窦在此层面上显示为前、后两部分。其前部较宽，呈前宽后窄的三角形；后部较窄，略呈前窄后宽的条形。额叶位于端脑的前部，可见额上回、额中回。额叶后方的深沟为中央沟，中央沟之后为顶叶。中央沟前、后方分别为中央前回和中央后回。前者是躯体运动中枢，后者是躯体感觉中枢。此层面位于半卵圆中心区，脑灰质、脑白质边界清楚，脑沟、脑回明显。

半卵圆中心为大脑半球中心呈卵圆形的白质区，由联络各脑部的连合纤维、联络纤维和投射纤维3类有髓纤维交织形成(图2-21)。

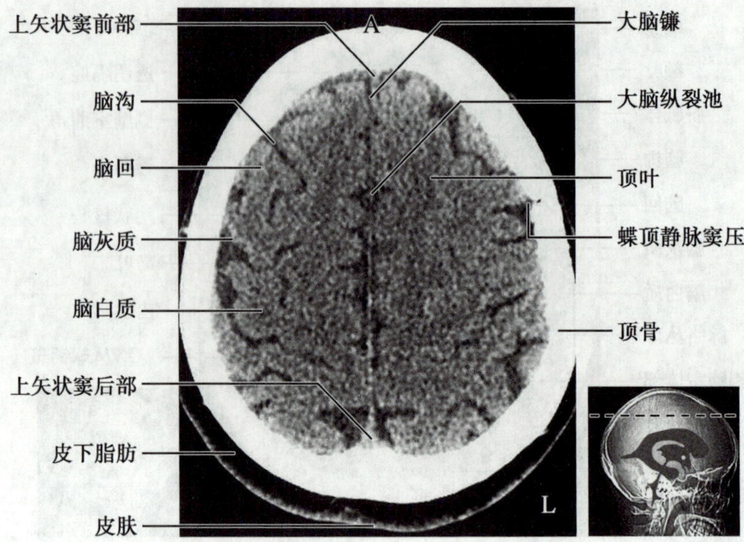

图2-21 经顶叶横断层CT

(二)头部CT重组

1. 经头部正中矢状断层重组 胼胝体位于层面中央，呈上凸下凹的弧形结构，分为胼胝体嘴部、膝部、体部和压部4个部分。扣带回(cingulate gyrus)环绕胼胝体上方。扣带沟(cingulate sulcus)位于扣带回上方。大脑半球内侧面的脑沟、脑回及脑血管显示清晰，可见中央沟、扣带沟、胼胝体沟、顶枕沟和距状沟等。借助脑沟可区分出额上回、中央旁小叶、楔叶、扣带回和舌回等。

室间孔位于穹窿柱与背侧丘脑之间，穹窿体沿背侧丘脑和胼胝体之间向后下方延续为穹窿脚。室间孔的前方有前连合。下丘脑沟位于室间孔与中脑水管之间，其上方有丘脑间黏合。前连合前方的胼胝体嘴与视交叉之间的薄板样结构为终板。

第三脑室脉络丛位于背侧丘脑的背侧面与内侧面交界处，大脑内静脉与之相伴行，此静脉起自室间孔，向后越过松果体上方到达胼胝体压部下方，与对侧的大脑内静脉(internal cerebral vein)汇合成大脑大静脉。大脑大静脉和松果体周围的腔隙为大脑大静脉池，该池经胼胝体压部下方向前上连通帆间池，向下延续为四叠体池。背侧丘脑和下丘脑内侧面为第三脑室，借下丘脑沟分为上、下部。

垂体位于蝶鞍内，其前部为腺垂体，后上部为神经垂体。乳头体的前下方有视交叉、漏斗和灰结节(tuber cinereum)，后方为中脑的大脑脚。乳头体下方至脑桥前上缘之间为脚间池，内有动眼神经和血管。视交叉周围有交叉池。脑桥基底部与枕骨斜坡之间为桥池，内有沿基底沟上行的基底动脉。

小脑幕自横窦沟向前到达胼胝体压部后下方。大脑镰与小脑幕连接处为直窦，向后下汇入窦汇(confluence of sinus)。小脑位于小脑幕下方，小脑半球前下方的突出部为小脑扁桃体。枕骨大孔上方的延髓与小脑之间为小脑延髓池(cerebellomedullary cistern)。小脑与小脑幕之间为小脑上池，向前上连通四叠体池。四叠体池位于中脑背侧的上、下丘后方。脑桥和延髓背侧的凹窝为菱形窝，小脑与菱形窝之间构成第四脑室，向上连通中脑水管，向下连通脊髓中央管。第四脑室的脑脊液借第四脑室正中孔和两个外侧孔通向蛛网膜下腔(图2-22)。

2. 经丘脑矢状断层重组 大脑半球的前半部为额叶，其前端为额极(frontal pole)；后半部有顶叶和枕叶。额上回、中央前回、中央沟、中央后回和顶上小叶自前向后依次排列。顶叶后下方有顶枕沟，位于大脑半球内侧面的后部。此沟后下方和小脑幕上方的脑回为枕叶，其后端为枕极(occipital pole)。胼胝体位于层面中央。胼胝体压部前方的灰质团块为背侧丘脑，胼胝体体部与胼胝体膝下方的灰质团块为尾状核头、体。尾状核头与豆状核壳连接处的后下方有圆形的前连合。胼胝体与背侧丘脑之间的腔隙为侧脑室，背侧丘脑、尾状核与豆状核之间的脑白质为内囊。小脑半球和小脑扁桃体显示于小脑幕下方(图2-23)。

笔记

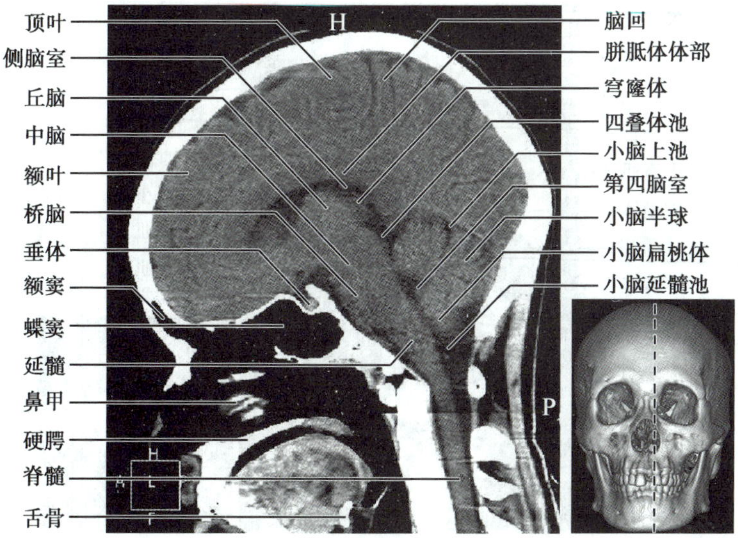

图 2-22 经头部正中矢状断层重组 CT

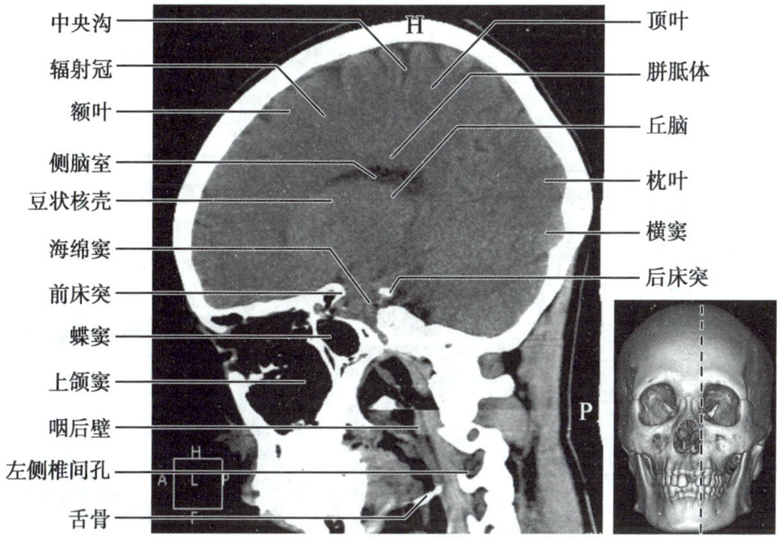

图 2-23 经丘脑矢状断层重组 CT

3. 经眼球冠状断层重组 此层面经眼眶前部，可显示眼眶的上、下壁和内、外侧壁及眼球。眼球位于眼眶中央，4 块直肌贴近眼环，周围是眶脂体。眼眶外上部可见泪腺（图 2-24）。

4. 经垂体窝冠状断层重组 此层面位于颅中窝中部，垂直于颅前窝底。可显示两侧大脑半球的额叶、颞叶。还可显示近中线处（自上而下）的结构：上矢状窦、大脑镰、胼胝体、侧脑室、第三脑室、蝶鞍区及鼻咽等。

大脑半球的外侧中部可见一较深的脑沟为大脑外侧裂池，脑沟以上为额叶，脑沟以下为颞叶。额叶内可辨认额上回、额中回、额下回及扣带回；颞叶内可见颞上回、颞下回，颞叶覆盖的深面可见岛叶。

两侧大脑半球之间为大脑纵裂池，胼胝体体部为其底，体部的下面正中连于透明隔。透明隔两侧为侧脑室体部，呈三角形。侧脑室体部的顶为胼胝体体部，底和外侧为尾状核头，内侧壁为透明隔和穹窿柱。由尾状核头向外侧依次排列的结构为内囊前肢、豆状核、外囊、屏状核、最外囊和岛叶。位于透明隔和穹窿柱下缘的狭窄腔隙为第三脑室，其下方为蝶鞍区。垂体位于蝶鞍的垂体窝内，上缘平直或微凹，两侧基本对称。垂体上方为鞍上池，呈脑脊液密度。垂体上缘中央的垂体柄居中，上方为视交叉和漏斗。若垂体柄偏向一侧常提示垂体病变。垂体下方为鞍底，即蝶窦顶壁，蝶窦气化好时较薄。垂体的两侧为海绵窦，海绵窦两侧为海马和海马旁回，其病变与部分癫痫发病有关（图 2-25）。

笔记

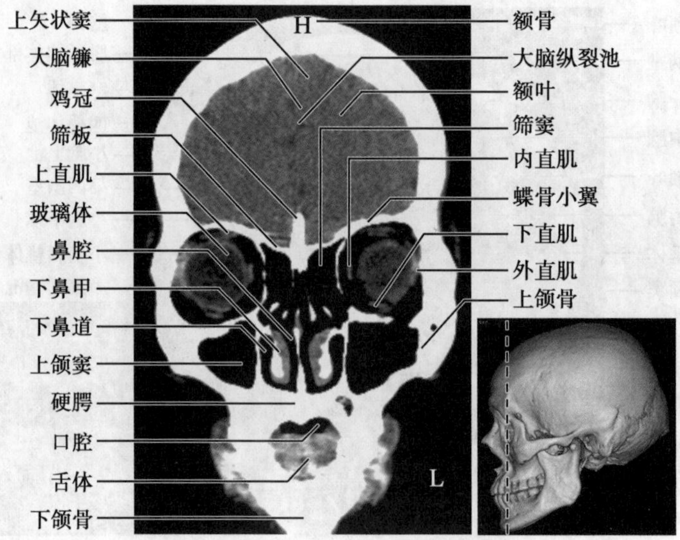

图 2-24 经眼球冠状断层重组 CT

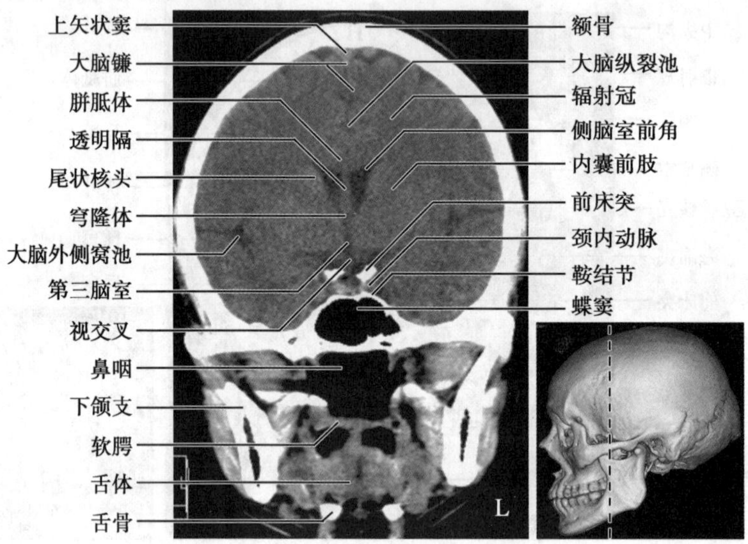

图 2-25 经垂体窝冠状断层重组 CT

5. 经第四脑室冠状断层重组 此层面通过小脑和第四脑室中部，可显示两侧大脑半球的顶叶、颞叶及小脑半球；同时可显示近中线处（自上而下）的结构：上矢状窦、大脑镰、扣带回、小脑蚓、第四脑室、小脑扁桃体等。

在此层面上，仍可见呈帆状的小脑幕将颅腔分为幕上和幕下两部分。小脑幕为颅后窝的顶。位于幕上的大脑半球外侧（自上而下）的结构为中央后回、顶上小叶、缘上回或角回、颞中回、颞下回等。大脑半球内侧可见楔前叶，位于大脑镰两侧，前界为扣带沟，后界为顶枕沟。在幕下靠近中线处可见第四脑室，小脑蚓显示在第四脑室上方，小脑扁桃体则显示在第四脑室下方，两侧为小脑半球（图 2-26）。

（三）头部 CT 三维重组

1. 头部前面观三维重组 颅分为脑颅和面颅两部分，前者围成颅腔容纳脑并保护脑，后者形成颜面的基本轮廓，并参与口腔、鼻腔和眼眶的构成。面颅位于颅的前下部，由 15 块面颅骨组成。其中上颌骨、下鼻甲、鼻骨、泪骨、颧骨和腭骨均各 2 块；犁骨、下颌骨和舌骨均各 1 块（图 2-27）。

2. 头部左侧面观三维重组 脑颅位于颅的后上部，由 8 块形状、大小不同的扁骨和不规则脑颅骨组成。其中额骨、筛骨、蝶骨和枕骨均各 1 块，由前向后排列于颅的中间部；颞骨和顶骨均各 2 块，位于

笔记

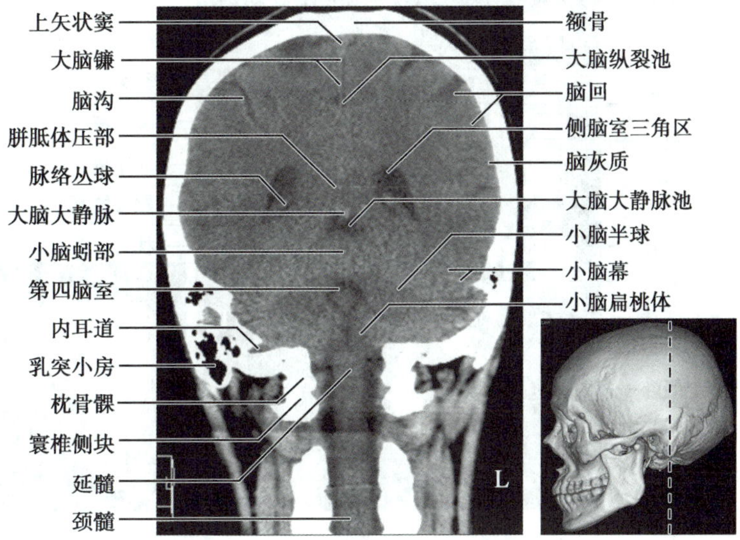

图 2-26　经第四脑室冠状断层重组 CT

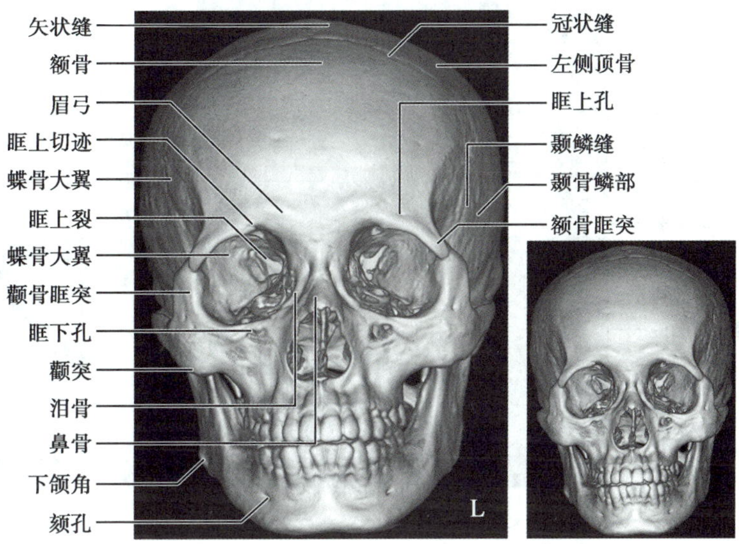

图 2-27　头部前面观三维重组 CT

颅的两侧。在脑颅骨中，额骨在前，枕骨在后，两侧为颞骨，蝶骨位于颅底的中央。额骨、枕骨和颞骨分别组成颅腔的前、后、侧壁（图 2-28）。

3. 颅内向下观颅底三维重组　颅底由前方的筛骨、后方的枕骨、中央的蝶骨和两侧的颞骨构成，许多孔、裂、管内有血管、神经出入，为颅底的薄弱点，外伤后易骨折，可出现相应血管、神经的损伤症状。另外，颅底与颅外一些结构关系密切，如卵圆孔、翼腭窝、颈动脉管和眶上裂等，这些部位可成为肿瘤、炎症向颅内外蔓延的途径。

颅底内面由蝶骨嵴和颞骨岩部将颅底分为 3 个颅窝，分别为颅前窝、颅中窝和颅后窝，呈阶梯状（图 2-29）。

（1）颅前窝：位置最高，容纳大脑额叶。由额骨、筛骨和蝶骨小翼组成。颅前窝前外侧为额骨的眶部，后部为蝶骨小翼，筛骨鸡冠位于正中线额骨嵴后方，两侧为筛板及筛孔，构成鼻腔顶。颅前窝筛板骨折常伴有脑膜及鼻腔顶部黏膜撕裂，形成脑脊液鼻漏，也可伤及嗅神经。

（2）颅中窝：较颅前窝的位置低，容纳大脑颞叶。由蝶骨体、蝶骨大翼、颞骨岩部前缘等组成，分为较小的中央部（鞍区）及两个凹陷的外侧部。

鞍区包括蝶鞍及其周围的区域，主要结构有脑垂体、垂体窝和两侧的海绵窦等。蝶鞍位于蝶骨体

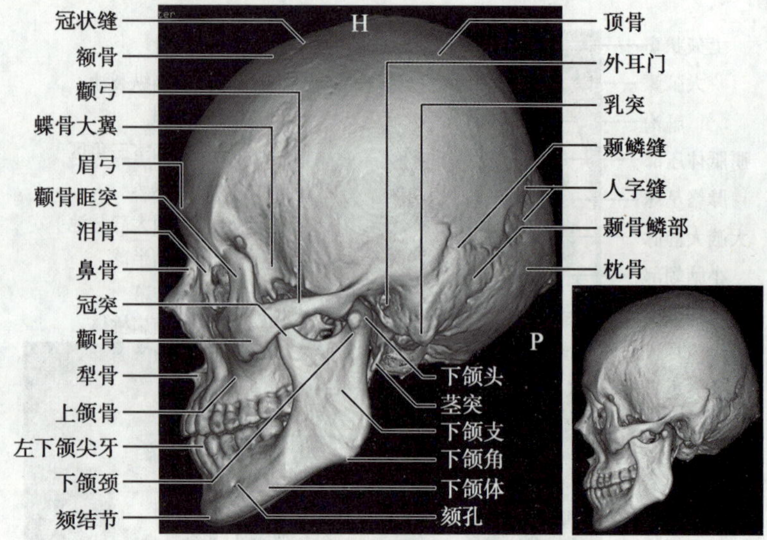

图 2-28 头部左侧面观三维重组 CT

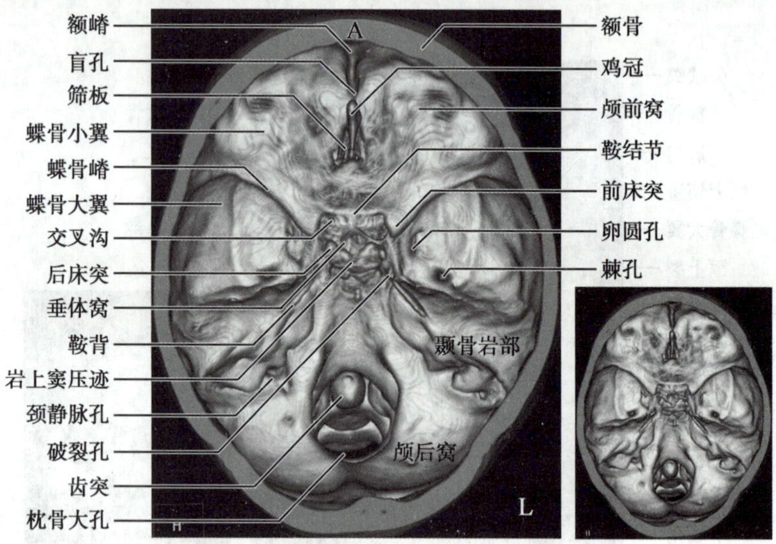

图 2-29 经颅内向下观颅底三维重组 CT

中部，前后径约 11.9mm，横径约 14mm，深度约 7mm，是垂体窝和鞍背的统称。蝶鞍前缘为鞍结节，其上有交叉沟，沟的两端通视神经管。两侧蝶骨小翼后缘为左、右前床突。蝶鞍后方为鞍背，鞍背的两侧角为后床突。垂体窝位于蝶鞍中央，容纳脑垂体。垂体借垂体柄穿过鞍膈与第三脑室底部的灰结节相连。蝶鞍下方仅隔一薄层骨壁与蝶窦相连，垂体病变可侵及蝶窦。

垂体分为前叶（含腺垂体和结节部）和后叶（含神经部和中间部），结节部和神经垂体的漏斗合称为垂体柄。垂体前后径约 8mm，垂直径约 6mm。垂体血供来自颈内动脉和大脑前动脉的细小分支。垂体门脉系统将下丘脑产生的垂体释放和抑制激素输送到垂体前叶，以控制垂体激素的分泌。垂体静脉汇入海绵窦。

海绵窦是两侧硬脑膜之间的腔隙，位于蝶鞍的两侧，内有颈内动脉和展神经等结构。窦内有纤维结缔组织分隔，形成多个小腔隙，其内血流缓慢，感染时易致栓塞，并可经鞍膈前、后方的海绵间窦扩展到对侧；外伤、炎症或肿瘤性病变累及血管和神经时，可形成海绵窦综合征；外伤伤及颈内动脉及其分支时，可形成海绵窦动静脉瘘，引起眼静脉淤血、搏动性突眼等症状。海绵窦前缘与眼静脉、翼静脉丛及鼻部静脉相通，危险三角区的感染可扩散至海绵窦，海绵窦的后部在颞骨岩部尖端，分别与岩上、下窦相连。

颅中窝外侧部容纳两侧大脑颞叶，前缘的眶上裂内有动眼神经、滑车神经、展神经、眼神经和眼上静脉通过。颞骨岩部尖端和蝶骨体之间形成不规则的破裂孔。在蝶骨大翼的内侧部，由前内向后外斜行排列着圆孔、卵圆孔和棘孔，分别有上颌神经、下颌神经和脑膜中动脉通过。在颞骨岩部尖端还有三叉神经压迹（Mechel 压迹），三叉神经节位于此处。

（3）颅后窝：容纳小脑、脑桥和延髓，在 3 个颅窝中面积最大。主要由枕骨内面和颞骨岩部后上面组成。窝的中央有枕骨大孔，硬脑膜在此处与枕骨紧密相连。枕骨大孔的后上方邻近小脑扁桃体，颅内压增高时小脑扁桃体可疝入枕骨大孔，压迫延髓的呼吸和心血管运动中枢（生命中枢），危及患者生命。枕骨大孔的前方为枕骨斜坡，在枕骨大孔前外侧缘处有舌下神经管内口。颅后窝后部中央有枕内隆凸，由此向上有矢状沟。向两侧有横窦沟，横窦沟转向前为乙状窦沟，最后通颈静脉孔。乙状窦与乳突小房仅以薄层骨板相隔，特别在乙状窦低位时，易导致手术误伤。颈静脉孔位于枕骨外侧部和颞骨岩部之间，颈内静脉和舌咽神经、迷走神经、副神经在此经过。颞骨岩部后面的中部有内耳门，内有面神经、前庭蜗神经和迷路动、静脉通过。

颅底外面的前部被面颅遮盖，后部的中央为枕骨大孔。孔的前外侧为枕骨髁，枕骨髁后方有不恒定的髁孔，前方有舌下神经管外口。枕骨大孔前方正中有咽结节，两侧有颈静脉孔和颈静脉窝。颈静脉窝的前方有颈动脉管外口，再向内侧可见破裂孔，是颈内动脉进入颅的通道。颈静脉窝的前外侧有茎突，其后为茎乳孔和乳突。

知识链接

腔隙性脑梗死

脑的穿支动脉闭塞引起的深部脑组织较小面积的缺血性坏死，主要病因是高血压和脑动脉硬化，好发部位为基底节区、背侧丘脑和脑桥。在 CT 图像上，病变部位呈类圆形的低密度灶，边界清楚，无明显占位表现；4 周左右形成呈脑脊液样的低密度软化灶，病灶附近的脑室扩大和脑沟、脑池增宽等局部萎缩性变化。CT 增强扫描可出现斑片状强化，第 2~3 周最明显，形成软化灶后不再强化。在 MRI 图像上，病灶呈长 T_1、长 T_2 信号。

三、头部 MRI

头部 MRI 通常检查横断层、冠状断层和矢状断层，一般以 5~10mm 为一层，并以 T_1WI 和 T_2WI 显示。

（一）头部 MRI 横断层

头部 MRI 以横断层为主，根据层面的厚薄可分成若干层面，本节以 9 个典型层面加以介绍。

1. 经上颌窦横断层　鼻中隔自后向前由犁骨、筛骨的垂直板、鼻中隔软骨三部分组成。双侧上颌窦呈倒三角形，底朝前外侧，尖向后。枕骨大孔位于层面后部的中央，可见延髓、小脑扁桃体、椎动脉和椎静脉。枕骨大孔的前方为鼻咽、翼腭窝和上颌窦，前外侧为颞下窝，其内主要有翼内、外肌。颈静脉孔位于枕骨大孔前外侧，舌咽神经、迷走神经、副神经和颈内静脉穿行其中。发生于颈静脉孔区的病变和外伤，可引起邻近的脑神经损伤，称为颈静脉孔区综合征（图 2-30）。

2. 经蝶窦横断层　此层面前部的两侧为眶腔，其内可见眼球、视神经、眶脂体等结构。眶腔之间可见筛窦和蝶窦。颅中窝内可见位于两侧的大脑颞叶。脑垂体位于垂体窝内，其前部为腺垂体，后部为神经垂体。颅后窝主要结构自前向后依次为基底动脉、脑桥、第四脑室和小脑半球。小脑占据后部的大部分，两侧小脑半球之间的狭窄部为小脑蚓部。第四脑室由脑桥被盖部、小脑蚓部和两侧小脑中脚围成（图 2-31）。

3. 经蝶鞍横断层　此层面前部两侧可见眼球、视神经及眼球外肌等结构，双侧视神经穿经视神经管向后内侧走行。蝶鞍两侧可见位于海绵窦内的颈内动脉，动眼神经和滑车神经也穿行其中。脑桥、小脑和颞骨岩部构成脑桥小脑三角，有面神经和前庭蜗神经经过，是听神经瘤的好发部位（图 2-32）。

4. 经鞍上池横断层　此层面可见乳头体、鞍上池等重要结构。乳头体位于中脑前方，靠近脚间窝，是海马环路中的重要结构，主要参与记忆与情绪等活动。鞍上池位于蝶鞍上方，由大脑纵裂池、外侧窝池、交叉池、脚间池和环池或桥池组成。因扫描基线或者个体差异，鞍上池常呈四角形、五角形或六角形等形态（图 2-33）。

笔记

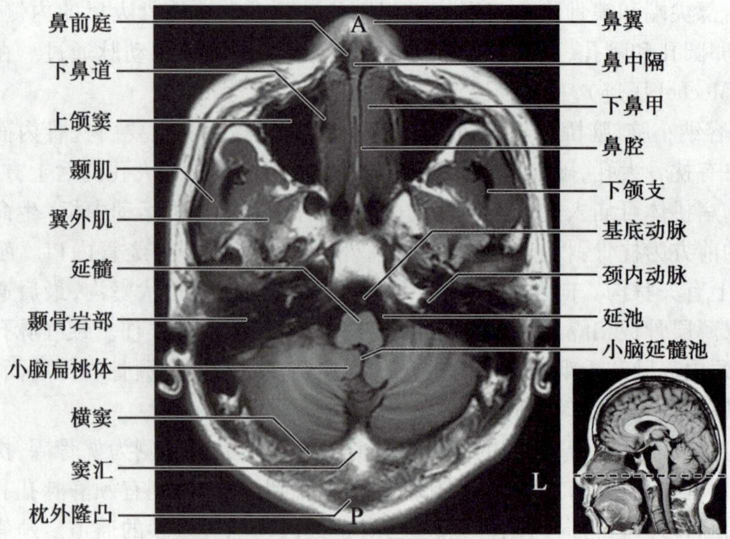

图 2-30 经上颌窦横断层 MRI(T_1WI)

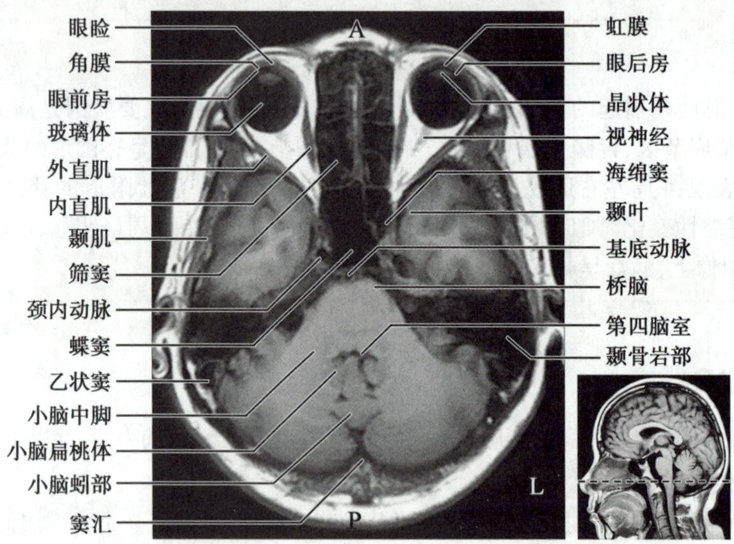

图 2-31 经蝶窦横断层 MRI(T_1WI)

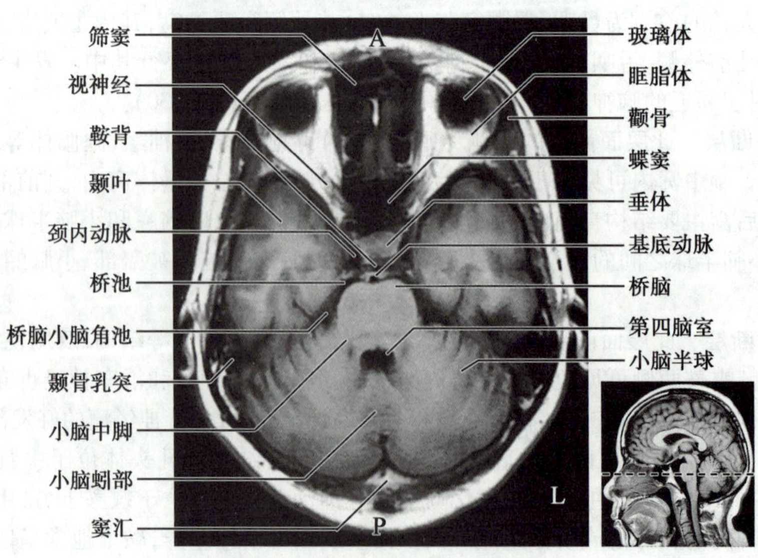

图 2-32 经蝶鞍横断层 MRI(T_1WI)

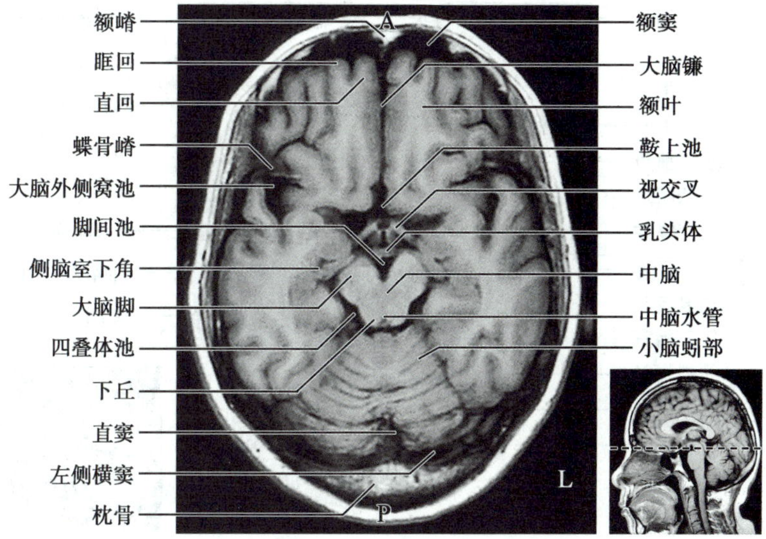

图 2-33 经鞍上池横断层 MRI(T_1WI)

5. 经第三脑室下部横断层 此层面自前向后为额叶、颞叶、大脑外侧窝池、前连合、中脑、四叠体池、小脑蚓、枕外侧回。后部中线上的 V 形结构为小脑幕顶(图 2-34)。

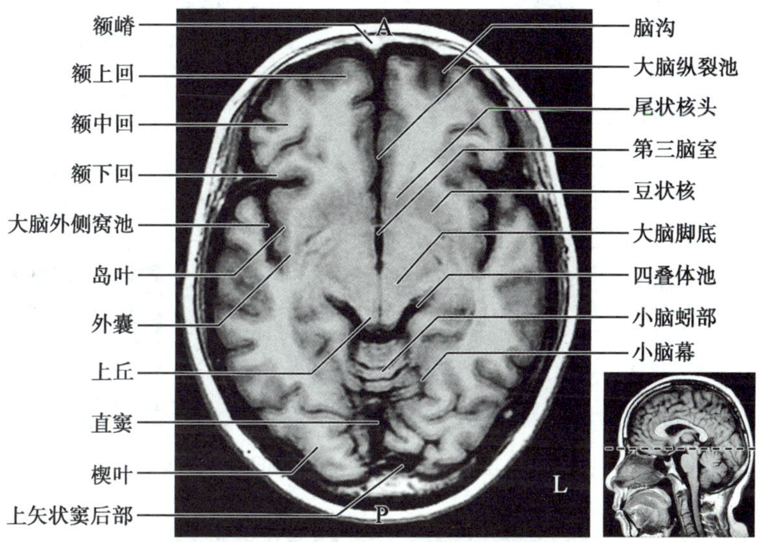

图 2-34 经第三脑室下部横断层 MRI(T_1WI)

6. 经第三脑室上部横断层 背侧丘脑呈三角形,位于第三脑室外侧。两侧内囊呈> <形的宽厚白质板,其前肢位于尾状核和豆状核之间,后肢位于豆状核和背侧丘脑之间,前、后肢交汇处为内囊膝。屏状核为一薄层灰质,位于岛叶与壳核之间,分开外囊与最外囊。额叶位于层面的前部,借胼胝体额钳向外侧伸展的 3 个髓突可清楚辨认出额上、中、下回。视辐射自内囊后肢绕侧脑室三角区走行向后内侧,投射至距状沟周围皮质。颞上回后方依次排列着颞中回、颞下回和枕叶。其后方有大脑大静脉汇入直窦,再向后为大脑镰和上矢状窦(图 2-35)。

7. 经侧脑室体部横断层 主要显示胼胝体压部、侧脑室、尾状核和额、顶、枕叶。侧脑室体部呈八字形列于中线两侧,外侧壁为尾状核体。大脑半球外侧面自前向后依次为额上回、额中回、额下回、中央前回、中央沟、中央后回和顶下小叶的缘上回、角回。岛叶位于额叶、颞叶深面(图 2-36)。

8. 经侧脑室顶部横断层 透明隔将侧脑室分为左、右侧对称两部分,双侧侧脑室外侧壁可见尾状核体部。透明隔前、后方分别可见胼胝体形成的额钳、枕钳。额钳纤维深入双侧额叶,枕钳纤维深入枕叶。扣带回为伴行于胼胝体全程的结构,在横断层位于额钳前方和枕钳后方(图 2-37)。

笔记

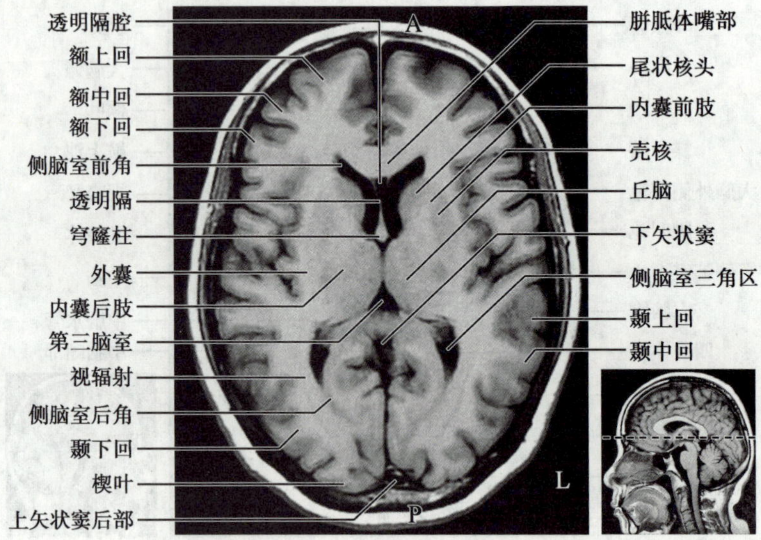

图 2-35 经第三脑室上部横断层 MRI（T_1WI）

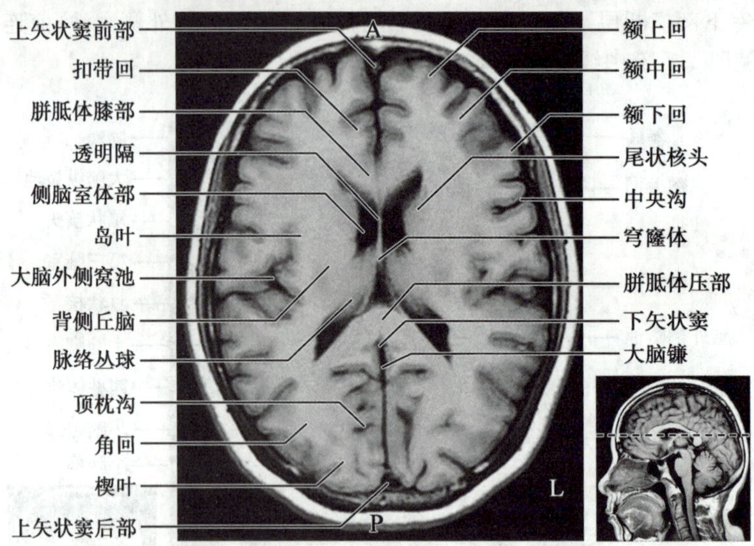

图 2-36 经侧脑室体部横断层 MRI（T_1WI）

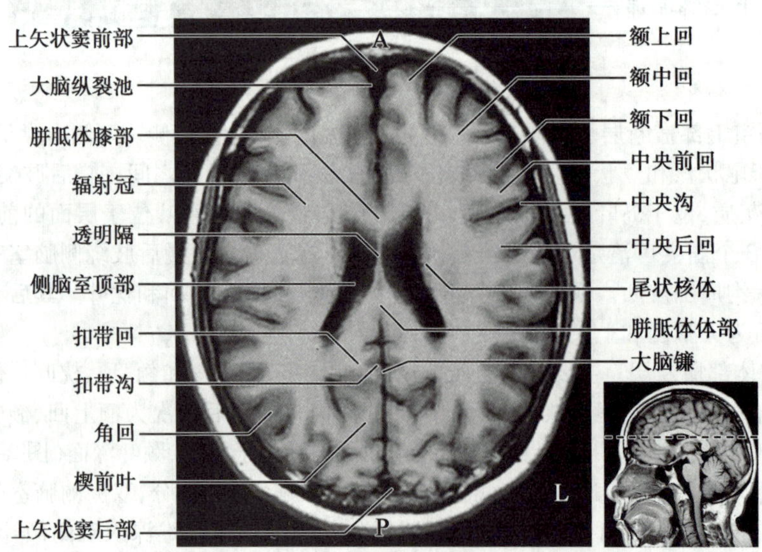

图 2-37 经侧脑室顶部横断层 MRI（T_1WI）

笔记

9. 经半卵圆中心横断层 双侧大脑半球仍被大脑纵裂内的大脑镰所分隔，大脑半球上外侧面自前向后依次为额上回、额中回、中央前回、中央沟、中央后回和顶下小叶的缘上回、角回，左、右侧顶内沟的走行基本对称，均起自中央后沟，呈连续性走行向后内侧，将顶叶分为顶上小叶和顶下小叶。左、右侧大脑半球的髓质增至最大，近似呈半卵圆形，故名半卵圆中心（图 2-38）。

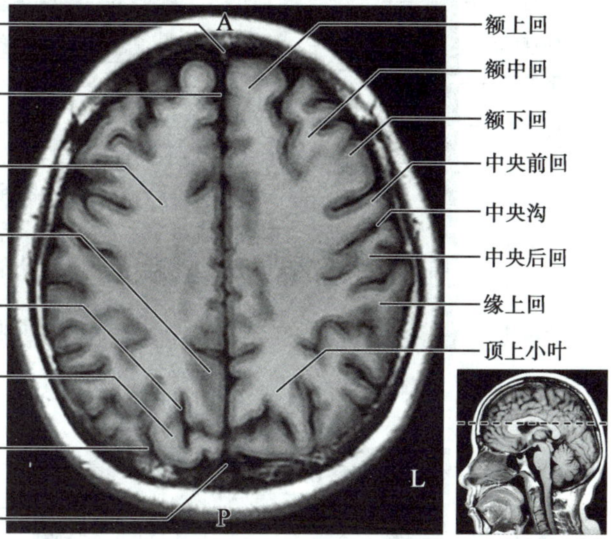

图 2-38 经半卵圆中心横断层 MRI（T_1WI）

知识拓展

中央沟在横断层影像上的识别方法

在颅脑部横断层影像上，可以根据以下特征辨认中央沟：①脑沟的深度，中央沟较深，自外侧向内侧延伸，可以有 1 条（中央后沟）或 2 条（中央前、后沟）脑沟与之相伴行；②中央前、后回的厚度，中央前回较中央后回稍宽厚，两者之间的脑沟即为中央沟；③脑沟的位置，以听眦线或眶耳线为基线的横断层影像上，中央沟约位于大脑半球上外侧面的前 2/5 与后 3/5 交界处。

（二）头部 MRI 冠状断层

1. 经眼球冠状断层 大脑镰分隔左、右侧大脑半球，其上端连于上矢状窦。在大脑半球各叶中以额叶最大，约占大脑半球表面的 1/3。大脑半球上外侧面有额上回、额上沟、额中回、额下沟和额下回；内侧面的中部出现扣带回和大脑前动脉的分支；底面靠近筛板的上方有嗅球和嗅沟，嗅沟的内侧为直回，外侧为眶回（图 2-39）。

2. 经垂体窝冠状断层 大脑纵裂池内有大脑镰，其上端连于上矢状窦，下端的两侧有大脑前动脉、扣带回、扣带沟和额内侧回。大脑半球上外侧面自上而下有额上回、额中回、中央前回和中央后回，外侧沟内有大脑中动脉。两侧颞叶自上而下有颞上回、颞中回和颞下回。透明隔两侧呈三角形的腔隙为侧脑室前角，其顶为胼胝体，内侧壁为透明隔，外侧壁为尾状核头和壳核，两核之间的脑白质为内囊。视交叉与蝶鞍之间的腔隙为鞍上池。蝶鞍内有脑垂体，两侧海绵窦内可见颈内动脉海绵窦段（图 2-40）。

3. 经第四脑室冠状断层 大脑纵裂池内有大脑镰，其上端连于上矢状窦，上矢状窦两侧可见外侧陷窝。大脑镰两侧的大脑半球内侧面自下而上有扣带回、扣带沟和中央旁小叶后部。大脑半球上外侧面自上而下有中央后回、顶上小叶、缘上回和外侧沟。外侧沟的下方为颞叶，颞叶自上而下可见颞上回、颞中回和颞下回。胼胝体压部较宽厚，其上方邻接大脑镰。侧脑室三角区位于胼胝体两侧，靠近底壁处有侧脑室脉络丛球，侧脑室三角区向外下方移行为侧脑室下角。胼胝体压部的下方有松果体，松果体的周围为大脑大静脉池，与下方的四叠体池相延续。小脑半球、小脑蚓和第四脑室位于幕下，小脑幕分隔海马旁回与小脑半球。第四脑室的下方为延髓。延髓后外侧有小脑扁桃体（图 2-41）。

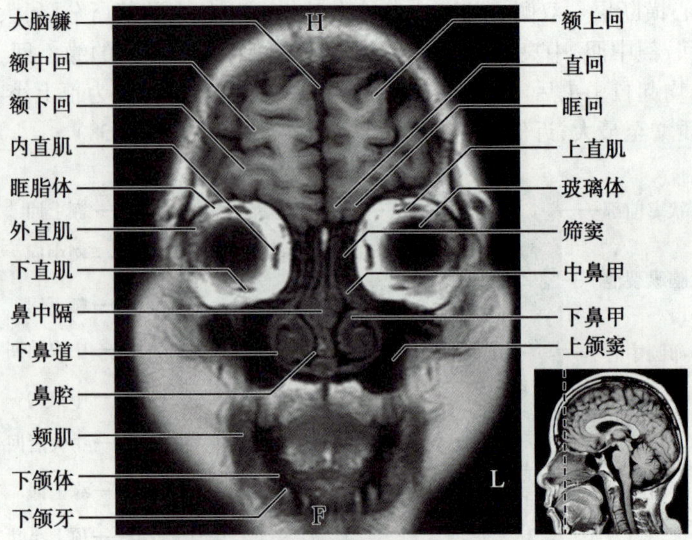

图 2-39 经眼球冠状断层 MRI（T_1WI）

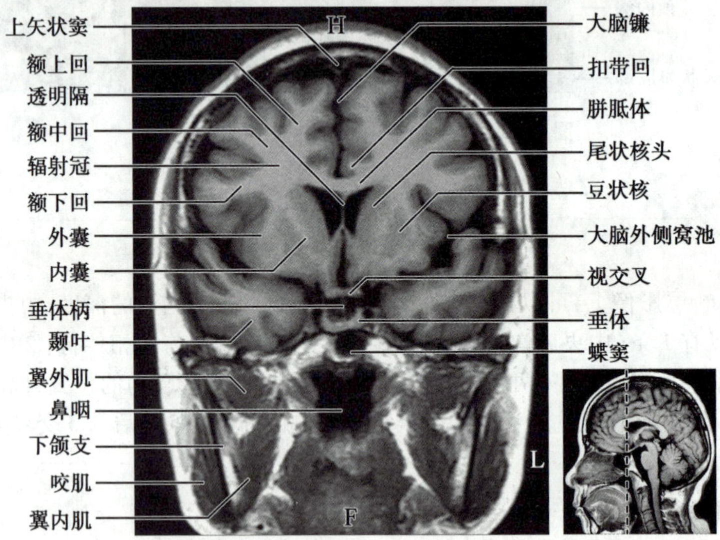

图 2-40 经垂体窝冠状断层 MRI（T_1WI）

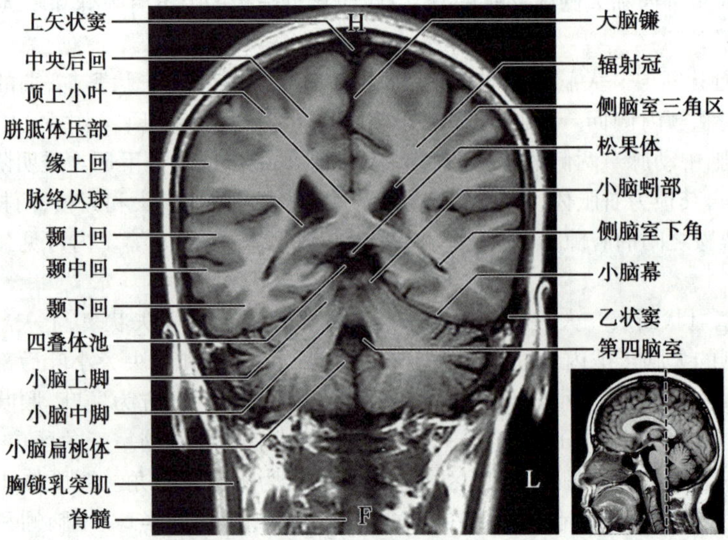

图 2-41 经第四脑室冠状断层 MRI（T_1WI）

（三）头部 MRI 矢状断层

1. 经头部正中矢状断层 胼胝体位于层面中央，呈上凸下凹的弧形结构。扣带回环绕胼胝体上方，扣带沟位于扣带回上方。大脑半球内侧面可以清晰显示中央沟、扣带沟、胼胝体沟、顶枕沟和距状沟等，借助脑沟可区分出额上回、中央旁小叶、楔叶、扣带回和舌回等。可清晰显示室间孔、第三脑室、中脑导水管、第四脑室、大脑大静脉池等中线结构。

脑垂体前部为腺垂体，T_1WI、T_2WI 呈中等信号；后上部为神经垂体，在 T_1WI 呈高信号。大脑镰与小脑幕连接处为直窦，向后下汇入窦汇。（图 2-42）。

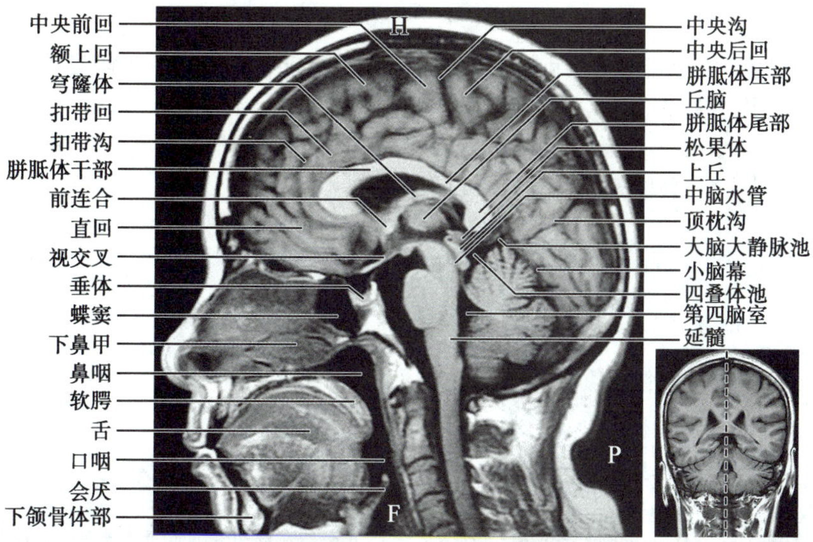

图 2-42 经头部正中矢状断层 MRI（T_1WI）

2. 经丘脑矢状断层 大脑半球的前半部为额叶，其前端为额极；后半部有顶叶和枕叶。额上回、中央前回、中央沟、中央后回和顶上小叶自前向后依次排列；顶叶后下方有顶枕沟，位于大脑半球内侧面的后部，此脑沟后下方和小脑幕上方的脑回为枕叶，其后端为枕极。胼胝体位于层面中央。胼胝体压部前方的灰质团块为背侧丘脑，胼胝体体部与胼胝体膝下方的灰质团块为尾状核头、体。尾状核头与壳核连接处的后下方有圆形的前连合。胼胝体与背侧丘脑之间的腔隙为侧脑室，背侧丘脑、尾状核与豆状核之间的脑白质为内囊。背侧丘脑与脑桥相互移行缩细的部分为中脑的大脑脚，大脑脚前上方的白质纤维束为视束，小脑半球占据幕下的较大空间，其髓质内有囊袋状的齿状核（图 2-43）。

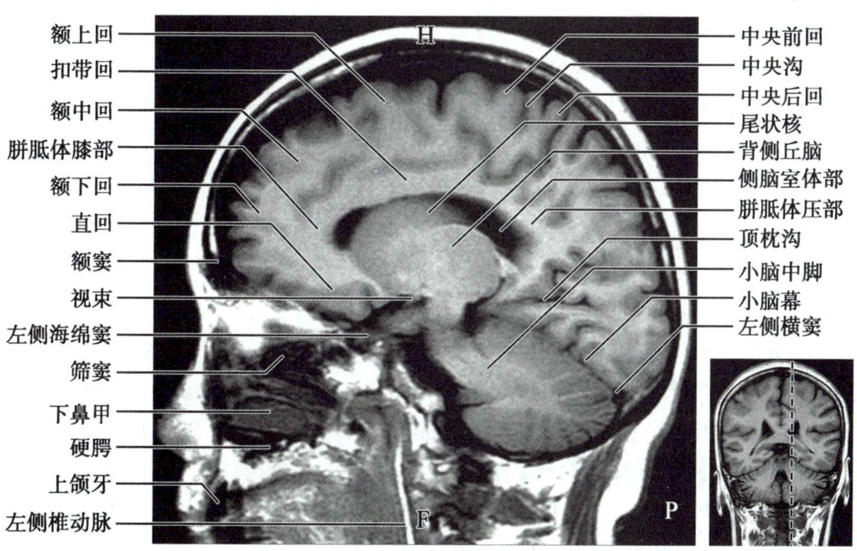

图 2-43 经丘脑矢状断层 MRI（T_1WI）

笔记

第二节 颈部影像

颈部器官结构的分布具有规律性，咽、喉、食管、气管和甲状腺被颈筋膜中层包裹，位于颈前部，是内脏格；颈深肌群、脊柱和臂丛根部、颈交感干等藏于颈筋膜深层的后方，位于颈后部，是支持格；内脏格和支持格之间的左、右侧，有颈动脉鞘包裹的颈总动脉(或颈内动脉)、颈内静脉和迷走神经，是血管神经格；斜方肌、胸锁乳突肌和舌骨下肌群共同包裹于颈筋膜浅层内，是颈部的套状结构。

一、颈部 DR

颈部 DR 常摄取正位及侧位片，用于显示颈部骨骼、气道形态和颈部软组织异常，但其不能显示颈部的精细结构及其周边关系。

1. 颈部正位　在 X 线平片上，颈部各间隙不易显示，可观察到气道重叠于脊柱上的纵行低密度气柱，有利于观察到其变窄、移位等征象(图 2-44)。

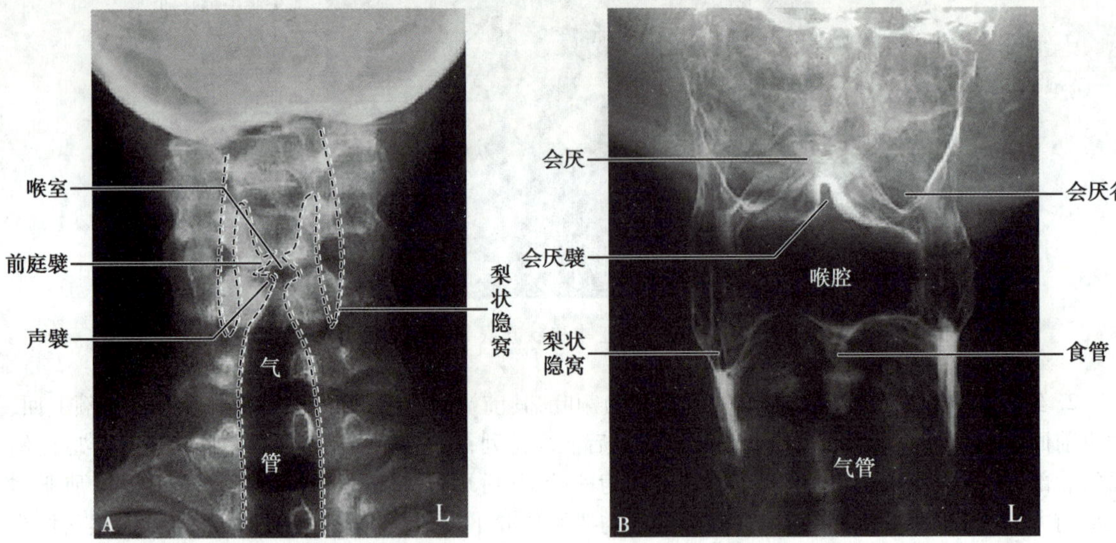

图 2-44　颈部正位 X 线片
A. 颈部后前位；B. 吞钡像。

2. 颈部侧位　咽腔以软腭、会厌上缘为界，自上而下分为鼻咽、口咽和喉咽。口咽和喉咽属于消化管部分，是食管钡剂造影观察的起始处。

在侧位片上，鼻咽腔为充满气体的低密度空腔，其顶壁及后壁软组织影连续且凹面向下。顶后壁软组织影的厚度因年龄存在差异，儿童有腺样增殖体肥大，顶后壁较厚，10 岁以后则逐渐萎缩。成人一般鼻咽顶后壁软组织厚 4~5mm，后壁厚 3~4mm，顶后壁交界处最厚，可达 12~15mm。正常鼻咽腔表面光滑，腔影大小因年龄、体形而异，一般随年龄增长，咽壁厚度变薄而咽腔增大。口咽腔前壁的软腭和悬雍垂在侧位片上呈舌形，向后下弯曲。舌根部在口腔后底部呈块状影，舌根与会厌之间的凹陷即为会厌褶，其底位于舌骨大角的后方。喉咽腔通常是部分闭合的，X 线片上可显影，最好用钡剂造影检查。有时喉咽腔充气扩张，还可见梨状隐窝呈类三角形的透光区。

正常人的口咽和喉咽后壁软组织呈带状阴影，与颈椎前缘平行，厚度基本一致。第 2~4 颈椎前软组织厚度约 3mm，环状软骨板后软组织厚度可达 10mm。若咽后间隙和椎前间隙发生病变，侧位片上可显示出椎前软组织影增厚；若咽旁间隙和颈动脉间隙发生占位病变，正位片上可观察到气道变窄、移位等征象。喉咽在第 6 颈椎下缘与食管相接。

会厌位于喉口，呈叶片状从后上斜向前下。喉前庭由会厌喉面与其两侧的杓会厌襞共同组成。杓会厌襞起自会厌两侧，止于杓状软骨，呈均一的条带状软组织影。喉室呈梭形透亮区，上缘为前庭襞(假声带)，下缘为声带。两侧甲状软骨板在侧位片上相互重叠，环状软骨整体轮廓常不易显示，但

笔记

甲状软骨板形成的喉结可清楚显示(男性)。值得注意的是,甲状软骨、环状软骨等均为透明软骨,可发生钙化。钙化一般先发生于上述软骨的后部,在侧位片上需要与咽、喉异物辨别。喉的下端约平第6颈椎体下缘与气管相接(图2-45)。

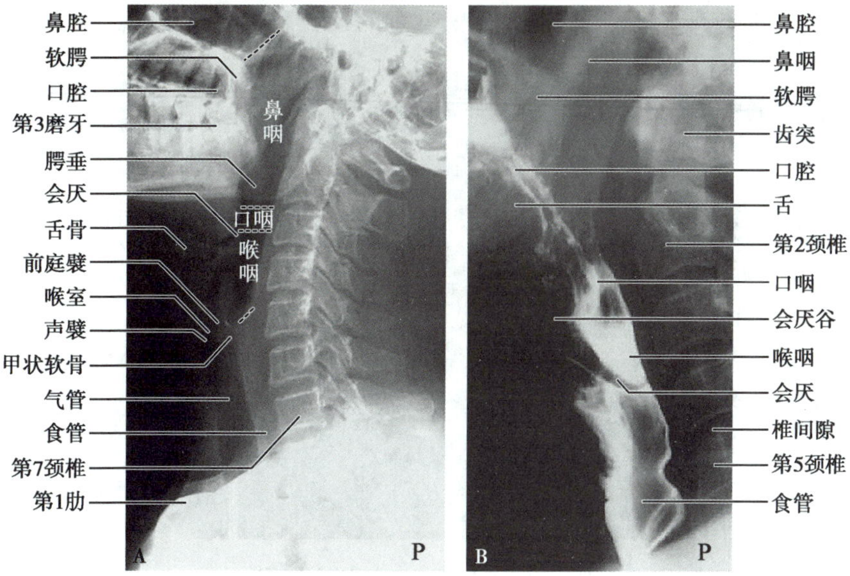

图2-45 颈部左侧位X线片

A. 颈部侧位;B. 吞钡相。

二、颈部CT

颈部以甲状软骨上缘和第4颈椎体下缘平面为界可分为上、下部。第4颈椎以上为上颈部,与颌面部的结构相重叠,主要包括位于中线的舌骨、咽和咽后间隙,以及位于两侧的咽旁间隙和颈动脉鞘等。第4颈椎以下为下颈部,呈前后径稍长的椭圆形,与年龄、性别和体型等密切相关。女性和儿童颈部的皮下脂肪组织较多,轮廓较圆;瘦体型者颈部细长,肥胖者颈部短粗。

(一)颈部CT横断层

1. 经鼻咽横断层 鼻咽腔位于层面中央略呈梯形,为一含气空腔,前方为鼻腔,后方为头长肌(椎前软组织),构成咽后壁;咽侧壁中部突出的结节状软组织为咽鼓管圆枕,其前、后方各有一凹陷,前者为咽鼓管咽口,后者为咽隐窝。咽隐窝是鼻咽癌的好发部位(图2-46)。

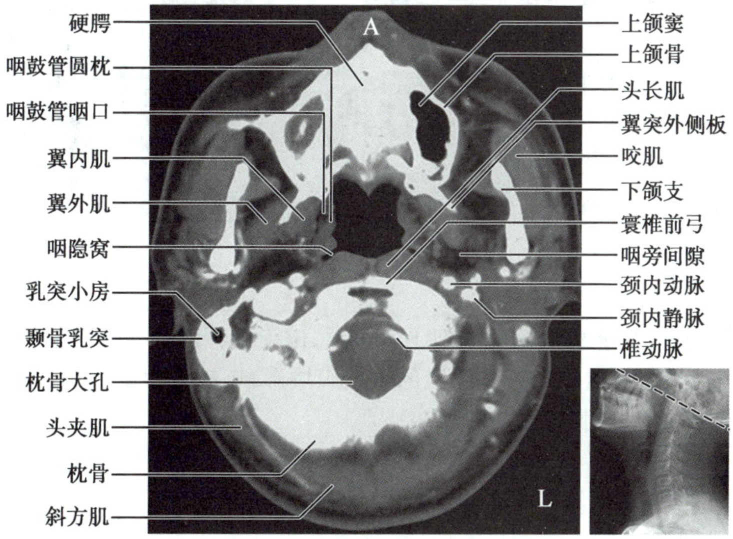

图2-46 经鼻咽横断层CT(增强)

2. 经口咽横断层 此层面经口咽，咽腔含气，其前方为软腭，后方为椎前软组织，两侧壁为口咽周围的软组织结构包括腭扁桃体。逐渐变小的咽旁间隙位于口咽侧壁外侧，此间隙的后外侧为颈动脉间隙（图 2-47）。

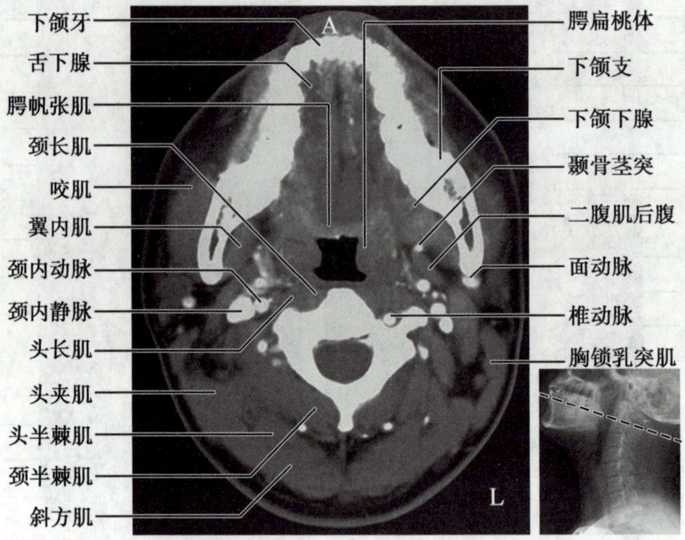

图 2-47 经口咽横断层 CT（增强）

3. 经喉咽横断层 此层面显示会厌软骨体部呈横 C 形，位于喉腔中。会厌软骨为弹性软骨，很少发生钙化。颈动脉间隙（颈动脉鞘）显示在胸锁乳突肌的内侧，内含有颈内动脉、颈内静脉等结构（图 2-48）。

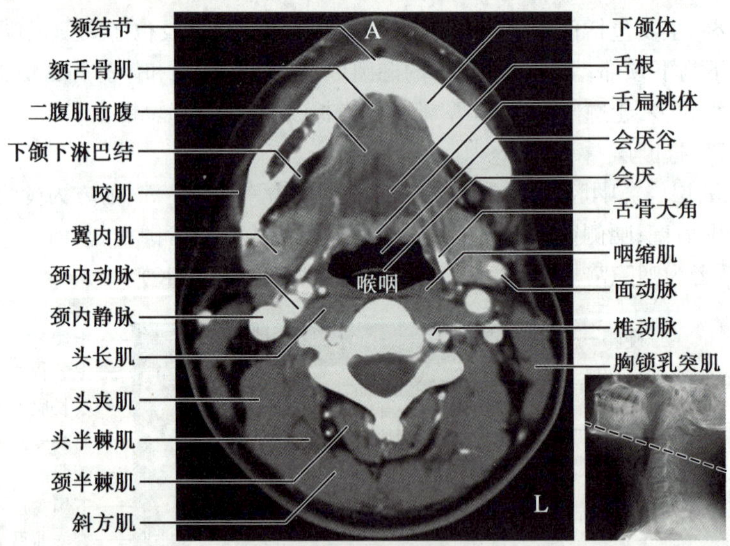

图 2-48 经喉咽横断层 CT（增强）

4. 经甲状腺横断层 甲状腺两侧叶类似于三角形，位于气管两侧，峡部则居气管的前方。在 CT 平扫上，正常甲状腺表现为密度稍高于骨骼肌的软组织块影，年轻人密度更高一些，为甲状腺内碘含量高所致。增强时，甲状腺可明显强化（图 2-49）。

笔记

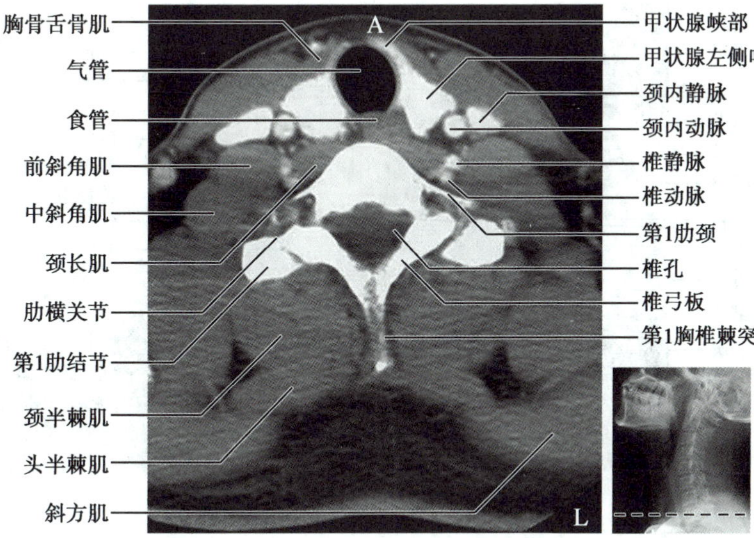

图 2-49 经甲状腺横断层 CT(增强)

知识拓展

咽腔在横断层影像上的形态表现

在平静呼吸时,鼻咽腔的横断层影像形状根据部位不同而有差异。硬腭平面以上呈方形,软腭以上的鼻后孔平面呈长方形,咽隐窝平面呈梯形,咽隐窝和咽鼓管咽口同时出现的平面上呈双梯形。口咽腔和喉咽腔的形态常呈不规则横行塌陷的裂隙状,喉咽上部经喉前庭平面的咽腔向外侧扩大形成梨状隐窝。

(二)颈部 CT 重组

1. 经颈部正中矢状断层重组　颈部矢状断层与冠状断层相同,为横断层的补充方位,检查目的与冠状断层相同。

在鼻腔、软腭、舌根等结构后方并相互通连的不规则含气腔为鼻咽、口咽、喉和气管。软腭、会厌为鼻咽、口咽和喉咽的分界标志;环状软骨下缘或第 6 颈椎下缘为喉和气管的分界标志。在舌根部与会厌之间的腔隙为会厌谿,其下方的脂肪组织为会厌前间隙。在喉部有两个皱襞,上方的皱襞为前庭襞(假声带),下方的皱襞为声带。两襞前方的软骨为甲状软骨前角。声门下腔为位于声带下方的含气腔,环状软骨弓位于前部,环状软骨板居后部。在第 6 颈椎下缘和喉的下方的含气腔为气管,其前部可见气管软骨。喉咽和食管位于喉和气管的后方,因喉咽和食管常呈闭合状态,难以显示其内腔,仅表现为局部增厚表面光滑的软组织影,位于脊柱前方(图 2-50)。

2. 经甲状腺冠状断层重组　甲状腺冠状断层不仅可以观察甲状腺两侧叶的情况,而且有利于了解甲状腺的位置及毗邻关系(图 2-51)。

3. 经喉腔冠状断层重组　喉的冠状断层有利于观察会厌、喉前庭、杓会厌襞、梨状隐窝、前庭襞、声带、声门下区等结构的位置及其冠状层形态,也有利于观察舌骨、甲状软骨、杓状软骨和环状软骨的位置、形态及其关系,以及喉内间隙的形态结构、喉外肌、血管、间隙等结构(图 2-52)。

4. 经喉咽冠状断层重组　在此层面上中央的含气腔隙为喉腔,伸向两侧壁的腔隙为喉室,喉室上方向内突出的皱襞为前庭襞(假声带),下方向内突出的皱襞为声襞(声带),声襞以下为声门下区(腔),前庭襞(假声带)以上部分为喉前庭。喉前庭两侧有甲状软骨板,其外侧为舌骨上肌群。声门下腔两侧及下方有环状软骨、第 1 气管软骨和甲状腺(峡部)(图 2-53)。

笔记

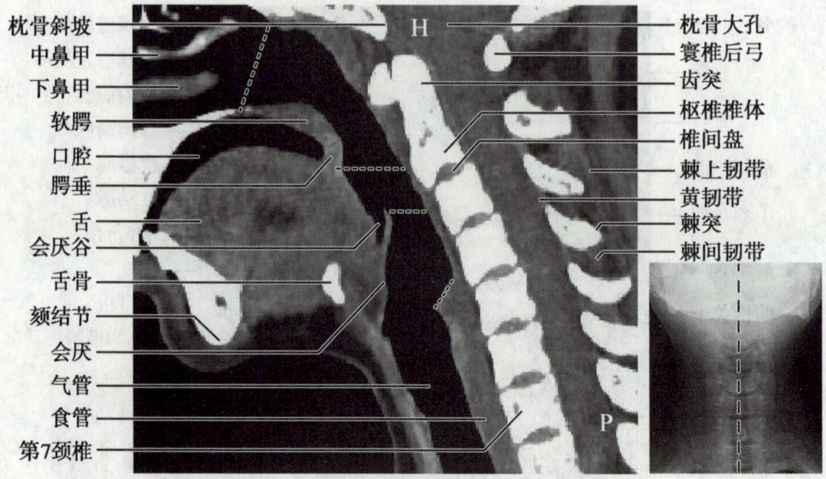

图 2-50 经颈部正中矢状断层重组 CT

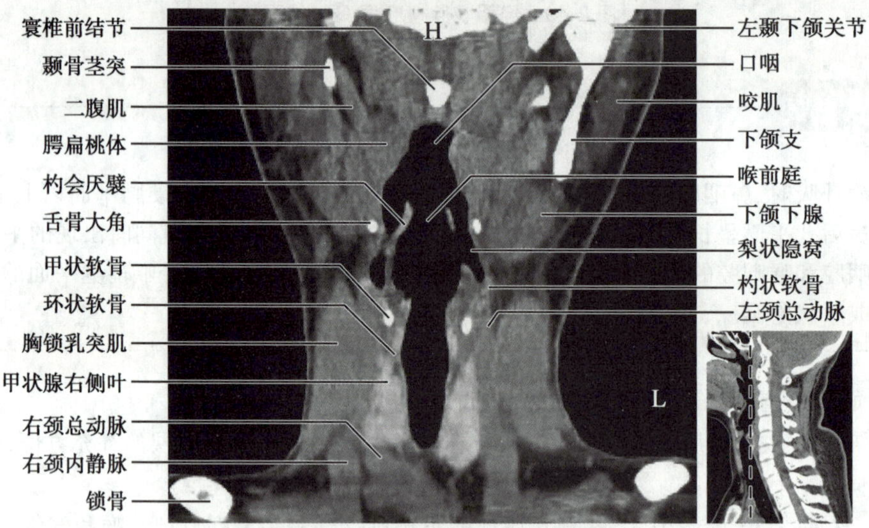

图 2-51 经甲状腺冠状断层重组 CT

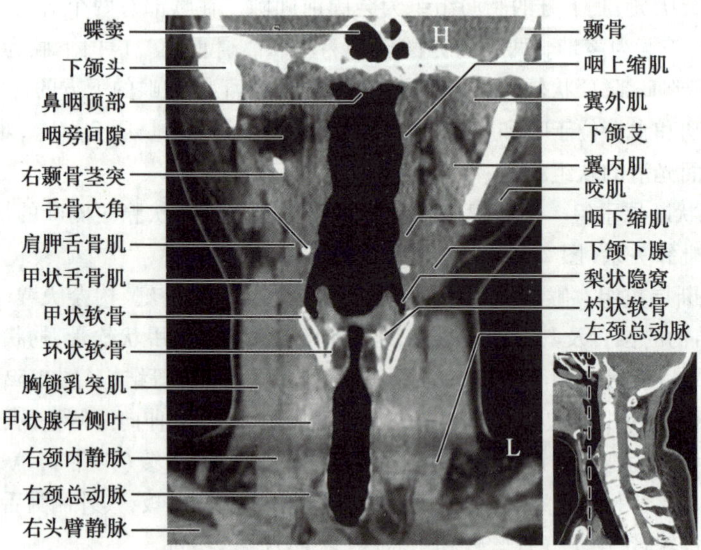

图 2-52 经喉腔冠状断层重组 CT

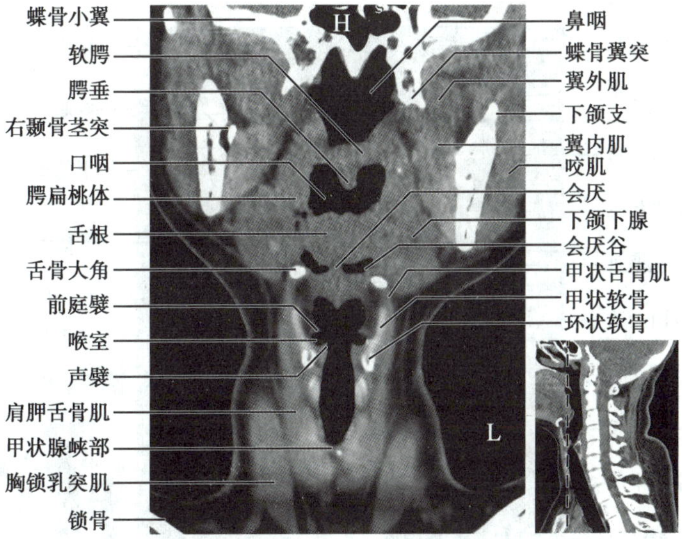

图 2-53 经喉咽冠状断层重组 CT

知识拓展

声门旁间隙的位置及围成

声门旁间隙又称为喉旁间隙，包绕于喉室和喉小囊周围，其前方及两侧为甲状软骨，内侧是方形膜和弹性圆锥，后方为梨状隐窝的前面。前内侧借方形膜与会厌前间隙相邻，向后深入至杓会厌襞，并与梨状隐窝相邻；两侧声门旁间隙经喉后部相通。

三、颈部 MRI

颈部 MRI 图像由于其更高的软组织分辨力及多方位、多角度、多序列成像等优势，能更清晰地显示颈部结构的正常及病理解剖。不但能清晰显示颈部脏器、神经、大血管，也能显示脊柱颈段的椎间盘、脊髓、韧带、神经，对于增大的淋巴结与肿块鉴别也有较好的帮助。

（一）颈部 MRI 横断层

1. 经鼻咽横断层 MRI 对于鼻咽癌的早期发现、病灶分期及放疗效果评估有明显优势。MRI 可以清晰显示咽壁结构，包括腭帆提肌、腭帆张肌、咽鼓管圆枕、咽鼓管咽口、咽隐窝、咽基底筋膜、咽旁间隙和咽后间隙等（图 2-54、图 2-55）。

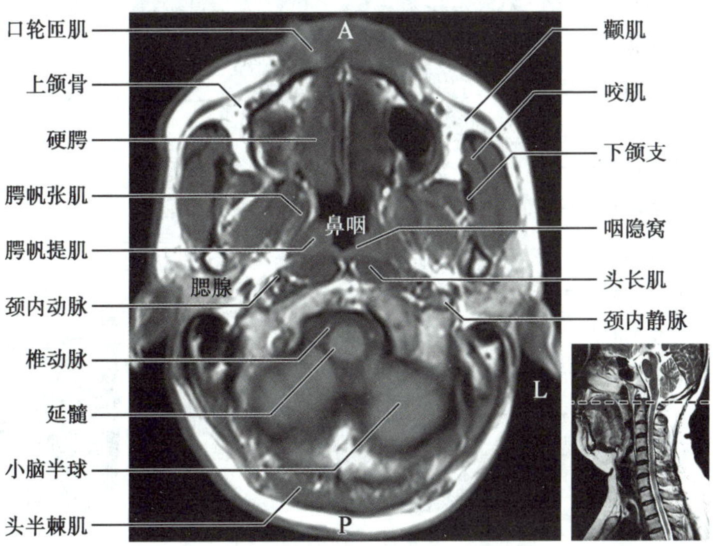

图 2-54 经鼻咽横断层 MRI（T_1WI）

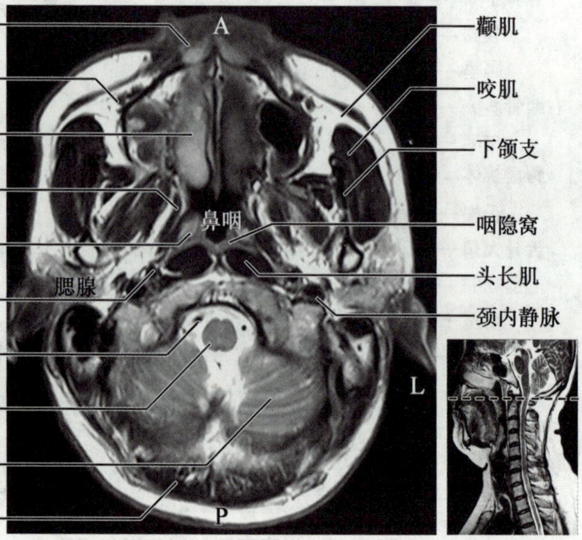

图 2-55　经鼻咽横断层 MRI(T_2WI)

2. 经口咽横断层　上界为软腭(约平第 1、2 颈椎间隙)与鼻咽相通,下界为会厌,与喉相通,可见咽峡、会厌正中襞、会厌谿和扁桃体窝,向前与口腔相通。吞咽时,各咽缩肌自上而下依次收缩,将食团推向食管,咽提肌收缩,上提咽肌和喉,舌根后压,会厌封闭喉口,食团越过会厌,经喉咽进入食管(图 2-56、图 2-57)。

3. 经喉咽横断层　喉位于颈前部中份,第 3~6 颈椎前方。上界为会厌上缘(约平第 2、3 颈椎间隙),借韧带连于舌骨,下界为环状软骨下缘,借骨骼肌固定于胸骨,下连气管。前方由浅入深为皮肤、颈筋膜、舌骨下肌群等,后方为咽,两侧有颈血管、神经和甲状腺侧叶,可随吞咽或发声上下移动,也可随头部向左右侧移动。在 MRI 图像上,喉软骨呈较高信号,是喉影像检查时的重要标志(图 2-58~图 2-61)。

4. 经甲状腺横断层　在 MRI T_1WI 上,甲状腺信号稍高于骨骼肌,而 T_2WI 上两者信号无明显区别。前部的中间为甲状腺、气管、食管,甲状腺包绕气管和食管外侧。两侧为对称的血管及神经,由完整的颈动脉鞘包裹,内侧为颈总动脉,外侧为颈内静脉,中间后方为迷走神经。后部有颈椎及周围骨骼肌共同组成(图 2-62、图 2-63)。

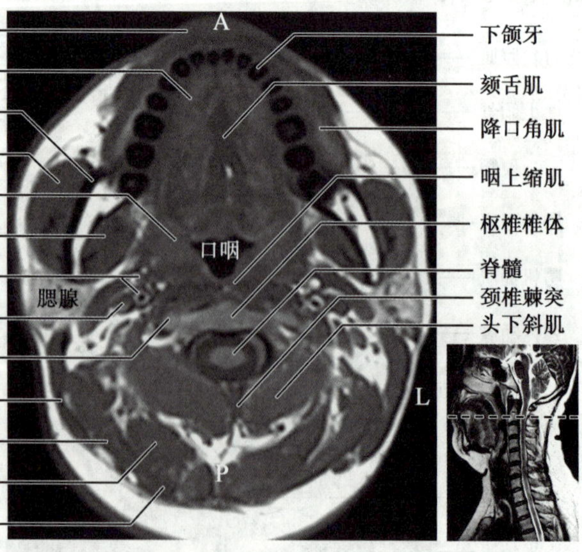

图 2-56　经口咽横断层 MRI(T_1WI)

笔记

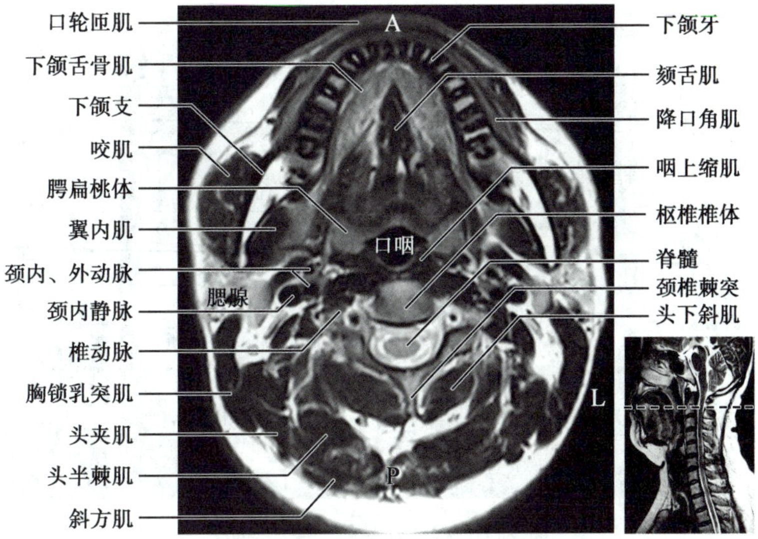

图 2-57　经口咽横断层 MRI（T_2WI）

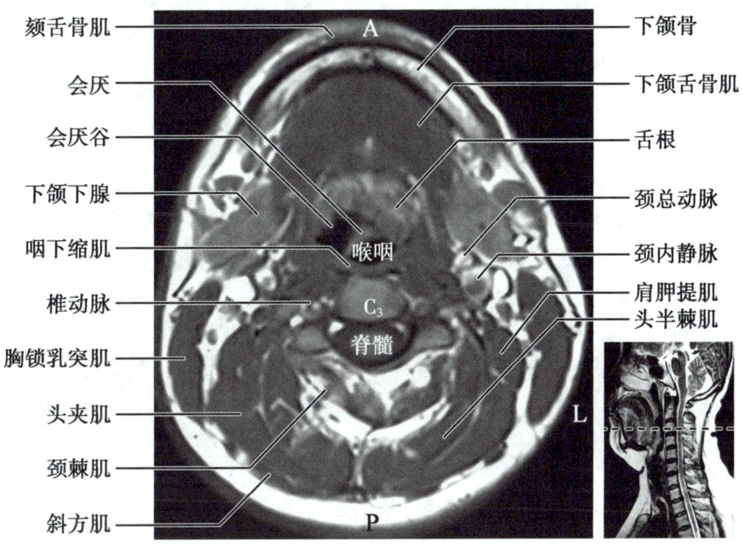

图 2-58　经喉咽横断层 MRI（T_1WI）

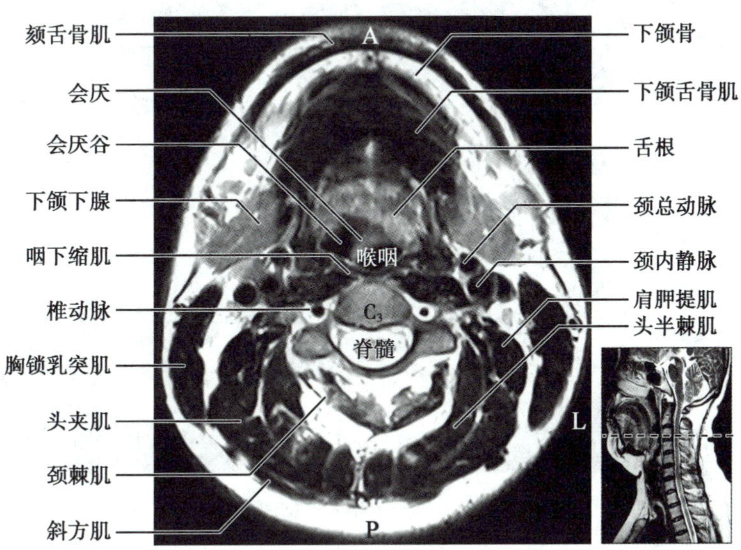

图 2-59　经喉咽横断层 MRI（T_2WI）

笔记

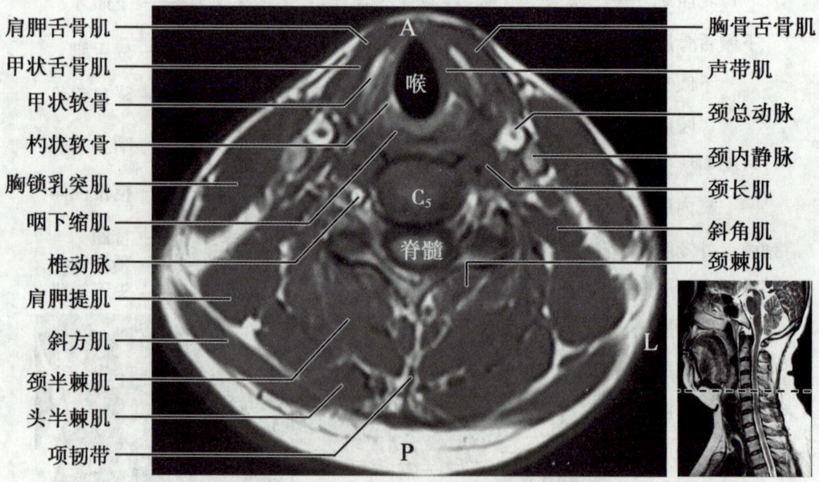

图 2-60 经喉横断层 MRI（T_1WI）

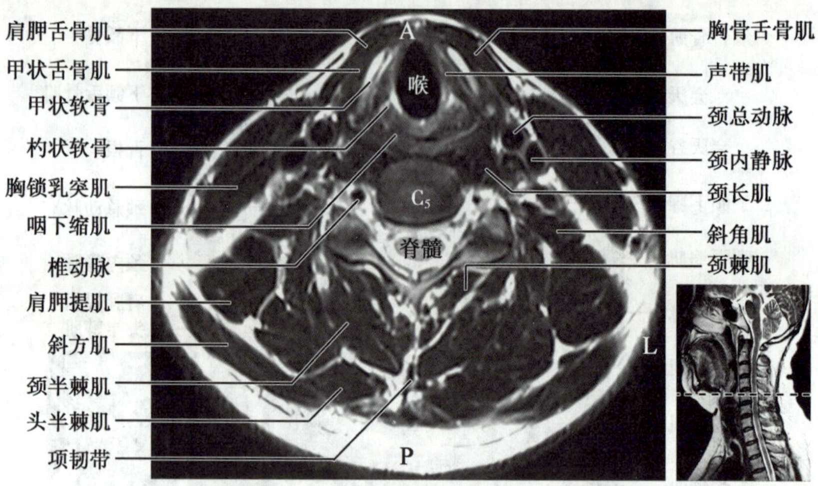

图 2-61 经喉横断层 MRI（T_2WI）

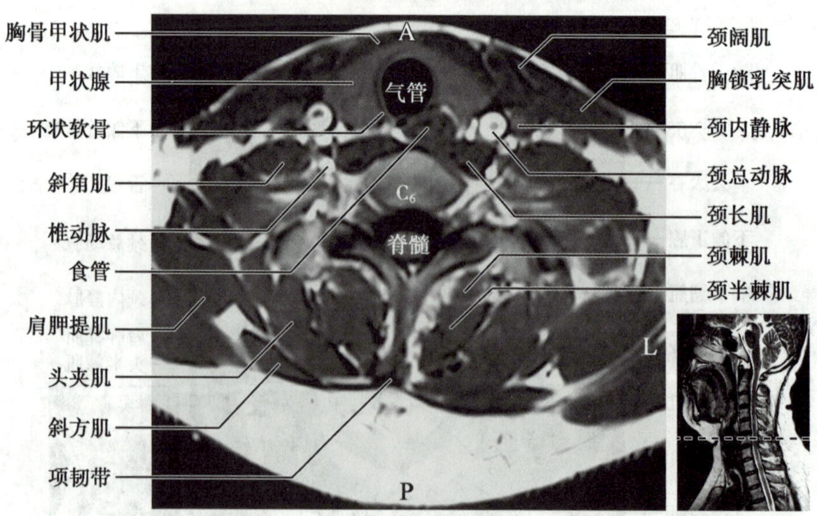

图 2-62 经甲状腺横断层 MRI（T_1WI）

笔记

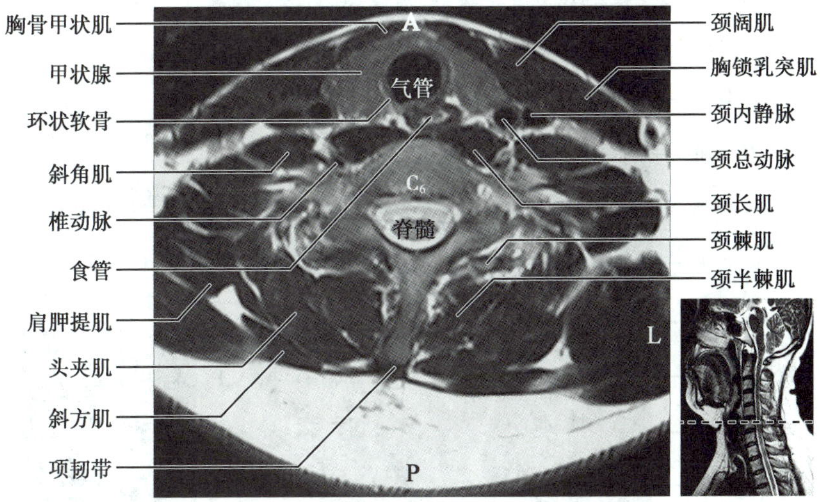

图 2-63 经甲状腺横断层 MRI(T_2WI)

(二)颈部 MRI 矢状断层

经颈部正中矢状断层以椎前筋膜为界可将颈部分为前、后两部分,前部为颈部脏器;后部为支持性结构,主要为脊柱颈段、颈深肌群和臂丛等。前纵韧带和后纵韧带分别位于颈椎椎体和椎间盘的前、后方,椎管内结构由外向内结构分别为硬膜、蛛网膜、脊髓。MRI 诊断椎管内病变有特异性,可以明确区分出病变所在位置,便于疾病的定性(图 2-64、图 2-65)。

(三)颈部 MRI 冠状断层

颈部 MRI 冠状断层对喉和咽的显示较好,是显示喉室和声门旁间隙的最佳层面,可以完整显示喉腔各部、喉内黏膜皱襞,咽腔各部也能完整显示。甲状腺峡部和侧叶不能显示在同一层面上。颈部大血管、神经干显示为纵行的条索状。但 MRI 成像时间较长,易受运动伪影影响。

1. 经甲状腺峡冠状断层 显示甲状腺及其峡部的影像,可见舌、下颌下腺、喉前庭、声襞和声门下腔(图 2-66、图 2-67)。

2. 经喉腔冠状断层 显示喉前庭、前庭裂、声门裂及喉室。此层面可见甲状腺侧叶(图 2-68、图 2-69)。

3. 经喉咽冠状断层 鼻咽、口咽、喉腔逐渐变小,仍可以见到喉部结构,喉室可见。后部可见成对锥形的杓状软骨,位于环状软骨板侧顶部。前庭襞因脂肪组织含量较高,信号高于声带(图 2-70)。

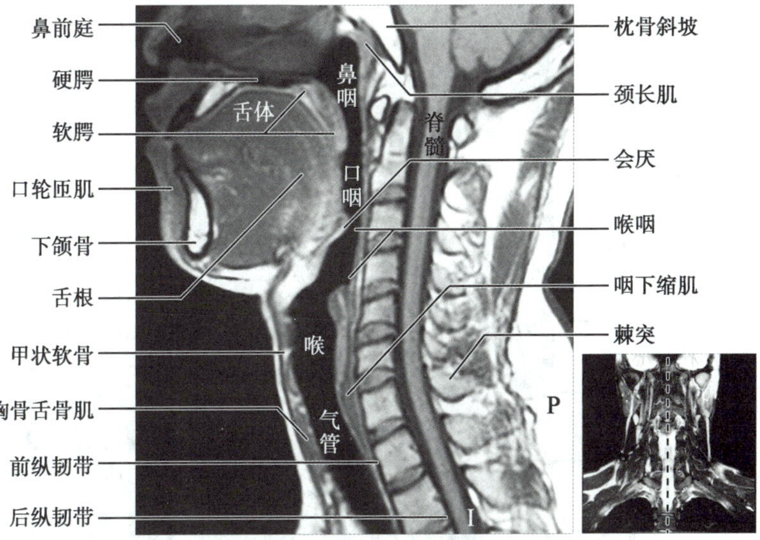

图 2-64 经颈部正中矢状断层 MRI(T_1WI)

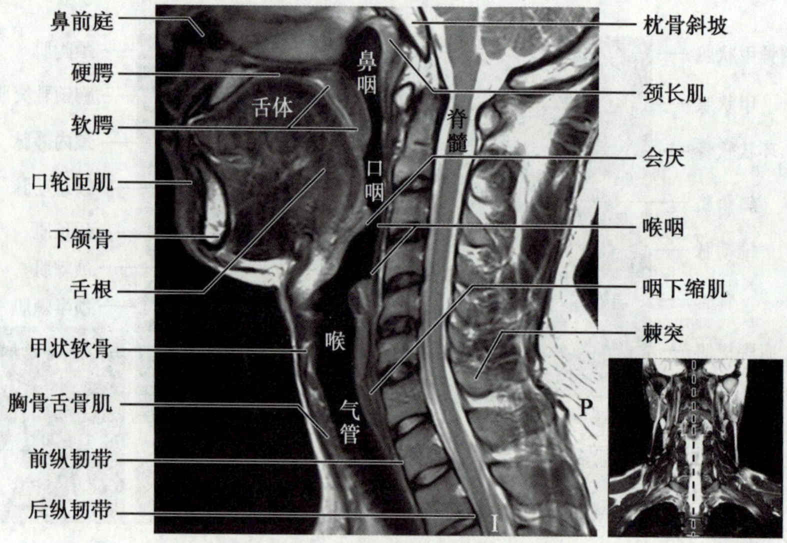

图 2-65 经颈部正中矢状断层 MRI(T_2WI)

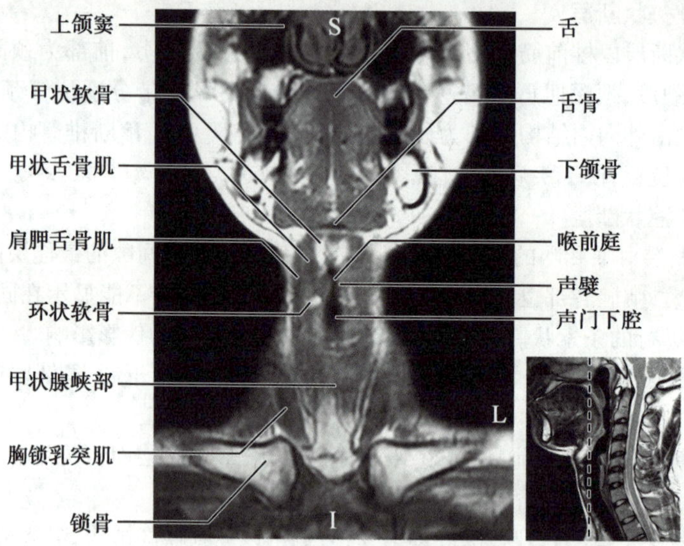

图 2-66 经甲状腺峡部冠状断层 MRI(T_1WI)

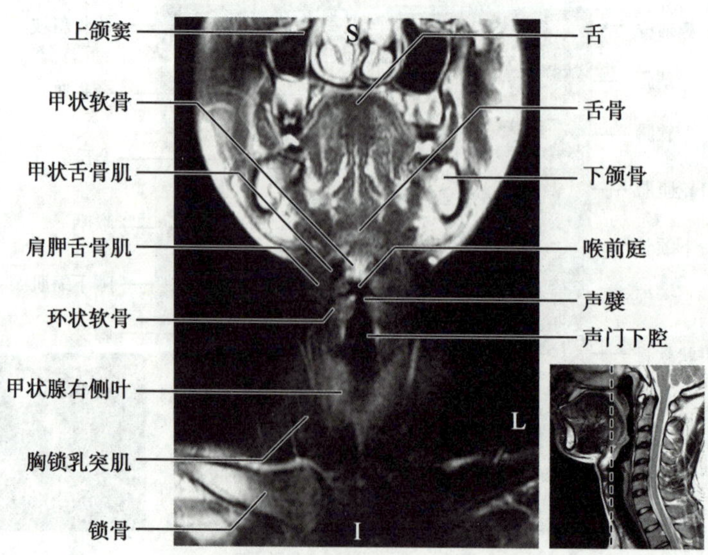

图 2-67 经甲状腺峡部冠状断层 MRI(T_2WI)

笔记

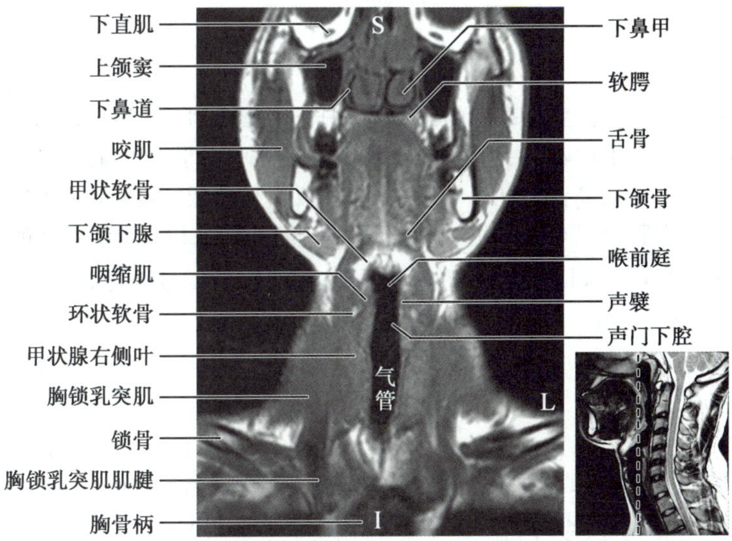

图 2-68　经喉腔冠状断层 MRI（T_1WI）

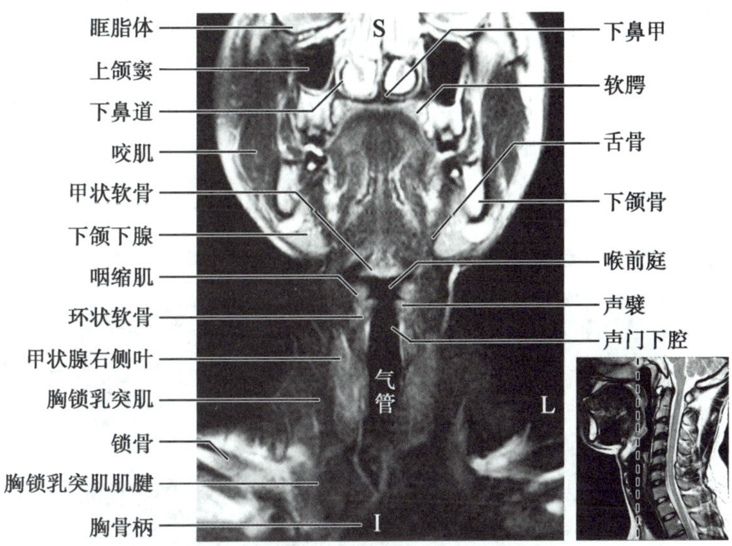

图 2-69　经喉腔冠状断层 MRI（T_2WI）

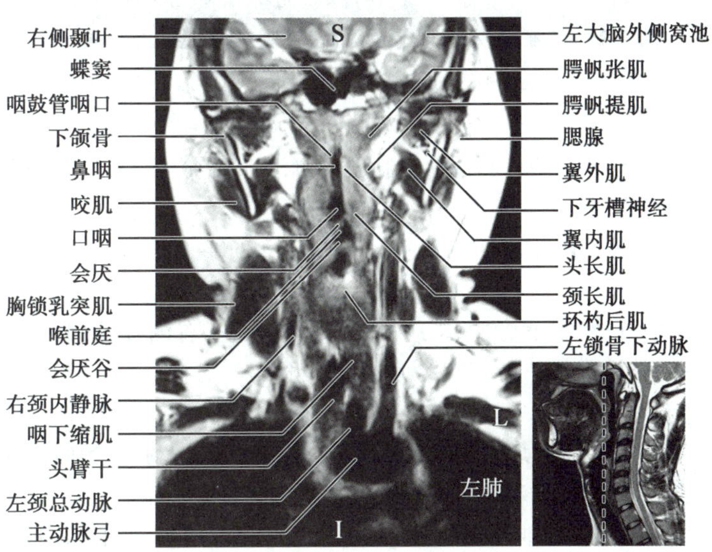

图 2-70　经喉咽冠状断层 MRI（T_2WI）

笔记

知识链接

喉　癌

喉癌好发于中老年人，男、女性患者的比例为8∶1。CT图像上，肿瘤部位的软组织呈不规则增厚和肿块，呈中等密度，并引起喉腔变形和功能异常，但无法区分肿瘤与正常肌组织。肿块边界不清，形态不规则，呈等密度或高密度灶。肿瘤内坏死、液化则呈低密度，周围可有水肿和软组织浸润；增强扫描后有不同程度的强化。MRI图像上，T_1WI的肿瘤呈与肌组织相似的等信号或略低信号，坏死区的信号则更低；T_2WI的肿瘤呈稍高信号，坏死组织的信号则更高；增强后肿瘤呈不同程度的强化。

四、颈部超声

颈部的器官结构的影像检查CT、MRI和USG应用最广。但对甲状腺和大血管的检查，USG因无电离辐射、实时动态、方便快捷、多普勒血管成像等优势，更易被患者所接受。

（一）甲状腺和甲状旁腺超声

1. 甲状腺横切面　可见甲状腺的颈前皮肤为弧形强回声。其后方为回声较低的颈前浅肌群。两侧可见梭形对称的胸锁乳突肌切面。深部正中可见盾形的甲状腺，边界清晰，包膜完整，左、右侧各有一叶，中部由峡部连接。

甲状腺两叶内部为均匀细弱回声或等回声，杂有散在光点，为甲状腺组织。峡部与侧叶回声一致。甲状腺两叶后方可见一衰减的弧形暗区为气管，气管的深部为食管，稍偏左，呈半月形。甲状腺两叶的外后方有颈总动脉和颈内静脉，是识别甲状腺的重要标志（图2-71）。

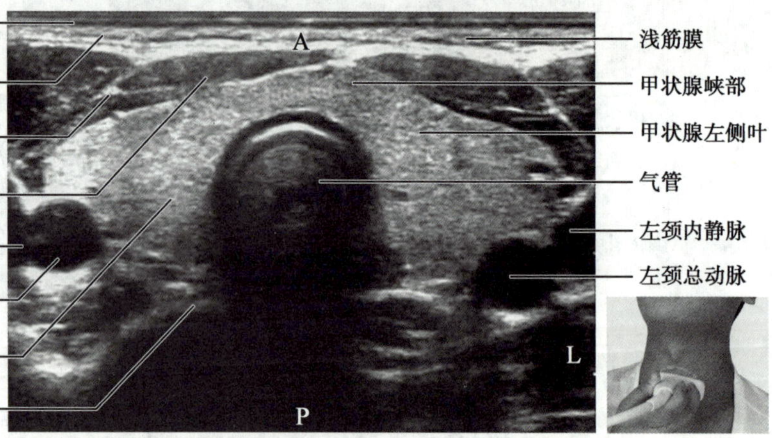

图2-71　经甲状腺正中横切面声像图

2. 甲状腺纵切面　可自颈总动脉和颈内静脉向内侧滑动扫查，容易显示棱形的甲状腺左侧叶或甲状腺右侧叶纵切面声像图。

正常甲状腺超声检查测量值为：长径4.0～5.0cm，宽径2.0～2.5cm，厚径1.0～1.5cm，峡部厚度≤0.4cm。

3. 甲状旁腺横切面　正常甲状旁腺位于甲状腺深面的左、右侧叶背面，其径线为5mm×3mm×1mm，体积小。回声一般较甲状腺稍高，下甲状旁腺较易显示。

（二）颈部大血管超声

颈部大血管主要有颈总动脉及其分出的颈内动脉、颈外动脉，椎动脉，颈内静脉。

1. 颈动脉　可以通过二维图像和彩色多普勒及频谱多普勒来显示。

（1）二维图像：正常颈动脉二维图像的横切面管腔呈圆形，随心动周期而搏动。纵切面扫查时，动脉管腔呈两条平行光带，管壁由内膜、中膜和外膜组成。内膜回声较低，纤细光滑，呈线状光带；中膜为暗区光带；外膜为血管壁最外层，呈明亮光带，管壁厚度约 1mm。颈总动脉分叉处稍膨大，随后分为颈内动脉、颈外动脉。三者内径大小顺序为颈总动脉>颈内动脉>颈外动脉（图 2-72）。

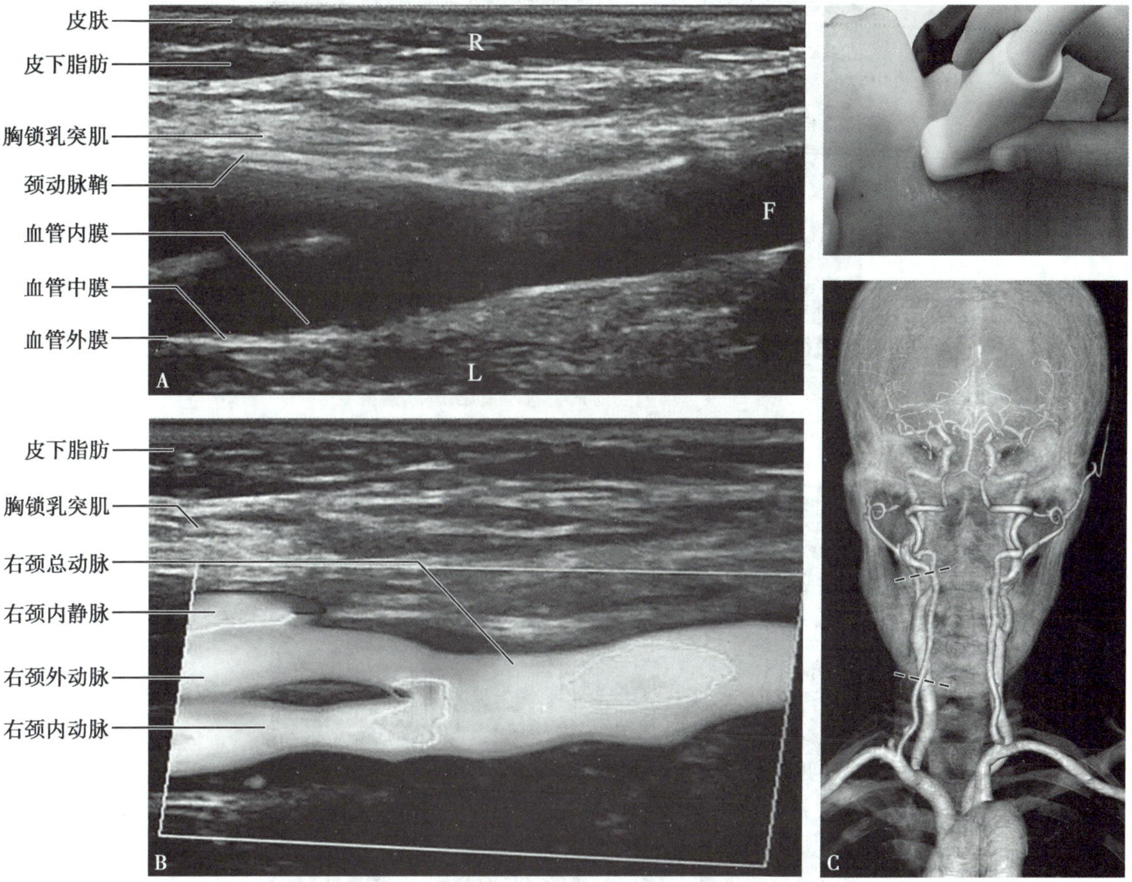

图 2-72　右侧颈总动脉及其分支纵切面声像图

（2）彩色多普勒及频谱多普勒：正常颈动脉血流为层流，充盈整个管腔，朝向探头的血流呈红色，背向探头的血流呈蓝色。管腔中央为色彩明亮的高速血流信号。靠近管壁为色彩暗淡的低速血流信号。颈内动脉血流供应脑组织，循环阻力小，收缩期频率上升较陡直，而舒张期下降较慢；颈外动脉血流供应头面部，组织循环阻力大，收缩期频率上升较陡直，而舒张期下降也快，仅有少量低速血流信号。颈总动脉具有上述两者特征，循环阻力介于两者之间，频谱形态呈三峰，收缩期有两个峰，第一峰大于次峰，双峰间有切迹，舒张早期增速形成第三峰，舒张期全程有持续低速血流信号（图 2-73～图 2-75）。

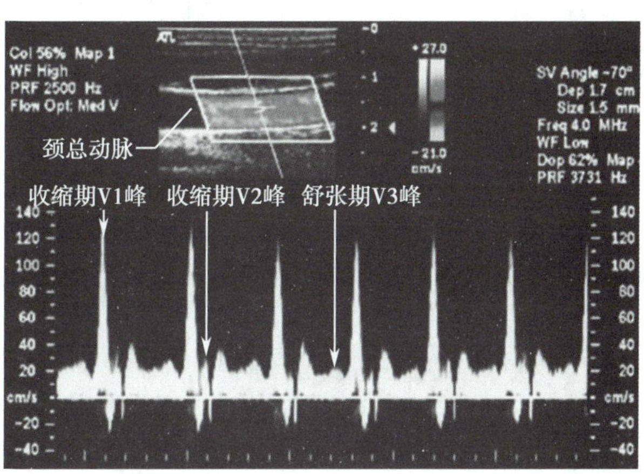

图 2-73　颈总动脉彩色多普勒血流频谱图

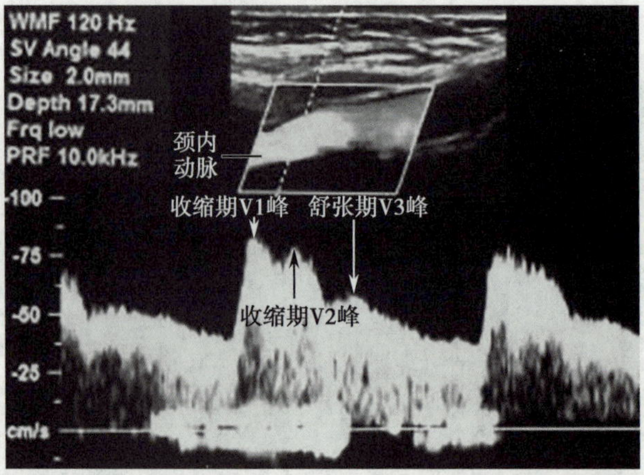

图 2-74 颈内动脉彩色多普勒血流频谱图

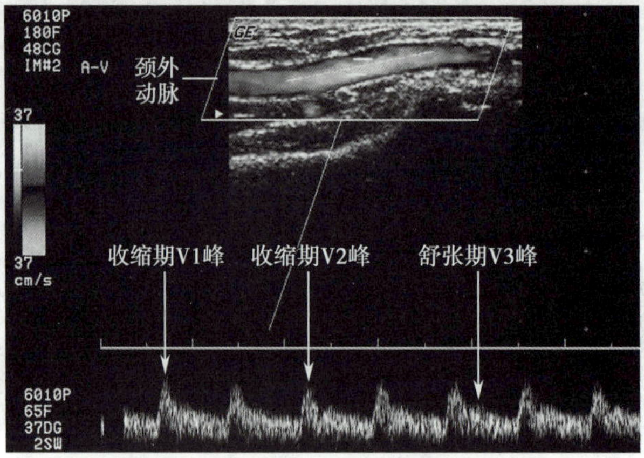

图 2-75 颈外动脉彩色多普勒血流频谱图

2. 椎动脉　通常也是通过二维图像和彩色多普勒及频谱多普勒来显示。

(1) 二维图像:纵切面为两条平行的细线状回声,管壁光滑整齐,腔内为无回声暗区,有轻微搏动。椎动脉的椎间段穿越横突孔而呈节段显示。左、右椎动脉内径可不相等,一般左侧较大(图 2-76)。

(2) 彩色多普勒及频谱多普勒表现:彩色血流信号充盈于管腔内。其血流方向、色彩与同侧颈动脉相同。频谱形态与颈内动脉相似,均为低阻力型,不同点在于收缩期峰值流速及平均流速较颈内动脉低(图 2-77)。

3. 颈内静脉　也是通过二维图像和彩色多普勒及频谱多普勒来显示。

(1) 二维图像:颈内静脉位于颈动脉外侧。横切面管腔呈椭圆形,管壁回声低而薄,三层结构分界不清,为一层清晰光带(图 2-78)。

(2) 彩色多普勒及频谱多普勒表现:颈内静脉彩色血流颜色与颈总动脉相反。静脉血流多普勒频谱曲线呈向心方向双峰形,近心端可呈双向三峰型。心脏收缩期及舒张中、晚期静脉血流流向心脏,形成两个正向波峰;在舒张晚期右心房收缩,血流逆流出现反向流血,出现负向第三峰静脉(图 2-79)。

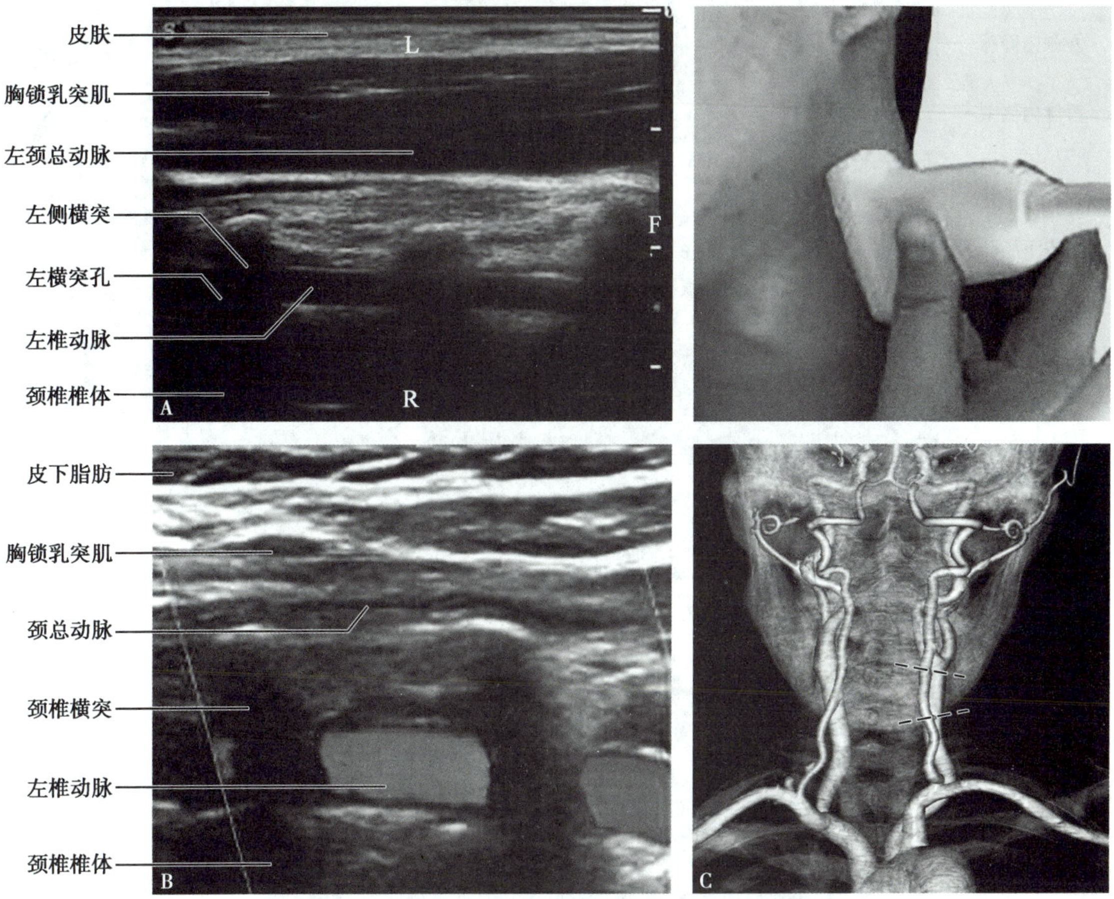

图 2-76 左侧椎动脉纵切面声像图

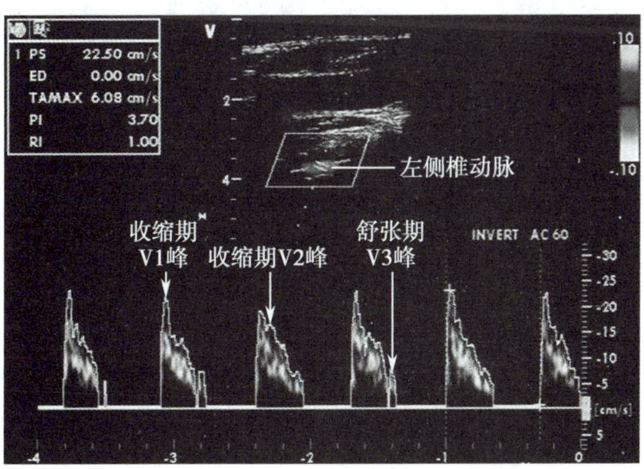

图 2-77 椎动脉彩色多普勒血流频谱图

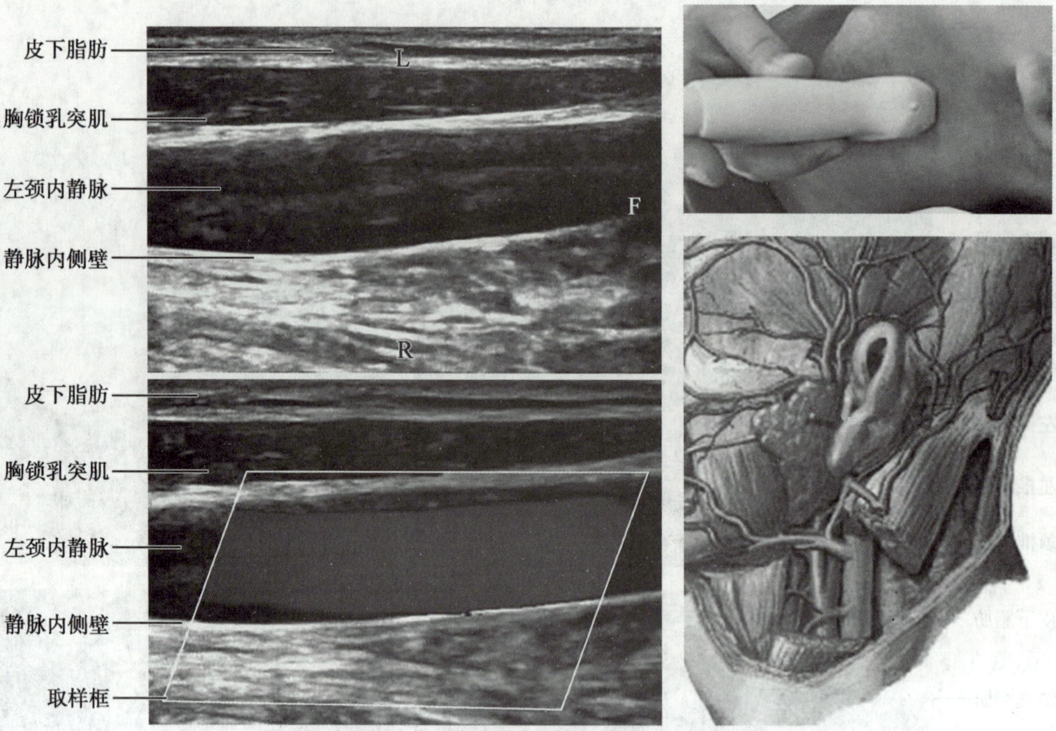

图 2-78 左侧颈内静脉纵切面声像图

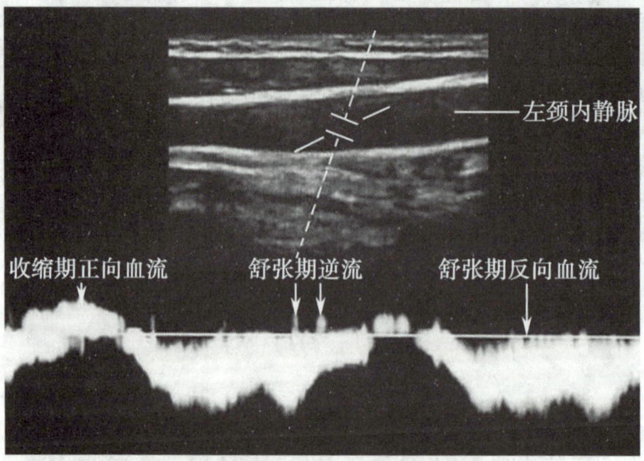

图 2-79 颈内静脉彩色多普勒血流频谱图

第三节 头颈部血管影像

头颈部血管影像显示的方法较多，随着 DSA、CT 血管成像（computer tomography angiography, CTA）、MRA 等医学影像设备的发展，对头颈部血管的腔内情况、管壁结构和血管走行、位置及毗邻关系等显示得非常清楚。DSA 对血管的腔内显示仍作为金标准，但是 CTA、MRA 作为无创检查，对管壁结构和解剖位置的显示优于 DSA，已经作为体检和大部分临床诊断检查的首选影像方法。

一、颈内动脉 DSA

颈内动脉起自颈总动脉，自颈部向上经颈内动脉管外口、颈内动脉管、颈内动脉管内口进入颅腔，紧贴海绵窦的内侧壁穿海绵窦腔走行向前上方，至前床突的内侧又向上弯曲，穿出海绵窦而分支。颈内动脉按照其行程可分为 4 部分：颈部、岩部、海绵窦部和前床突上部。其中海绵窦部和前床突上部合称为虹吸部，常呈 U 形或 V 形弯曲，是动脉硬化的好发部位。

颈内动脉在穿出海绵窦处发出眼动脉，经视神经管进入眶腔。颈内动脉供应脑的主要分支有：①大脑前动脉；②大脑中动脉，沿途发出豆纹动脉、额顶升动脉、顶后动脉、角回动脉、颞后动脉；③脉络丛前动脉；④后交通动脉（图 2-80、图 2-81）。

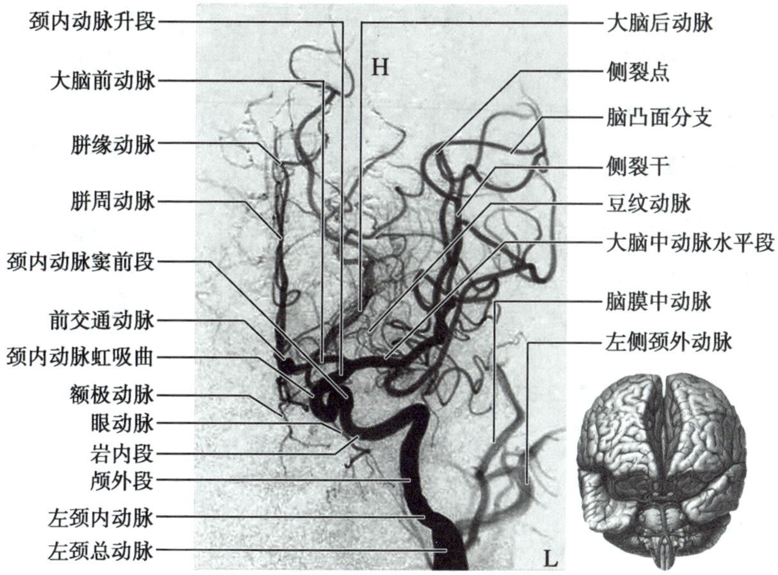

图 2-80　左侧颈内动脉 DSA（正位）

视频：颈内动脉 DSA 正位

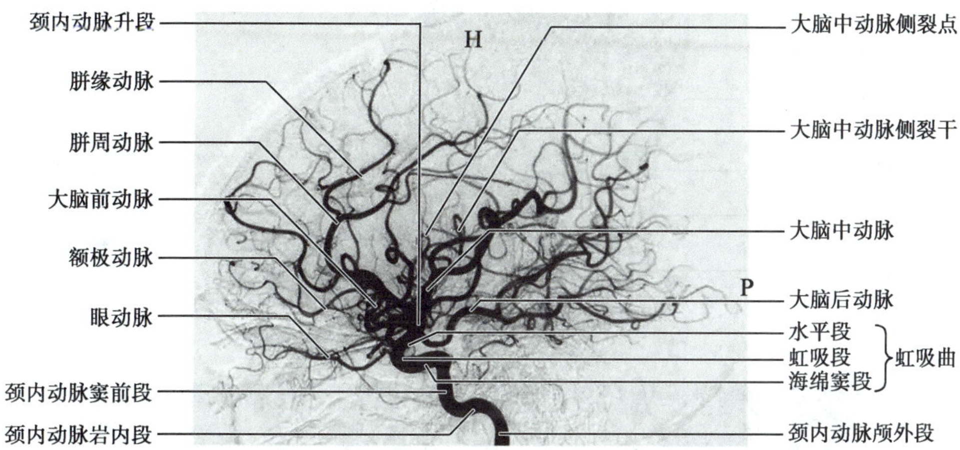

图 2-81　左侧颈内动脉 DSA（左侧位）

视频：颈内动脉 DSA 左侧位

二、椎动脉-基底动脉 CTA

（一）椎动脉 CTA

椎动脉起自锁骨下动脉，向上穿行第 6~1 颈椎的横突孔，经枕骨大孔进入颅腔。左、右椎动脉在脑桥基底部汇合成一条基底动脉。

椎动脉的主要分支有：脊髓前、后动脉（脊髓的血管）；小脑下后动脉（颅内分支，也为椎动脉的最大分支）。基底动脉自下而上的主要分支有：小脑下前动脉，自基底动脉起始段发出；桥脑动脉，自基底动脉向两侧对称性分出多对细小分支；小脑上动脉，自靠近基底动脉的末端发出；大脑后动脉，为基底动脉的终末分支（图 2-82、图 2-83）。

（二）脑底动脉环 CTA

脑底动脉环又称为 Willis 环，位于脑鞍上池内，围绕视交叉、灰结节和乳头体。由前交通动脉、两侧大脑前动脉起始部、两侧颈内动脉末端、两侧后交通动脉及两侧的大脑后动脉起始部构成。其中前交通动脉为沟通两侧颈内动脉系的血管，后交通动脉则为沟通颈内动脉系和椎动脉-基底动脉系的血管（图 2-84~图 2-86）。

笔记

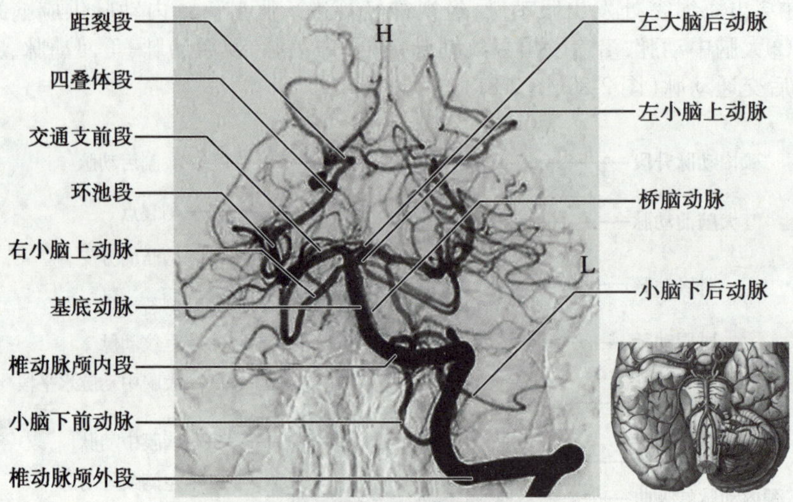

图 2-82　椎动脉-基底动脉 DSA（正位）

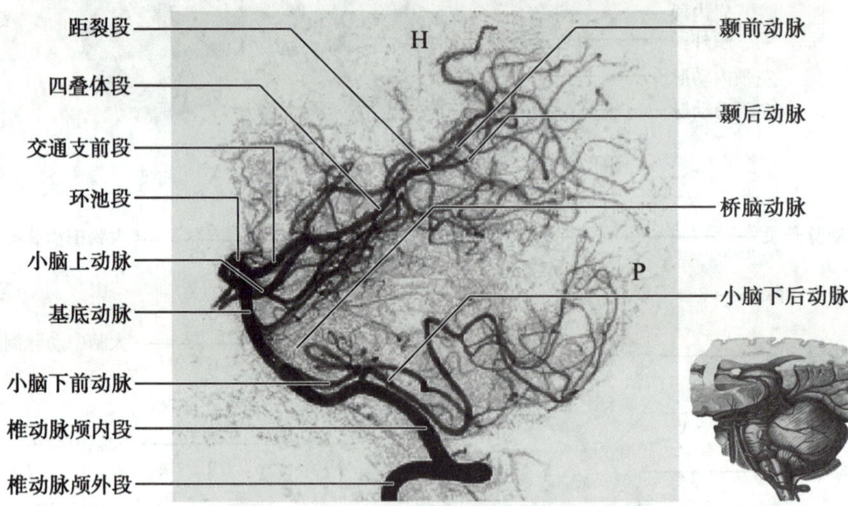

图 2-83　椎动脉-基底动脉 DSA（左侧位）

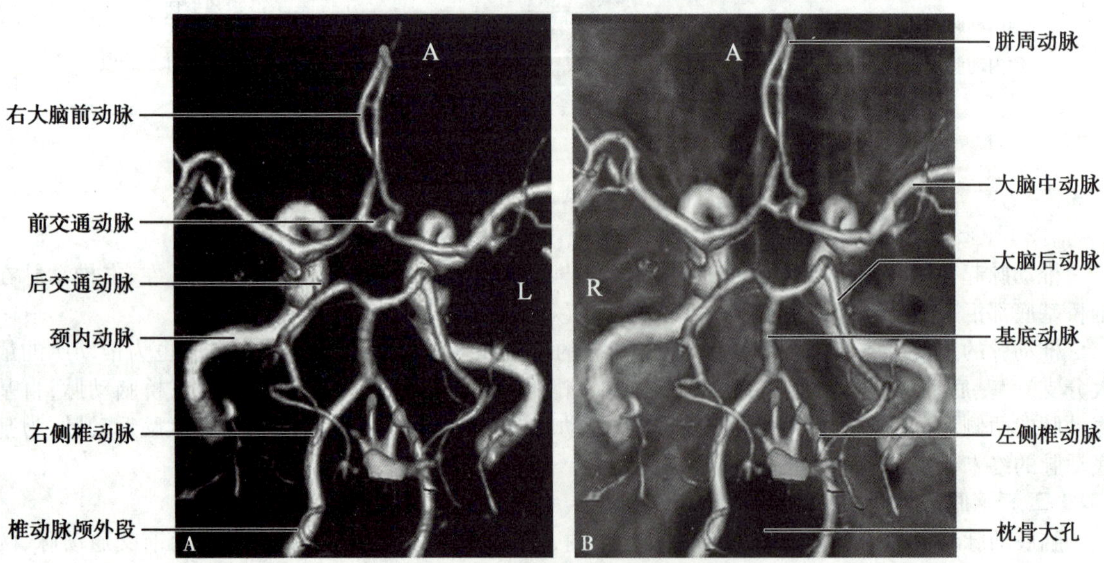

图 2-84　脑底动脉环 CTA（上面观）

A. 表面阴影显示；B. 最大密度投影。

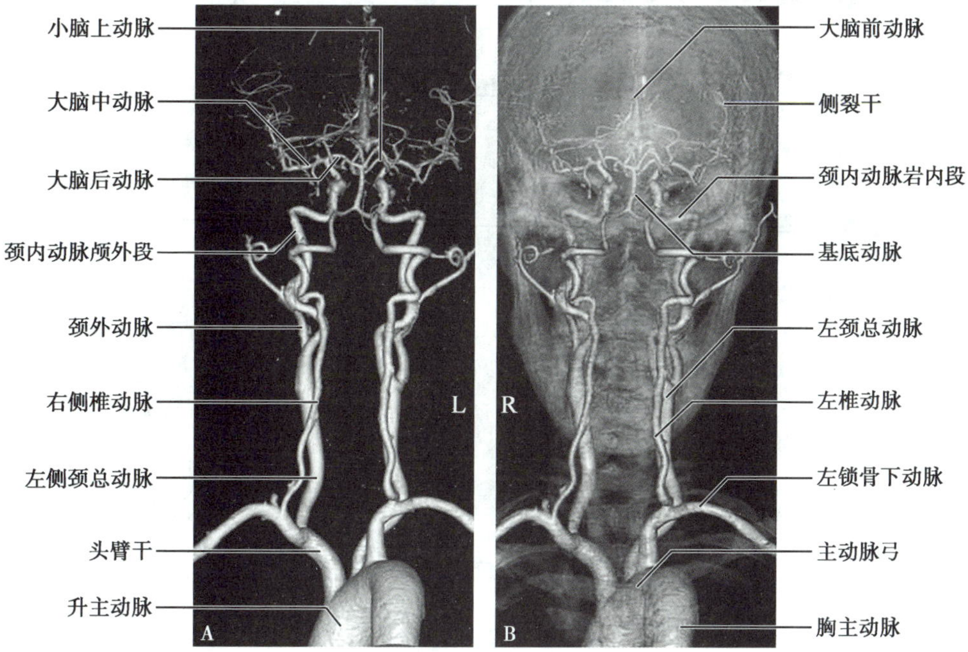

图 2-85 头颈部动脉 CTA（前面观）

A. 表面阴影显示；B. 最大密度投影。

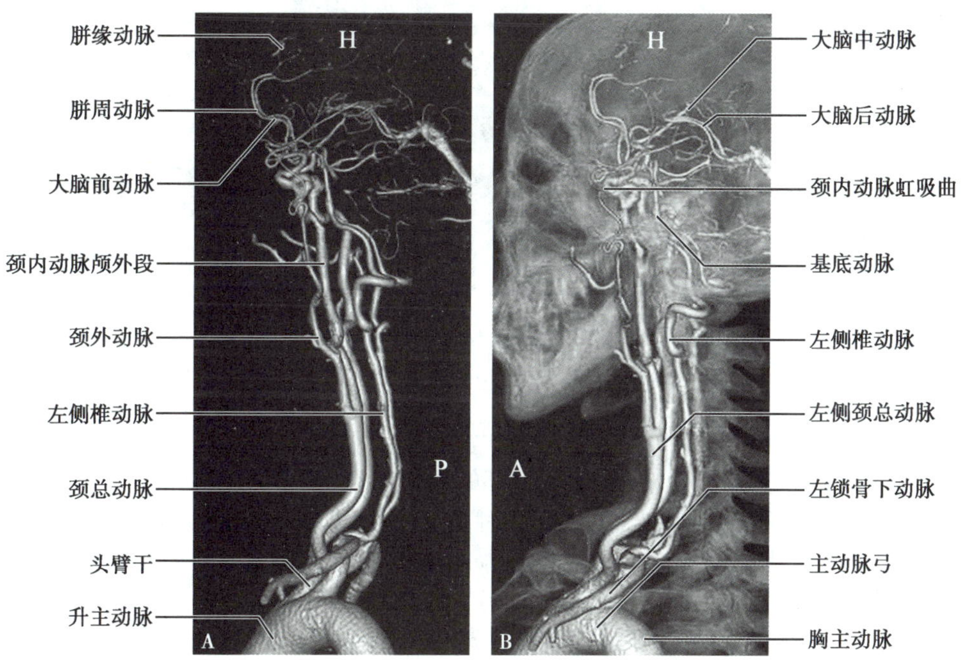

图 2-86 头颈部动脉 CTA（左侧面观）

A. 表面阴影显示；B. 最大密度投影。

三、脑静脉 DSA

脑静脉按照部位不同可分为端脑静脉、间脑静脉、脑干静脉和小脑静脉。各静脉之间存在广泛联系。端脑静脉分为浅、深组，大脑浅静脉组接受大脑皮质和皮质下髓质的静脉血；大脑深静脉组接受室周髓质、基底核、内囊、脉络丛和间脑背面的静脉血。两者在脑内和脑外形成广泛连接（图 2-87、图 2-88）。

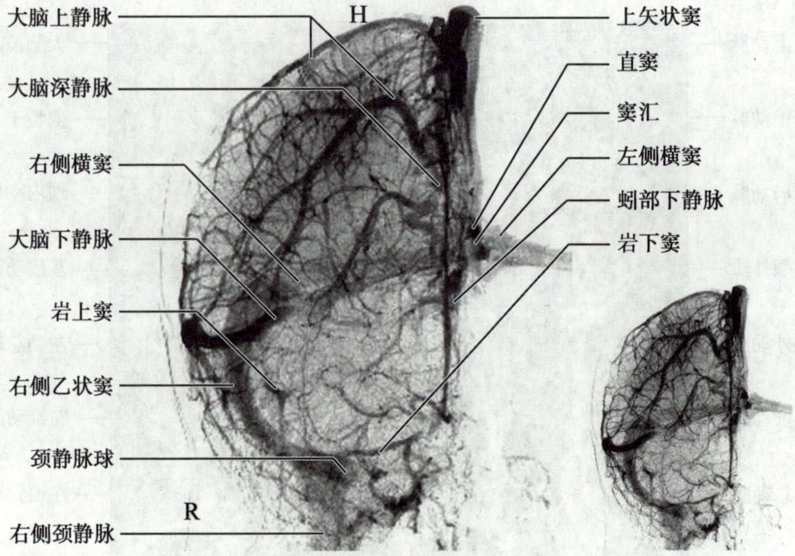

图 2-87 右侧脑静脉 DSA(正位)

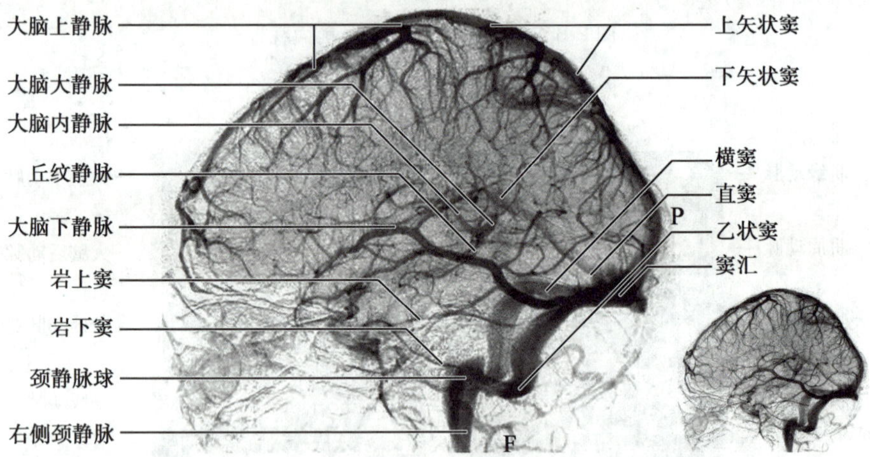

图 2-88 脑静脉 DSA(左侧位)

知识拓展

脑底动脉环的常见类型

脑底动脉环以种系发生为基础可以分为五种类型,即近代型,大脑后动脉的管径大于后交通动脉;原始型,大脑后动脉的管径小于后交通动脉;过渡型,大脑后动脉的管径等于后交通动脉;混合型,一侧大脑后动脉的管径大于后交通动脉,另一侧大脑后动脉的管径小于后交通动脉;发育不全型,一侧后交通动脉缺如。中国人以近代型居多。据临床资料显示,脑底动脉环有变异者,其动脉瘤的发生率较正常者高。

四、颈部血管 MRA

磁共振颈部血管扫描常用序列有 PDWI、T_1WI、T_2WI、MRA 等。PDWI、T_1WI、T_2WI 序列为"黑血"技术,MRA 序列为"亮血"技术。主要依靠血液流动与周围软组织产生的信号强度成像。其中 PDWI(质子密度加权像)有较高的对比度。T_1WI 对于斑块内出血敏感,有利于显示斑块的不均质成分。T_2WI 对于斑块内脂质、溃疡及内膜片显示较好。直接 MRA,不用对比剂,简便无创,成本低,实用性强,目前是临床上的主要检查方法。注射对比剂 MRA,适用于显示复杂脏器及病变的血管分布。

笔记

（一）颈部血管正位 MRA

颈部血管正位 MRA 主要显示颈部血管是否存在斑块以及斑块大小、形态、范围情况，并确定管腔狭窄程度。也可以诊断动脉夹层，判断夹层长度、是否累及重要分支，评估内膜片及壁间血肿情况(图 2-89)。

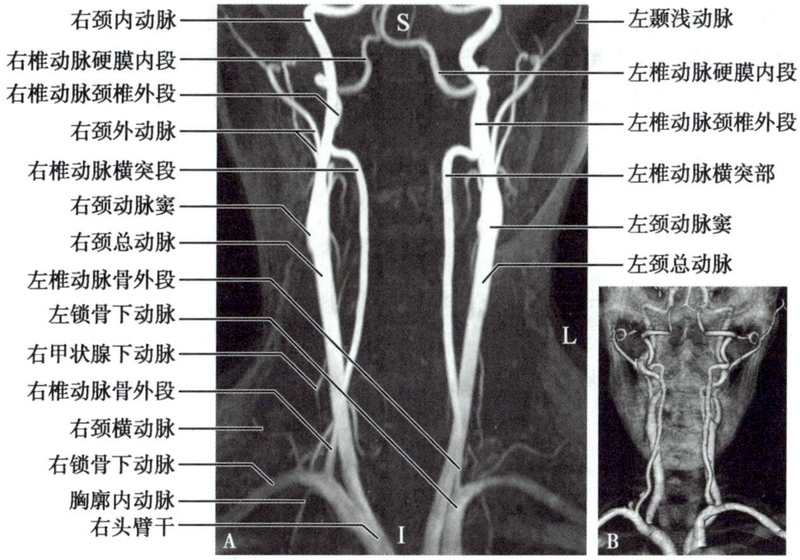

图 2-89 颈部血管正位重组 MRA

（二）颈部血管侧位 MRA

颈部血管侧位 MRA 可以观察颈总动脉分为颈内动脉和颈外动脉的情况，颈动脉窦区为血栓好发区域。椎动脉位于其后方走行(图 2-90)。

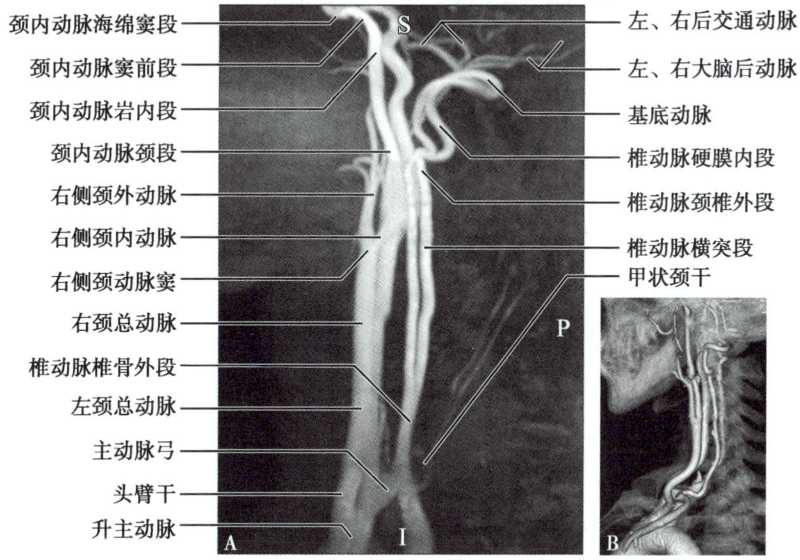

图 2-90 颈部血管侧位重组 MRA

本章小结

本章扼要介绍了头颈部的标志性结构、常用基准线和影像观察要点，重点讲解了头颈部的DR、CT、MRI和颈部USG、头颈部血管影像。头颈部DR显示的影像结构重叠较多，且密度分辨率低，为临床提供的信息相对有限，逐渐被CT、MRI所替代。头颈部的断层影像解剖从CT、MRI两种影像和横断层、矢状断层、冠状断层三个方位分别进行了介绍，以横断层为主，辅以矢状断层、冠状断层。头颈部血管影像重点讲解了颈内动脉DSA、椎动脉-基底动脉CTA和颈部血管MRA等。旨在帮助初学者掌握头颈部的正常影像解剖，为头颈部病变的医学影像诊断奠定形态学基础。

病例讨论1

0204 病例讨论1

某患者，男，38岁，骑电瓶车被轿车撞倒1h，右侧额部和颞部着地。
右颞部软组织肿胀、青紫。患者头痛，并有恶心症状。已呕吐3次，吐出胃内容物。
请问：(1) 该患者首选哪项医学影像检查，为什么？
(2) 如果查到颅内在脑和颅骨之间有梭形血肿，那么血肿发生在哪个部位？

病例讨论2

0205 病例讨论2

某患者，女，63岁，突然出现剧烈头痛6h，伴呕吐，无发热，无高血压史，右侧瞳孔对光反射消失，上睑下垂，眼球向上、下、内侧的活动受限，颈项强直。CT扫描显示右侧大脑外侧窝池和小脑延髓池呈高密度影。

请讨论：(1) 该患者最可能的诊断是什么？
(2) 为进一步治疗及预防，最有意义的检查是什么？
(3) 该患者受累的脑神经是什么？

（付升旗　王飞　徐菲　侯刚强　赵星）

0206

扫一扫，测一测

思考题

1. 简述颅骨正、侧位X片上的主要解剖结构。
2. 简述头部横断层影像上的主要结构配布规律及位置关系。
3. 简述经头部正中矢状断层影像上的主要解剖结构。
4. 简述唾液腺的CT、MRI影像学表现。
5. 简述喉腔的断层影像学表现。
6. 简述甲状腺的USG声像图表现。
7. 简述颈部血管二维USG声像图及彩色血流频谱图表现。

笔记

第三章 胸部

学习目标

1. 掌握：胸部常用体表标志及基准线；胸部 DR 正位、CT、USG 解剖；心脏大血管 MRI 的断层解剖。

2. 熟悉：胸部 DR 侧位；胸部 DSA 解剖。

3. 了解：心脏与大血管 DR、CT、MRI、USG 检查的价值和局限性；乳腺结构的影像表现及分型。

胸部主要包括胸廓、气道和肺组织、心脏和大血管、食管等组织结构，它们的密度具有良好的天然对比，所以非常适合于医学影像检查。

【境界与分区】

胸部以颈静脉切迹、胸锁关节、锁骨上缘、肩峰至第 7 颈椎棘突的连线与颈部分界；以膈与腹部分界；以三角肌前、后缘上份和腋前、后襞下缘与胸壁相交处的连线与上肢分界。在横断层解剖中，胸部与颈、腹部结构有重叠，通常以第 1 胸椎上缘平面为胸部上界，以心尖平面为胸部下界。

胸部分为胸壁和胸腔脏器两部分。胸腔脏器分为中部的纵隔和两侧的肺及胸膜。

【标志性结构】

胸部影像学检查常用的体表标志性结构有：

1. 颈静脉切迹（jugular notch） 位于胸骨上缘的凹陷处，平对第 2 胸椎的椎体下缘高度，左、右头臂静脉常在此平面内汇合成上腔静脉。

2. 胸骨角（sternal angle） 是胸骨柄与胸骨体的连接处，向前凸。该平面的标志性意义有：

（1）是上、下纵隔的分界平面。

（2）两侧与第 2 肋骨前端连接，平对第 4 胸椎体下缘高度。

（3）平对气管分叉处，左主支气管在此平面跨食管前方，形成食管的第二个狭窄。

（4）平对主动脉弓的起、止端。

（5）奇静脉弓在此平面跨右主支气管，向前汇入上腔静脉。

（6）胸导管在此平面由右转向左上行。

3. 肋和肋间隙（rib and intercostal space） 自第 2~5 肋间隙，超声诊断的 6 个断面，可显示心脏的结构，可据此任意选取相应结构的最佳显示断面：

（1）平第 2 肋间隙断面，可见二腔（右心房、右心室）、一口（肺动脉口）。

（2）平第 3 肋断面，可见三腔（左、右心房、右心室）、两口（主动脉口、肺动脉口）。

（3）平第 3 肋间隙断面，可见四腔（左右心房、左右心室）、一口（主动脉口）。

（4）平第 4 肋至第 4 肋间隙断面，可见四腔（左右心房、左右心室）、两口（左、右房室口）。

笔记

（5）平第5肋断面，可见三腔（右心房、左、右心室）。

（6）平第5肋间隙断面，可见两腔（左、右心室）。

4. 乳头（nipple）　男性乳头一般在锁骨中线与第4肋间隙交界处，平第6胸椎体高度。女性乳头位置变化较大，略低并偏外。

5. 剑突（xiphoid process）　剑突两侧与第7肋相接，剑突末端平第11胸椎高度。

6. 肋弓（costal arch）　由第8~10肋软骨前端相连形成，构成胸廓下口的前部，肋弓最低点平对第3腰椎高度（图3-1）。

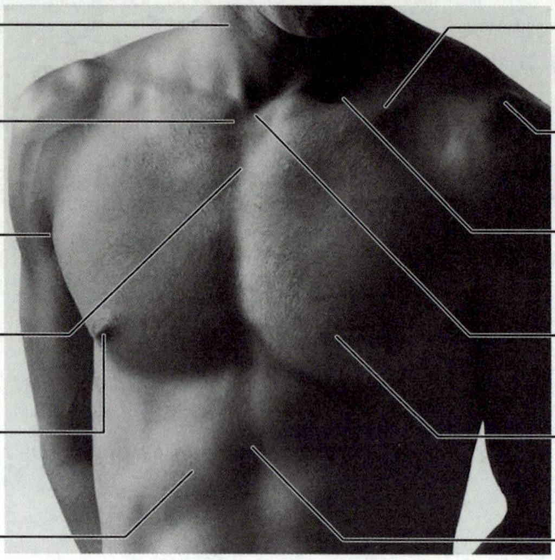

图3-1　胸部标志性结构

【常用基准线】

用于表示胸部器官的位置关系和临床诊疗定位的胸部基准线有：

1. 前正中线（anterior median line）　经胸骨正中所做的垂线。

2. 胸骨线（sternal line）　沿胸骨外侧缘最凸处所做的垂线。

3. 锁骨中线（midclavicular line）　经锁骨中点所做的垂线。

4. 胸骨旁线（parasternal line）　位于胸骨线和锁骨中线之间的纵向线。

5. 腋前线和腋后线（anterior and posterior axillary line）　分别经腋前襞和腋后襞与胸壁相交处所做的垂线。

6. 腋中线（midaxillary line）　经腋前线和腋后线之间中点所做的垂线。

7. 肩胛线（scapular line）　经肩胛下角所做的垂线。

8. 后正中线（posterior median line）　经身体后面正中的垂线，相当于经过各棘突尖的连线（图3-2）。

【影像观察要点】

胸部医学影像主要观察要点：

1. 胸壁的DR解剖。

2. 肺叶及肺段的划分，肺的DR、CT影像解剖。

3. 心脏大血管的DR、CT、MRI、USG影像解剖。

4. 纵隔的基本结构及分区。

5. 胸膜及膈肌的影像解剖。

6. 乳腺的DR解剖。

笔记

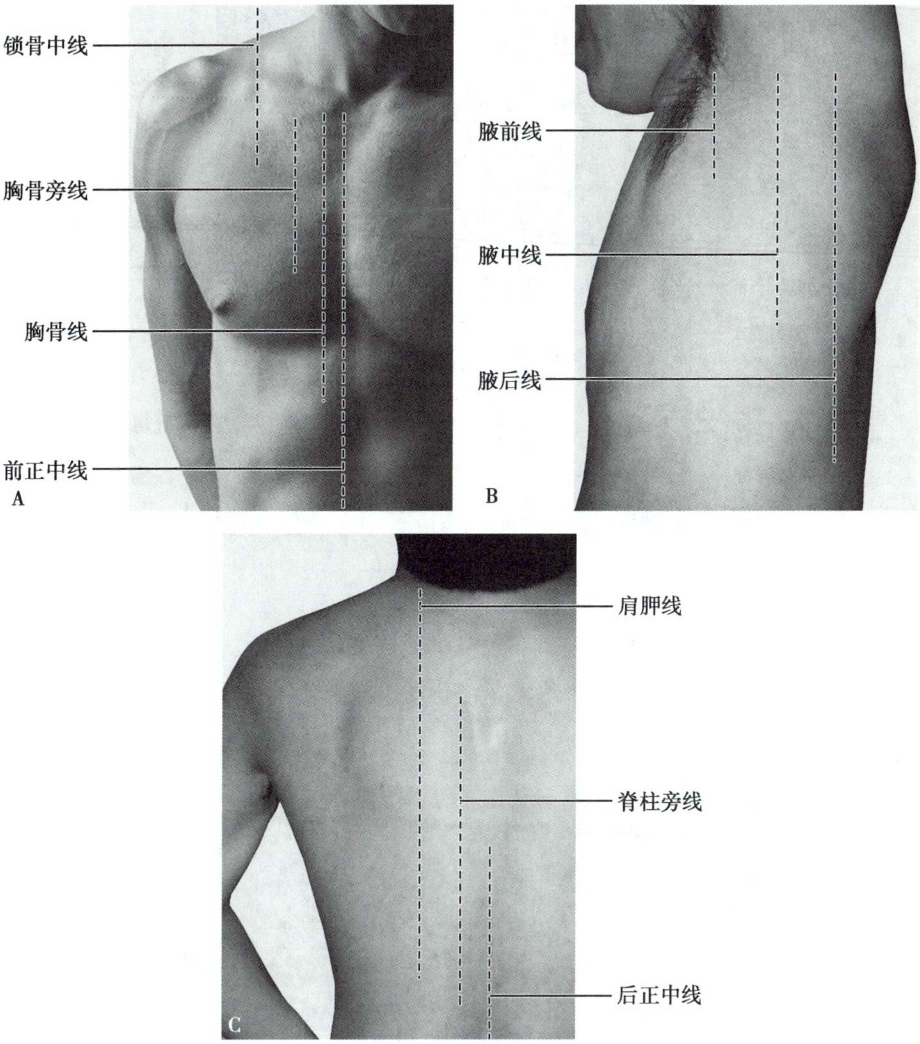

图 3-2　胸部基准线

第一节　胸部 DR

胸部 DR 片是胸部各种组织和器官的重叠影像。熟悉和掌握正、侧位胸部 DR 片正常及变异的影像学表现非常重要，是胸部疾病影像诊断的基础。

一、胸部 DR 正位

胸部 DR 正位(后前位)片可显示透亮的肺和致密的纵隔等影像，还包括胸壁结构、胸膜、气管、支气管、膈肌等影像(图 3-3)。

(一) 胸壁 DR

胸壁包括胸壁软组织和胸廓，正常胸廓两侧对称。

1. 胸壁软组织　包括皮肤、皮下脂肪、肌肉等。皮肤在胸部 DR 正位片上表现为致密线条影。皮肤下方为皮下脂肪层，呈较为透亮的灰黑色，其内不应有钙化或金属影，也不应有低密度气体影。肌肉等软组织一般呈灰白色。当 X 线束方向与被摄体面成切线位时，被摄体有清晰的边缘。

常见的软组织阴影主要包括锁骨上皮肤皱褶、胸锁乳突肌、胸大肌、乳房及乳头，还有伴随阴影等。

(1) 锁骨上皮肤皱褶：为锁骨上皮肤和皮下组织的投影。表现为锁骨上缘厚度 3~5mm 窄条状软组织密度影，与锁骨平行。若锁骨上窝不凹陷，则此影不显示。

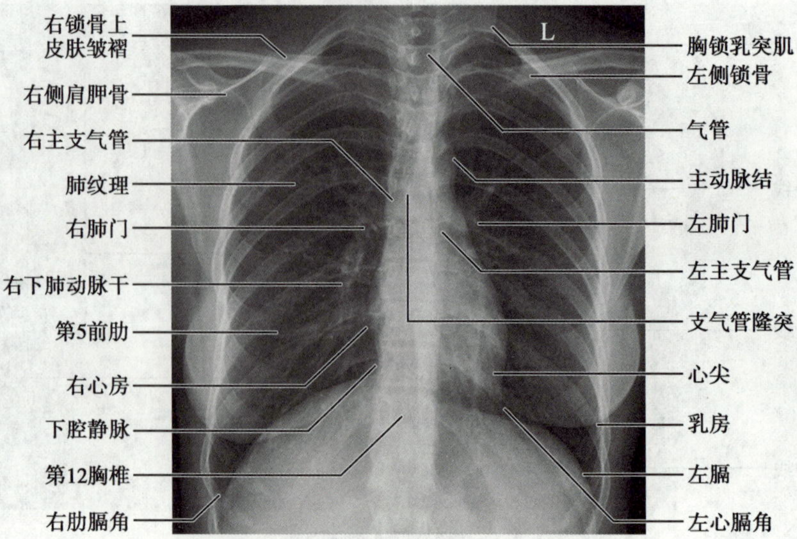

图 3-3 胸部正位片

(2) 胸锁乳突肌:起自锁骨胸骨端及胸骨柄,从外向后上止于乳突,在两肺尖内侧形成边缘清晰、密度均匀的带状阴影。外侧下端与锁骨上皮肤皱褶相连。当颈部向一侧偏斜时,两侧影像可不对称,易误认为肺尖部病变(图 3-4)。

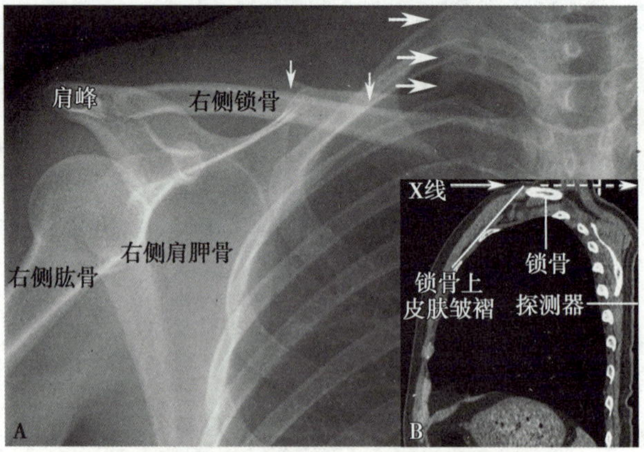

图 3-4 锁骨上皮肤皱褶和胸锁乳突肌

短箭头为胸锁乳突肌;长箭头为锁骨上皮肤皱褶

(3) 胸大肌:多见于肌肉发达的男性,在两肺中部的外侧形成扇形均匀致密影。其下缘较清楚,呈一斜线延伸至胸外与腋前皱襞相延续,右侧常较明显,不可误认为肺内病变(图 3-5)。

(4) 女性乳房及乳头:女性乳房影为与两下肺野重叠的高密度影。下缘轮廓清楚,呈半圆形,常向外延伸至腋部。上缘密度逐渐变淡以至消失。两侧乳房影可不对称。

乳头影通常位于两肺下野相当于第 4~5 前肋间处,呈双侧对称的小圆形致密影。一般左右对称,多见于年龄较大的妇女,亦见于男性,勿误为肺内结节性病变(图 3-6)。

(5) 伴随阴影:在肺尖部,沿第 1、2 后肋下缘可见 1~2mm 宽的线条状影,称为伴随阴影,为胸膜在肺尖反折及胸膜外肋骨下的软组织所形成。

2. 胸廓 是胸部的支架,除保护和支持胸腹部脏器外,主要参与呼吸运动。胸廓由后方的胸椎、两侧的肩胛骨、前上方的锁骨、前方的胸骨和周围的肋骨共同围成,呈上小下大、前高后低的圆锥形。

(1) 胸椎(thoracic vertebrae):在标准胸部 DR 正位片上,胸椎重叠于纵隔影内。第 1~4 胸椎清楚可见,其余在心脏大血管后方的椎体仅隐约可见。胸椎横突可突入肺内,勿误认为病变。

(2) 肩胛骨(scapula):位于胸廓后外上方,呈内缘较为平直的倒三角形影。外上部的肩峰与锁骨

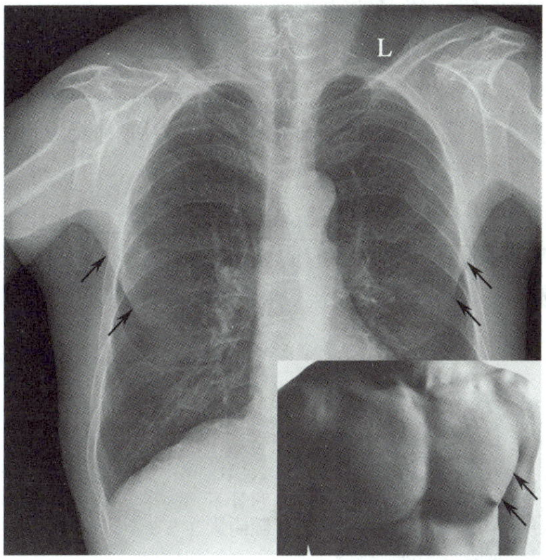

图 3-5　胸大肌影

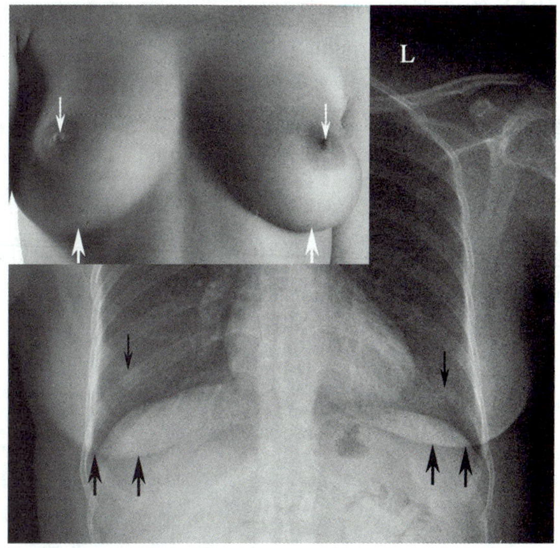

图 3-6　乳房和乳头影
短粗箭头为乳房影；长细箭头为乳头影。

形成肩锁关节。肩胛骨在标准胸部 DR 正位片上，应投影于肺野之外。投照时若上肢内旋不够，肩胛骨的内侧缘可与肺野的上外侧重叠，呈与胸壁平行的带状高密度影（图 3-7）。肩胛骨阴影从肺内向肺外延伸，可与肺部或胸膜病变区别。肩胛骨在发育过程中可出现二次骨化中心，勿误认为是骨折。

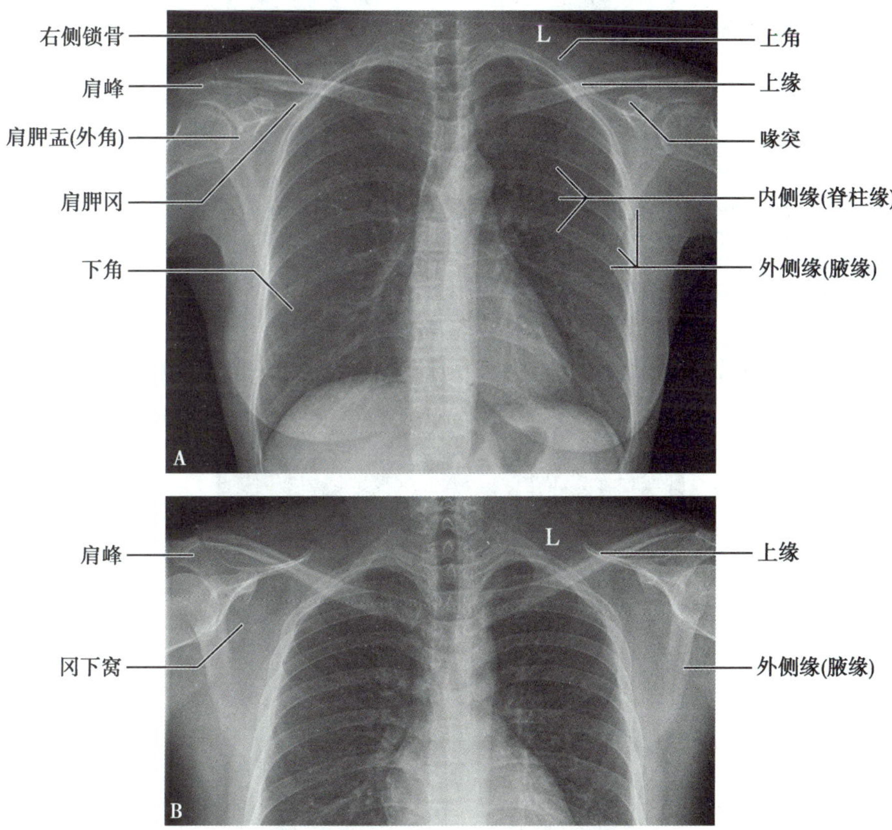

图 3-7　肩胛骨
A. 上肢内旋不够，肩胛骨重叠于肺野外上侧；B. 肩胛骨投影于肺野之外。

（3）锁骨（clavicle）：两侧锁骨位于胸廓的前上方，与第 1 肋骨前端相交。内侧端与胸骨柄构成胸锁关节，外侧端与肩胛骨肩峰形成肩锁关节。在标准胸部 DR 正位片上，两侧锁骨呈横 S 形，以减少与肺尖重叠,两侧锁骨内端应与中线等距,此点为判断胸片正位位置是否正确的标志。

(4) 胸骨(sternum):由胸骨柄、胸骨体和剑突构成。胸骨柄外缘与锁骨构成胸锁关节,胸骨侧缘与肋软骨构成胸肋关节。在标准胸部 DR 正位片上,胸骨大部分与纵隔影重叠,仅有胸骨柄两侧突出于纵隔影之外。若摄影位置略有偏斜,某一侧胸骨柄突出可能更为明显,有时会误认为肺内或纵隔内病变。

(5) 肋骨(ribs):共 12 对,起于胸椎两侧,前肋和后肋不在同一平面上,均由后上向前下倾斜。一般第 6 肋骨前端相当于第 10 肋骨后端水平。后肋轮廓清晰,密度较高,前肋轮廓相对模糊,密度较低(图 3-8)。第 1~10 肋骨前端的肋软骨与胸骨相连。第 11、12 肋前端游离,称为浮肋。相邻两肋骨间的间隙称为肋间隙。肋骨和肋间隙常为胸部病变的定位标志。

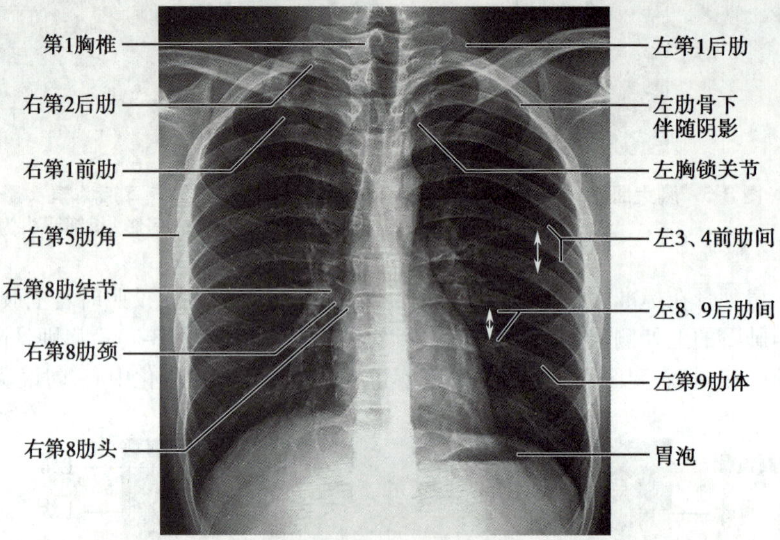

图 3-8 肋骨

肋软骨(costal cartilage)未钙化时在 DR 正位片上不显影,表现为肋骨前端游离。肋软骨钙化于 25~30 岁开始出现,钙化常始于第 1 肋,以后由下向上依次发生,第 2 肋软骨最后钙化。钙化的肋软骨显示为在肋骨与胸骨间连续的片状、条状或块状高密度影,沿肋骨走向分布。有时表现为肋软骨内部的斑点状高密度影,勿误认为肺内病变(图 3-9)。

肋骨常见的先天性变异有:①颈肋,位于第 7 颈椎旁,常为双侧,但不对称,较第 1 对肋骨短而小

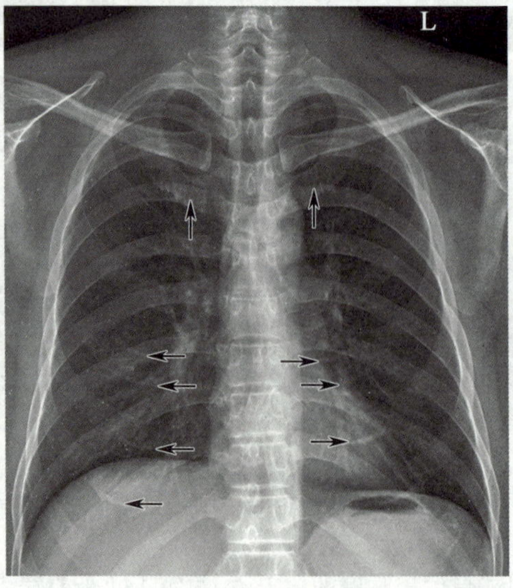

图 3-9 肋软骨钙化

笔记

(图 3-10);②叉状肋,肋骨前端增宽呈叉状或有小的突起(图 3-11);③肋骨融合,多发生于肋骨后段近脊椎旁,以第 5、6 肋骨间最常见,易误认为肺内病变。

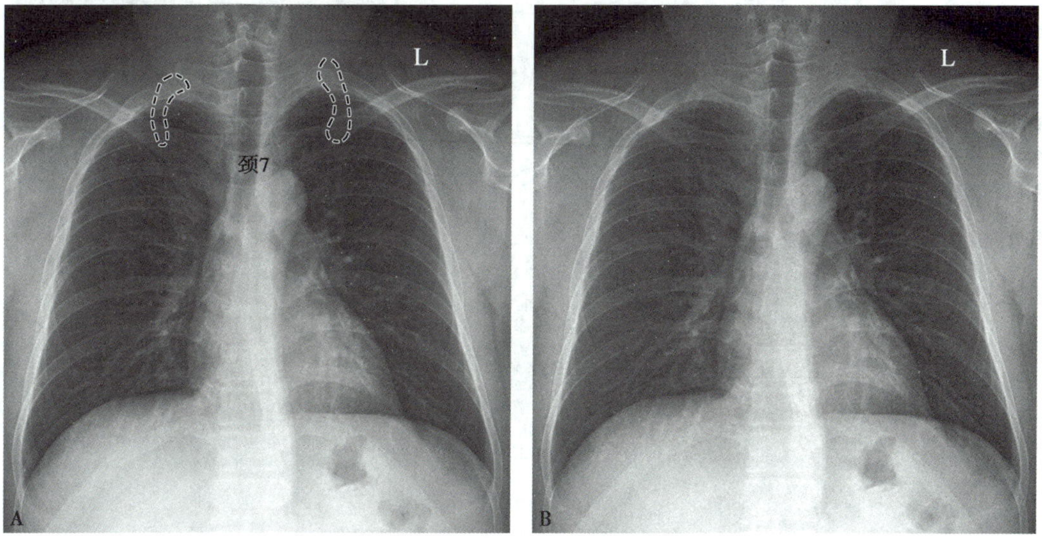

图 3-10 颈肋

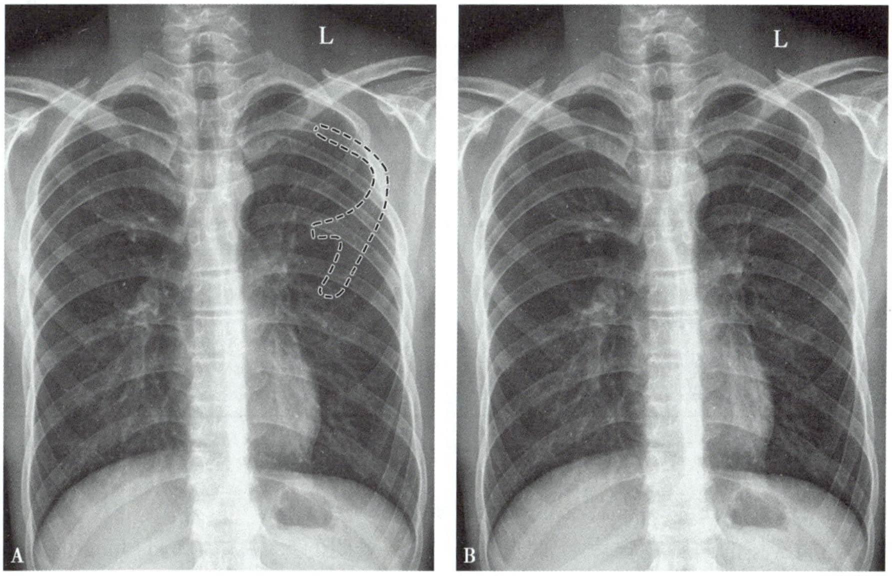

图 3-11 叉状肋

微课:胸壁 X 线解剖

(二)气管和支气管 DR

在标准胸部 DR 正位片上,气管和肺门区的主、叶支气管均显示为管状透亮影。肺段以下支气管因与周围含气肺组织缺乏对比,无法正常显示(图 3-12)。

1. 气管 起于喉部环状软骨下缘,相当于第 6~7 颈椎水平,位于上纵隔中部。由于其左侧有主动脉,气管可轻度右偏。在第 4 胸椎下缘水平分为左、右主支气管。气管分叉部略偏右,其下壁形成隆突,分叉角为 60°~85°,一般不应该超过 90°。

2. 支气管及其分支 右侧主支气管较粗短,可视为气管的直接延续,与体轴中线约成 20°~30°,走行陡直。左侧主支气管较细长,与体轴中线约成 40°~55°。两侧主支气管分别分出肺叶支气管,继而又分出肺段支气管,经多次分支,最后分支为终末细支气管。各叶、段支气管的名称与相应肺段一致(表 3-1)。

笔记

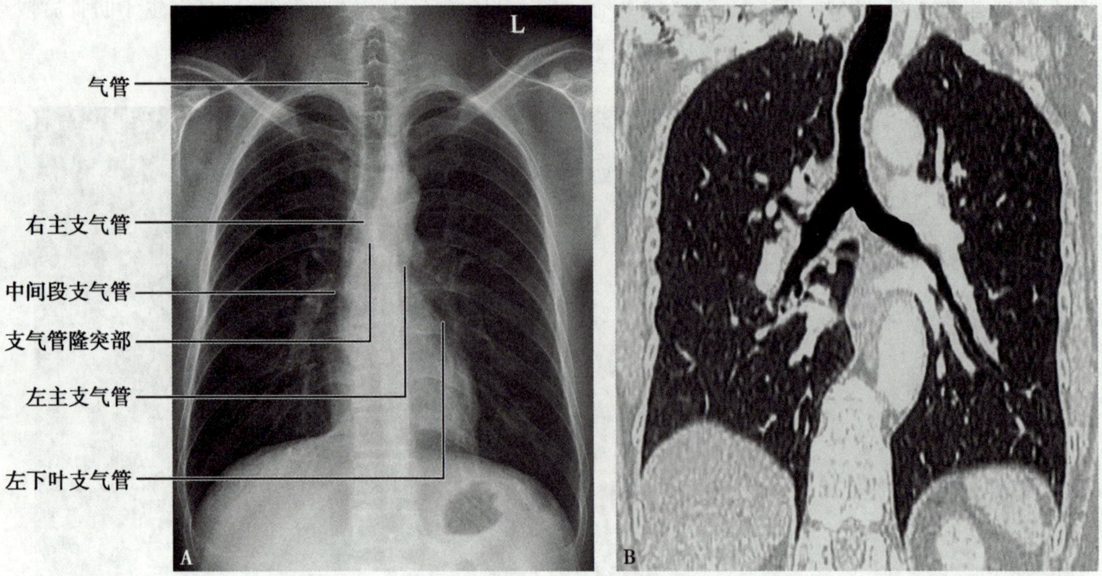

图 3-12 气管、支气管影
A. 胸部正位；B. CT 冠状位多平面重建。

表 3-1 肺段名称

<table>
<tr><th colspan="2">右肺</th><th colspan="2">左肺</th></tr>
<tr><td>上叶</td><td>Ⅰ 尖段
Ⅱ 后段
Ⅲ 前段</td><td rowspan="2">上叶</td><td rowspan="2">上部
Ⅰ+Ⅱ 尖后段
Ⅲ 前段
下部（舌部）
Ⅳ 上舌段
Ⅴ 下舌段</td></tr>
<tr><td>中叶</td><td>Ⅳ 外侧段
Ⅴ 内侧段</td></tr>
<tr><td>下叶</td><td>Ⅵ 背段
Ⅶ 内侧基底段
Ⅷ 前基底段
Ⅸ 外侧基底段
Ⅹ 后基底段</td><td>下叶</td><td>Ⅵ 背段
Ⅶ+Ⅷ 前内侧基底段
Ⅸ 外侧基底段
Ⅹ 后基底段</td></tr>
</table>

（三）肺 DR

肺的各解剖结构投影在 X 线片上表现为肺野、肺门和肺纹理。

1. 肺野 充满气体的两肺在胸片上表现为均匀一致透明的区域称为肺野（lung field）。两侧肺野透亮度基本相同。肺野透亮度与肺含气量成正比，与肺的血流量成反比。深吸气时肺内含气量增多，透亮度增高；呼气时则透亮度减低。肺野透亮度还与胸壁软组织厚度有关，肥胖者肺野透亮度低，瘦弱者肺野透亮度高。

为了便于描述病变部位，将两侧肺野进行划区。肺野横向划分，分别以左、右两侧第 2、4 肋骨前端下缘各划一水平线，将肺野分为上、中、下三个野。再纵向将两侧肺野三等份，从而又分出内、中、外三个带（图 3-13）。

此外，还有一些特区，如第 1 肋骨圈以内的肺野称为肺尖；锁骨以下至第 2 肋骨上缘之间的部分称为锁骨下区；心脏左、右缘与左、右膈之间的肺野称为左、右心膈角区；两侧胸壁内侧缘与左、右膈之间的肺野称为左、右心膈角区。

2. 肺门 医学影像学上，肺门（hilum）指肺动脉、肺静脉、支气管、淋巴组织、神经及其周围的结缔组织在 X 线片上的总合投影，位于纵隔两侧。肺动脉和肺静脉的大分支为主要组成部分，尤以肺动脉为主，正常淋巴组织、神经及结缔组织不显示。正位胸片上，肺门位于两肺中野内带，一般左侧肺门较右侧高 1～2cm。CT 片上所显示肺门范围、结构比胸片上的肺门更广、更清楚。

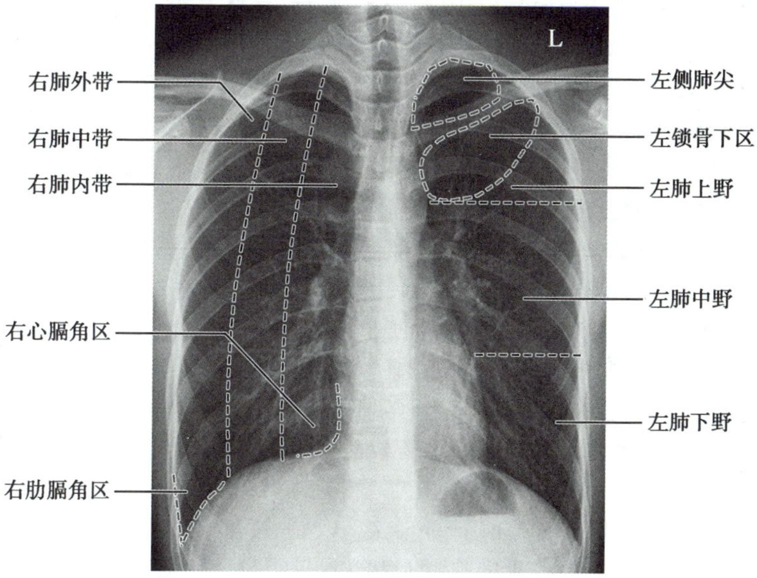

图 3-13 肺野分区

右肺门分上、下两部分。上部由右上肺静脉、右上肺动脉及右下肺动脉干后回归支构成，其最外侧由上叶后肺静脉，偶由上肺静脉后下干形成；下部由右下肺动脉干构成，正常成人其横径不超过 15mm。自肺门角顶点沿右下肺动脉干右侧缘向下 1cm 处向对侧作垂线，为右下肺动脉干的横径。儿童右下肺动脉干的横径与相邻后肋的宽度相当；成人正常值应小于 15mm，右下肺动脉横径与气管横径比值<1.07。上、下部的夹角称肺门角（lung hilum angle）（图 3-14）。

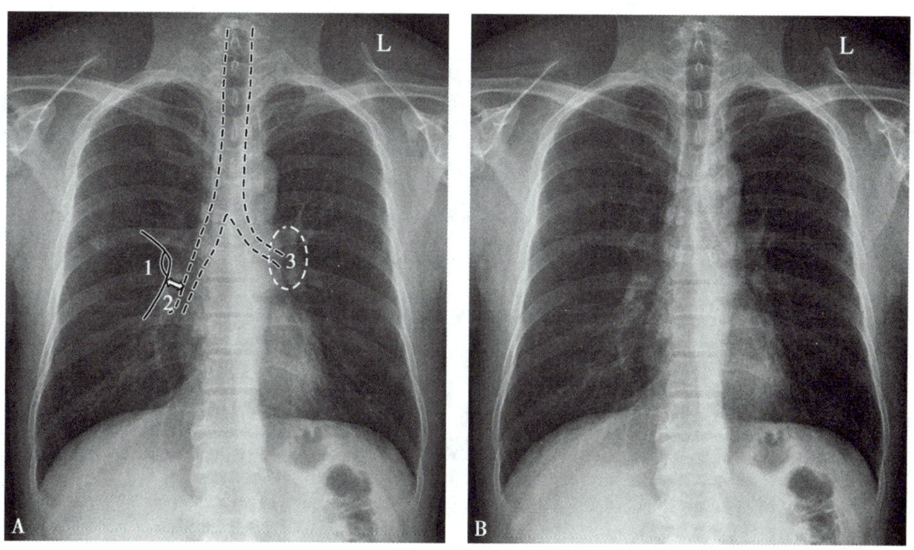

图 3-14 肺门、肺门角

1. 肺门角；2. 右下肺动脉干；3. 左肺门。

左肺门以左主支气管上壁为界亦分为上、下两部。上部由左肺动脉弓构成，呈边缘光滑的半圆形影，勿误认为肺内肿块；下部由左下肺动脉构成，大部分被心影遮盖。

正常人肺门大小的差异较大，测量方法很多，也较复杂。一般相当自己拇指大小，且无正常标准，除明显增大外，多难以判断。病理情况下肺门大小、位置、形状和密度可发生改变。肺门增大可见于淋巴结肿大、肿瘤等；肺门角外凸，往往系由肺门肿块或淋巴结肿大引起；肺不张或肺纤维化时可使肺门移位；肺门血管病变可致肺门密度增高。

3. 肺纹理 自肺门向外呈放射分布的树枝状影，称肺纹理（lung markings）。肺纹理由肺动脉、肺

笔记

静脉、支气管、淋巴管及少量间质组织等组成，其中主要是肺动脉分支。区分组成肺纹理的肺动脉和肺静脉比较困难，肺动脉影一般密度较高，分支自肺门处向肺野走行逐渐变细，分支呈锐角，呈放射状走行，且与支气管伴行；肺静脉影较动脉密度较淡，分支不甚均匀，分支角较大，肺门上部多呈纵向走行，肺门下部略呈水平状走行，不与支气管伴行。

肺纹理自肺门向肺野中、外带延伸，且逐渐变细，至肺野外带几乎不能辨认。正常时下肺野肺纹理较上肺野多而粗，右下肺野纹理比左下肺野多而粗。

对肺纹理分析应注意其数量、分布及有无扭曲、变形、移位等改变。肺纹理增粗、模糊常见于血管性、支气管性和淋巴管性病理变化所致。

4. 肺叶（lobi pulmonis）　由叶间胸膜分隔而成。右肺分为上、中、下三个肺叶，左肺分为上、下两个肺叶。肺叶是解剖单位，与肺野为两种不同的概念。在胸部 DR 片上，除根据显影的叶间胸膜分辨肺叶外，大多数情况下均不能完全显示肺叶的分界，但可结合正、侧位胸片推断各肺叶的大致位置。

（1）右肺上叶：右肺上叶位于右肺前上部，正位片上占据右肺上部，在水平裂以上，后缘以斜裂与下叶为界，下缘以水平裂与中叶为界。

（2）右肺中叶：右肺中叶位于右肺前下部，上缘以水平裂与上叶为界，下缘以斜裂与下叶分界。中叶呈三角形，在正位片上，中叶所占据的肺野上界以水平裂与上叶交界，内界达右心缘，下界呈斜行线，自水平裂的最外端向内、向下达横膈的内侧部。侧位片上，中叶位置靠前，为水平裂、斜裂及前胸壁围成的三角形，尖端指向肺门。

（3）右肺下叶：右肺下叶位于右肺后下部，以斜裂与上叶及中叶为界，正位片上位于右肺下野，上缘起自第 5 胸椎水平，向外下斜行，沿第 5 肋下行至肺野外侧部。此线以下均为下叶所占据，因而下叶的上部与上叶的下部重叠，下叶的下部与中叶重叠，而右侧肋膈角区为右肺下叶所占。

（4）左肺上叶：左侧斜裂把左肺分为上、下两叶，左肺上叶相当于右肺上叶及中叶所占据的肺野。正位上除肺尖和肺底外，上、下两叶大部分重叠。侧位片上，左肺上叶位于斜裂的前上方。

（5）左肺下叶：左肺下叶位于左侧斜裂的后下方，相当于右肺下叶所占据的肺野（图 3-15）。

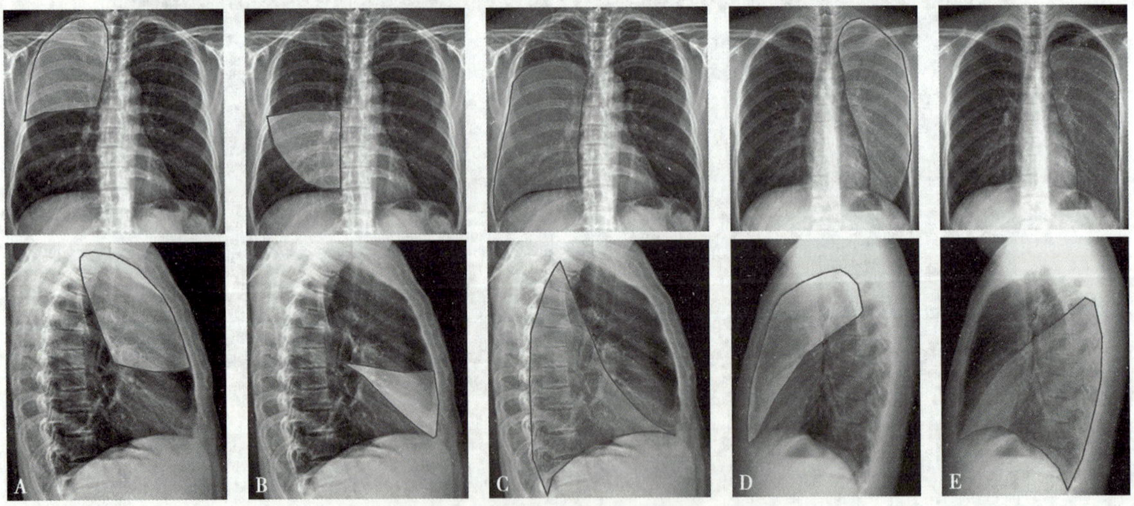

图 3-15　肺叶在正侧位胸片上的投影

A. 右上叶；B. 右中叶；C. 右下叶；D. 左上叶；E. 左下叶。

5. 肺段　每个肺段支气管的分支及其所属肺组织构成一个支气管肺段，简称肺段。每个肺叶由 2~5 个肺段组成，每个肺段有其单独的肺段支气管。肺段通常呈圆锥形，尖端指向肺门，底部朝向肺的外围，肺段之间无明显的边界。肺段的名称与其相应的支气管名称一致，左肺共 8 段，右肺共 10 段（表 3-1）。

6. 肺实质和肺间质　肺组织由肺实质和肺间质组成。肺实质是指具有气体交换功能的含气结构及间隙。正常胸片上透亮的肺野代表肺实质。肺间质指不具有换气功能而起支持、连接作用的组织结构，包括支气管和血管、淋巴管、肺泡间隔及脏层胸膜下由结缔组织所组成的支架及间隙。

笔记

（四）心脏大血管 DR

胸部 DR 正位（后前位）是心脏与大血管的基本摄片体位。根据病情需要，再选择斜位或左侧位。摄后前位片用于观察心脏形态、左心房、左心室、右心房、主动脉、肺动脉和肺门血管的形态及其相互关系，进行心脏大血管的测量。

1. 心血管 DR 表现　后前位片上心脏、大血管与胸骨、胸椎及纵隔其他结构重叠，因此主要观察心脏与大血管影的左、右两缘，不能显示心内结构和分界。心脏表面有心包覆盖，正常情况下心包缺乏对比不显影。

正常心脏影位于两肺之间，膈肌之上，向前平对胸骨体，向后平对第 5～8 胸椎。约 2/3 位于胸骨中线左侧，1/3 位于右侧，心尖指向左下。心脏影分左、右两缘。

心脏右缘分为上、下两段，两者之间有一浅的切迹。上段较陡直，为上腔静脉及升主动脉的复合影。儿童及青少年主要为上腔静脉（superior vena cava，SVC），老年由于胸主动脉迂曲、延长、扩张，则主要为升主动脉（aorta ascendens，AAO）影。其向下进入右心房（right atrium，RA）；下段圆隆，主要由右心房的右壁构成。心缘与膈之间的交角为心膈角，分为左、右两侧。右心膈角区有时可见下腔静脉（inferior vena cava，IVC）影，其向上进入右心房。

心脏左缘分为上、中、下三段。上段向外突起的部分为主动脉结（或主动脉球）；中段由主肺动脉干左缘构成，称为肺动脉段。此处向内凹入，又称为心腰部。肺动脉段与左心室缘之间为左心耳，但正常情况下不隆起，X 线片上不能显示；下段由左心室（left ventricle，LV）构成，左心室缘向外下方延伸然后向内，转弯处为心尖部。肥胖者有时可在左心膈角处见到密度较低的心包脂肪垫（图 3-16）。

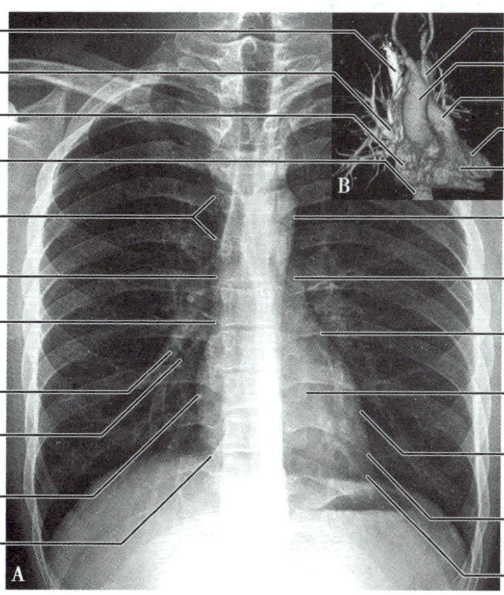

图 3-16　心脏后前位

知识拓展

胸部 DR 摄影

胸部摄影常规取站立位，便于将肩胛骨放在肺野外。胸部正位常规摄后前位片，以便减小心脏影放大率，充分显示肺组织。对于外伤、体弱、病情严重或患儿等不能站立的患者，可根据情况摄取坐位、半坐位或仰卧位片。摄取侧位片时如主要检查肺部，常规摄右侧位片或患侧的侧位片；若主要检查心脏大血管，常规摄取左侧位片。

若为肺部摄影时，呼吸方式为深吸气后屏气；心脏大血管摄影时，平静呼吸下屏气。请问为什么摄影时呼吸方式会有所不同呢？

2. 正常心脏形态　有很大变异，主要取决于体型、年龄、横膈高度和呼吸状态等因素，大致可分为三种类型：

（1）垂位心：见于瘦长体形者。胸廓狭长，膈位置低，心影狭长，心膈接触面小，心脏纵轴与水平面的夹角大于45°。

（2）斜位心：见于适中体形者。胸廓介于另两型之间，心膈接触面适中，心脏纵轴与水平面的夹角约45°，心腰平直。

（3）横位心：见于短胖体形者。胸廓宽短，膈位置高，心纵轴与水平面的夹角小于45°，心膈接触面大，主动脉结明显，心腰部凹陷（图3-17）。

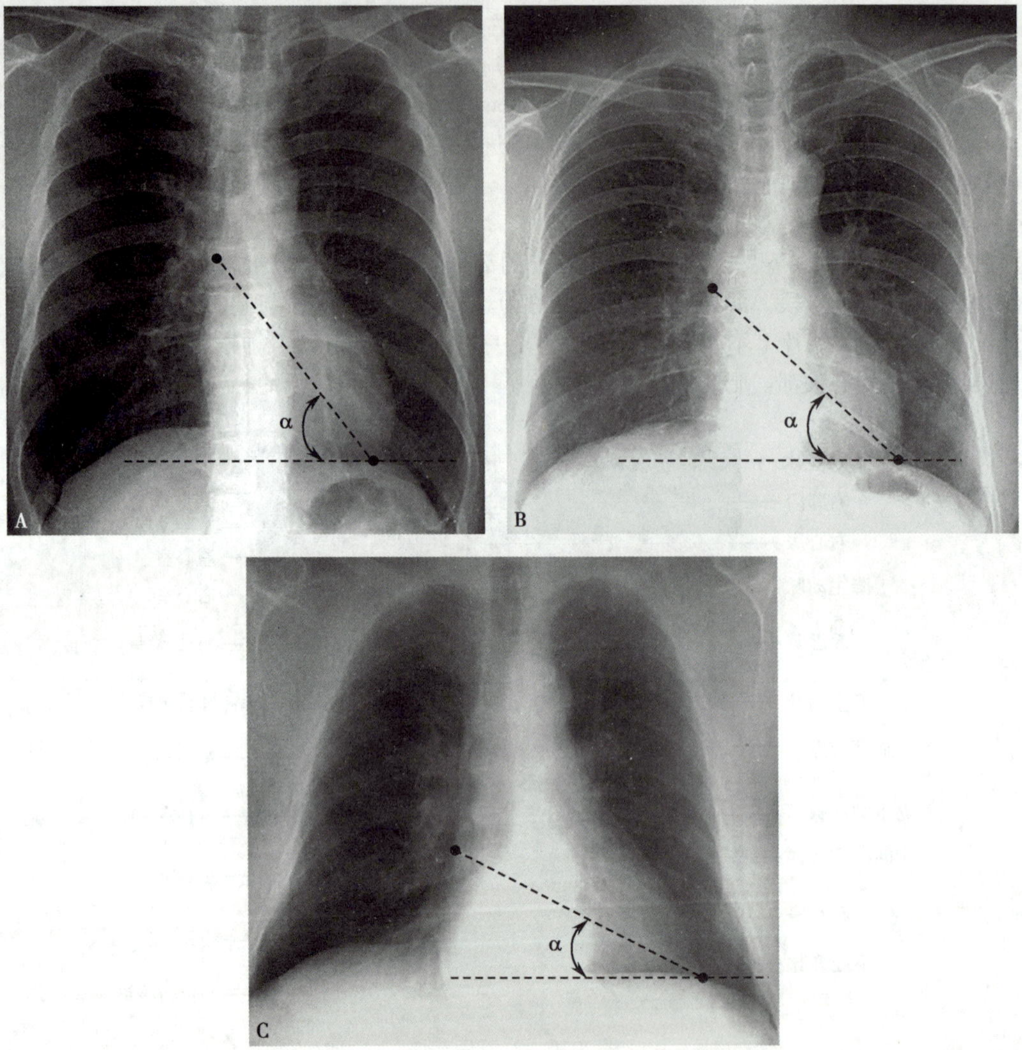

图3-17 正常心脏形态
A. 垂位心；B. 斜位心；C. 横位心。

3. 心胸比率（cardiothoracic ratio） 指心影最大横径（T_1+T_2，心影左、右缘最突出点至胸廓中线的垂直距离之和）与胸廓最大横径（T，经右膈顶平面到两侧胸廓内缘间连线长度）的比率，即$(T_1+T_2)/T$，是评价心脏大小的常用指标（图3-18）。

正常成人心胸比率≤0.5。一般垂位心的心胸比率小于0.5；斜位心的心胸比率约为0.5；横位心的心胸比率略大于0.5，但不超过0.52。如果心胸比率大于0.52，提示心脏增大。此法评价心脏大小较简便，但受体型、体位、吸气量等因素的影响。心脏超声检查可对心腔大小、血流作精确测量。

（五）胸膜DR

胸膜分为两层，包裹肺和叶间的部分为脏层胸膜，与胸壁、纵隔及横膈相贴的为壁层胸膜。两层胸膜之间为潜在的胸膜腔，其内为负压。由于正常胸膜菲薄，一般不显影，只有胸膜反折处或叶间胸

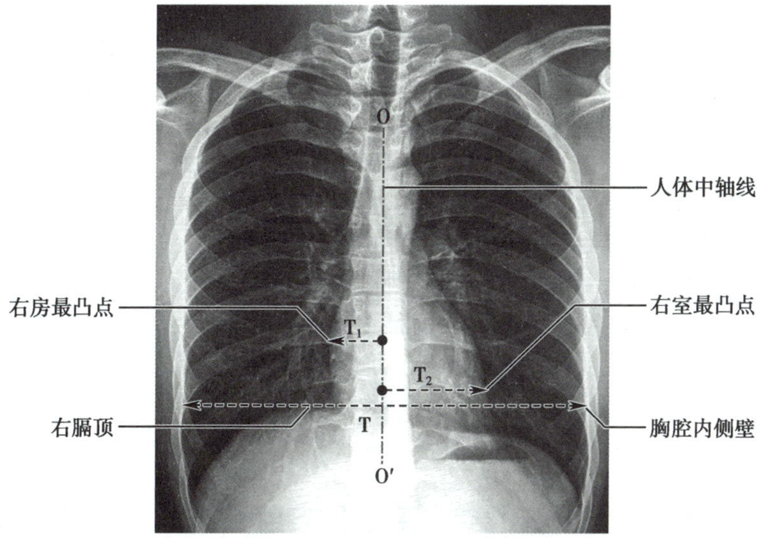

图 3-18 心胸比率测量

膜走向与 X 线平行时方可显示为薄层状或线状致密影。

1. 肋骨伴随阴影(rib companion shadow) 是胸膜在肺尖部的转折所致。

2. 叶间裂(fissura interlobaris) 是叶间胸膜转折所致。

(1) 斜裂(fissura obliqua):一般在正位片上不能显示,在侧位片上表现为自后上斜向前下的线条状阴影。右侧斜裂的后端起始于第 5 后肋端水平,斜向前下方走行,止于距膈面前缘 2~3cm 处,与膈顶平面约成 50°角。左侧斜裂后端起始点较右侧稍高,在第 3~4 后肋端水平,故倾斜角度较大,其前下端达肺的前下缘,与膈顶平面约成 60°角。叶间胸膜面通常略有弯曲,斜裂上半部稍斜向外,下半部稍斜向内,故在侧位片上可呈 S 形。

(2) 横裂(horizontal fissure):又称水平裂,约 70%的正、侧位胸片均可显影。正位片表现为右中肺野横行细线状阴影,从第 6 肋腋部水平自外向内延伸,并止于肺门外 1cm 处。在侧位片上横裂起自斜裂中部,向前呈水平方向走行,达到前壁(图 3-19)。

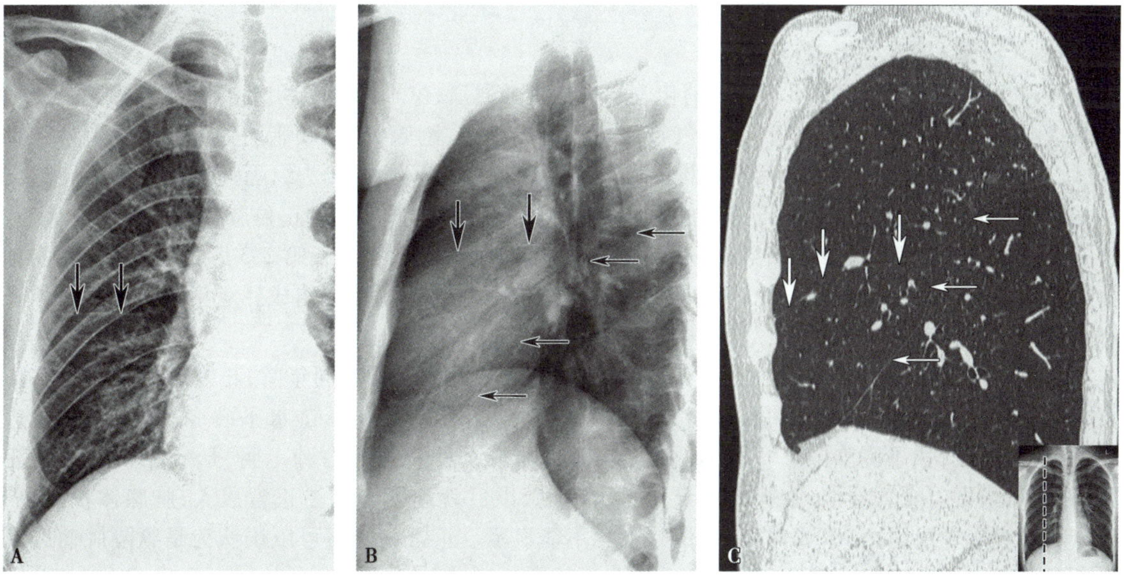

图 3-19 胸片叶间裂

A. 胸部正位,粗短箭头水平裂;B. 胸部侧位,粗短箭头水平裂,细长箭头斜裂;C. CT 矢状位多平面重建,粗短箭头水平裂,细长箭头斜裂。

（六）膈 DR

膈(diaphragm)由薄层肌腱组织构成,位于胸、腹腔之间。膈上有主动脉裂孔、食管裂孔、腔静脉裂孔等供连结胸腹腔的结构通过。主动脉裂孔有主动脉、奇静脉、胸导管和内脏神经通过;食管裂孔有食管和迷走神经通过;腔静脉裂孔有下腔静脉通过。

正位片上两侧膈均呈圆顶状,内高外低。膈内侧与心脏形成心膈角,外侧与胸壁间形成尖锐的肋膈角。侧位片上,膈前面高后面低,前端与前胸壁形成前肋膈角,后部明显向后、下倾斜,与后胸壁形成后肋膈角,位置低而深。正常前肋膈角为钝角,后肋膈角为锐角。

膈一般位于第 9、10 后肋水平,相当于第 6 前肋间隙,通常右膈比左膈高 1~2cm。平静呼吸状态下,膈运动幅度为 1~2. 5cm,深呼吸时可达 3~6cm,横膈运动两侧大致对称。

膈的局部发育较薄弱或张力不均时,向上呈一半圆形凸起,称为局限性膈膨升,多发生于前内侧,右侧较常见,深吸气时明显,为正常变异。有时在深吸气或肺气肿状态下,膈可呈波浪状,称为“波浪膈”,系因膈肌附着于不同的肋骨前端,在深吸气时受肋骨的牵引所致(图 3-20)。

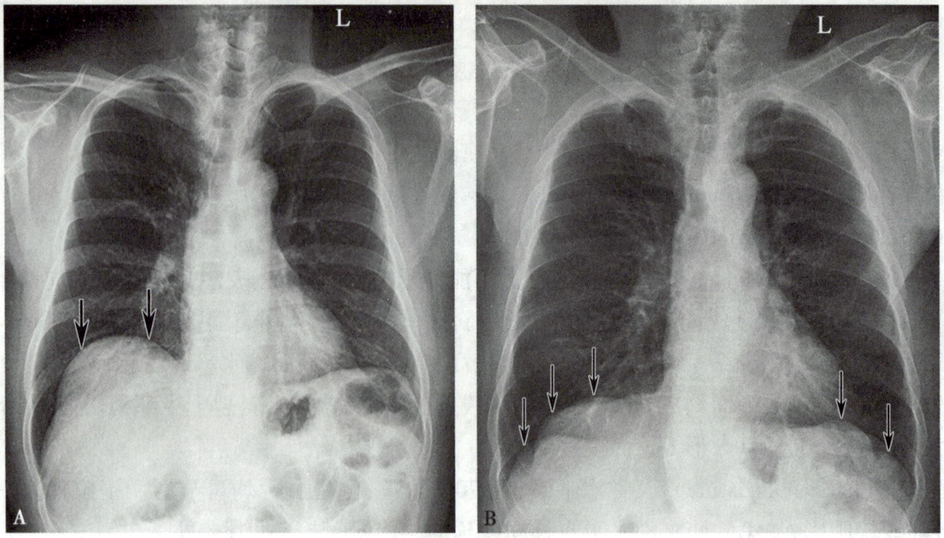

图 3-20 膈变异

A. 局限性膈膨升;B. 波浪膈。

（七）纵隔 DR

纵隔(mediastinum)是循环、呼吸、消化等器官的主要通道,位于两肺之间,把胸腔分为左、右两半。纵隔结构包括心脏、大血管、气管、主支气管、食管、淋巴组织、胸腺、神经及脂肪等。其范围上自胸廓入口,下至横膈,前自胸骨后缘,后至胸椎的椎体及两旁的脊柱旁沟,两侧为纵隔胸膜和肺门。

在胸部正位片上,纵隔为中部透光度最低的阴影。在投照位置准确的正位胸片上,右心房以上右上纵隔的边缘由上腔静脉和右头臂静脉所组成。右上肺尖部内缘,相当于第 2、3 后肋间隙处可由右锁骨下动脉构成。左上纵隔主动脉弓处以上的边界,主要由左锁骨下动脉构成。老年人主动脉弓伸长弯曲后,升主动脉部分组成右侧纵隔边缘。

胸腺位于前纵隔上部,胸骨之后,气管、心脏及大血管之前。在不同年龄,正常胸腺的大小和形态,都有很大的差别。新生儿胸腺相对较大(图 3-21),如果胸腺向下过水平裂,右侧形成弧形边缘,称为僧帽征;如果胸腺向下不过水平裂,从上纵隔沿水平裂突入右肺上野,形成船帆状致密阴影,称为船帆征。至青春期,胸腺的重量达最大程度,以后就逐渐萎缩。正常成人,胸腺体积甚小,完全位于纵隔轮廓之内,于胸部正、侧位片上均不能显示。正常胸腺不可以误认为是纵隔肿瘤或纵隔淋巴结肿大。

纵隔纯属软组织结构,其宽度易受体位和呼吸的影响,小儿变化更明显。在卧位或呼气时,纵隔变宽、变短;立位或吸气时,纵隔变窄、变长。如果一侧胸腔压力增高,可使纵隔向对侧移位;如果一侧胸腔压力减低,可使纵隔移向该侧。胸片上纵隔结构因密度对比差,有时难以分辨。

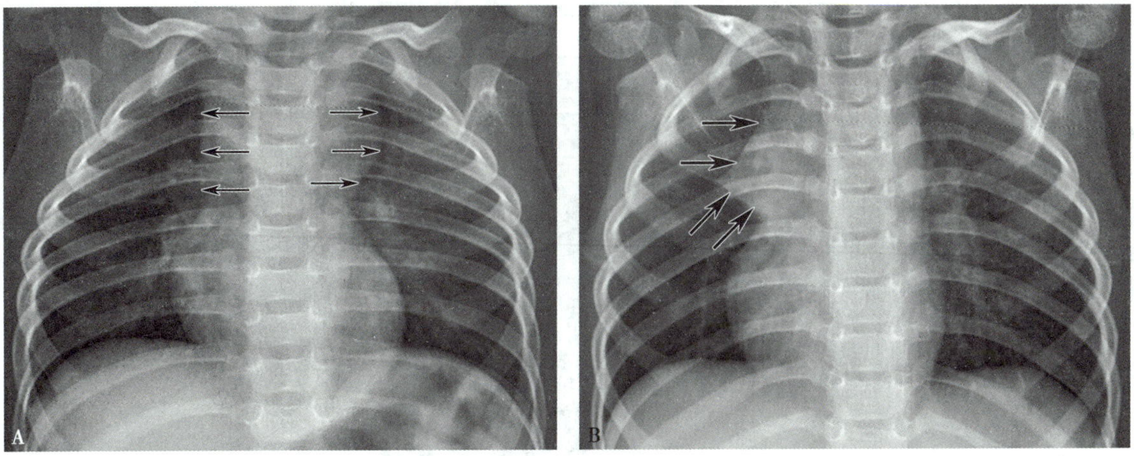

图 3-21 小儿胸腺
A. 僧帽征;B. 船帆征。

二、胸部 DR 左侧位

胸部左侧位片也是观察胸廓和心脏、大血管大小、形态、位置的常用体位。

(一) 胸部左侧位 DR

1. 胸骨(sternum) 位于正前方。心影呈椭圆形分前、后两缘。心前缘与胸骨间的倒三角形透亮区称为心前间隙或胸骨后间隙。胸椎位于正后方,心后下缘与脊柱影之间也有三角形的心后间隙。

2. 心前缘 分上、中、下三段。下段为紧贴胸骨的右心室前壁;其向后上方延续的部分为中段,由右室流出道(right ventricular outflow tract)与肺动脉干构成,肺动脉干向后与升主动脉重叠,并被掩盖;升主动脉在主肺动脉上方构成心前缘上段,几乎呈垂直走行,其上端向后延续为主动脉弓。

3. 心后缘 分为上、下两段。上段为左心房(left atrium,LA);下段为左心室,一般两者之间无明确分界。左心室与膈接触面处有时可见下腔静脉影,下腔静脉向上进入右心房。降主动脉走行在心后间隙内,并与脊柱相重叠(图 3-22)。

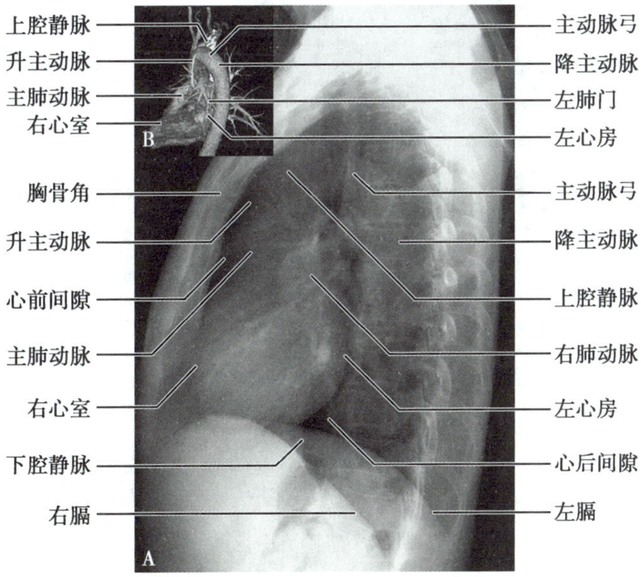

图 3-22 左侧位,心脏大血管
A. 左侧位胸片;B. 心脏大血管 CT 三维重建,左侧面观。

左侧位胸片上,两侧肺门大部分重叠呈逗号形,右肺门略偏前,左侧偏上、偏后,前缘为上肺静脉干,后上缘为左肺动脉弓。逗号拖长的尾巴由两下肺动脉干构成(图 3-23)。

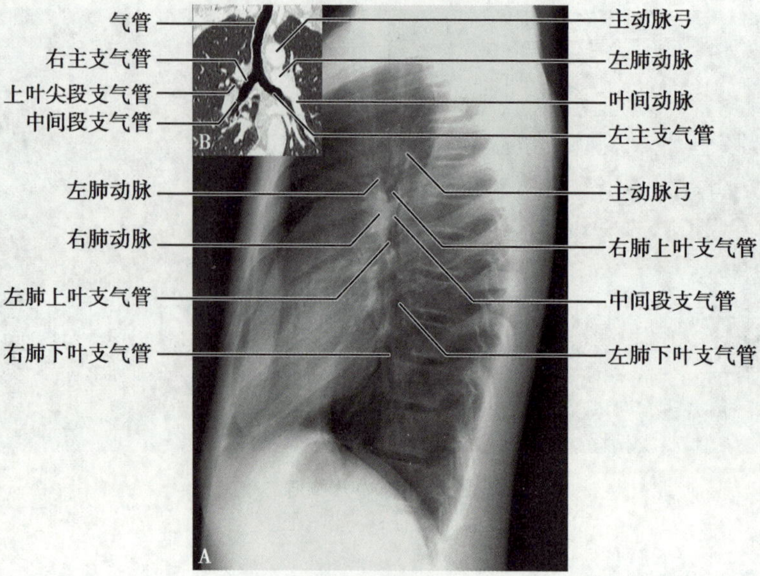

图 3-23 左侧位，肺门

A. 左侧位胸片；B. 胸部 CT，经主支气管层冠状面重组。

（二）纵隔分区

纵隔肿瘤及肿瘤样病变多有特定的好发部位。胸部 DR 片诊断纵隔病变的主要依据是病变部位。

纵隔的分区方法有多种，目前多采用三分区法，即在侧位胸片上，将纵隔纵向划分为前、中、后三部分。心包、升主动脉前缘、气管的前壁为前、中纵隔的分界线；食管的前壁为中、后纵隔的分界线。食管后缘约在脊柱前缘，以往 X 线左侧位片需服钡剂，以明确纵隔分区。

纵隔的九分区法是在三分法的基础上以胸骨角至第 4 胸椎的椎体下缘作连线，分为上、中纵隔；经肺门下缘至第 8 胸椎下缘作一水平线作为中、下纵隔的分界线（图 3-24）。

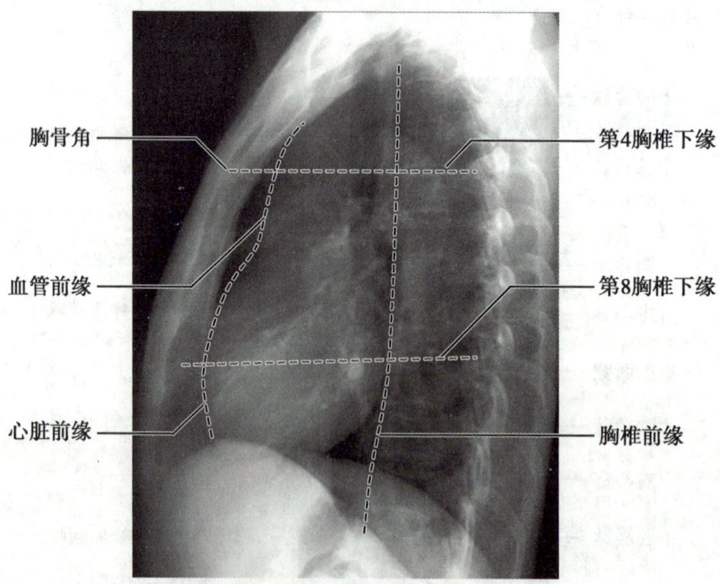

图 3-24 纵隔九分区法

三、乳腺 DR

数字化乳腺 X 线摄影又称乳腺 DR，主要用于乳腺癌的筛查和诊断，是乳腺疾病最基本和首选的影像检查方法，可以检出临床触诊阴性的早期乳腺癌。

乳房（mamma breast）由皮肤、乳腺和脂肪组织构成，小儿和男性不发达。乳房位于胸大肌表面，第

3~6肋之间，内侧位于胸骨旁线，外侧可达腋中线。成年生育前女性乳头平第4肋间隙或第5肋。乳房与胸肌筋膜之间的乳房后间隙内有疏松结缔组织和淋巴管。

乳腺(mammary gland)位于皮下浅筋膜的浅层与深层之间。浅筋膜伸向乳腺组织内形成条索状的小叶间隔，一端连于胸肌筋膜，另一端连于皮肤，将乳腺腺体固定在胸部的皮下组织之中。乳腺被脂肪组织分割成15~20个乳腺叶，以乳头为中心呈放射状排列。每一乳腺叶借输乳管开口于乳头的输乳孔，输乳管在近乳头处膨大为梭形输乳管窦。乳腺周围的纤维结缔组织与皮肤和胸筋膜之间连有许多结缔组织束，称乳房悬韧带(Cooper 韧带)，将乳腺固定于浅筋膜内。乳腺癌早期，乳房悬韧带受侵缩短，牵拉皮肤内陷形成小凹，皮肤呈橘皮样变，为乳腺癌的一种特殊体征。

（一）乳房结构 DR 特点

1. 乳头　X线表现为突出于乳房中央，呈突起状态、扁平形或稍有内陷类圆形阴影。乳头(nipple)个体差异较大，一般呈圆柱形，直径8~15mm，平均10mm。

2. 皮肤　X线表现为光滑整齐、密度稍高的线样软组织密度影，厚度均匀，但在下后方邻近胸壁反褶处的皮肤略厚。皮肤的厚度因人而异，正常皮肤厚度0.5~3mm，乳晕区皮肤1~5mm。

3. 乳晕　X线表现为乳头后方密度高于皮肤的圆盘状软组织阴影。乳晕区(mammary areola)是以乳头为中心直径3~4cm所属范围。

4. 皮下脂肪层　X线片上为皮肤深部呈高度透亮带，介于皮肤与浅筋膜间，光滑匀称，一般厚度在10mm左右。此层内尚可见或粗或细的Cooper 韧带阴影。皮下脂肪层厚度随年龄及胖瘦不同而异：年轻致密型乳腺此层较薄；肥胖者乳腺此层较厚；脂肪型乳腺的皮下脂肪层与乳腺内脂肪组织影混为一体。

5. 乳房悬韧带　X线表现为皮下脂肪层中半环形条索状阴影，向后与腺体相连，向前伸延至皮肤。乳房悬韧带个体差异较大，发育差者，X线片上无乳房悬韧带阴影或在皮下脂肪层内见到纤细的线状影；发育良好者，乳房悬韧带表现为狭长的三角形阴影，尖端指向乳头(图3-25)。

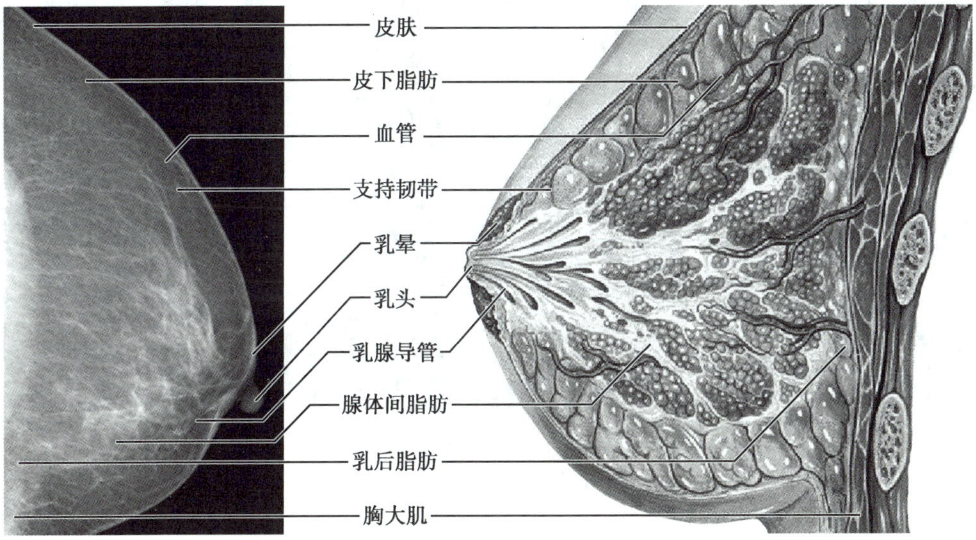

图3-25　乳腺侧位

6. 乳腺导管　正常人有15~20支乳腺导管，开头于乳头，呈放射状向乳腺深部走行，并逐渐分支，最后终止于腺泡。X线平片上有时可显示大导管，起自乳头下方，呈线样放射状向乳腺深部走行，但也可表现为均匀密度的扇形影而无法辨认各支导管。X线平片上乳腺导管表现的线样影同纤维组织构成的线样影难以鉴别，可统称为乳腺小梁。乳腺导管造影能清楚显示大导管及其分支导管(图3-26)。

7. 乳腺实质　X线片上呈密度较高的致密影，是由许多小叶及其周围纤维组织间质融合而成的片状阴影，其边缘多较模糊。个体差异大，可呈云絮状、棉花团状等多种形态腺体影像。

8. 乳腺间质　X线表现为粗细不均的条索状致密影，为乳腺小叶间隔及结缔组织阴影，尖端多指向乳头。

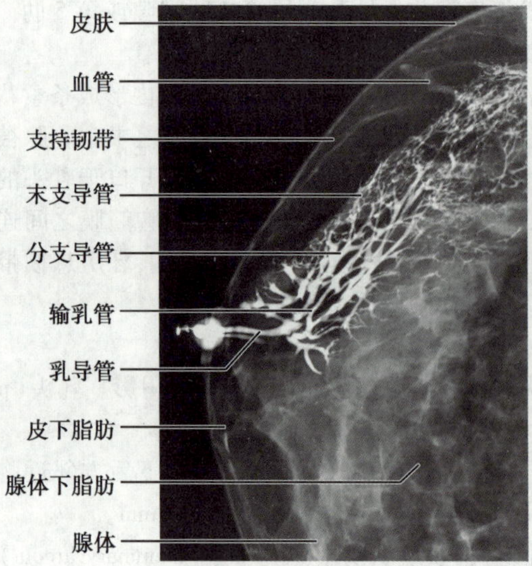

图 3-26 乳腺导管造影

9. 血管及淋巴结　在脂肪多、腺体少的乳腺中，乳腺血管容易显示，一般左、右两侧粗细大致相同。乳腺内淋巴结一般不显影，偶可见类圆形结节影，直径多小于 1cm。

10. 乳腺后脂肪　表现为透亮影，光滑整齐，位于乳腺组织与胸大肌之间，与胸壁平行。乳腺后脂肪线在片上通常不能完全显示。

（二）乳房 DR 分型

正常乳房的 X 线表现个体差异很大，缺乏恒定的 X 线类型。根据大量临床及普查影像资料，按乳房构成的纤维腺体组织密度高低和分布范围，乳房 DR 可分为以下 4 型（图 3-27）：

1. Ⅰ型　脂肪型。乳房大部或几乎全部由脂肪组织构成，可见少许残存的腺体组织。

2. Ⅱ型　致密型。乳房大部或几乎全部为致密的腺体组织，乳房饱满、密实。

3. Ⅲ型　中间型。小叶分布于整个乳腺及基底部，有丰富的腺泡和腺管，范围较致密型少，乳房见散在片状致密影，占全乳的四分之一或略多，致密区内见较多的散在的脂肪间隔。

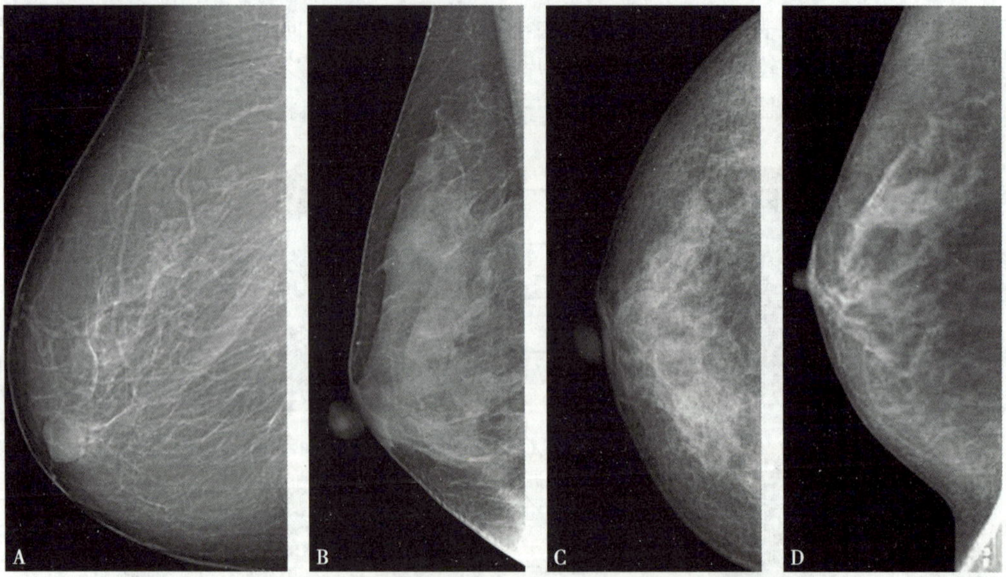

图 3-27 乳房分型

A. 脂肪型；B. 致密型；C. 中间型；D. 导管型。

4. Ⅳ型　导管型。小叶趋于退化，代之以纤维小梁，在脂肪组织的衬托下增生的导管及结缔组织呈现大小不等的结节状影。

第二节 胸部 CT

胸部的组织结构复杂，有含气的肺组织、脂肪组织、肌肉组织、骨组织等。因为这些组织的密度差异很大，其 CT 值的范围广，所以在观察胸部 CT 时，至少需采用两种不同的窗宽和窗位，分别观察肺野与纵隔。

一、胸部 CT 肺窗

胸部 CT 图像是胸部不同层面的断层图像，常规 CT 只能进行胸部横断面成像，多层螺旋 CT 除横断面成像外，还可行冠状面及矢状面的重组成像。

（一）肺部断层解剖基础知识

观察肺实质采用肺窗，窗宽为 1 500～2 000HU，窗位为−450～−600HU；两肺野表现为对称性低密度阴影。胸段气管呈圆形或椭圆形，与周围结构界限清楚。40 岁以上者气管壁软骨可发生钙化。部分气管的右侧后壁直接与肺相邻，此处气管壁厚度如超过 4mm 视为异常。右主支气管短而粗（直径约 15mm），左主支气管细而长（直径约 13mm）。CT 扫描，与扫描线垂直走行的支气管为低密度圆形影；斜行走行为低密度椭圆形影；平行走行为低密度管状影。

（二）肺叶的判断

在 CT 图像上叶间裂的三种影像表现是划分肺叶的依据：线状稍高密度影；灰色条带状影；相对无血管区域。可根据叶间裂的密度、形态及走行划分肺叶（图 3-28）。

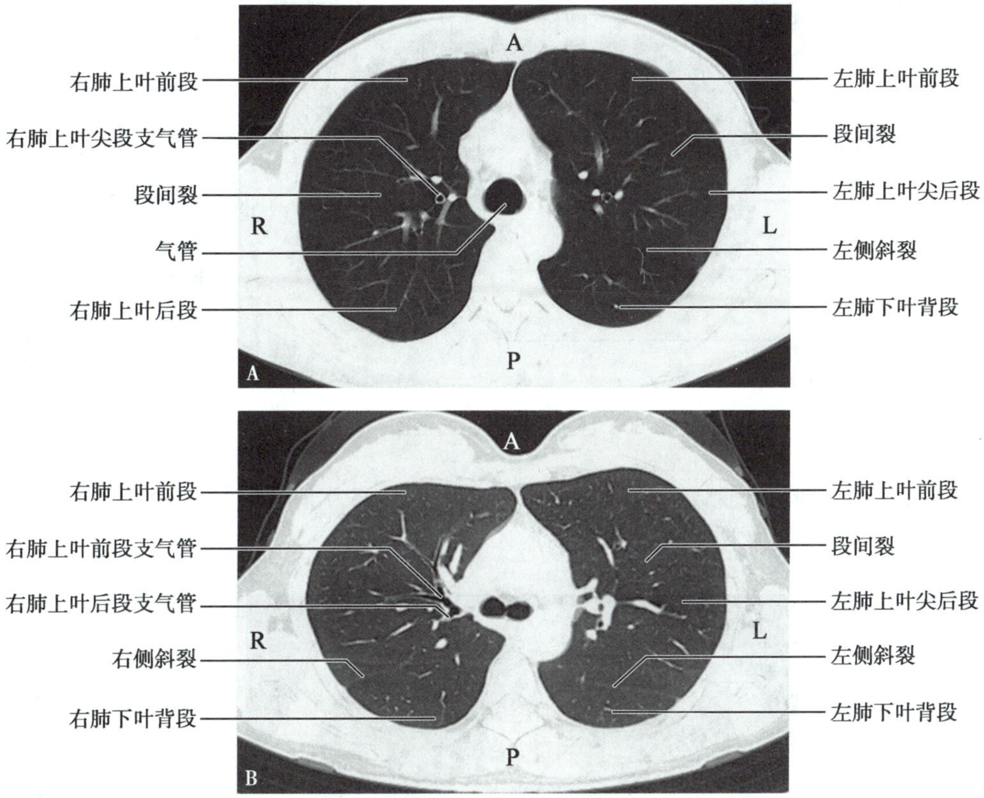

图 3-28　叶间裂的 CT 表现

A. 普通螺旋 CT 平扫；B. 高分辨率 CT 平扫。

右肺，斜裂以前、水平裂以上为右肺上叶，斜裂以前、水平裂以下为右肺中叶，斜裂以后为右肺下叶；左肺，斜裂以前为左肺上叶，斜裂以后为左肺下叶。其中可见由中心向外围走行的高密度肺血管分支影，由粗变细，即肺纹理影；肺动脉与同级别的支气管相伴走行，两者的断面直径相近。肺段的基本形态为尖端指向肺门的锥状体形，CT 图像不能显示肺段间的界限，但根据肺段支气管及血管的走行可大致定位。

（三）胸部 CT 横断层

1. 经胸廓入口横断层　经胸廓入口横断层面：可显示气管，右肺上叶尖段、前段及后段，左肺上叶尖后段（图 3-29）。

2. 经主动脉弓横断层　经主动脉弓横断层面：可显示右肺上叶尖段位于中部，前段及后段分别位于右肺野前、后部；左肺野前部为前段，中部为尖后段及后部，后部为下叶背段（图 3-30）。

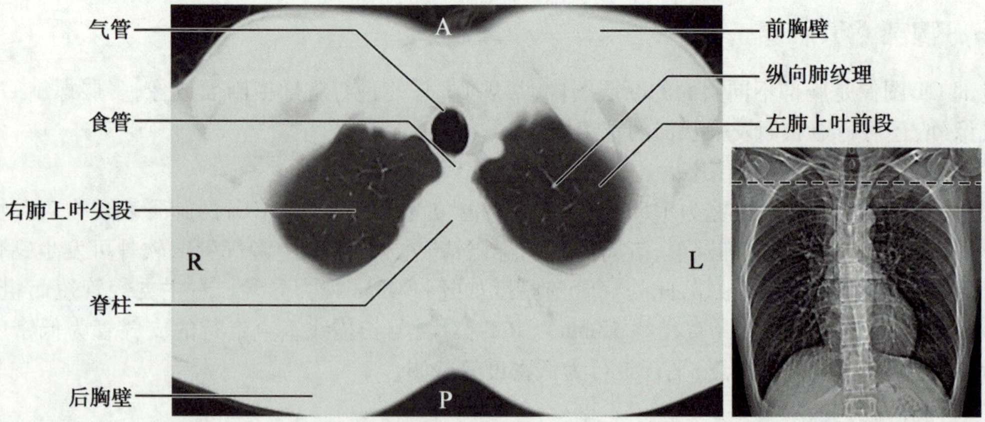

图 3-29 经胸廓入口横断层面 CT，肺窗

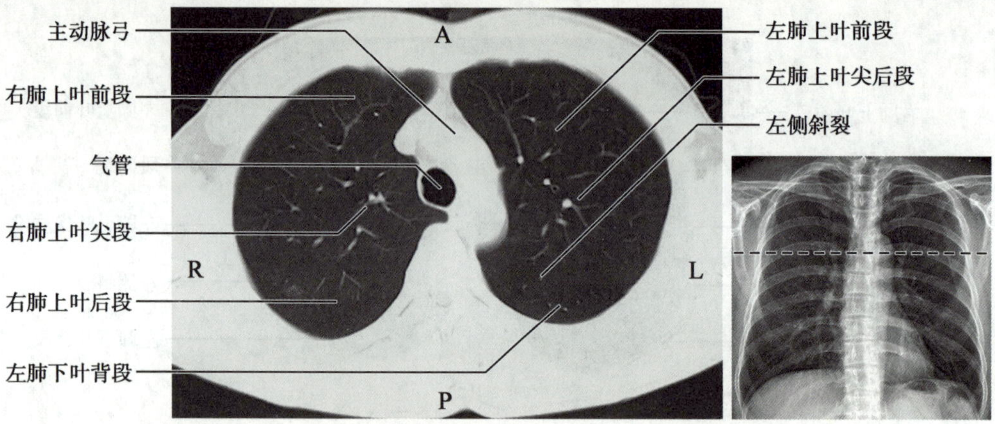

图 3-30 经主动脉弓横断层面 CT，肺窗

3. 经气管分叉横断层　右肺前部为前段，中部为后段，后部为下叶背段，尖段已消失；左肺前部为前段，中部为尖后段，后部为下叶背段（图 3-31）。

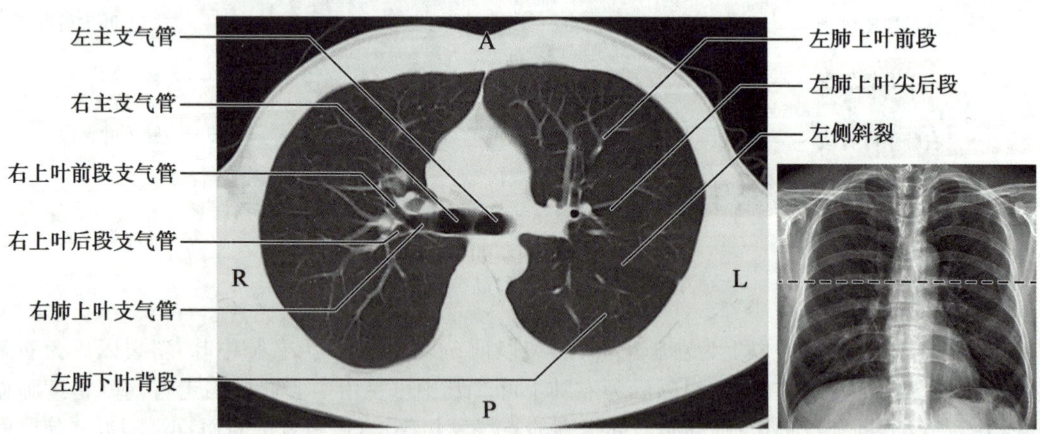

图 3-31 经气管分叉横断层面 CT，肺窗

4. 经中间段支气管横断层　右肺后方背段范围扩大，前部右肺中叶开始出现；左肺的中部为上舌段，前方为前段，后方为下叶背段（图 3-32）。

5. 经上肺静脉干横断层　可见右肺中叶支气管自中间段支气管分出向前走行，下叶背段支气管与中叶支气管开口相对，向后走行。右肺野后方大部为背段，中部为中叶外侧段，前内部为中叶内侧段。左肺下叶支气管断面呈圆形透亮影，邻近有相应的肺动脉分支伴行。左肺后部为背段，前外侧为

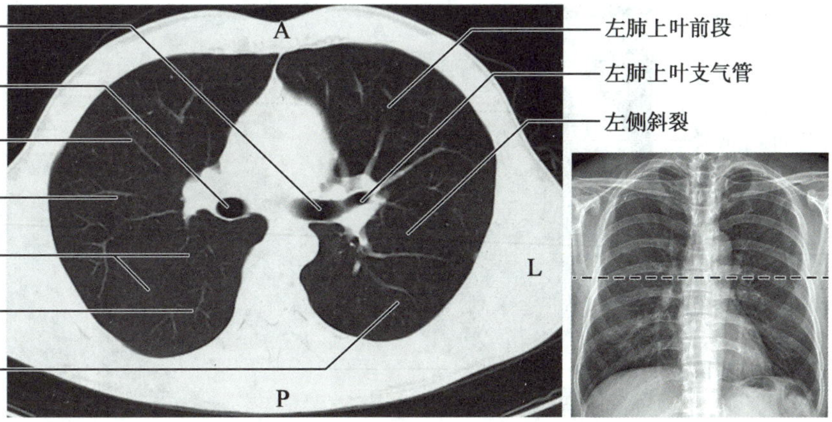

图 3-32 经中间段支气管横断层面 CT，肺窗

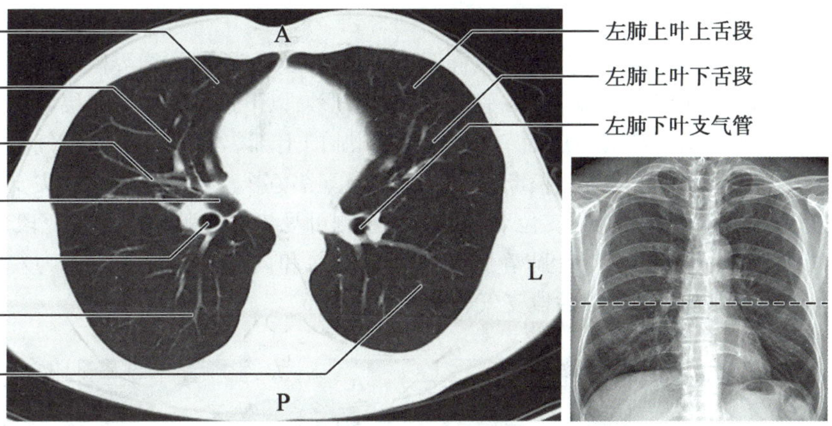

图 3-33 经中叶支气管横断层面 CT，肺窗

上舌段，靠近肺门前方的为下舌段（图 3-33）。

6. 经左心房横断层 可见左、右肺下叶前、外支气管断面呈椭圆形透亮影，邻近有相应的肺动脉分支伴行。可显示的肺段包括中叶外侧段、内侧段及下叶前、外、后基底段；左肺上叶上舌段、下舌段及下叶前段、外侧基底段、后侧基底段（图 3-34）。

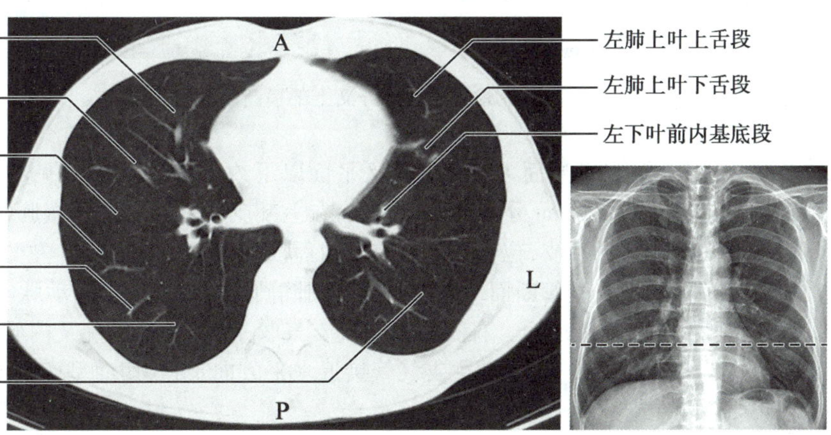

图 3-34 经左心房横断层面 CT，肺窗

7. 经四心腔横断层 右肺前半部为中叶，中叶前内部分为内侧段，中叶的后外部分为外侧段。右肺中部可见前、外基底段，前基底段位于中叶外段后方，右肺的肺门旁为内基底段。左肺前半部为下舌段，向后依次为前内基底段、外基底段、后基底段（图 3-35）。

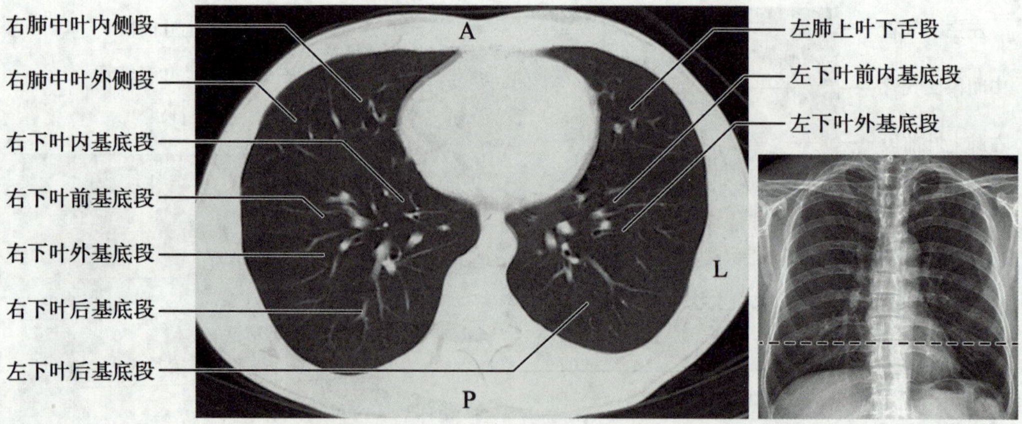

图 3-35 经四心腔横断层面 CT，肺窗

（四）气管和支气管 CT 横断层

在 CT 图像上，胸段气管呈圆形或椭圆形低密度影，与周围结构界限清楚。与扫描线垂直走行的支气管为圆形；斜行走行为椭圆形；平行走行为管形。以下选取 4 个横断层面加以叙述。

1. 经气管分叉上部横断层面　相当于两侧肺门上部。紧靠中线的是气管，呈卵圆形低密度影。气管右侧为右上叶尖段支气管横断面，呈小圆形低密度影。右上叶肺动脉尖支位于上叶尖段支气管断面的前内侧，上叶肺静脉后支位于外后侧。左侧可见尖后段肺动脉及尖亚段、后亚段肺动脉分支断面，上叶肺动脉位居前方，上叶肺静脉断面则更靠前和内侧。气管左前方为左肺上叶前段支气管断面。气管左侧为左肺上叶尖后段支气管断面（图 3-36）。

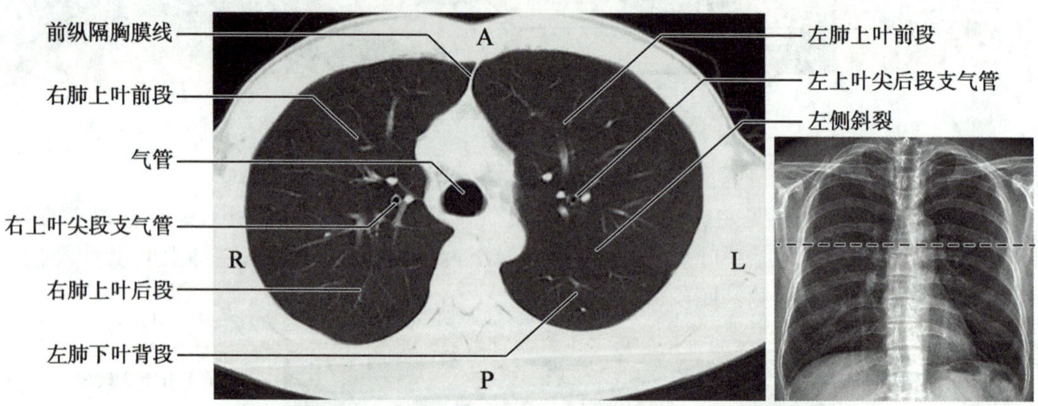

图 3-36 经气管分叉上部横断层面 CT，肺窗

2. 经右上叶支气管横断层面　在气管分叉平面以下约 1.0cm，一般可见右上叶支气管从右主支气管侧面分出，向外走行 1～2cm 分为后段和前段，右上叶支气管的后壁邻接肺野，前面为右肺动脉的前干支，外侧是右上肺静脉后支，位于右上叶前段与后段支气管的夹角处。左侧可见到左上叶尖后段支气管、尖亚段或后亚段支气管断面，其前方为左上肺静脉，其后是左上肺动脉（图 3-37）。

3. 经中间段支气管横断层面　右侧的中间段支气管呈圆形，其后壁及内侧壁邻肺组织。中间段支气管的前外侧为右下肺动脉干。左主支气管接近水平方向走行，切面呈卵圆形或条形，其后为左下肺动脉（图 3-38）。

4. 经中叶支气管横断层面　在此层面上可见中叶支气管从中间段支气管右前方分出，向前外走行。通常下叶背段支气管与中叶支气管在相同的高度从中间段支气管后外侧分出。右下肺动脉位于中叶和下叶支气管分叉的夹角内。在左侧，左下叶支气管呈环形，其后外方为左下肺动脉（图 3-39）。

笔记

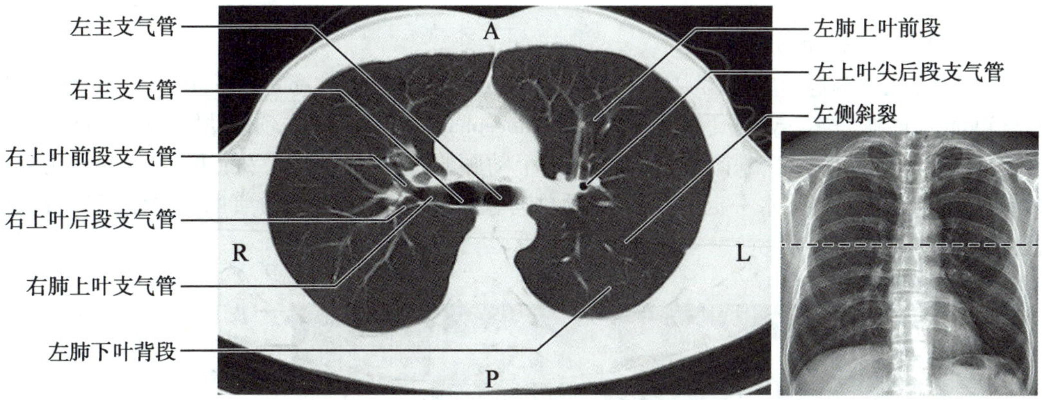

图 3-37 经右上叶支气管横断层面 CT，肺窗

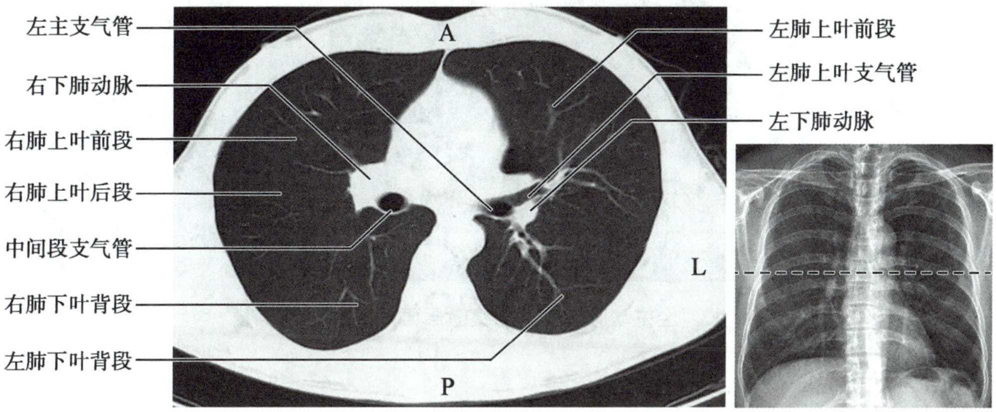

图 3-38 经中间段支气管横断层面 CT，肺窗

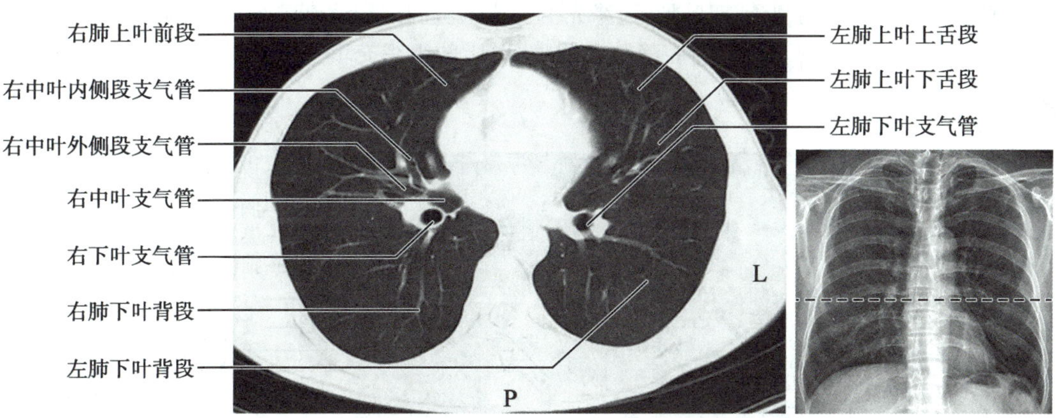

图 3-39 经中叶支气管横断层面 CT，肺窗

二、胸部 CT 纵隔窗

CT 显示纵隔内结构明显优于平片，主要通过纵隔窗来观察。纵隔窗的窗宽 250～400HU，窗位 30～40HU。

CT 将纵隔内的结构分为前、中、后纵隔三部分。前纵隔位于胸骨后方、心脏大血管之前的狭长三角区，其中有纵隔前淋巴结、胸廓内动脉的分支、由上纵隔向下延伸的胸腺及疏松结缔组织；食管前壁为中、后纵隔的分界线，中纵隔相当于心脏、主动脉弓、气管及肺门所占据的区域，中纵隔结构包括气管与支气管、大血管及其分支、膈神经及喉返神经、迷走神经、淋巴结及心脏等；后纵隔为食管前缘之后、胸椎前及椎旁沟的范围，包括食管、降主动脉、胸导管中下段、奇静脉、半奇静脉、交感神经链及后纵隔淋巴结。

（一）经主动脉弓上部的横断层

最前方为左头臂静脉，左后方为右头臂静脉，由右颈总动脉（right common carotid artery）与右锁骨下动脉（right subclavian artery）共干的头臂干（brachiocephalic trunk），与左颈总动脉（left common carotid artery），左锁骨下动脉，形成“五个血管断面”。三个动脉的排列与主动脉弓的走行一致；左头臂静脉（left brachiocephalic vein）呈水平走行，横过左颈总动脉和头臂干的前方，食管断面显示于气管与胸椎之间（图 3-40）。

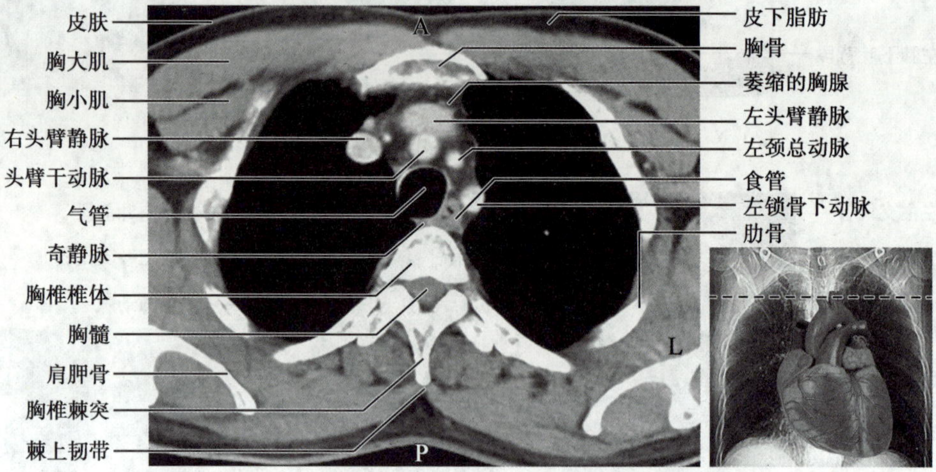

图 3-40 经主动脉弓上部的横断层面 CT 增强，纵隔窗

（二）经主动脉弓的横断层

气管位居纵隔中央，上腔静脉居气管的右前方；气管左前方为主动脉弓，呈自右前向左后斜行。主动脉的前方呈尖朝胸骨的三角形间隙为血管前间隙。30 岁以下，尤其是小儿，血管前间隙内能见到胸腺，呈软组织密度，常呈簇状或双叶形，边缘光滑。成人胸腺组织逐渐萎缩，并被脂肪组织取代。于奇静脉（azygos vein）内侧可见气管前腔静脉后间隙，由脂肪组织充填，其内可见淋巴结。食管位于气管、主动脉弓及胸椎之间（图 3-41）。

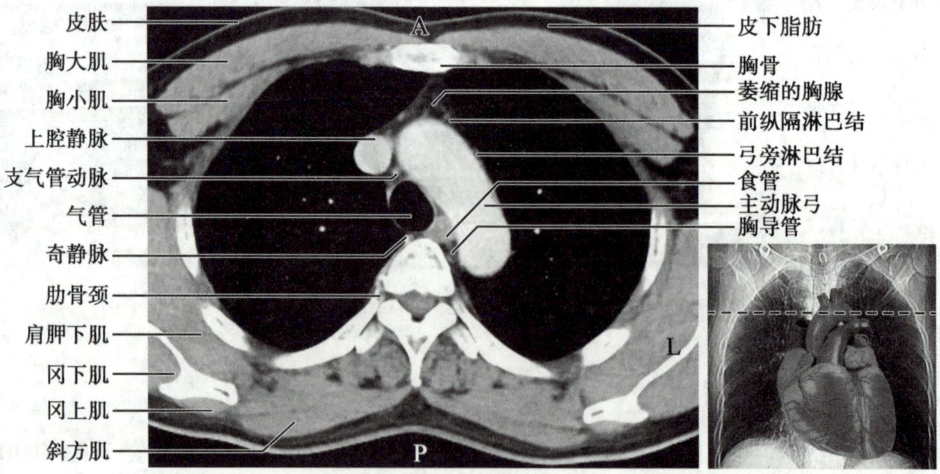

图 3-41 经主动脉弓的横断层面 CT 增强，纵隔窗

（三）经主动脉-肺动脉窗横断层

其上界为主动脉弓下缘，下界为左肺动脉，其内亦包含有数个淋巴结、脂肪和一些结缔组织；气管右前方为升主动脉，上腔静脉位于升主动脉右后方。上腔静脉的后方、气管右侧可显示奇静脉汇入上腔静脉。降主动脉居胸椎左侧，气管、胸椎和降主动脉之间为食管（图 3-42）。

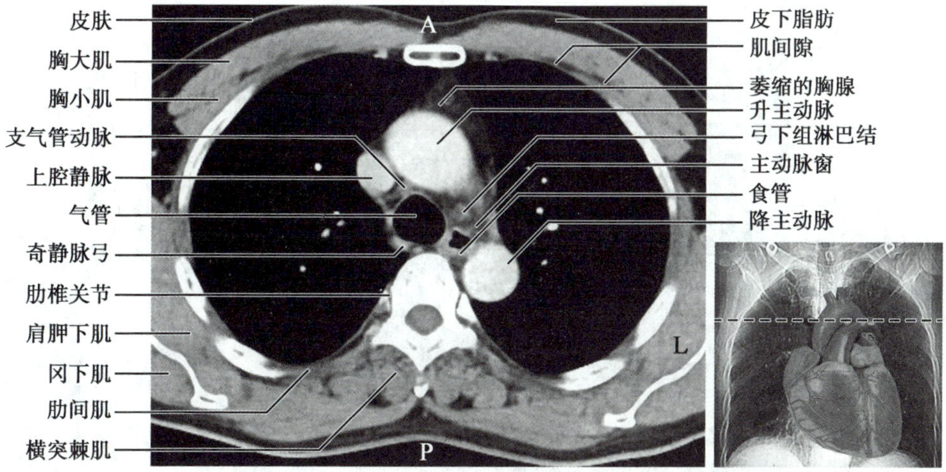

图 3-42 经主-肺动脉窗的横断层面 CT 增强，纵隔窗

（四）经左右肺动脉横断层

主肺动脉向左向后延伸为左肺动脉；主肺动脉向右后延伸为右肺动脉，位于上腔静脉和中间段支气管之间走行。此层面主肺动脉与两侧肺动脉呈人字形排列。升主动脉位于肺动脉水平右侧，降主动脉位于纵隔左后方（图 3-43）。

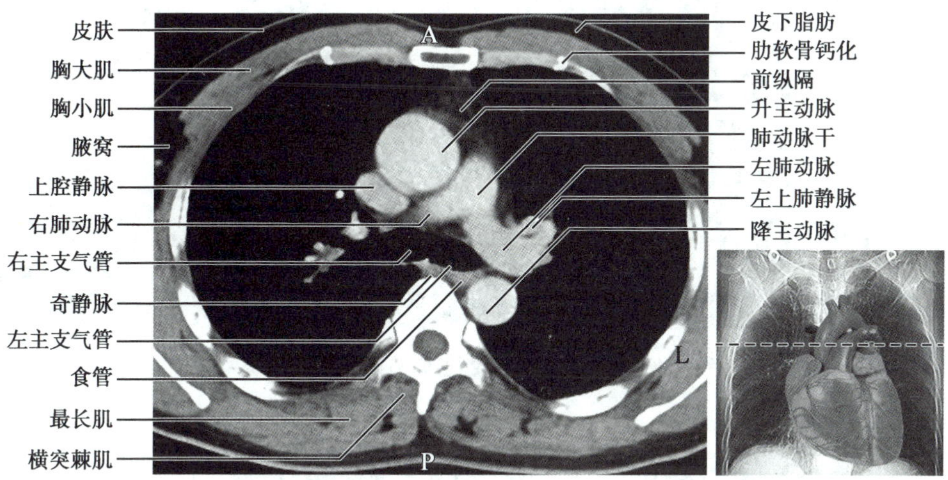

图 3-43 经左右肺动脉的横断层面 CT 增强，纵隔窗

（五）经左心房的横断层

升主动脉根部位居心脏中央，左前方为肺动脉干，构成纵隔左前缘。右心房构成纵隔右缘前部。主动脉根部的后方是左心房，食管紧贴左心房后部，食管右后侧方为奇静脉。降主动脉位于椎体左缘、食管的左后方。此平面常同时显示冠状动脉主干及其主要分支的近段（图 3-44）。

（六）经四心腔的横断层

在此层面上，可见左、右心房及心室。脊柱前方为左心房，左心房两侧为两侧下肺静脉。左心房左前为左心室，左心室与左心房之间为二尖瓣。左心室右侧为右心室，二者之间为室间隔，右心室的右后方为右心房。右心房与左心房之间为房间隔（图 3-45）。

（七）经双心室的横断层

此层可见左、右心室及室间隔，左心室位于左后方，断面呈半圆形，右心室位于右前方，断面呈三角形，下腔静脉位于右心缘的后外侧（图 3-46）。

笔记

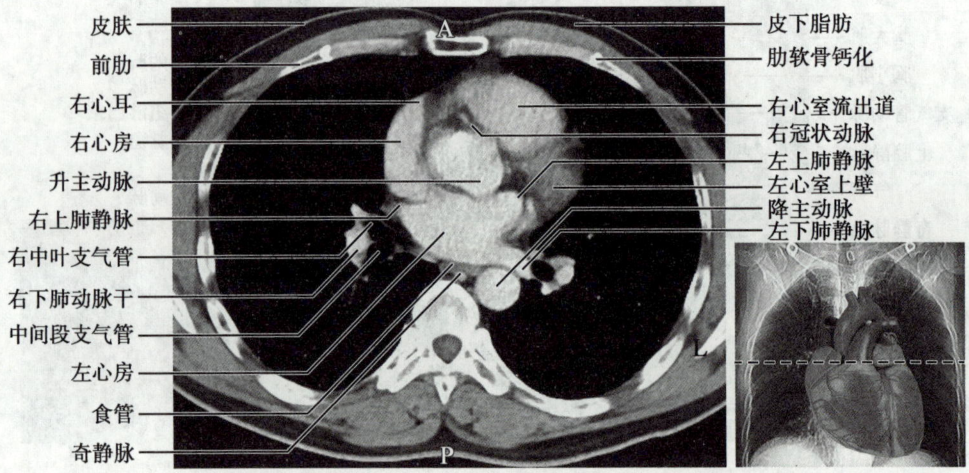

图 3-44 经左心房的横断层面 CT 增强，纵隔窗

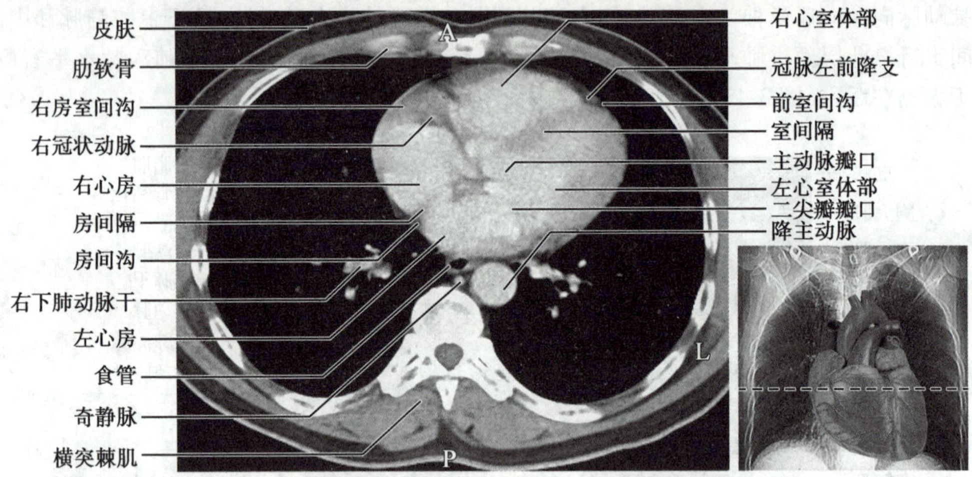

图 3-45 经四心腔的横断层面 CT 增强，纵隔窗

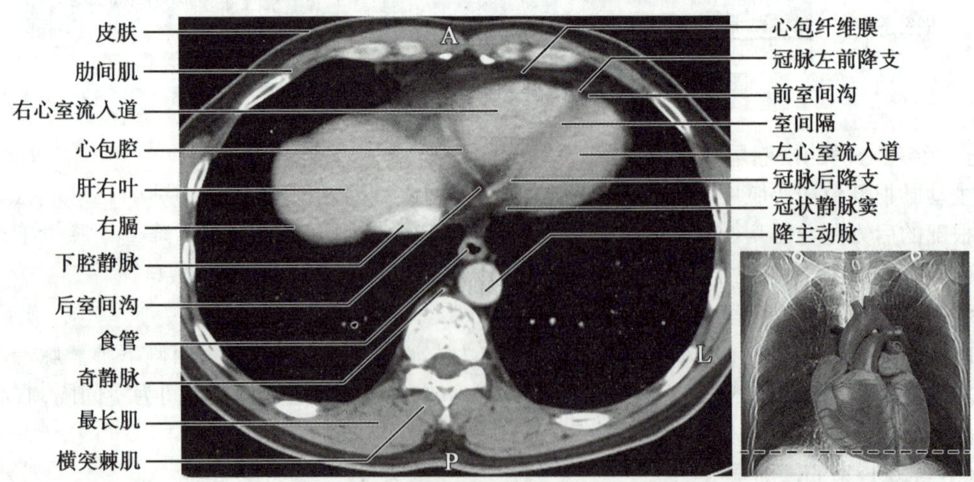

图 3-46 经双心室的横断层面 CT 增强，纵隔窗

笔记

三、胸部 CTA

多层螺旋 CT 控制好各种影像图像质量因素，通过工作站重组，利用多平面重组多方位观察，可以清楚显示肺部血管解剖结构及病变，对判断肺动脉栓塞等有很高的临床应用价值，是肺动脉无创检查首选方法。

（一）肺动脉 CTA

主肺动脉起自右室漏斗部，粗而短，长 4~5cm，宽 2.5~3cm，经主动脉根部的前面向左上后方螺旋状斜升，至主动脉弓的凹侧，相当于第 4 胸椎椎体水平分成左、右肺动脉入肺（图 3-47）。肺动脉的左支较短，呈水平方向横过胸主动脉及左支气管的前面达肺门，再分成两支入上、下肺叶；肺动脉右支较粗长，横过升主动脉及上腔静脉的后面再分成三支入上、中、下肺叶（图 3-48）。

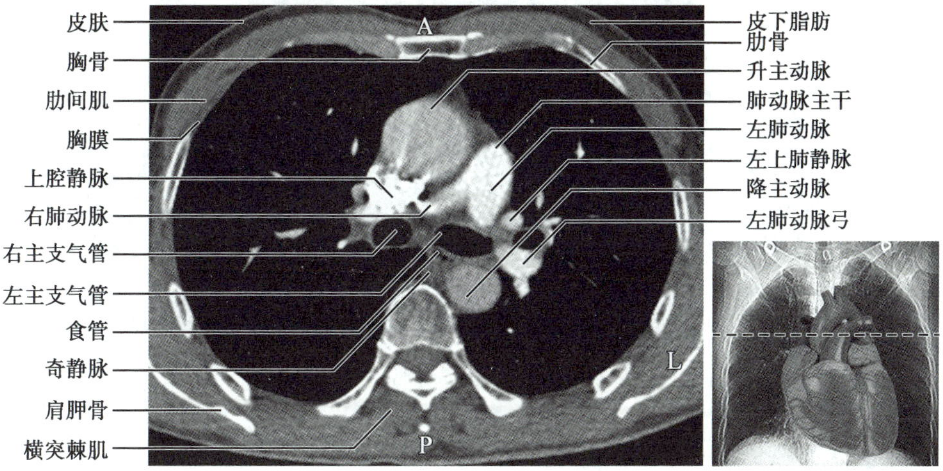

图 3-47 心血管 CT 增强，肺动脉期

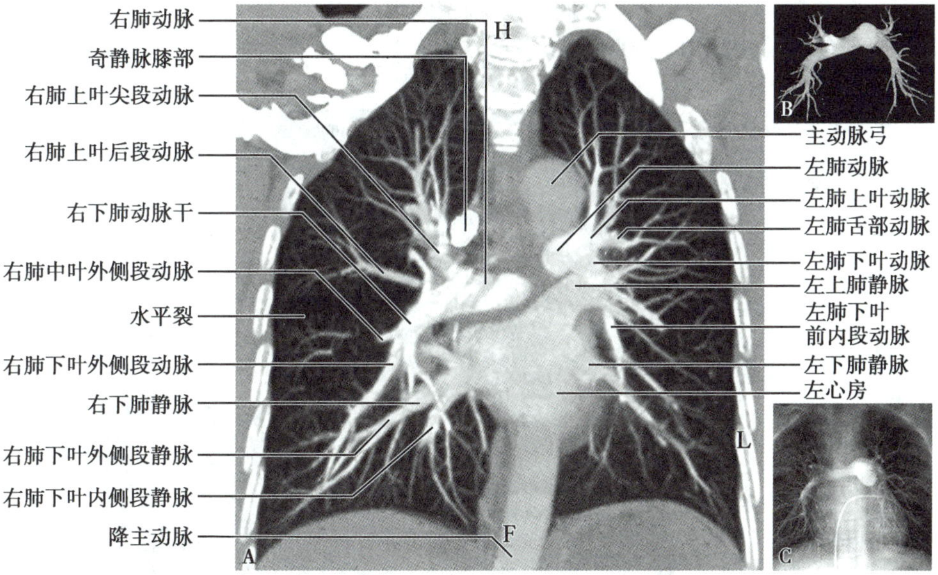

图 3-48 心血管 CT 增强肺动脉期，经左心冠状面重建

（二）冠状动脉 CTA

64 排及后 64 排 CT，借助心电门控技术，控制好各种影像图像质量因素，可以得到满足诊断要求的冠状动脉 CT 造影 CTA 图像，可以清楚显示冠状动动脉解剖结构及病变。在评价冠状动脉起源、狭窄、支架开放、桥血管通畅性、定性和定量检测冠状动脉斑块等方面有较高的临床应用价值，现已成为冠心病主要的无创检查方法之一。

多排螺旋 CT 冠状动脉成像获得的图像信息，需要通过工作站重组进行不同方式或角度的重组。常用的重组方法包括最大密度投影法(MIP)、多平面重组(MPR)、表面遮盖(SSD)、容积重现(VR)等。其中 VR 及 MPR 使用最多，VR 图像可以初步判断图像的质量，对冠状动脉的起源显示有很大价值。MPR 属于二维重建图像，可以从多角度观察冠状动脉，沿冠状动脉路径进行曲面 MRP，可以将弯曲走行的冠状动脉拉直，从而显示冠状动脉的全程(图 3-49)。

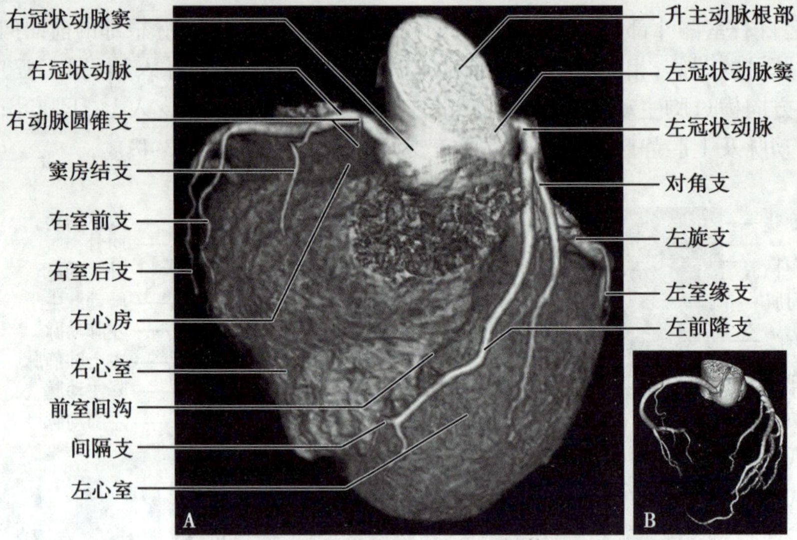

图 3-49 冠状动脉 CTA，VR 重建

冠状动脉走行及分支个体有差异，一般分左冠状动脉及右冠状动脉两支，分别开口于主动脉根部的左、右冠状动脉窦。

1. 左冠状动脉(left coronary artery，LCA) 开口于左冠状窦外侧壁，内径 3~4mm，主干长度 0. 1~2. 8cm。走行于肺动脉起始部和左心耳之间，行至前室间沟时分为前降支和回旋支。左前降支和回旋支均较粗大，两者角度多数为 60°~90°(图 3-50)。

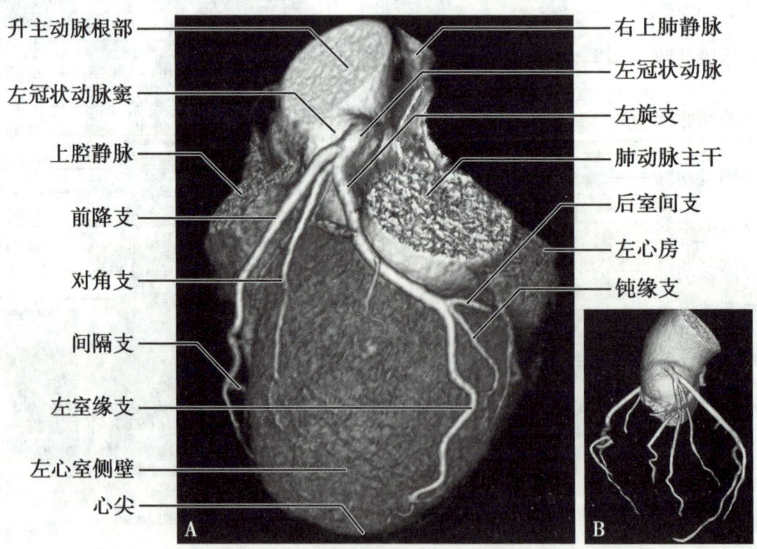

图 3-50 左冠状动脉 CTA，VR 重建

(1) 左前降支(left anterior descending artery，LAD)：为左冠状动脉主干的延续，沿心脏左前缘于前室间沟内下行至心尖。主要供应左心室、右心室前壁及室间隔前 2/3 的血液。沿途发出对角支、右心室前支、左圆锥支、前间隔支(图 3-51)。

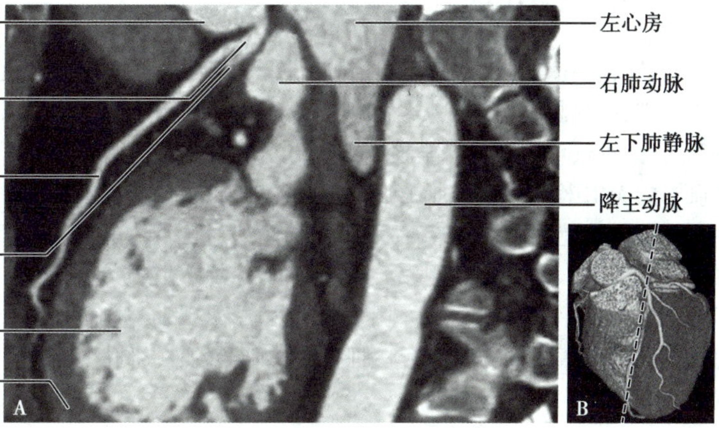

图 3-51 左冠状动脉前降支 CTA,MRP 重建

(2) 对角支(diagonal branch):分布于左心室游离壁的前外侧大部分,常起自前降支与回旋支的分叉处,CT 冠状动脉造影(CT Coronary Angiography CTCA)通常可以显示第一对角支;对角支有时直接从左主干发出,在前降支与回旋支发叉之间,称中间支。

(3) 右心室前支(Anterior branch of right ventricle):分布于右心室左前壁,为 3~4 个平行排列的短小分支。

(4) 左圆锥支(Left conical branch):分布于肺动脉圆锥和右心室前壁,常与右冠状动脉的右圆锥支相吻合。

前间隔支由前降支向深处发出的约 10 个小分支,在 CTA 上通常显示不佳。

(5) 回旋支(circumflex artery,LCX):走行于左房室沟至后纵沟,绕心脏钝缘终止于心脏膈面,分布区域常与右冠状动脉互相弥补。回旋支沿途发出左心室前支、左缘支、左心室后支、左心房支;CTCA 通常只清晰显示左缘支及左心室后支。据统计,约有 10%冠状动脉分布为左优势型,回旋支在后房室沟向右达房室交点,并向下折返形成后降支。

(6) 左缘支(left marginal branches):亦称钝缘支,分布于钝缘及相邻的左心室壁,多在心脏左缘处发出,沿左缘下行,朝向心尖。

(7) 左心室后支(left ventricular posterior branches):分布于左心室膈面,数目可多可少,甚至缺乏。

2. 右冠状动脉(right coronary artery,RCA) 发自主动脉右冠状窦外侧壁,走行于右房室沟、肺动脉主干根部和右心耳之间,经心脏右缘(锐缘)至心脏膈面。在后室间沟和房室沟交点处附近分出左心室后支及后降支。RCA 沿途发出右圆锥支、右心室前支、右(锐)缘支、右心室后支、房室结动脉、后降支、左心室后支、右心房支。CTCA 通常能显示后降支及左心室后支。

(1) 右圆锥支(right vieussens circles):右冠状动脉第一个分支,分布于右心室肺动脉圆锥部前方。

(2) 右心室前支(Anterior branch of right ventricle):分布于右心室的右前壁。

(3) 右缘支(Right marginal branch):亦称锐缘支,长而粗大,走向心尖,分布于右心室隔面。

(4) 后降支(posterior descending artery,PDA):走行于后室间沟邻近的左、右心室后壁和室间隔的后下 1/3。

(5) 左心室后支(Posterior branch of the left ventricle):为右冠状动脉越过房室交点发出的分支,分布于左心室膈面及左心房。

(6) 右心房支(right arial branch):分布于右心房。

第三节 胸部 MRI

因肺实质内主要为气体,含水量较少,不利于 MRI 生成影像。临床上除一些特殊情况如肺部肿瘤、纵隔肿瘤等,胸部 MRI 很少用于肺部检查,主要用于心脏大血管检查。

一、心脏大血管 MRI

随着心电门控、超快速成像、高密度相控阵线圈等技术和硬件的发展，心脏大血管 MRI 检查的应用越来越广泛。究其原因，有以下优势：无电离辐射损伤；对比剂安全无毒，具有低过敏性；可提供多样化的权重和对比；不仅可以做形态学检查，还可以完成功能、代谢甚至分子领域的检查。

心脏大血管的 MRI 检查主要包括心脏形态学检查和心肌活性检测两个方面。心脏形态学检查又分为运动功能检查和单纯的形态学检查，均不需要注射对比剂。运动功能检查为动态检查，也称心脏电影，应用的是“白血”技术，可完整观察心脏在不同心动周期的形态及瓣膜运动情况。单纯形态学检查为“黑血”技术，是临床常规检查技术，用来显示心肌、乳头肌、瓣膜和心包的形态。心肌活性检测则需要注射对比剂做心肌灌注检查。判断心肌有无缺血，缺血的部位、范围。本节我们详细介绍单纯形态学检查的断层影像。

（一）心脏大血管 MRI 横断面

1. 经主动脉弓上部横断层　气管位于胸椎的前方，内含气体呈圆形低信号影。头臂干居气管的左前方，呈流空低信号影。左颈总动脉位于头臂干的左后方，而左锁骨下动脉居左颈总动脉的左后方。头臂干的左前方似条带状的低信号区为左头臂静脉，右头臂静脉则位于头臂干右侧，也呈圆形低信号影。气管与椎体之间不规则的灰色影为食管，含气的食管在 T_1WI、T_2WI 上均则呈类圆形的低信号影。脊髓位于椎管内，在 T_1WI、T_2WI 上均呈灰色影，而脑脊液在 T_1WI 上呈低信号，在 T_2WI 上则呈高信号（图 3-52）。

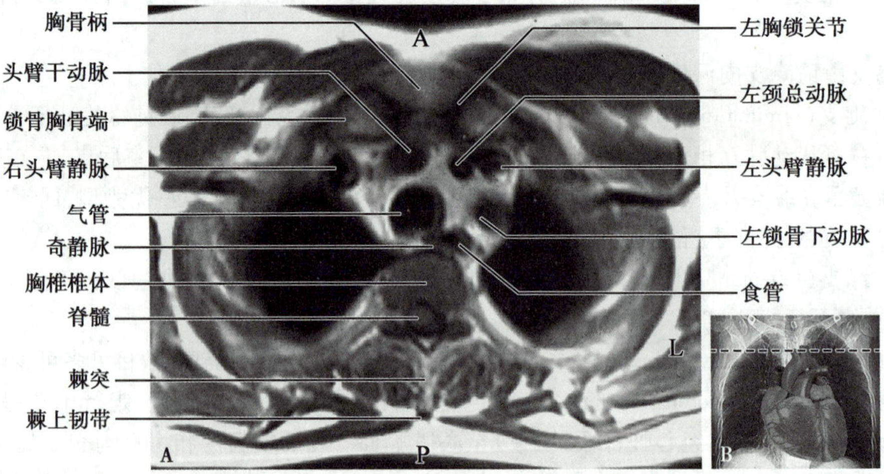

图 3-52　经主动脉弓上部横断层面 MRI，T_1WI

2. 经主动脉弓横断层　气管位于脊柱的前方，二者之间为食管影。上腔静脉呈低信号位于气管的右前方，主动脉弓自上腔静脉左侧斜向左后方，位于气管、胸椎的左侧。胸大肌、胸小肌位于前胸壁，在 T_1WI、T_2WI 上呈灰色影（中等信号）。胸小肌位于胸大肌的深面，肌纤维斜向下方，止于前胸壁肋骨（图 3-53）。

3. 经主动脉-肺动脉窗横断层　左、右主支气管位于胸椎前方，呈圆形低信号影。上腔静脉呈低信号，位于右主支气管前方，左侧为升主动脉。降主动脉位于胸椎左侧。在此层面上还可见奇静脉流空低信号影，位于左、右主支气管与脊柱之间。胸大肌覆盖前胸壁大部分，胸小肌位于胸大肌的深面，胸小肌的肌束在此层面上与胸大肌平行，二者之间以肌间隔及脂肪相分隔（图 3-54）。

4. 经左右肺动脉横断层　升主动脉呈圆形流空低信号影位于纵隔中份，其左侧为肺动脉干。续于肺动脉干的右肺动脉较长，呈条带状流空低信号影，斜向右肺门走行。左下肺动脉也在此层面显示。上腔静脉居升主动脉右侧。降主动脉仍位于胸椎左侧，呈低信号改变。右侧的中间段支气管和左下叶支气管呈圆形低信号影，分别位于右肺动脉和左下肺动脉后方（图 3-55）。

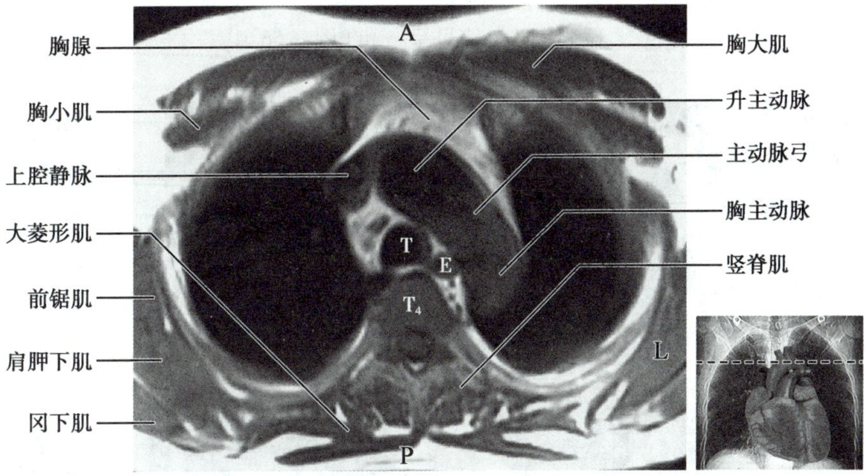

图 3-53 经主动脉弓横断层面 MRI，T_1WI

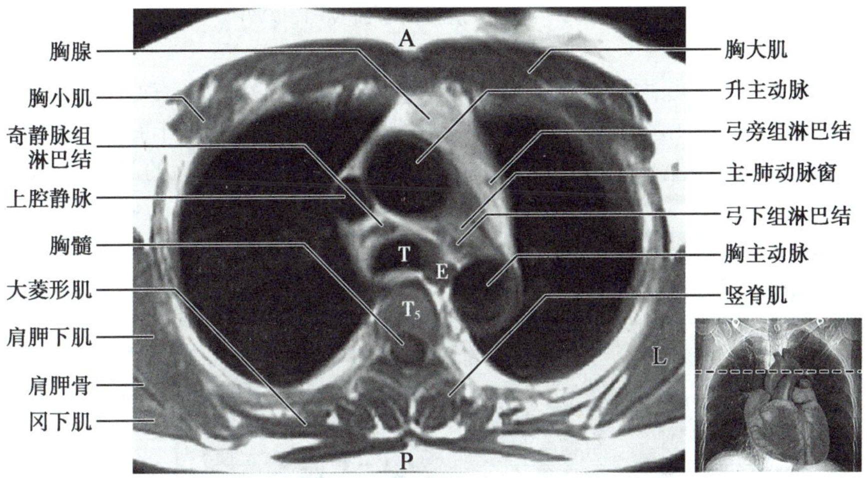

图 3-54 经主-肺动脉窗横断层面 MRI，T_1WI

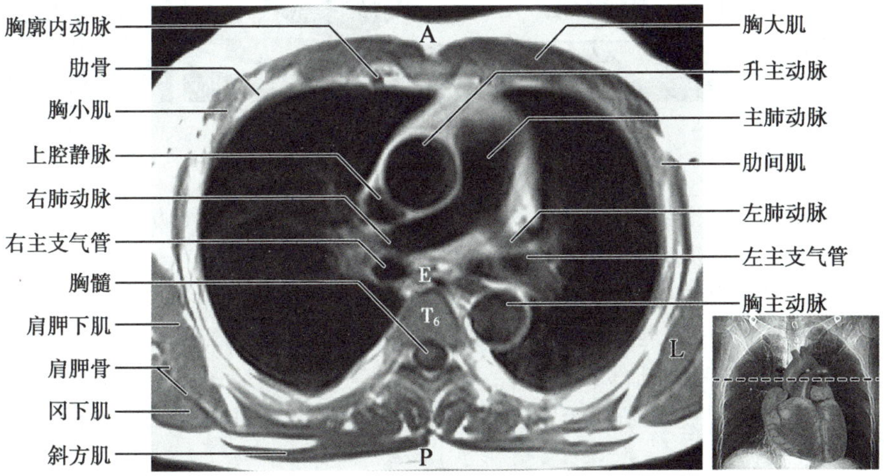

图 3-55 经左右肺动脉横断层面 MRI，T_1WI

5. 经左心房横断层　右心室位于心影前部，左心房位于后部。左心房前方为主动脉根部和右心房，右心房左前方为右心室，右心室左侧有左心室。左心房后方可见奇静脉和食管。心腔在 T_1WI、T_2WI 上均为流空低信号，呈黑色。心壁为肌肉信号呈灰色（图 3-56）。

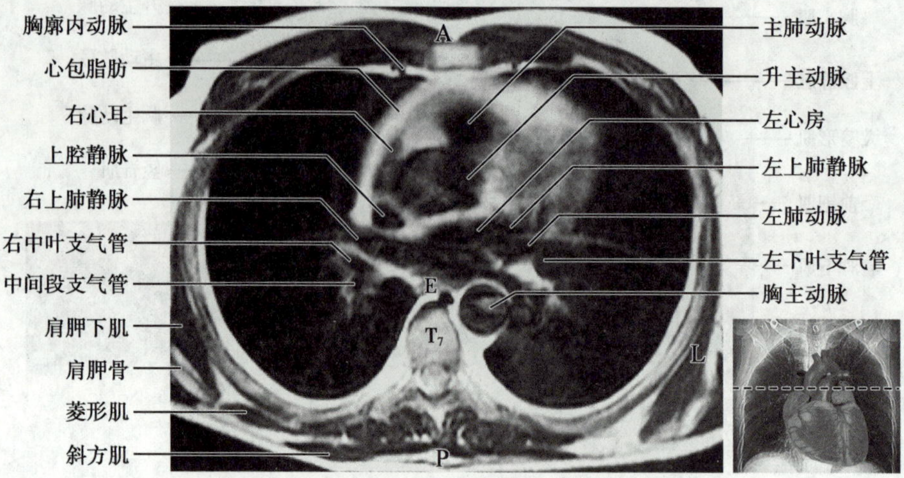

图 3-56　经左心房横断层面 MRI，T_2WI

6. 经四腔心横断层　此层面可显示四腔心即左、右心房，左、右心室。右心室为心影的前份，居胸骨的后下方。右心房位于右心室的右后方，为心腔最靠右部分。左心室位于右心室的左后方，为心腔最靠左的部分。左心房位于左心室的后方、右心房的左后方，为心腔最靠后的部分（图 3-57）。

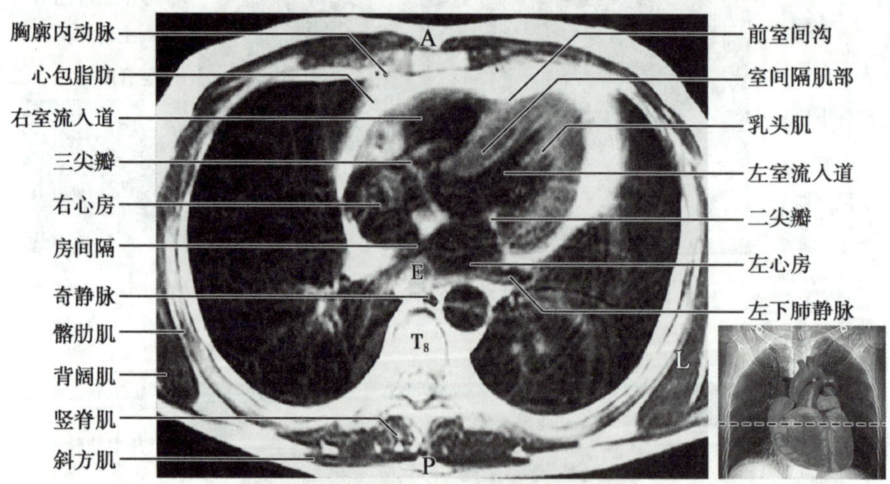

图 3-57　经四腔心横断层面 MRI，T_2WI

7. 经双心室横断层　此层面可显示左、右心室。右心室位于胸骨后下方。左心室位于右心室左后方，大部分为心肌。肝脏及左膈肌出现（图 3-58）。

（二）心脏大血管 MRI 矢状断层

心脏大血管 MRI 矢状断面类似于胸部平片的侧位片，有助于了解气管、支气管的走行，肺门和纵隔结构，以及病变与周围结构的毗邻关系。

1. 经上腔静脉矢状断层　右心房分别与上、下腔静脉相连。右肺动脉位于右主支气管的前下方（图 3-59）。

2. 经升主动脉矢状断层　升主动脉与左心室相连。左心室右侧为右心房。肺动脉干居左心室上方（图 3-60）。

笔记

3. 经左肺动脉矢状断层　此层面可显示肺动脉干起自右心室（图 3-61）。

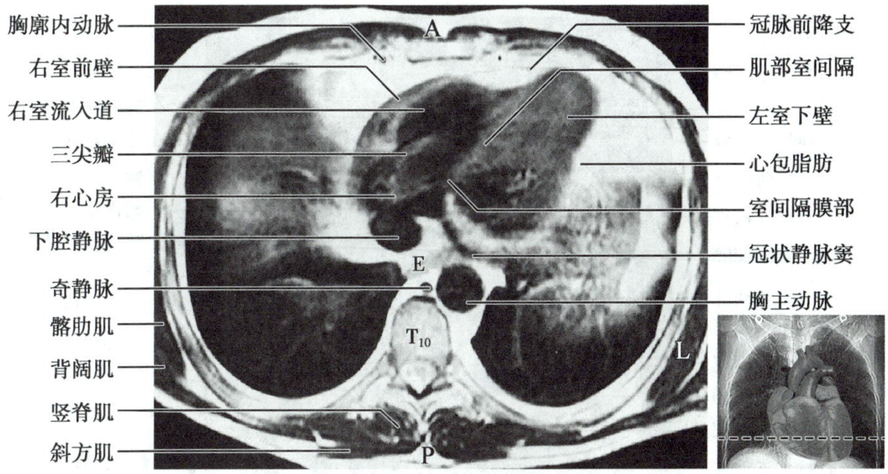

图 3-58 经双心室横断层面 MRI，T_2WI

0303

视频：心脏大血管 MRI

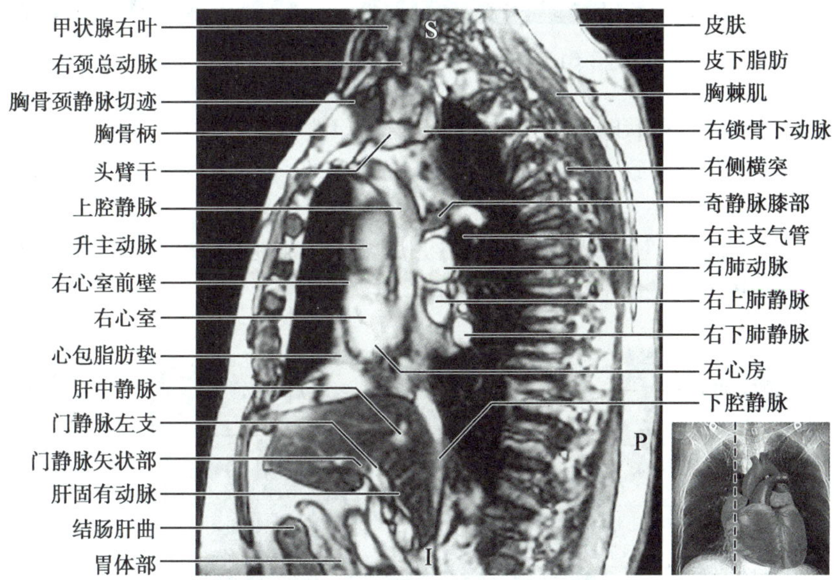

图 3-59 经上腔静脉矢状层面 MRI，T_2WI

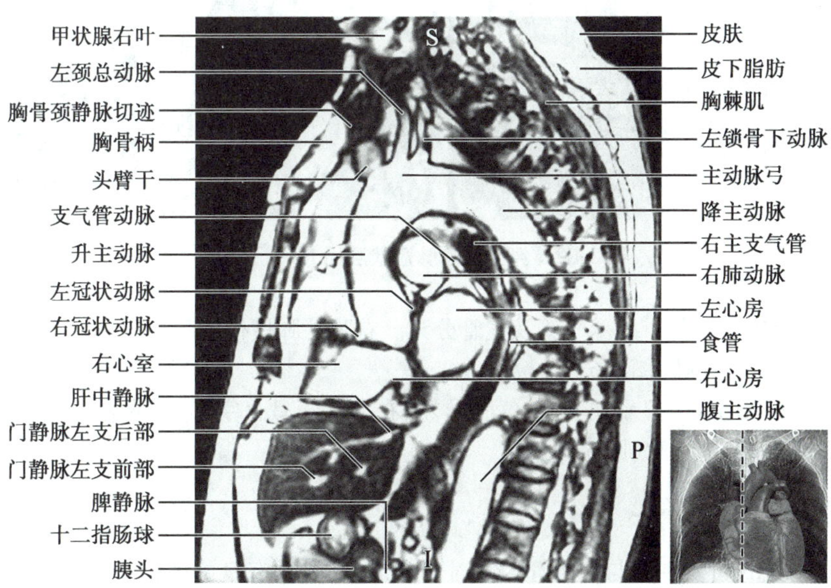

图 3-60 经升主动脉矢状层面 MRI，T_2WI

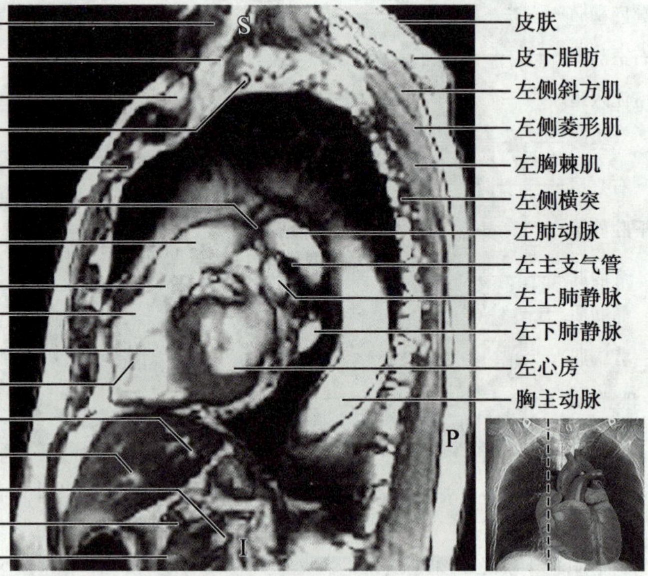

图 3-61 经左肺动脉矢状层面 MRI，T_2WI

（三）心脏大血管 MRI 冠状断层

因其方位与胸部正位片一致，有利于显示气管、气管分叉、支气管的走行，肺门和纵隔结构，以及病变与周围结构的毗邻关系。

1. 经上腔静脉冠状断层 显示上腔静脉与右心房相连。升主动脉居上腔静脉左侧，起自左心室。在主动脉弓上可见头臂干及左颈总动脉（图 3-62）。

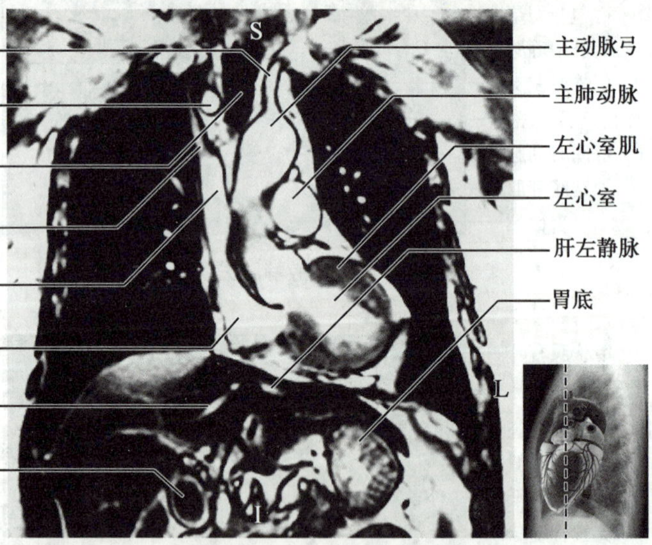

图 3-62 经上腔静脉冠状层面 MRI，T_2WI

2. 经右肺动脉冠状断层 显示气管及气管分叉。右肺动脉横行于隆突下方。在主动脉弓上缘可见由此发出的左锁骨下动脉（图 3-63）。

3. 经左心房冠状断层 显示左心房、气管及左、右支气管呈人字形，居纵隔中部。还可见主动脉弓、左锁骨下动脉，以及肺静脉（图 3-64）。

二、心脏大血管 MRA

心脏大血管 MRA 可实现心与大血管的实时动态成像，且具有良好的组织分辨率，能清楚显示心与大血管的解剖及形态学，并可评估心功能、血流状态、心肌活性等情况，而且心脏血管 MRA 检查无

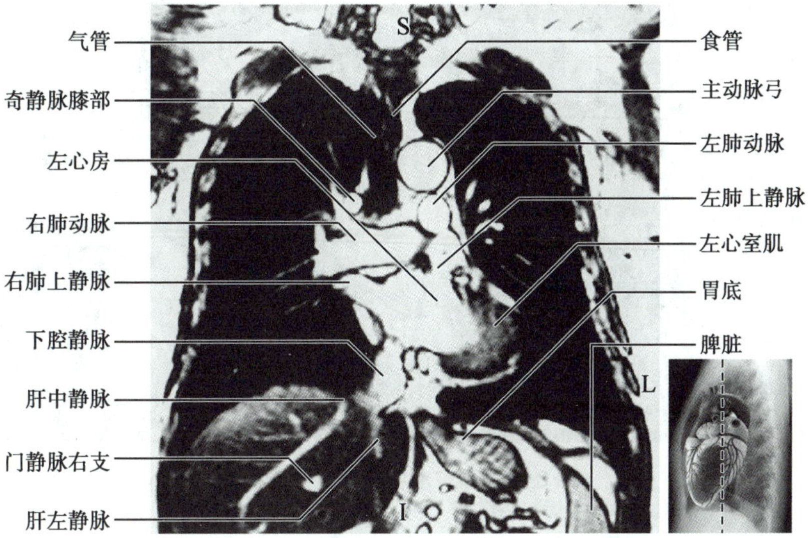

图 3-63 经右肺动脉冠状层面 MRI, T_2WI

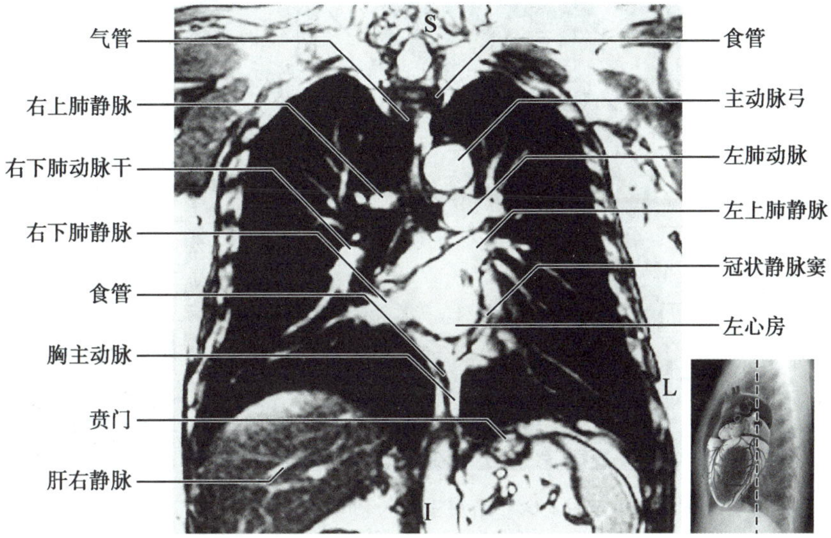

图 3-64 经左心房冠状层面 MRI, T_2WI

射线损伤,无需含碘对比剂。在显示心与大血管解剖结构及心肌瓣膜功能等方面优于 CT,但对冠状动脉钙化的检测不及 CT 检查。

(一)心脏长轴位 MRA

心脏长轴位定位根据横轴位断面“四腔心”层面,扫描轴线平行于左心室长轴及室间隔,主要用于观察左心室长轴收缩期和舒张期的径线改变及二尖瓣功能(图 3-65、图 3-66)。

(二)心脏短轴位 MRA

心脏短轴位定位根据心脏长轴位层面,扫描轴线垂直于室间隔,主要观察左室壁心肌,特别是结合电影可动态了解心肌收缩运动和各心室壁增厚、变薄情况。左室占据纵隔左缘大部,呈椭圆形,可显示左室前间隔壁、侧壁、侧后壁、后壁及室间隔。左室腔内类圆形充盈缺损为前、后乳头肌影(图 3-67)。

(三)左室流入-流出道 MRA

左室流入-流出道断层定位时根据房室沟层面的标准短轴位层面,经过主动脉瓣中点和二尖瓣中点连线定位,主要观察左室流入道、流出道情况,同时观察主动脉瓣、二尖瓣的解剖结构(图 3-68)。

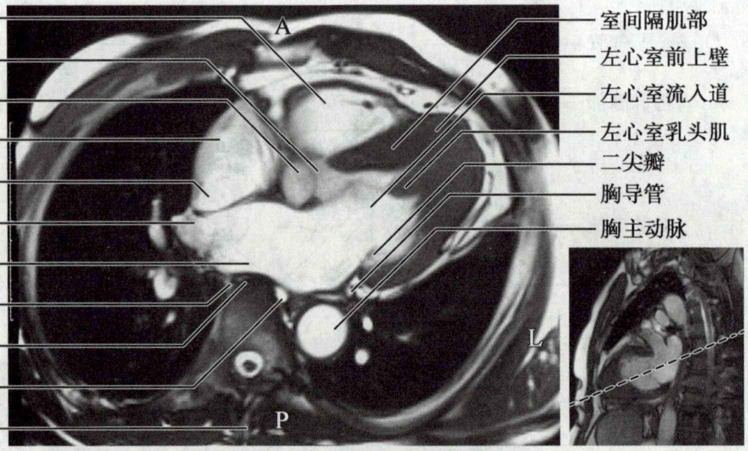

图 3-65　心脏水平长轴 MRI 断层

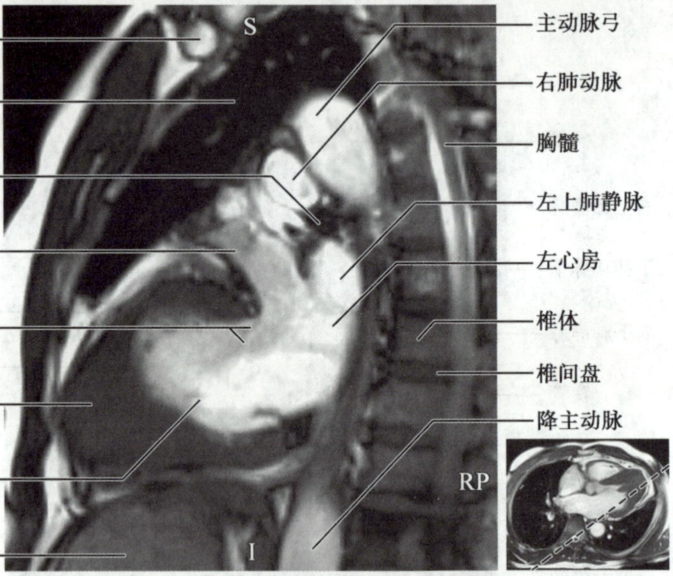

图 3-66　心脏垂直长轴 MRI 断层

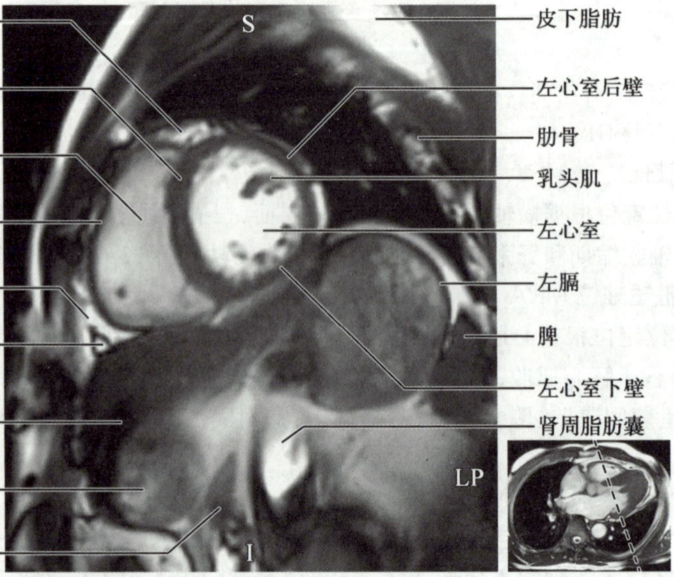

图 3-67　心脏短轴 MRI 断层

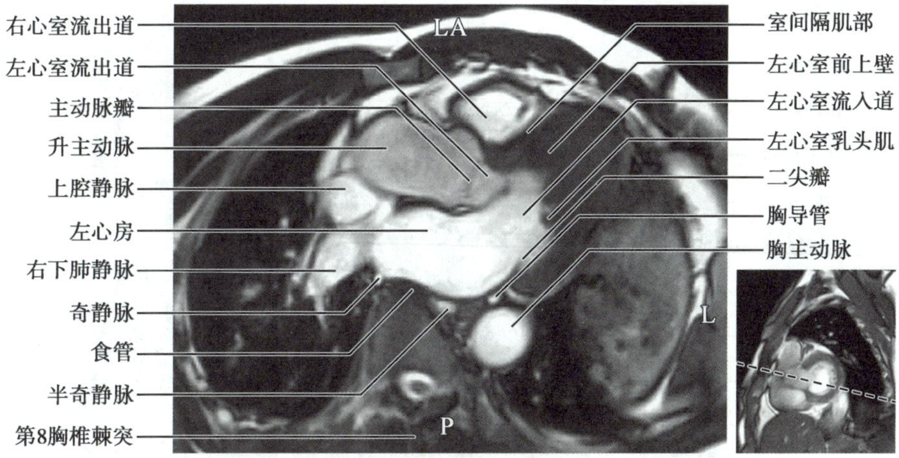

图 3-68 左室流入-流出道断层

第四节 胸部 DSA

胸部大血管的 DSA 多采用动脉性数字减影血管造影(intra-arterial digital subtraction angiography, IADSA)及静脉性数字减影血管造影(intra-venous digital subtraction angiography, IVDSA)两种方法。IADSA 对比剂用量少、浓度低,图像质量好,但方法较复杂;IVDSA 安全、简便、损伤小,但对比剂用量大,图像质量不如 IADSA。IADSA 是诊断冠状动脉病变的金标准,在外周血管的应用不如内脏血管。IVDSA 对胸腹主动脉及先天性心脏病有分流者观察效果较好,影像质量好,具有极高的诊断价值。本节主要介绍心脏大血管和冠状动脉的 DSA 表现。

一、心脏 DSA

心脏 DSA 有经静脉顺行性和经动脉逆行性两种介入方法。

(一)经静脉顺行性心脏 DSA

将心导管由右侧贵要静脉插管,途经右侧腋静脉→右侧锁骨下静脉→右侧头臂静脉→上腔静脉→右心房。向右心房内注射阳性对比剂,从而显示右心房、右心室、肺动脉、肺静脉(图 3-69、图 3-70)。在肺静脉期也可以显示左心房和左心室,但密度较淡。

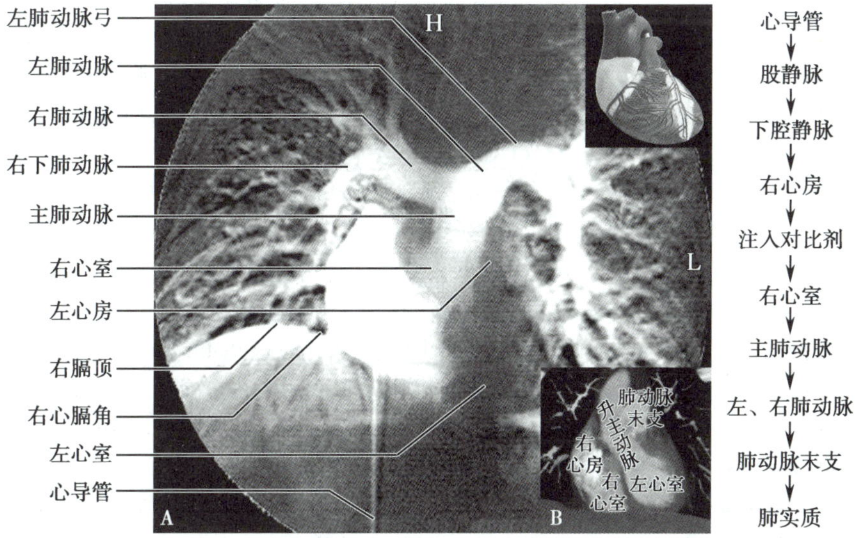

图 3-69 右心 DSA 正位
A. DSA;B. 示意图,正面观。

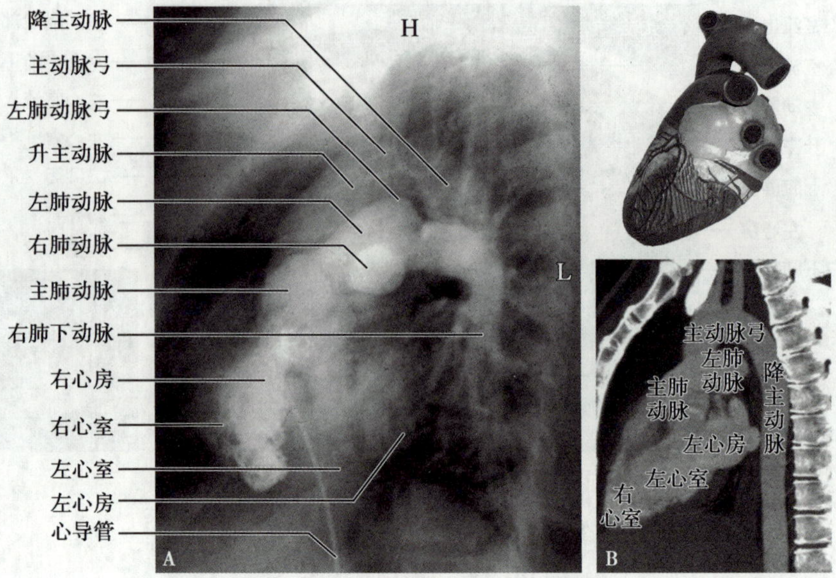

图 3-70　右心 DSA（右心造影）左侧位

A. 右心造影；B. CTA。

（二）经动脉逆行性心脏 DSA

将心导管自周围动脉如左侧股动脉插入，途经左侧髂外动脉→左侧髂总动脉→腹主动脉→胸主动脉→主动脉弓→升主动脉→主动脉瓣→左心室。向左心室内注射阳性对比剂，从而显示左心室、主动脉及其分支。

二、胸部大血管 DSA

胸部大血管 DSA 检查主要包括胸主动脉 DSA、肺动脉 DSA 和冠状动脉 DSA，其中肺动脉 DSA 是经静脉顺行性插管造影，胸主动脉 DSA 和冠状动脉 DSA 经动脉则是经动脉逆行性插管造影。

（一）主动脉 DSA

将心导管自周围动脉插到升主动脉根部，向升主动脉内注射阳性对比剂，从而显示主动脉及其分支。

主动脉（aorta）是体循环的动脉主干，自左心室发出，先斜向右上，再弯曲向左后，沿脊柱左前方下行，穿膈主动脉裂孔入腹腔。主动脉在胸部走行包括升主动脉、主动脉弓及胸主动脉三部分。

1. 升主动脉（ascending aorta）　起自左心室的主动脉口，位于肺动脉干与上腔静脉之间，向右前上方斜行至右侧第 2 胸肋关节后方移行为主动脉弓（图 3-71）。升主动脉右侧有上腔静脉，肺动脉初在升主动脉的前方上升，逐渐到其左侧，后方有肺动脉右支、右肺静脉。升主动脉起始处发出左、右冠状动脉。

2. 头臂动脉 DSA　包括主动脉弓、头臂干、左颈总动脉和左锁骨下动脉等。

（1）主动脉弓（aortic arch）：为升主动脉的延续，在右侧第 2 肋软骨水平、胸骨角右后方与升主动脉相续，从右前方弯曲向左后方，在第 4 胸椎体下缘左侧移行为胸主动脉（又称降主动脉胸部）。主动脉弓凸缘从右前向左后方依次发出头臂干、左颈总动脉和左锁骨下动脉 3 大分支。

（2）头臂动脉（brachiocephalic artery）：右侧的头臂干（brachiocephalic trunk）也叫头臂干动脉或无名动脉（innominate artery），发自主动脉弓右侧。而后主动脉弓凸缘从右前向左后方依次发出左颈总动脉和左锁骨下动脉。头臂干又分为向上的右颈总动脉（right common carotid artery）和向右的右锁骨下动脉（right subclavian artery）（图 3-72）。

3. 胸主动脉（thoracic aorta）　是胸部的动脉主干，在第 4 胸椎体下缘左侧延续于主动脉弓。沿脊柱前方、食管左后方向右下行，于第 12 胸椎平面穿膈肌主动脉裂孔移行为腹主动脉。胸主动脉的分支包括：

（1）脏支：包括支气管动脉、食管支、心包支等，分别营养支气管、食管和心包。

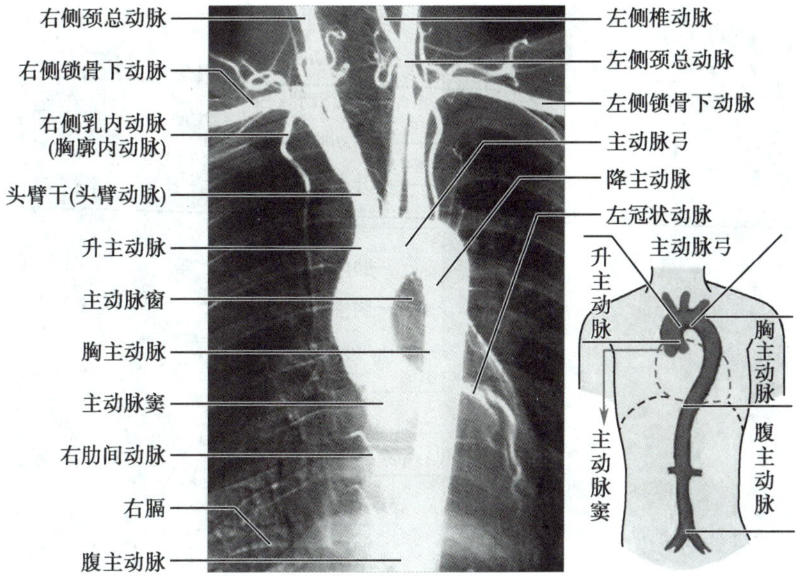

图 3-71 主动脉 DSA

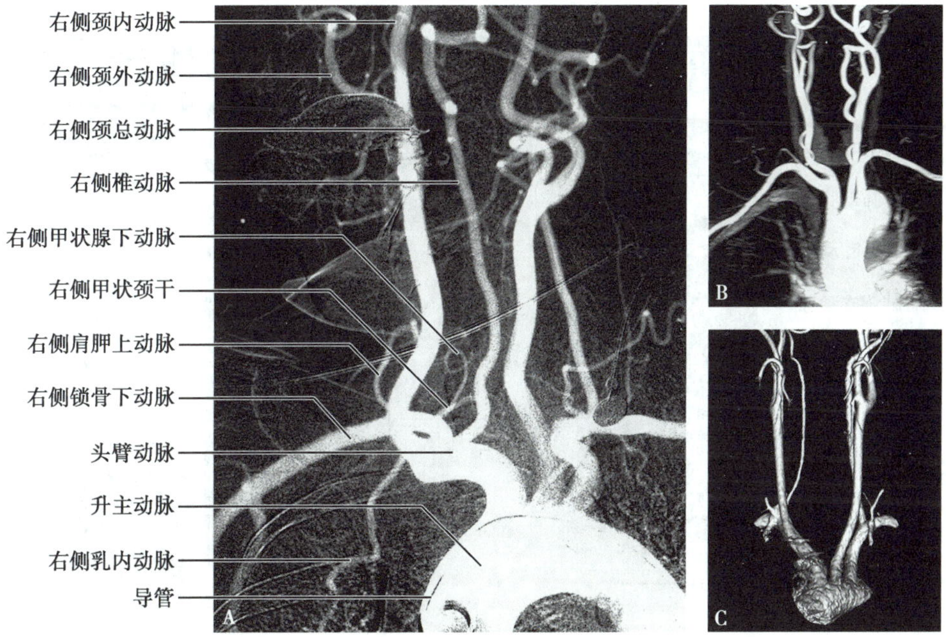

图 3-72 头臂动脉

A. 主动脉 DSA,左前斜位;B. 头臂动脉 MRA,正位;C. 头臂动脉 CTA,左前面观。

(2) 壁支:包括 9 对肋间后动脉,走行在第 3~11 肋间隙内,第 1~2 肋间隙的肋间后动脉来源于锁骨下动脉;1 对肋下动脉,走行在第 12 肋下缘;有 2~3 支膈上动脉,分布于膈上面的后部,主要分布到胸、腹壁的肌和皮肤(图 3-73)。

(二) 肺动脉 DSA

将心导管自周围静脉顺行性插入,经上腔静脉→右心房→三尖瓣→右心室。向右心室内注射阳性对比剂,从而显示右心室、肺动脉及其分支。

主肺动脉短而粗,起自右心室,经升主动脉根部的前方向左后上行,至主动脉弓的下方分为左、右肺动脉。左肺动脉较短,经食管、左主支气管及胸主动脉前方至左肺门,分上、下两支进入左肺上、下叶;右肺动脉较长,经升主动脉、上腔静脉的后方至右肺门,分 3 支进入右肺的上、中、下叶(图 3-74)。

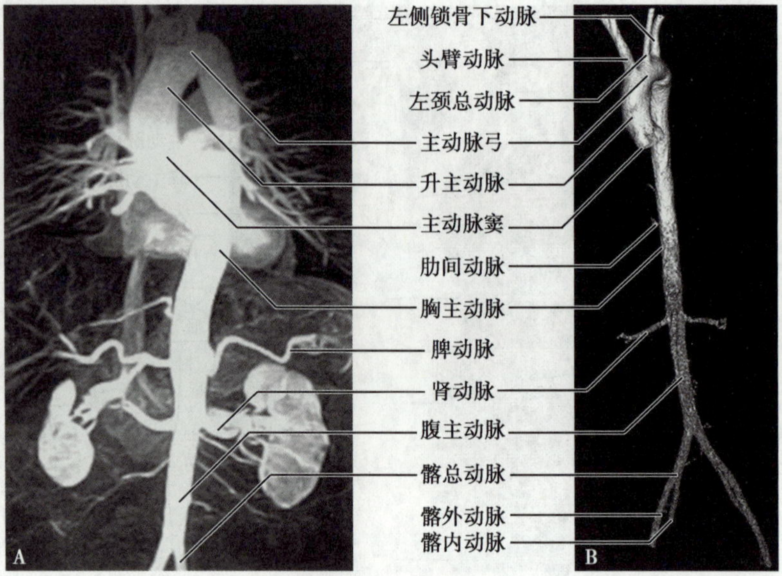

图 3-73 降主动脉

A. 主动脉 DSA，正位；B. 主动脉 CTA，前面观。

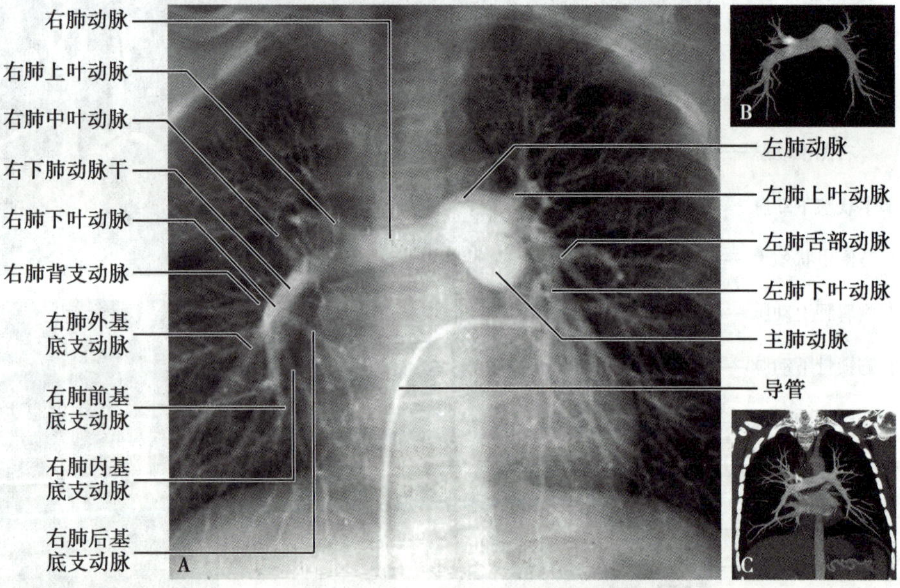

图 3-74 肺动脉

A. 肺动脉造影，正位；B. 肺动脉 CTA，前面观；C. 肺动脉 CT 三维重组，前面观。

三、冠状动脉 DSA

冠状动脉是心脏的供血动脉，由升主动脉根部分出左冠状动脉和右冠状动脉。将心导管自周围动脉插到升主动脉根部，选择性地向左或右冠状动脉内注射阳性对比剂，从而清晰显示左或右冠状动脉及其分支。

（一）左冠状动脉 DSA

左冠状动脉主干长 5~10mm，随即分为前室间支（又称前降支）和旋支。两支之间可发出对角支，走向心尖。前室间支发出左室前支、右室前支和室间隔前支（其中右室前支的第一支多在近肺动脉口处发出，称左动脉圆锥支）。旋支主要分支有左缘支、左室后支和左房支。另有 40% 的窦房结支起于旋支起始段（图 3-75、图 3-76）。

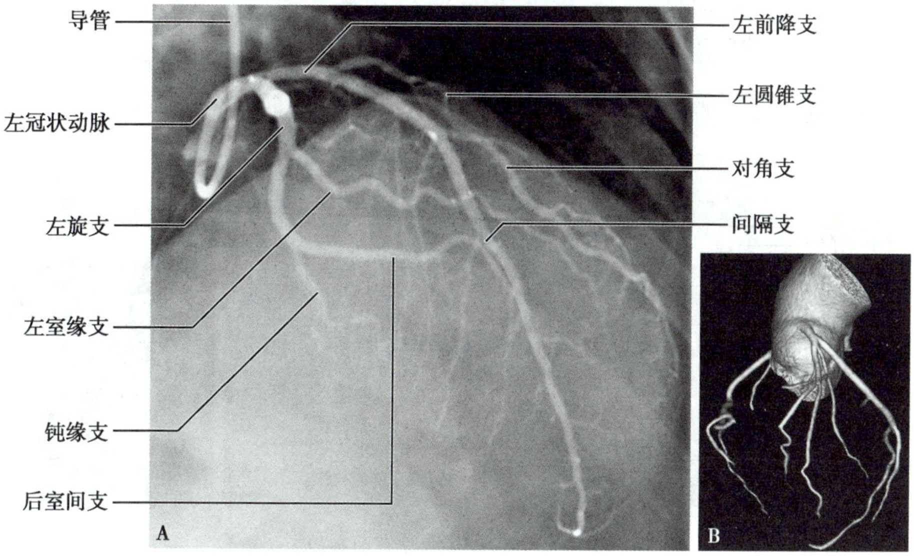

图 3-75　左冠状动脉右前斜位
A. DSA，右前斜位；B. CTA，左前面观。

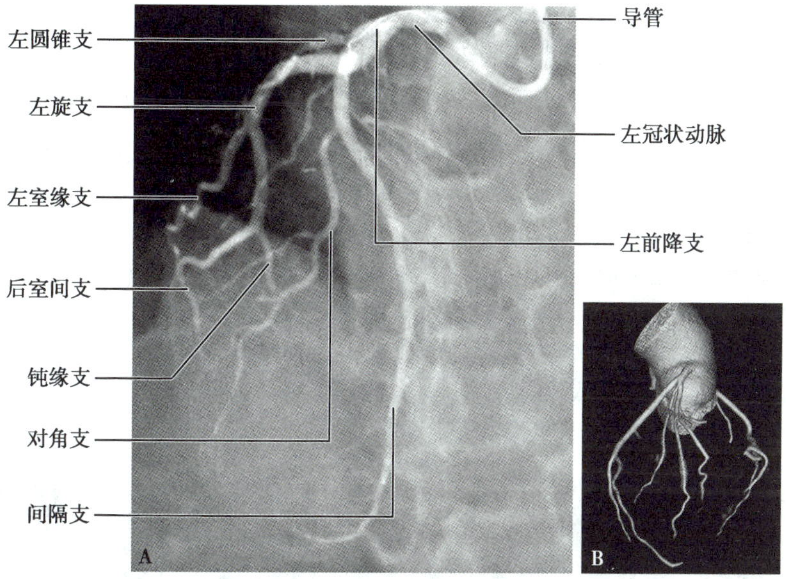

图 3-76　左冠状动脉左前斜位
A. DSA，左前斜位；B. CTA，左侧面观。

（二）右冠状动脉 DSA

右冠状动脉主干于右心耳与肺动脉干之间入冠状沟行向右后，至房室交点处分为后室间支（后降支）和左室后支，分支主要有右动脉圆锥支、窦房结支、右室前支、右缘支（又称锐缘支）、房室结支、后室间支、左室后支等（图 3-77）。

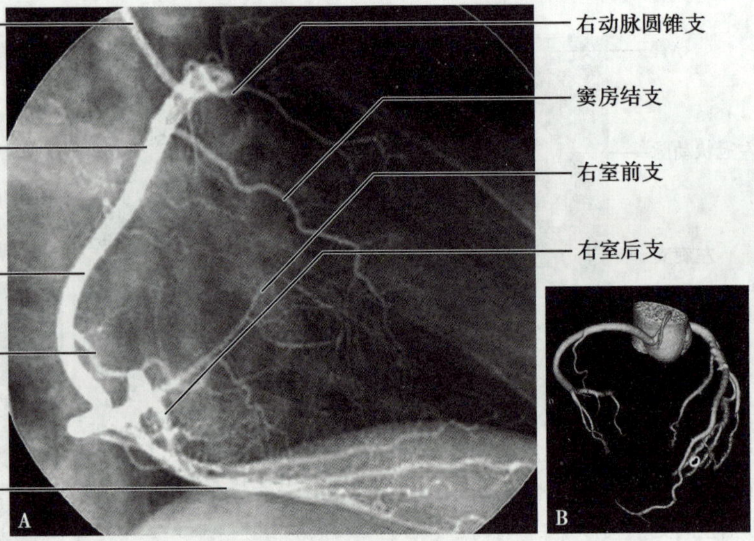

图 3-77 右冠状动脉右前斜位
A. DSA,右前斜位;B. CTA,右前面观。

第五节 胸部超声

胸部超声主要用来检查心脏、大血管和乳房等,以配备高分辨力线阵和凸阵探头的实时超声仪为首选。

一、心脏超声

心脏是个活动非常规则的空腔器官,内含流动的血液,以 M 型超声+二维超声心动图+多普勒超声心动图联合使用,显示效果更理想。

(一) M 型超声心动图

M 型超声心动图主要用来记录取样线上由浅入深各个质点振幅与时间关系的曲线,非常适合探查心瓣膜活动情况。

1. 二尖瓣波群 正常人二尖瓣前叶呈双峰样,似呈 M 型,A、E 峰分别位于心电图 P 及 T 波之后,E 峰大于 A 峰。后叶运动幅度较低,运动方向与前叶相反,似呈 W 形,E 峰大于 A 峰,二尖瓣前叶前依次为左室流出道、室间隔、右心室、右室前壁(图 3-78)。

视频:二尖瓣 BM 超

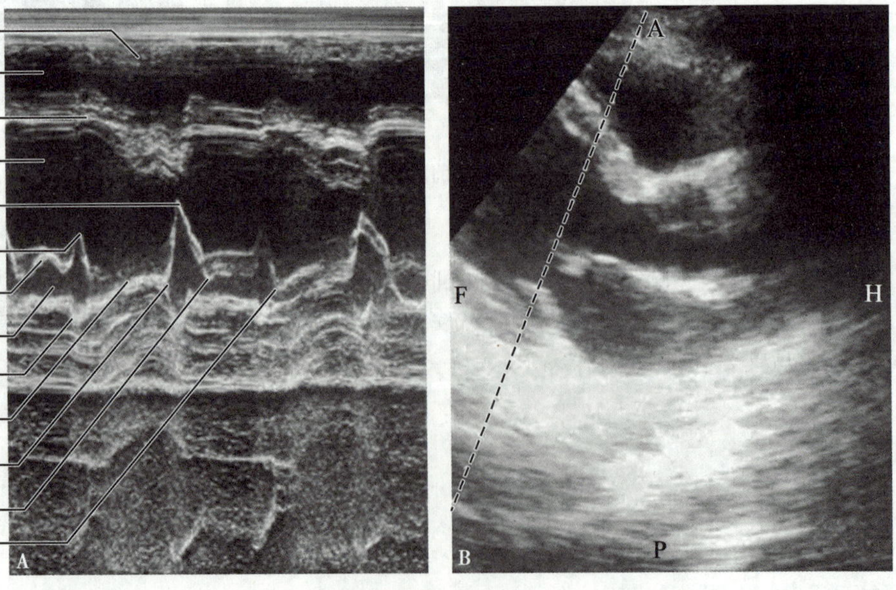

图 3-78 二尖瓣波群
A. M 型超声心动图;B. B 型超声图,左室长轴切面,二尖瓣取样。

2. 主动脉瓣波群　正常主动脉瓣回声位于主动脉根部前后两线之间,有时呈一六边形盒样运动曲线。收缩期两线分离,分别靠近主动脉前、后壁,曲线分离处称 K 点;舒张期迅速闭合成一直线,曲线闭合处称 G 点。上方曲线代表右冠状动脉瓣,下方曲线代表无冠动脉瓣。主动脉根部前方为右室流出道,后方为左心房(图 3-79)。

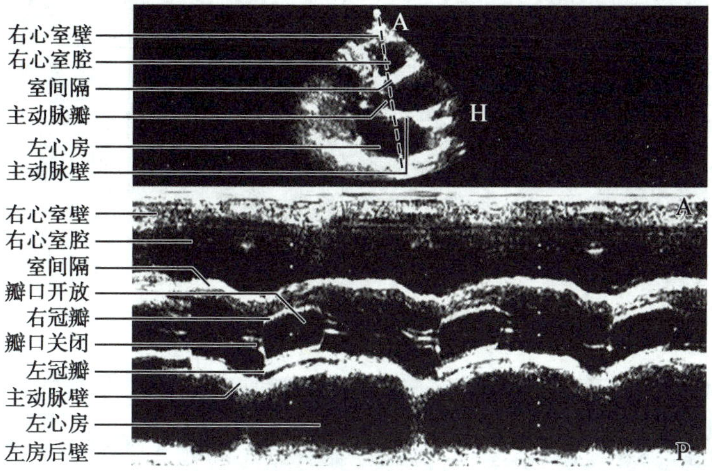

图 3-79　主动脉瓣波群

3. 心室波群　由前至后,解剖结构依次为胸壁、右室前壁、右心室、室间隔、左心室、腱索与左室后壁。由于心腔大小与室壁厚度等均在此测量,故称为心室波群(图 3-80)。

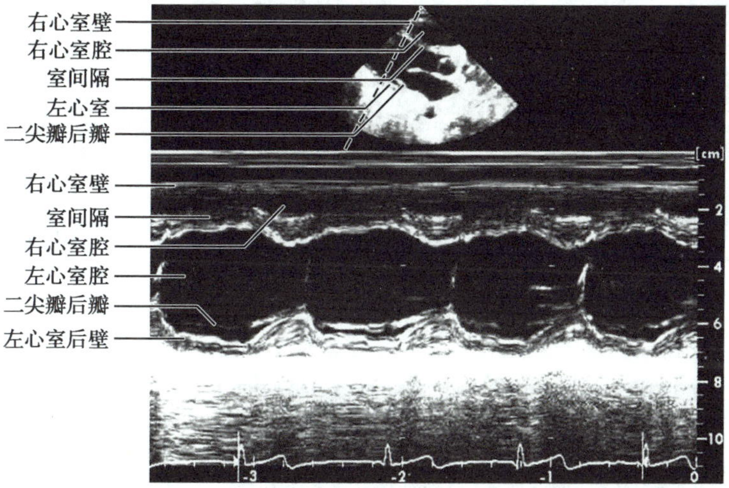

图 3-80　心室波群

（二）二维超声心动图

实时二维超声心动图能从不同方位直接观察心脏切面上各个结构的形态、大小、活动情况。

1. 左心室长轴切面　此图可清晰显示右心室、左心室、室间隔、主动脉、主动脉瓣及二尖瓣等结构,并可观察各房室大小及形态,测量室间隔与左室后壁的厚度。乳头肌、腱索及其与二尖瓣的连接显示清楚。能清楚观察到心壁结构异常如室间隔中断、主动脉骑跨以及主动脉瓣、二尖瓣有无增厚、狭窄,活动是否正常等(图 3-81)。

2. 心底短轴切面　此图可显示主动脉根部及其瓣叶,左心房、右心房、三尖瓣、右心室及其流出道,肺动脉瓣、肺动脉近端及左冠状动脉主干等(图 3-82)。

3. 乳头肌短轴切面　此图可显示左、右心室腔,室间隔与二尖瓣口等结构。临床常用此切面观察左、右心室大小,室间隔走向与活动及二尖瓣开放关闭情况(图 3-83)。

4. 心尖四腔切面　在图像上室间隔起于扇尖,向远端伸延,见房间隔及心房穹窿。十字交叉位于

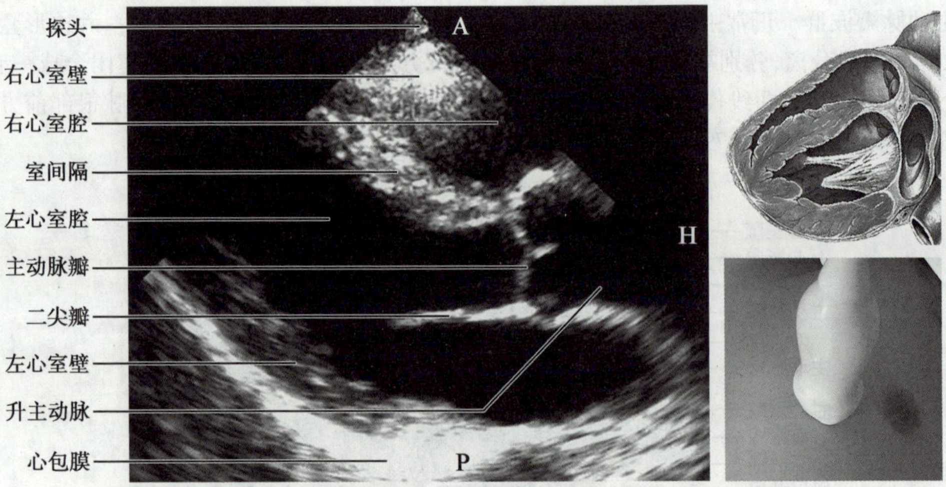

图 3-81 左心室长轴切面

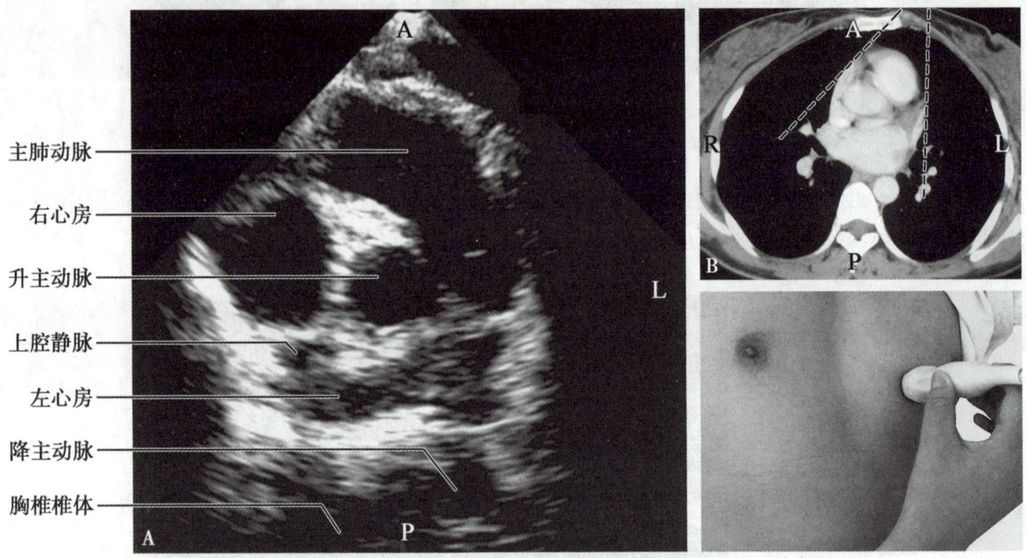

图 3-82 心底短轴切面

A. B 型超声；B. 经大血管根部层，CT 增强扫描。

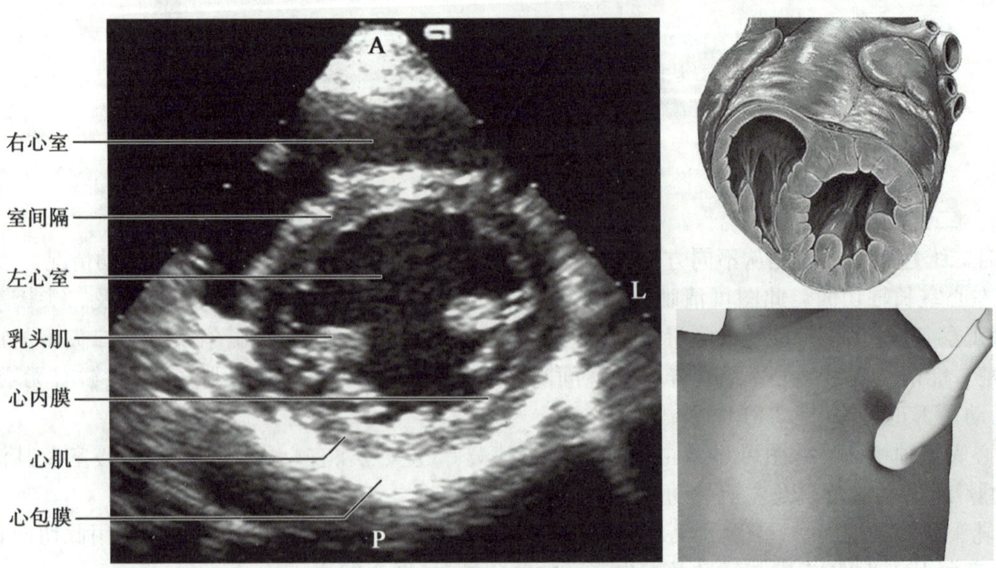

图 3-83 乳头肌短轴切面

中心处，向两侧伸出二尖瓣前叶和三尖瓣隔叶，二尖瓣口及三尖瓣口均可显示。由于室间隔、房间隔连线与二尖瓣、三尖瓣连线呈十字交叉，将左、右心室，左、右心房划为四个腔室，故称心尖四腔观。如将探头稍向上倾斜，扫描平面经过主动脉瓣根部，可获心尖五腔观（图 3-84、图 3-85）。

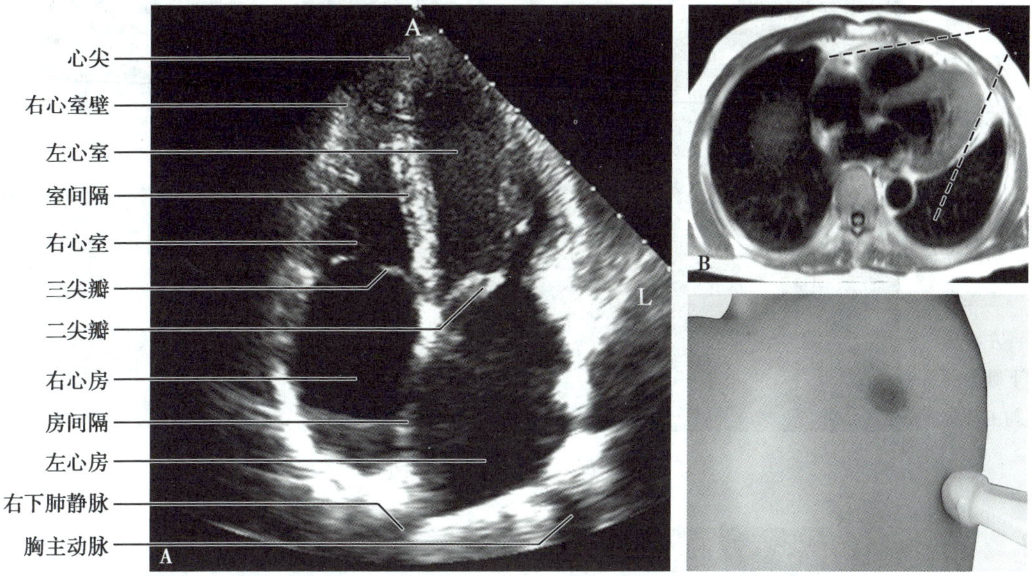

图 3-84　心尖四腔切面

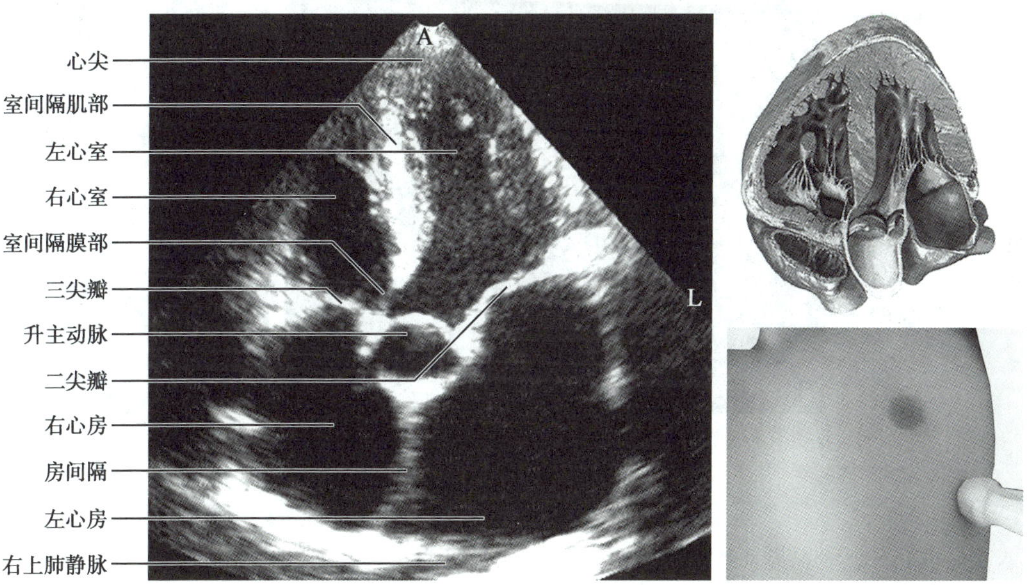

图 3-85　心尖五腔切面

5. 剑突下四腔切面　此图上所显示的房间隔光带与声束方向近于垂直，房间隔显示清晰。收缩期心内见房、室间隔与二尖瓣、三尖瓣组成十字交叉结构（图 3-86）。

6. 胸骨上窝主动脉弓长轴切面　可显示主动脉弓及其主要分支和右肺动脉等（图 3-87）。

（三）多普勒超声心动图

多普勒超声心动图主要观察腔内血流，可以对血流方式、流速、流量进行定性和定量分析，是检查心瓣膜的最佳方式。

1. 二尖瓣多普勒超声心动图　在心尖四腔心或左室二腔心断面，取样线通过左心室腔、二尖瓣口和左心房，血流频谱可记录到舒张期位于基线上方的正向双峰血流频谱，E 峰较高，A 峰较低，峰下呈填充状；彩色多普勒血流显示可见经二尖瓣口红色明亮的宽带血流，起源于左心房，贯穿左心室流入

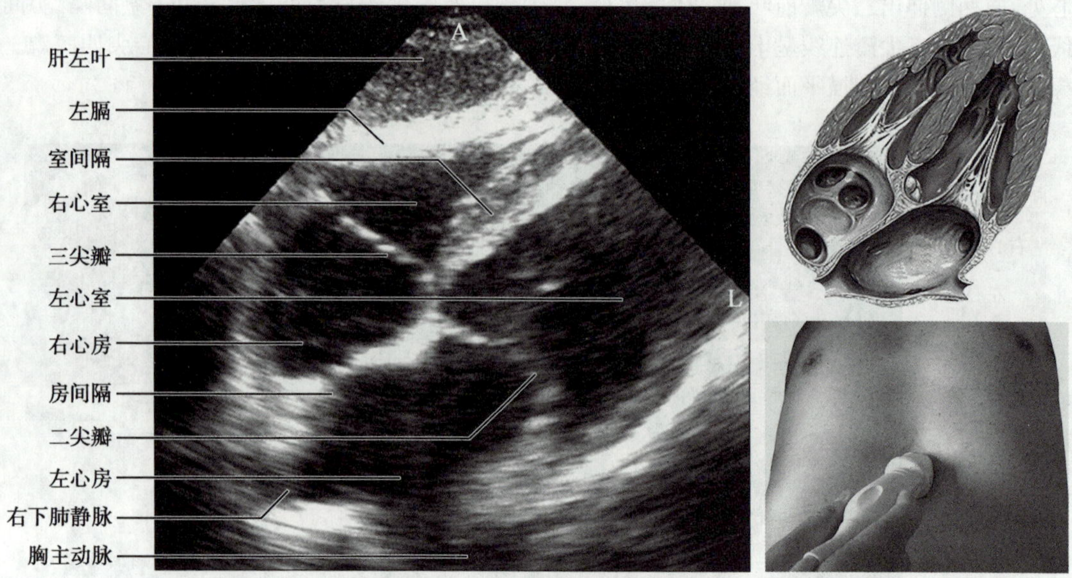

图 3-86　剑突下四腔切面

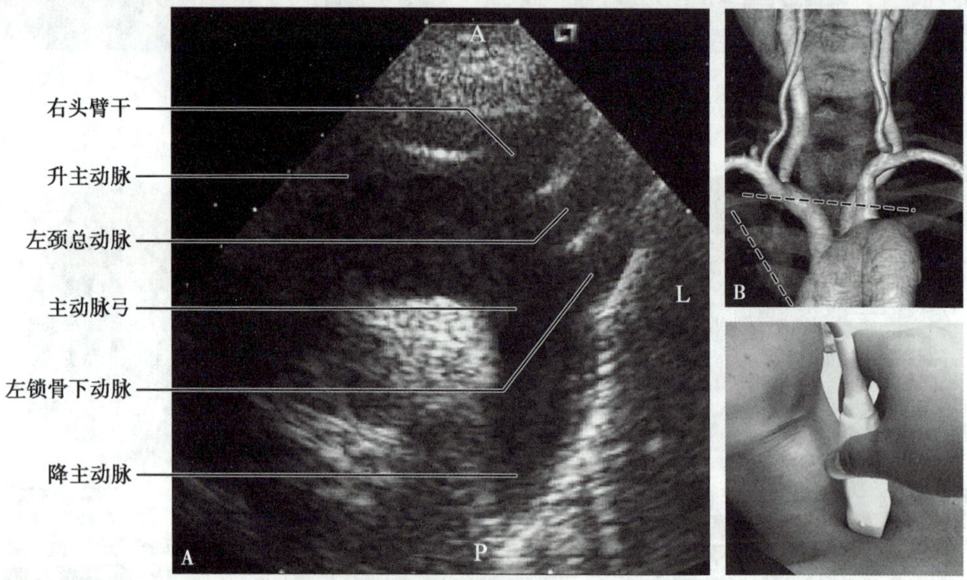

图 3-87　胸骨上窝主动脉弓长轴切面
A. B 型超声；B. CTA，前面观。

道直入左心室腔（图 3-88、图 3-89）。

2. 主动脉瓣多普勒超声心动图　在心尖五腔心或心尖位左室长轴切面，取样线通过左心室腔、左心室流出道、主动脉瓣口和升主动脉，可记录到收缩期位于基线下方的负向单峰频谱，呈填充状，上升支速率略大于下降支速率；彩色多普勒，可见经主动脉瓣口蓝色明亮的宽带血流，起源于左心室腔，进入左心室流出道，充盈于主动脉瓣口至升主动脉（图 3-90、图 3-91）。

3. 三尖瓣多普勒超声心动图　在心尖四腔切面，取样线置于三尖瓣口右心室侧，可见位于基线上方正向的双峰状血流频谱，舒张早期为较高的 E 峰，舒张晚期为较低的 A 峰。三尖瓣口血流受呼吸影响较大，吸气时血流增加而呼气时降低；彩色多普勒血流显示，可见经三尖瓣口红色明亮的宽带血流，起源于右心房，贯穿右心室流入道直入右心室心尖部（图 3-92、图 3-93）。

4. 肺动脉瓣多普勒超声心动图　在心底短轴切面，取样线置于肺动脉主干内肺动脉瓣上方，可见位于基线下方的负向频谱，呈收缩期单峰，上升支和下降支速率均缓慢而形成圆钝形；彩色多普勒，可见经肺动脉瓣口蓝色明亮的宽带血流，起源于右心流出道，充盈于肺动脉主干及分支动脉（图 3-94、图 3-95）。

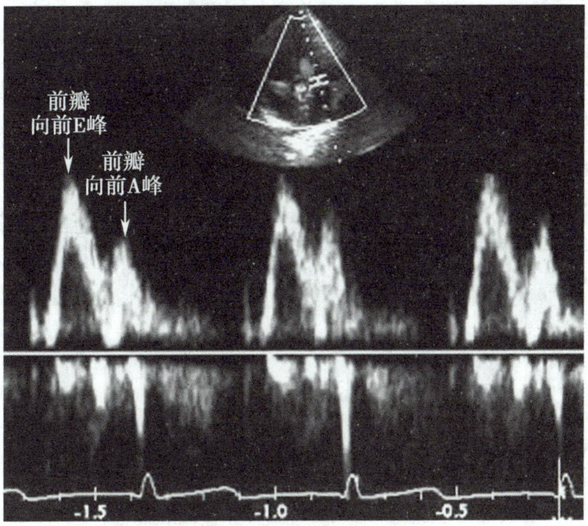

图 3-88 二尖瓣口血流频谱

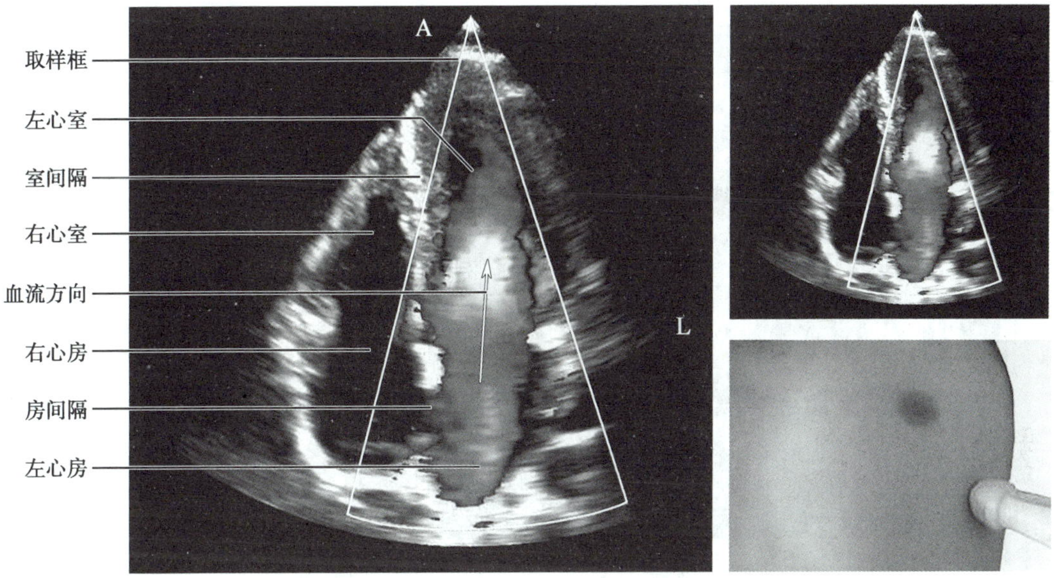

图 3-89 二尖瓣口彩色多普勒成像

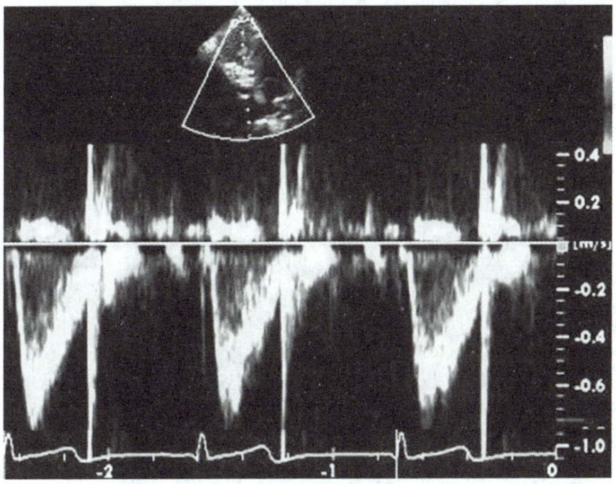

图 3-90 主动脉瓣口血流频谱

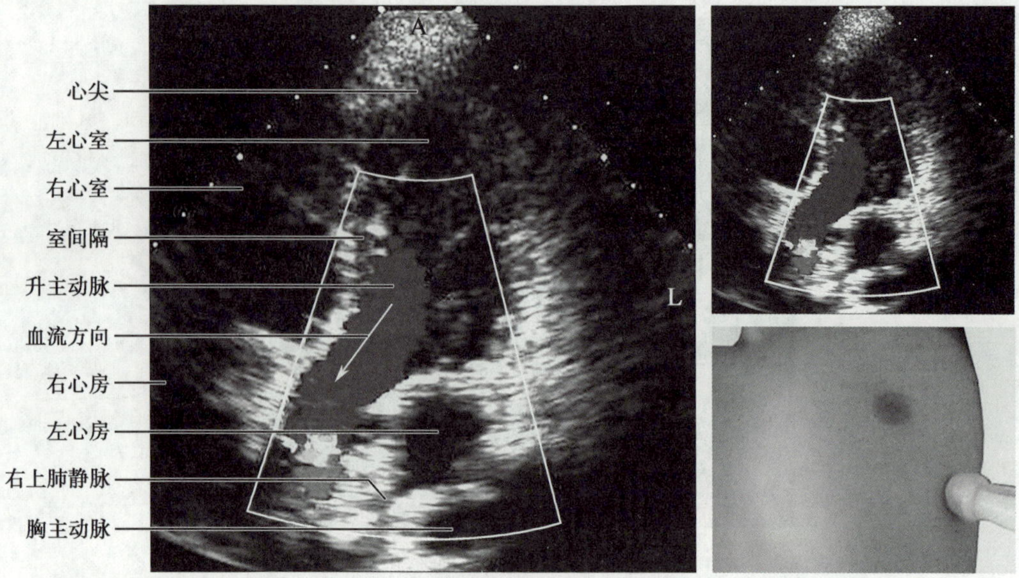

图 3-91 主动脉瓣口彩色多普勒成像

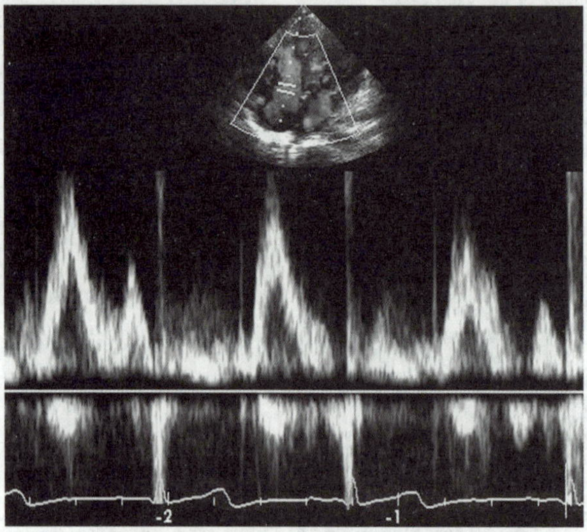

图 3-92 三尖瓣口血流频谱

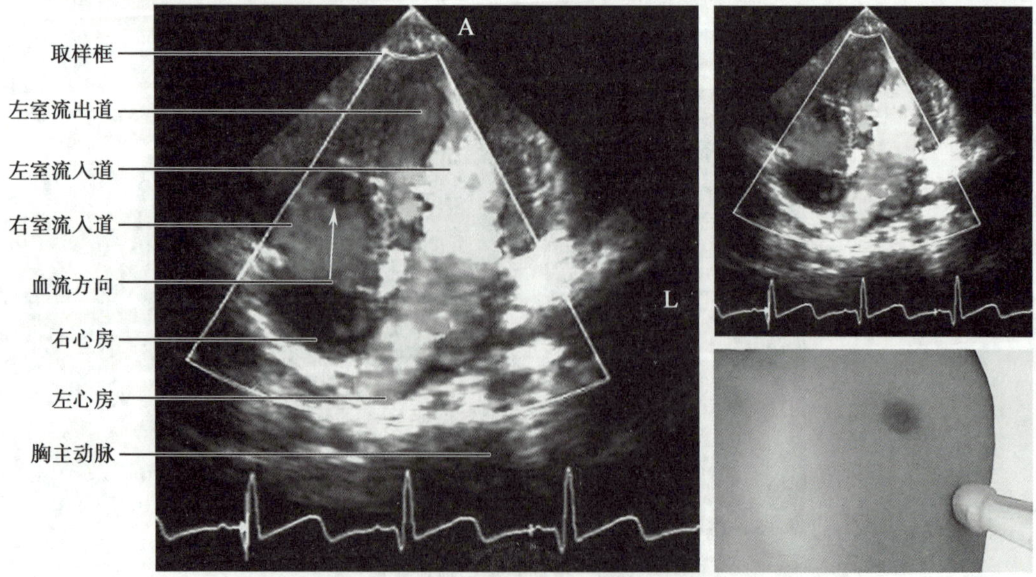

图 3-93 三尖瓣口彩色多普勒成像

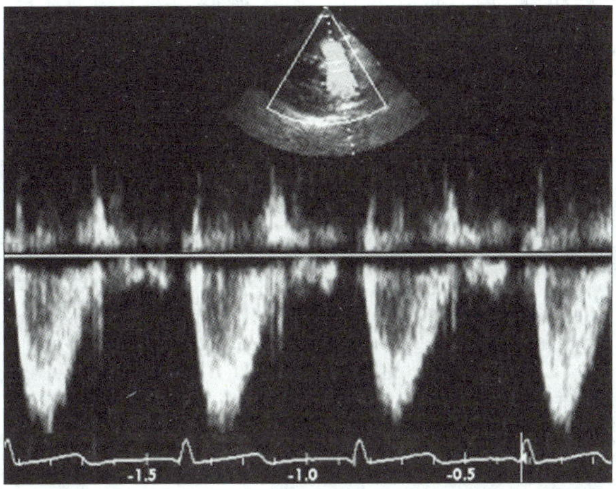

图 3-94　肺动脉瓣口血流频谱

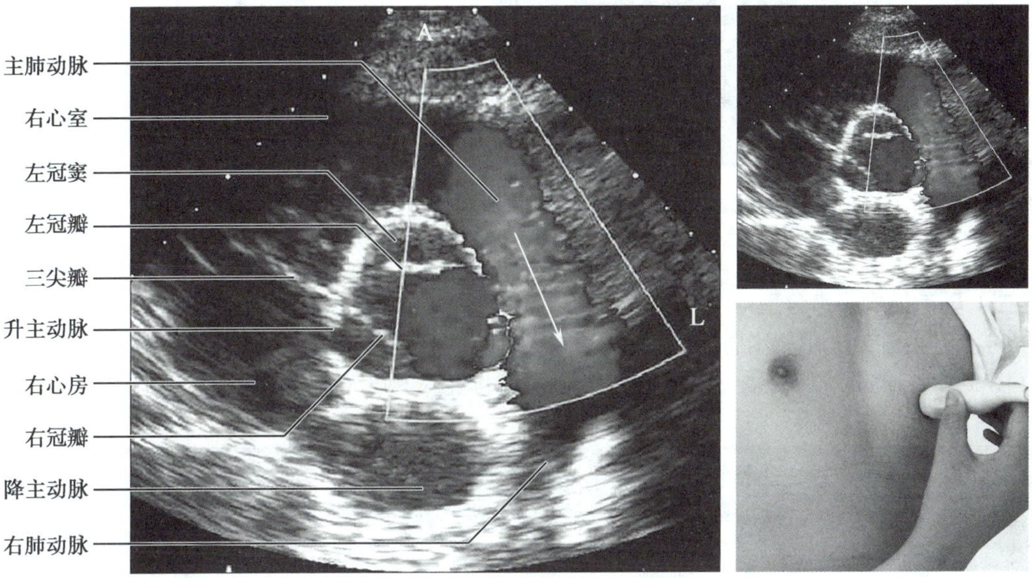

图 3-95　肺动脉瓣口彩色多普勒成像

二、乳房超声

乳房超声检查具有无创、快捷、重复性强等优点，能清楚地显示乳房各层软组织的形态、内部结构及相邻组织的改变。因无放射性，可适用于任何年龄，尤其是妊娠及哺乳期女性的乳房检查。

（一）乳房结构超声表现

正常乳房超声图像由浅至深的层次结构为：

1. 皮肤层　皮肤为均匀的强回声亮线，边缘光滑、整齐，厚 2~3mm。乳晕处稍厚。乳头呈边界清楚的外凸圆形结节。乳头和乳晕后方有条状无回声区，为输乳管窦和主乳管。

2. 皮下脂肪层　皮下脂肪呈低回声，内有散在的条索状或三角形的强回声细光带，斜行连于皮肤，为 Cooper 韧带。

3. 腺体组织层　乳腺组织呈三角形，尖端指向乳头，底向胸壁，厚约（1.0±0.3）cm，乳腺病变多发生在此层内。超声表现取决于其内部的脂肪、纤维和腺体组织的多少，随年龄而异。纤维组织呈较高回声，腺体呈相对低的回声，脂肪组织为低回声。

乳腺内腺叶呈斑点状中等强度回声，分布均匀，可见条索状、斑片状较高回声的纤维组织和低回声的脂肪组织。乳腺导管呈大小相似、排列不齐的圆形或卵圆形无回声区暗区。乳腺血管呈管状无回声区，彩色多普勒血流显像（CDFI）可显示乳腺血流信号。

4. 乳后结构 包括乳后脂肪、胸大肌及肋骨。乳后脂肪呈低回声；其后为胸大肌，超声可见肌肉纹理回声，呈均匀实质性的低回声；深层的肋骨呈强回声，后方有声影，肋软骨为边界清晰的卵圆形低回声区。胸大肌回声可以保证乳腺检查的完整性（图 3-96）。

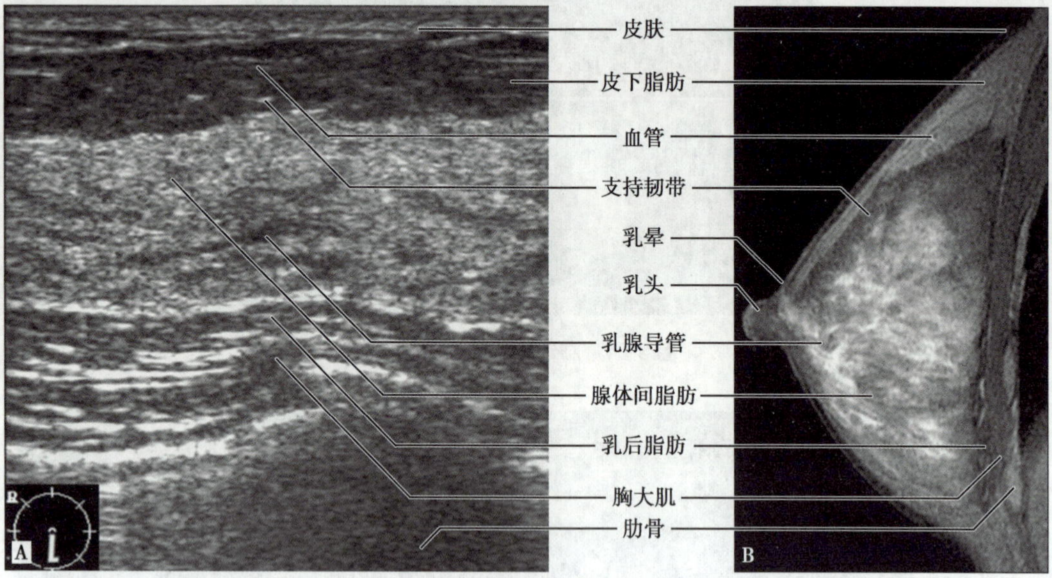

图 3-96 正常乳房超声图像与 MR 图像对比

A. 乳房 6 点钟方向上 B 型超声图；B. 乳房 MRI，T_2WIFS，矢状面。

（二）乳房结构超声分型

成年女性的乳腺大小及脂肪组织含有量，因人种不同及受年龄、生育情况与内分泌的影响，亦有不同（图 3-97）。Baum 提出，按女性乳房回声强弱，可将乳腺的声像图分为以下 4 个类型：

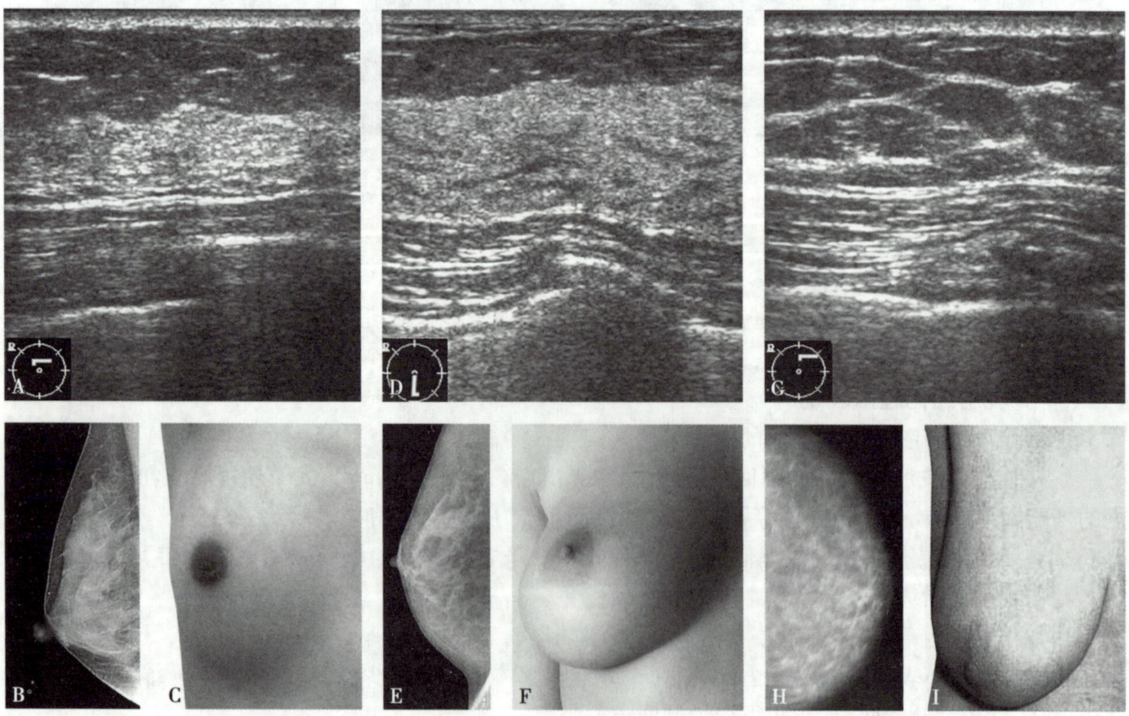

图 3-97 乳房超声分型

A. 青年型乳房声像图；B. 致密型乳房 DR 片；C. 青年女性乳房；D. 混合型乳房声像图；E. 中间型乳房 DR 片；F. 中年女性乳房；G. 萎缩型乳房声像图；H. 脂肪型乳房 DR 片；I. 老年女性乳房。

1. 青年型 见于青年女性，乳房内结构致密，腺体与脂肪组织分界不清。相当于 DR 的致密型。
2. 混合型 多见于中青年妇女，腺体与脂肪比例相近，分界清楚。相当于 DR 的中间型。
3. 纤维型 多见于中老年妇女，乳腺腺体部分有大量纤维组织增生，回声致密增高，衰减也增加。相当于 DR 的导管型。
4. 萎缩型 多见于老年妇女，腺体组织为脂肪组织取代。相当于 DR 的脂肪型。

本章小结

本章分别介绍了气管、支气管、肺、胸廓、软组织、胸膜、膈肌、乳腺以及心脏大血管的医学影像解剖。

DR 平片为其首选的影像检查方法，微细结构的显示 CT 最佳。心脏与大血管的多层螺旋 CT 检查既有清晰的断面图像，又可行三维重建，显示其空间解剖结构优于心血管 DSA。但 DSA 是检查冠状动脉的金标准。MRI 显示心脏与大血管解剖结构优于 CT。超声可实时显示心脏与大血管的断面形态、运动规律和血流状态，并可对心脏功能进行测量。乳腺 DR 摄影能够清晰显示微细结构。但乳腺超声检查经济、简便，无放射损害，特别适用于妊娠妇女和年轻女性。

学习本章旨在帮助初学者掌握胸部的正常影像解剖，为以后学习胸部的医学影像检查技术和医学影像诊断奠定基础。

病例讨论1

患者，男，28 岁。反复咳嗽 1 个月余，加重 4d，发热 37.3℃。实验室检查：ESR 增快。临床医生诊断：肺结核可能性大。

请讨论：该患者需做哪些医学影像检查？为什么？

0305

病例讨论 1

病例讨论2

患者，男，32 岁，胸部外伤，胸痛，呼吸及活动时加重，急诊就医。临床医生诊断：肋骨骨折。

请讨论：该患者应选择哪种医学影像学检查方法？

0306

病例讨论 2

（王飞 杨丽华 邬山 徐菲 李兆祥 赵星 张晓丽 陈地龙）

0307

扫一扫，测一测

思考题

1. 列表表示胸部水平断面上各层肺段的分布情况。
2. 在 CT 影像上如何判断斜裂、水平裂的位置？
3. 试述心脏后前位片上心脏与大血管的解剖结构。
4. 简述左心室长轴、二尖瓣水平左心室短轴及心尖四腔切面的超声解剖结构。
5. 简述正常乳腺超声声像图表现。

笔记

第四章 腹盆部

学习目标

1. 掌握：不同医学影像检查方法条件下腹盆部影像解剖的特点，能辨别腹盆部器官在不同断层层面的影像解剖结构；能够辨认腹部血管走向及其分布特点。

2. 熟悉：中上腹各器官的位置与影像解剖特点；盆部器官的配布规律，泌尿系统、消化系统、生殖系统器官的影像解剖图像识别。

3. 了解：消化道钡餐造影、动态增强扫描、CT 图像重建、CTU、MRCP、MRA 等常用影像技术图像后处理条件下的影像解剖。

腹盆部结构主要包括消化系统、泌尿系统和生殖系统等组织器官。CT、MRI、USG 等是腹盆部常用的医学影像检查方法。

【境界与分区】

腹盆部是人体胸廓下口以下，至会阴、腹股沟、坐骨结节的躯干部分。腹部上方借膈肌与胸部相隔，下方经骨盆上口与盆腔相通。胸廓下口由剑突、肋弓、第 11 肋前端、第 12 肋下缘和第 12 胸椎围成；腹部与盆部的分界是耻骨联合上缘、耻骨嵴、耻骨结节、腹股沟韧带、髂嵴至第 5 腰椎下缘的连线。由于腹部上下端结构与胸部和盆部有部分重叠，所以断层解剖学中通常以经膈穹窿横断层为腹部上界，下界为经坐骨支横断层。腹壁两侧以腋中线为界，分腹前壁和腹后壁。骨盆由两侧的髋骨和后方的骶、尾骨围成。由骶骨岬向两侧经弓状线、耻骨梳、耻骨结节、耻骨嵴和耻骨联合上缘围成环形界限，分为上方的大骨盆又称假骨盆，下方的小骨盆又称真骨盆。

临床根据应用和检查方法不同，腹盆部常用的分区方法有如下两种：

1. 四分法　用通过脐的垂直线与水平线可将腹部分为左、右腹上部和左、右腹下部。

2. 九分法　经双侧肋下缘最低点水平连线，为上水平线；经双侧髂前上棘连线，为下水平线；它们与左、右锁骨中线向腹盆部的延长线，将腹部分为九个区域，即左上腹、左侧腹、左下腹、上腹、中腹、下腹、右上腹、右侧腹和右下腹。

【标志性结构】

1. 剑突（xiphoid process）　位于胸骨下端，薄而扁，末端游离（图 4-1）。剑突通常作为上腹部 CT 检查的扫描基线。

2. 肋弓（costal arch）　由第 8~10 肋前端肋软骨依次与上位肋软骨连接而成，作为腹部触诊时确定肝、脾位置的标志。

3. 腹直肌（rectus abdominis）　位于腹前壁正中线两侧，被包埋于腹直肌鞘内，呈上宽下窄的带状，被 3~4 个横行的腱划分隔。左、右腹直肌之间的纵向凹陷为腹白线。

4. 髂嵴（iliac crest）　髂骨上缘肥厚处称为髂嵴，左、右髂嵴连线平第 4 腰椎棘突。

笔记

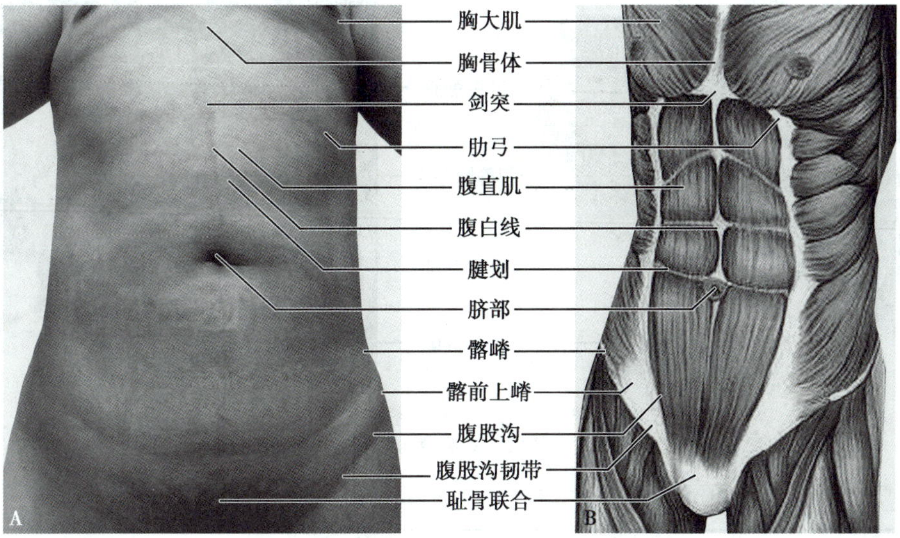

图 4-1　腹盆部标志性结构

A. 腹部照片；B. 腹部肌肉模型。

5. 髂前上棘(anterior superior iliac spine)　是髂嵴的前端突起。

6. 髂后上棘(spina iliaca posterior superior)　是髂嵴的后端突起。

7. 脐部(umbilical region)　是指胎儿出生后，与母体相连的脐带脱落后形成的凹陷。脐上 3cm 平第 3 腰椎。

8. 腹股沟韧带(inguinal ligament)　即腹外斜肌腱膜在髂前上棘至耻骨结节间向后上方反折增厚的部分。

9. 腹股沟(inguen)　位于大腿与腹交界处之凹沟，上界自髂前上棘至腹直肌外缘，内界为腹直肌外侧缘，下界为腹股沟韧带。

10. 耻骨联合(symphysis ossium pubis)　耻骨上、下支移行处的内侧有卵圆形的粗糙面称耻骨联合面。两个面之间有软骨相连，称为耻骨联合。耻骨联合通常作为盆部 CT 检查的扫描基线。

11. 坐骨结节(Ischial tuberosity)　坐位时，位于人体臀部骨盆下方的骨性突出。

【常用基准线】

腹盆部在进行 CT 或 MRI 检查时，患者仰卧位，在腹部正位定位像上确定扫描基线与扫描范围。腹部以剑突或 12 胸椎定位上界，中上腹通常扫描至髂嵴连线；盆部的扫查范围从髂前上棘连线至坐骨结节下缘。临床根据诊断需要也可进行腹部+盆部的全腹扫描。

1. 第二肝门平面　位于第 10 胸椎椎体上份水平，以肝左、中、右静脉出肝并汇入下腔静脉为其特征。

2. 第一肝门平面　位于第 11~12 胸椎水平，内有左右肝管、肝动脉、肝门静脉、神经和淋巴管出入。肝门静脉在横沟内分左、右支为特征(图 4-2)。

3. 肝脏分叶分段　胆囊窝、下腔静脉的连线与肝中静脉走向一致，以它们为界将肝脏分为左、右叶。

肝脏的分段常用的是 Couinaud 肝脏 8 段分法(表 4-1)：以肝右静脉为界分出右肝内、外侧段和中肝前、后段。再以门静脉左、右分支主干的横线分为上、下段。8 个节段序号从前面呈顺时针方向排列，由足侧往头侧绕着下腔静脉呈逆时针方向排列。

4. 幽门平面　经过脐至剑突末端结合连线的中点，后方平对第 1 腰椎下缘。

5. 胆囊平面　胆囊位于胆囊窝内，空腹时胆囊常呈梨形，其内贮存胆汁。上缘与肝相连，下缘游离。长 8~12cm，宽 3~5cm，壁厚 1~2mm，容量为 40~60ml。在该水平断面中，经胆囊或胆囊窝与下腔静脉的连线，是肝脏底面，肝左内叶与肝右前叶的分界标志。其次，该位置是观察胆囊、肝总管、胆囊管、胆总管上段病变的重要层面(图 4-3)。

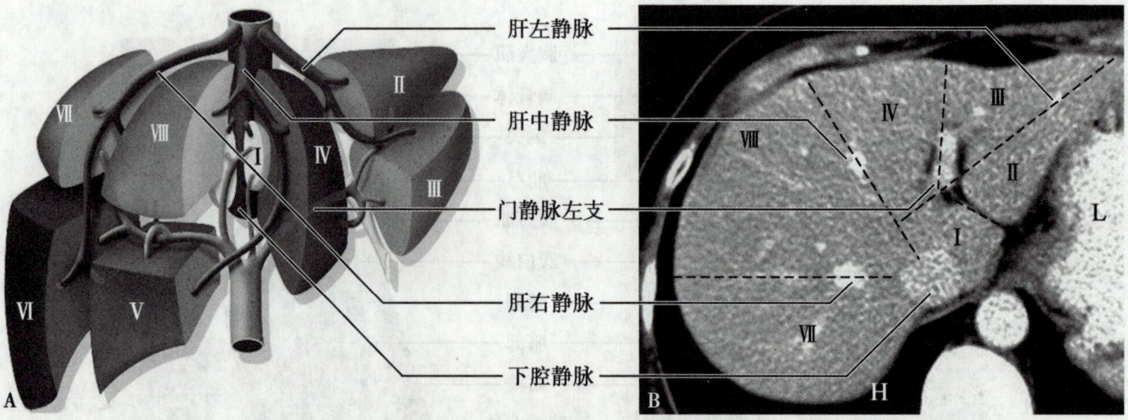

图 4-2 Couinaud 肝脏分段

A. 肝脏分段示意图；B. 腹部 CT，肝脏增强扫描。

表 4-1 Couinaud 肝段

肝脏	左半肝				右半肝			
分叶	尾状叶	左外叶		左内叶	右前叶		右后叶	
分段		上段	下段		下段	上段	下段	上段
代码	Ⅰ段	Ⅱ段	Ⅲ段	Ⅳ段	Ⅴ段	Ⅷ段	Ⅵ段	Ⅶ段

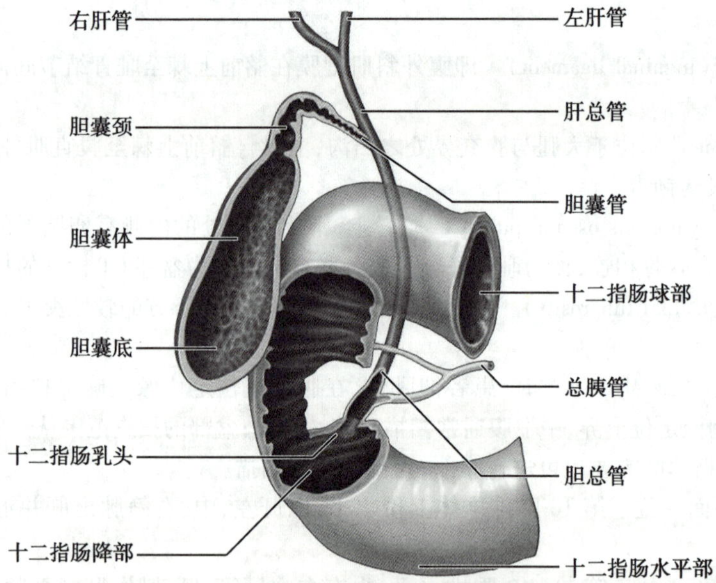

图 4-3 胆囊与胆道

6. 肋下平面　为通过左、右第 10 肋最低点的水平面，其后方平对第 3 腰椎椎体近上缘处。

7. 嵴间平面　经过左、右髂嵴最高点，后方平对第 4 腰椎棘突，是腹主动脉分叉的标志性平面。

8. 结节间平面　经过左、右髂结节，后方平对第 5 腰椎棘突。

【影像观察要点】

1. 食管、胃、肠道的形态和黏膜特点。
2. 肝脏的形态、Glisson 系统和肝静脉。
3. 脾脏的形态、大小。
4. 胆道系统的形态、管壁厚度、管径和内容物。
5. 肾脏的内部结构、肾盂、输尿管管径。
6. 肾上腺的形态和结构。

7. 腹膜后间隙所含组织的形态和结构。

第一节 腹盆部X线表现

腹盆部的X线检查可分为普通检查、特殊检查和造影检查三类。普通检查包括X线摄影和透视检查。X线摄影可在胶片上记录人体解剖结构的形态与密度，是一种静态图像；透视检查可动态观察器官与血管的功能状态。腹盆部特殊检查有高千伏摄影、放大摄影等。造影检查是将对比剂引入器官内或者其周围，人为地使之产生密度差异的影像。由于腹部器官以软组织居多，密度差异小，不利于观察感兴趣区域的组织或器官，因此，引入对比剂进行造影检查是腹盆部常用的检查方法。

一、腹盆部平片

在摄影良好的腹盆部平片上，能够清楚地观察胁腹部的各结构层和腹腔与盆腔实质脏器的轮廓以及部分空腔脏器。按照部位分为腹部平片与盆部平片。

（一）正位腹部平片

在正位腹平片上，腹部各脏器密度差异较小，天然对比较差，只有依靠腹内脂肪层和胃肠内气体的衬托，才能大体显示出各脏器的形状。目前，正位腹部平片根据需要会采取站立位或者卧位投照。

1. 站立位腹平片　肝脏位于右上腹部，为密度均匀一致的软组织影像。其上缘与膈肌以及右肺底相连接，微向上突或较平直。下极可达肋缘，一般在右腰部及右季肋部可清楚显示其外缘及下缘。胆囊仅在肥胖体型或邻近肠管充气衬托时偶尔可见。脾上极与左膈影融合而不显示，下极较圆钝。肾脏呈中等密度，借助于器官周围或邻近脂肪组织和相邻充气胃肠的对比，常可显示肾脏轮廓和两侧腰大肌的外缘。胰腺于平片上不易显示。

胃肠道内常有气体和液体，立位片气体集中在胃底或胃体上部，并常形成液平面，称胃泡。小肠除婴幼儿可有积气外、一般充满食糜及消化液，与肠壁同属中等密度，因缺乏对比而不能显示。结肠或直肠内的粪便由于周围有气体的衬托，可显示软组织密度斑片或团块影。结肠分布于腹部四周。

腹膜外（主要指腹膜后）间隙及器官周围有组织脂肪，在平片上常显示为灰黑影。腹部前后位片上，在两侧胁腹壁的内侧，可见腹膜外脂肪影，上起第10肋骨下端，向下延伸到髂凹而逐渐消失，称胁腹线（flank stripe）。腰大肌的外缘常可显示。也可见肾周间隙的脂肪组织投影，即肾周脂肪线。由于肌鞘内脂肪的对比，摄影条件好的腹部前后位平片也可将它们的边缘显示出来。正常腹部平片，还可显示腹部及盆腔的骨性支持结构及胸腹壁软组织（图4-4）。

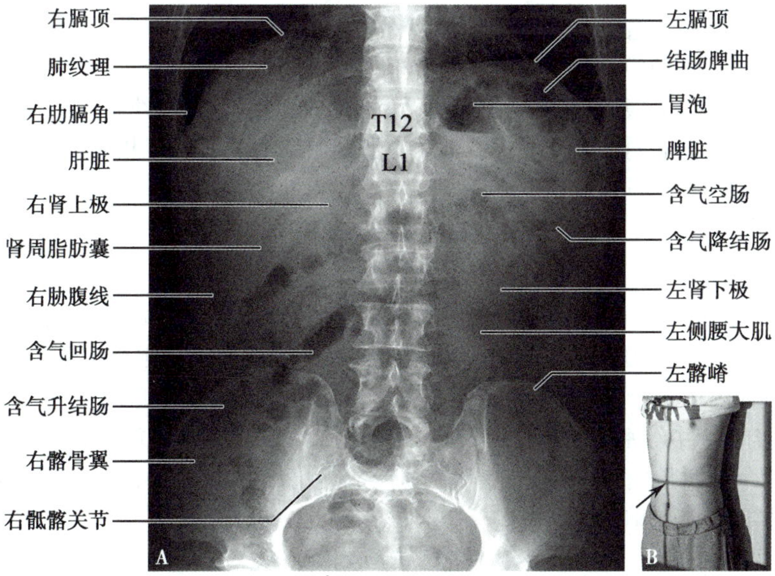

图4-4　腹部立位正位片
A. X线片；B. 体位示意图。

腹部站立位片主要用于怀疑消化道穿孔或梗阻的患者，观察膈下游离气体或肠腔的液气面。

2. 卧位腹平片　最上方为膈肌，右侧膈肌略高于左侧。右侧膈肌下方被肝脏所占据。肝脏的内下方为右肾。右肾门内侧有腰大肌向外下斜行。左侧膈肌下方为脾脏，脾脏的内下方有左肾，其上端紧邻膈肌，下端邻小肠。左肾门朝向内下方，与腰大肌相近。脾脏与左肾之间有含气的降结肠断面。卧位片上胃肠道内常有气体和液体，其内气体一般积于胃体或胃窦部，并常形成液平面，称胃泡。

棘突常显示于腹部卧位片的正中，脊柱外侧有双侧腰大肌，向外下方斜行。第 1、2 腰椎外侧可见双侧肾轮廓影，其周可见双侧腹脂线；两侧髂骨左右对称，层次分明（图 4-5）。

卧位腹平片常用于观察尿路或腹腔脏器结石、钙化、腹部包块以及异物存留的情况。

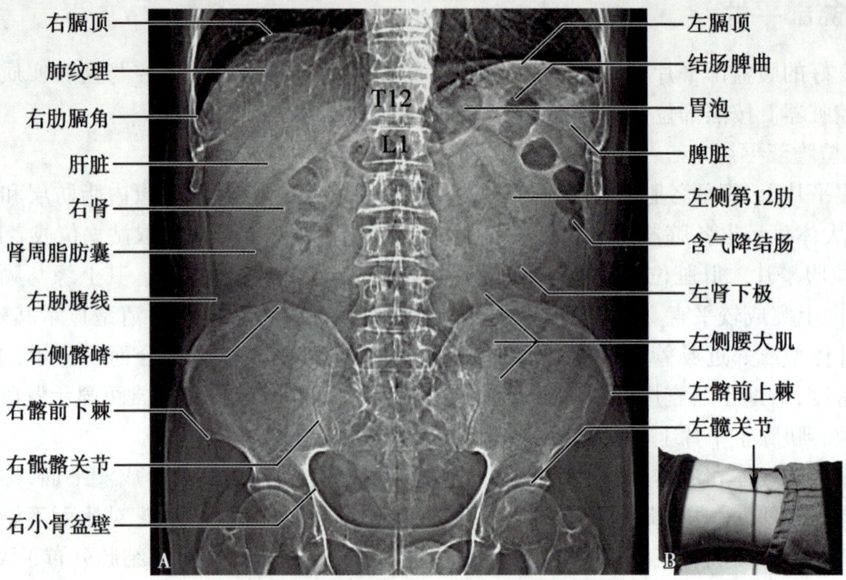

图 4-5　腹部仰卧位正位片

A. X 线片；B. 体位示意图。

知识拓展

肋 腹 线

从两侧肋腹部直达大骨盆两侧，可见两条纵行透亮线条状阴影，为介于腹壁肌肉与腹膜之间的腹膜外脂肪影。正常肋腹线的长度及宽度由于年龄大小与腹膜外脂肪量的多少不同而有所差异。在儿童时期即可看到腹脂线，但到成年期更为显著，肥胖者的肋腹线较瘦弱者的为宽，老年人由于脂肪减少及含水量相对增多此线多不清楚。肌肉收缩时肋腹线可相应变得短而宽。肌肉发达者在深呼吸时也可看到同样变化。

（二）侧位腹部平片

侧位腹部平片常用来配合腹部正位片观察腹部肿块、急腹症、异物、结石的定位等病变，同时还可以用于肾结石和胆结石等病变的鉴别。上界为膈肌，右侧膈肌略高于左侧。前界上部为第 7~10 前肋及肋软骨，由后上向前下走行。前界下部为腹直肌，后界上部为第 11、12 后肋。

膈肌下方大部分为中等密度的肝脏，肝脏内下方有含气的胃泡，下方有空肠以及横行的结肠断面，结肠下方有含气的回肠断面。腹前壁由腹直肌构成，腹后壁由腰椎的椎体及肌肉构成。椎体后方有椎管，椎管后方有胸腰椎棘突（图 4-6）。

（三）盆部平片

盆部平片可分为盆部正位片和盆部侧位片。

1. 盆部正位片　可以观察盆部骨质、形态及双侧髋关节的情况。在正位片上双侧髂骨对称，可见弓形的髂嵴，下方连接显示清晰的扁阔的髂骨翼。髂骨翼外侧有髂前上棘和髂前下棘，下方连接髂骨颈、髂骨体。盆腔内可见膀胱，其上方为小肠，其下方有左、右耻骨上支以及耻骨联合。男性盆部正位片中耻骨联合下方有阴茎和阴囊。女性盆部正位片中耻骨联合下方有阴唇。骶骨中线通过耻骨联合，尾椎和耻骨联合也在一条线上。两侧闭孔对称，大小和形状一样。双侧髋关节间隙清晰等宽。双侧股骨头边缘光滑。双侧大粗隆内缘与股骨有少量重叠，耻骨不与骶椎重叠（图 4-7、图 4-8）。

2. 盆部侧位片　后方有第 4 腰椎、第 5 腰椎、骶骨以及尾骨。第 4、5 腰椎前方有空肠，骶骨前方有结肠、回肠，回肠下方有乙状结肠。盆部侧位片常用于观察盆部骨质、确定异物位置等（图 4-9）。

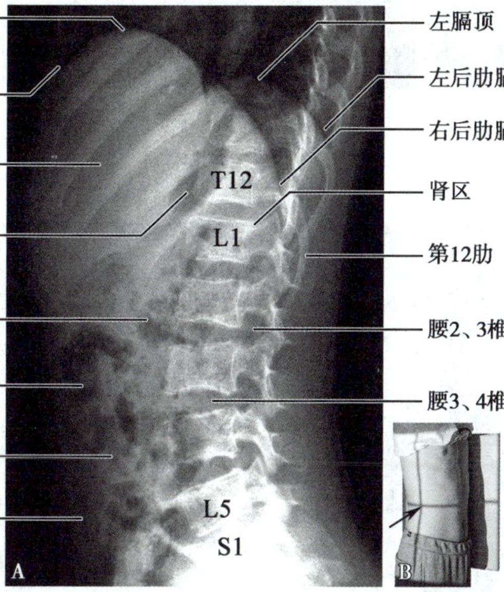

图 4-6　腹部侧位片
A. X 线片；B. 体位示意图。

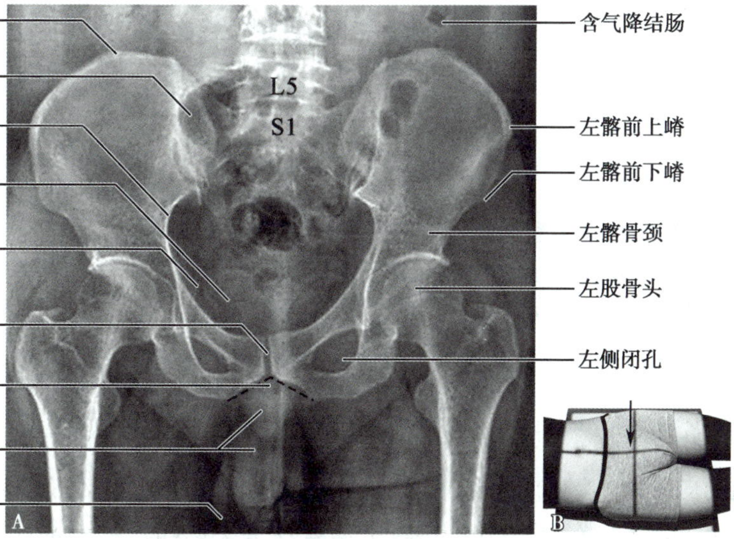

图 4-7　男性盆部正位片
A. X 线摄影图；B. 体位示意图。

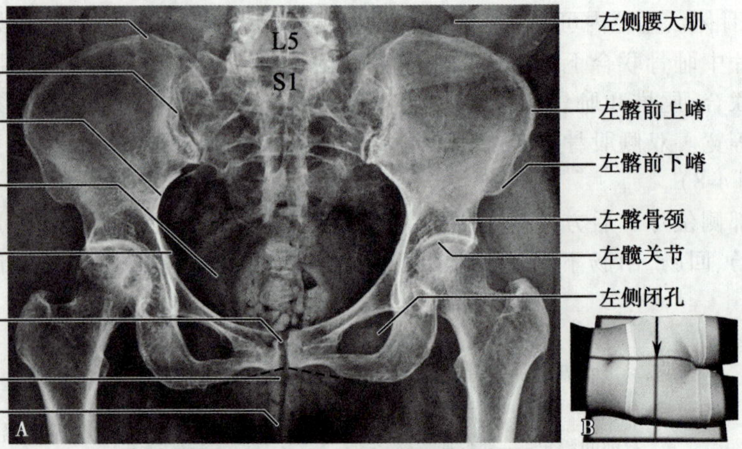

图 4-8 女性盆部正位片
A. X 线摄影图；B. 体位示意图。

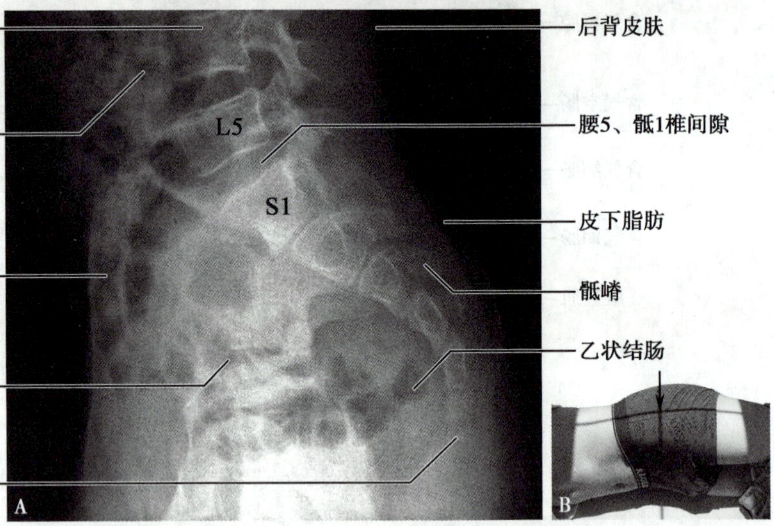

图 4-9 盆部侧位片
A. X 线摄影图；B. 体位示意图。

病例讨论1

病例讨论 1

某患者，男，26 岁。突发持续性上腹部疼痛 12h，呈刀割样疼痛，1h 后腹痛扩散为全腹痛，疼痛剧烈，难以忍受。临床医生诊断：消化道穿孔可能性大，建议进一步行影像学检查。

请讨论：该患者可以选择哪种医学影像学检查方法？

二、消化道造影

消化道无良好的天然对比，必须采用造影检查。消化道的检查方法是透视与摄片（点片）相结合，但以透视为主。透视可改变患者体位，观察胃肠道的解剖和功能情况。点片摄影可作图像记录，并可发现透视时不能看到的微小病变。消化道造影主要用于炎症性疾病、溃疡型疾病、肿瘤性疾病及其他消化道疾病检查。

（一）上消化道造影

上消化道是指十二指肠与空肠交界即肝十二指肠韧带以上的消化道。

1. 食管造影 吞钡后食管呈宽 2~3cm 的长柱形，外形光滑，可分颈段、胸段和腹段。正位（图 4-10）观察颈部食管稍偏左，平气管分叉处回至中线，平第 7 胸椎平面弯曲向右，下端向左下穿过膈肌食管裂孔与贲门相连。

侧位或右前斜位观察（图 4-11），可见胸部食管与脊柱曲度近似，食管前缘自上而下依次可见主动脉弓压迹、左主支气管压迹和左心房压迹。

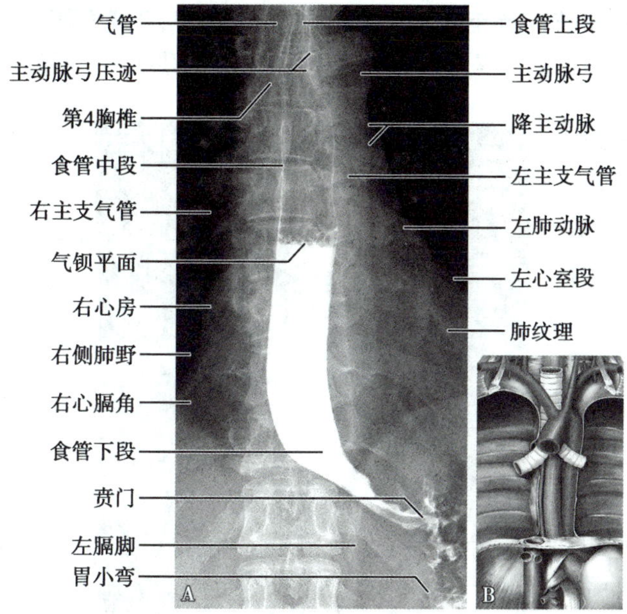

图 4-10 食管钡剂造影正位
A. 造影片；B. 示意图。

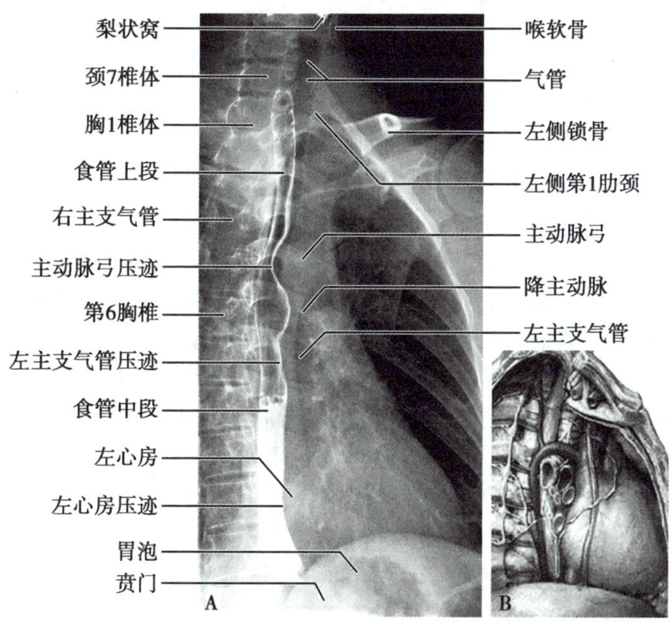

图 4-11 食管钡剂造影右前斜位
A. 造影片；B. 示意图。

钡剂造影食管内表面显示出 2~5 条纵行、连续的细条状高密度钡影，它们与胃小弯的皱襞间沟相移行，为食管黏膜间沟。食管下段在膈上 4~5cm 的一段舒张扩大呈壶腹状，称膈壶腹。食管进入胃部的开口部位叫贲门（cardia），立位时，贲门位于第 11 胸椎左侧，幽门位于第 1 腰椎的右侧。食管下端直径 2cm 区为贲门。以贲门为中心，半径约 2.5cm 的一个圆形区域叫做贲门区。

食管钡剂造影时,可见3种蠕动波:①原发性蠕动波(第一蠕动波),起于吞咽动作,每吞咽一次,食管蠕动一次,迅速推动钡剂或食团下行至胃;②继发性蠕动波(第二蠕动波),是因食管前庭部的钡剂倒流入其上段食管,扩张食管壁,引发反射,从而出现继发性蠕动波,将钡剂再推入胃食管前庭;③第三蠕动波,由食管壁环形肌局限性、不规则地收缩形成,呈锯齿状或波浪状,突然出现,消失迅速,常见于老年人或食管贲门失弛缓综合征。

2. 胃部造影 贲门以上为胃底,含气时呈类圆形透亮区,又称胃泡。胃小弯位于胃右上缘,其最低处弯曲成角称角切迹。由角切迹至胃大弯最低点连线作垂线,此线左侧至贲门为胃体,常近垂直。此线右侧至幽门为胃窦。幽门近端2~3cm一段胃窦又叫幽门前区(图4-12)。

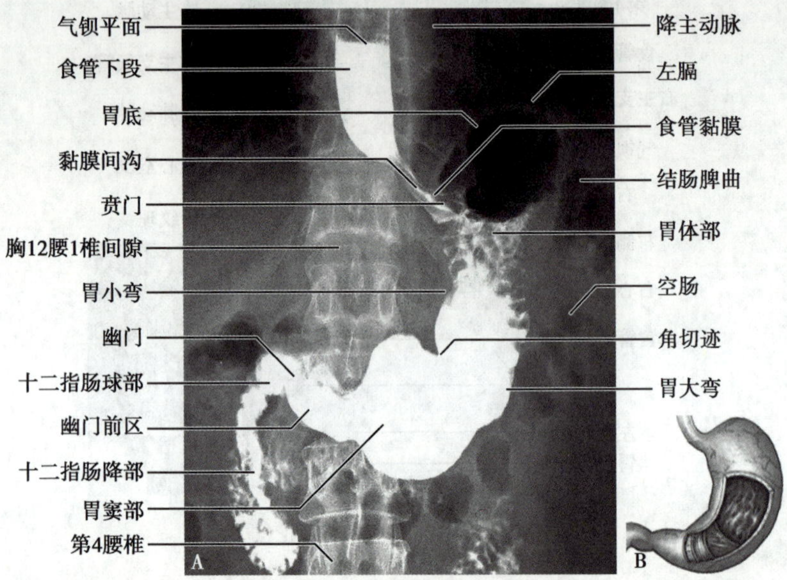

图4-12 胃钡剂造影站立正位

A. 造影片;B. 示意图。

胃的形状、大小和位置因人的体型和肌肉紧张力而异,正常胃可分为四型。①中间型(钩型):形似鱼钩,胃体垂直,角切迹明显,胃窦部约与髂嵴同高。中等肌张力,多见于中等体型者。②牛角型:横位,形似牛角,上宽下窄,胃角切迹不显著,胃下缘在脐以上。张力高,多见于矮胖体型者。③瀑布型:胃底位于胃体的上后方,胃泡甚大如囊状,胃体较细小,胃下缘多在脐上或与脐水平。立位时,钡剂首先充盈胃底,快速溢入胃体,状如瀑布而得名。张力高,常见于胃肠道有器质性病变或功能性病变者。④无力型:胃体细小,角切迹锐利,胃下部低垂、膨大,下缘远低于髂骨嵴水平,甚至进入盆腔。张力低,常见于瘦长体型者。胃的形态更与受检者的体位变化有直接关系。

(1) 胃充盈相:胃轮廓光滑、清晰,小弯侧有胃体与胃窦交界形成的角切迹。服钡1~2min即可见蠕动,由胃体上部开始、向幽门方向推进,呈有节律、逐渐加深的环状收缩。胃大弯侧比胃小弯侧收缩波的波幅深,可同时见到2~3个收缩波。胃窦部无收缩波,表现为整体向心收缩,推动钡剂进入十二指肠。胃排空受胃的张力、蠕动强弱和幽门状态影响,一般服钡1~5min开始排出,2~4h排空,超过6h为排空延迟。观察胃的蠕动和排空以钡剂造影充盈相为宜(图4-13A)。

(2) 胃黏膜相:胃黏膜为条状低密度影,黏膜间沟因充钡而显示为条状高密度影。胃底黏膜皱襞呈网状;胃体小弯侧黏膜皱襞纵行、光滑;胃大弯侧黏膜皱襞斜行或横行,显示大弯侧轮廓为锯齿状;胃窦黏膜皱襞较细,形态具有可塑性,收缩时呈纵行,舒张时横行或斜行。一般胃体部的黏膜皱襞宽度不超过5mm。胃窦部的黏膜皱襞比体部的黏膜皱襞要细(图4-13B)。

(3) 气钡双重造影相:胃轮廓为连续的边缘光滑、柔软的线条,密度一致,无明显的增厚与变窄。在气钡双重对比下显示黏膜皱襞的细微结构即胃小区、胃小沟。正常胃小区呈圆形、椭圆形或多角形大小相似的小隆起,最大径约3mm左右,由于钡剂涂布在胃小区周围显示浅细的为小沟似网眼状,称之为胃小沟。正常的胃小沟粗细一致,宽约1mm以下,轮廓较光整,密度淡而均匀。

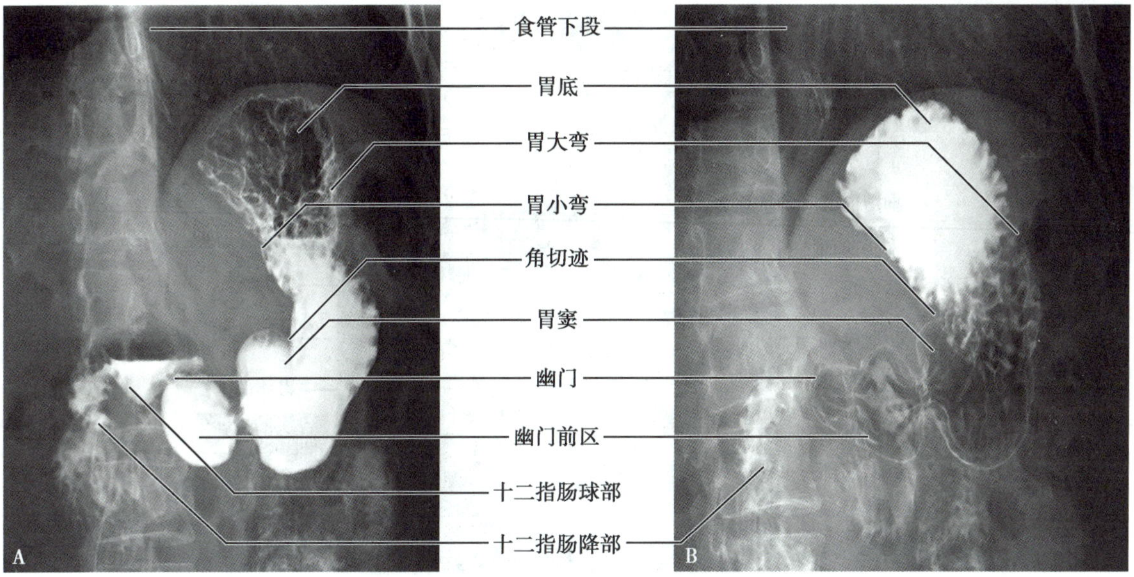

图 4-13 胃钡剂造影右前斜位
A. 充盈相;B. 黏膜相。

视频:上消化道造影

病例讨论2

某患者,男,55 岁,公务员。以“上腹饱胀不适半年,加重伴呕吐半月”为主诉入院。患者半年前无明显诱因出现上腹饱胀,进餐后加重。近半月上述症状加重,伴呕吐。起病以来体重下降 5kg,体检发现左锁骨上可触及 2 枚黄豆大小淋巴结,质硬,上腹压痛。临床医生诊断:胃癌可能。建议:手术治疗。

请讨论:该患者术前须做哪些医学影像检查?为什么?

病例讨论 2

3. 十二指肠造影 十二指肠全程呈 C 形,称为十二指肠曲,内侧包绕胰头,上连于幽门,下接于空肠,是胃、肝、胆、胰腺与空肠间的通道,共分为四部,各部均有独特的邻接关系。

(1) 十二指肠上部:又称十二指肠球部(duodenal bulb)。充盈造影剂时呈等腰三角形或圆顶状,分为顶部、底部及两侧穹窿脚。幽门管开口于底部中央,尖端指向后上方。黏膜呈纵行条状影,向尖端集中。球部蠕动呈整体收缩,常将钡剂一次性排至降部。球部充盈不足时,轮廓也可稍不规则。双对比造影时球部腔壁线呈纤细的白线,黏膜面呈磨玻璃状,穹窿角圆钝。幽门管开放时呈一小环影,闭合时呈一圆形高密度影。球部顶端有时可见胆囊压迹。在球部之后与降部开始之前的十二指肠,X 线片上称为球后部。此段长短不一,长的可达 4~5cm,短的几乎不存在。

(2) 十二指肠降部:续于十二指肠上部,位于第 1~3 腰椎右侧。十二指肠降部的特点是位置最深,后内侧壁有十二指肠纵襞(longitudinal fold of duodenum)、十二指肠大乳头(major duodenal papilla)及胆、胰管开口,是与肝、胆和胰腺沟通的部位。前方为横结肠及其系膜,后方为右肾门,内侧为胰头及胆总管,外侧为升结肠。钡剂造影时,黏膜皱襞呈羽毛状。低张造影时,管径增大,羽毛状皱襞消失,皱襞呈环状或龟背状。降部中段内侧圆形或椭圆形透光区为十二指肠大乳头,最大直径不超过 1.5cm(图 4-14)。

(3) 十二指肠水平部:起自降部下端,在第 3 腰椎右侧急转向左,走向水平。十二指肠水平部的特点是被肠系膜上动脉(superior mesenteric artery)与腹主动脉(abdominal aorta)以 A 字形锐角夹持,即前方为肠系膜上动脉,后方为腹主动脉和下腔静脉、右侧为输尿管,上方有左肾静脉、胰头和胰颈,下方为右侧系膜窦。此段也是十二指肠中最长的一段。

笔记

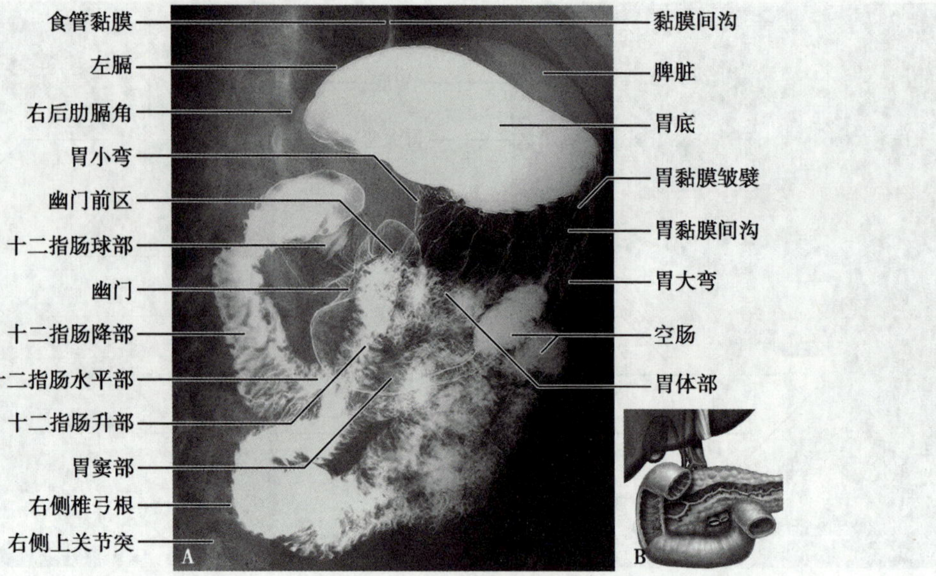

图 4-14 十二指肠钡剂造影仰卧右前斜位

A. 造影片;B. 示意图。

(4) 十二指肠升部:由水平部末端向左上方移行而成,续于空肠,转折处为十二指肠空肠曲。特点是有十二指肠悬韧带悬吊,是确定空肠起始部的标志,也是最短的一段,位于第 2 腰椎左侧。钡剂造影,升部和水平部的黏膜皱襞均呈羽毛状。由于肠曲紧贴胰腺,故容易受到胰腺病变的影响。

(二) 小肠造影

解剖学上小肠包括十二指肠、空肠与回肠。但医学影像检查通常把十二指肠归入上消化道,所以小肠影主要检查空肠和回肠。空肠位于左上腹及中腹部,回肠位于中下腹和右下腹。小肠全长约 6m,其中空肠约占 2~2.5m,宽 2~3cm。

1. 小肠分组 钡剂造影时,将小肠分为 6 组:第一组,十二指肠;第二组,左上腹部的空肠袢;第三组,左下腹部的空肠袢;第四组,中腹部横越脊柱的回肠袢;第五组,右中及右下腹部的回肠袢;第六组,盆腔部位的回肠袢,又称为盆腔组(图 4-15)。

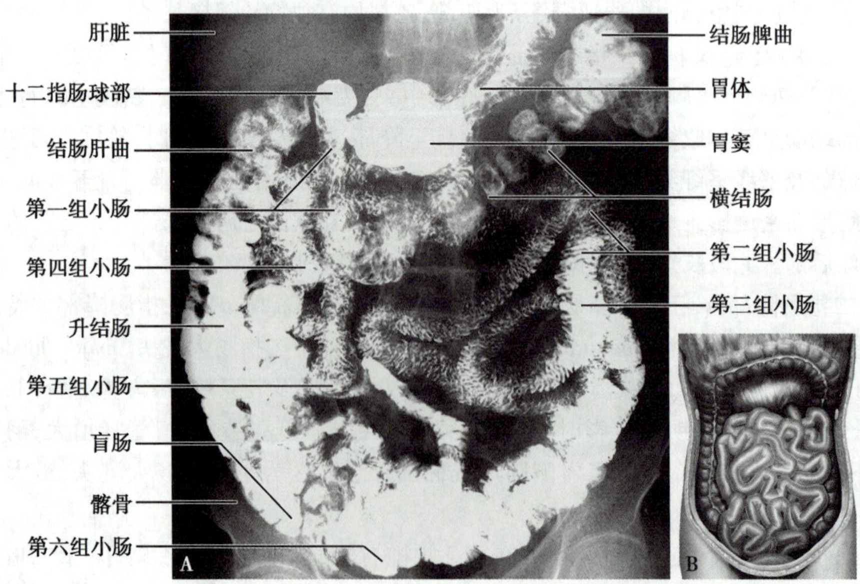

图 4-15 小肠钡剂造影正位

A. 造影片;B. 示意图。

2. 小肠造影像　空肠蠕动活跃，有深而密集的环状皱襞，钡剂充盈时呈羽毛状，钡剂通过后呈雪花状。回肠蠕动较弱，钡剂充盈时呈带状或节段状，皱襞较细小，呈细羽毛状纹理或不明显。

小肠的正常钡剂通过时间变化很大，一般在服钡剂后 1h 内，钡剂在空肠；2～3h 在回肠；3～6h 到达盲肠。钡剂到达盲肠的时间在 2h 以内者为运动过快，6h 以上者为运动过慢。小肠的正常排空时间为 6～9h，12h 以上者为排空异常缓慢，应该注意小肠是否有器质性病变。

回盲瓣是回肠末端进入盲肠的部分，上、下缘呈唇状突起，呈八字形对称，阻止结肠内容物返流入回肠。

知识拓展

肠　结　核

最好发于回盲部，女性多见，其次为回肠、空肠，部分可累及升结肠。常见症状如右下腹痛，腹泻与便秘交替出现，也可在右下腹触及包块。部分患者有肠梗阻与腹腔感染的症状。钡剂灌肠时，由于炎症刺激，钡剂通过时会出现激惹征象，表现钡剂排空加快，而病变近端和远端充盈良好，呈现“跳跃征”。

（三）大肠造影

大肠包括盲肠、阑尾、升结肠、横结肠、降结肠、乙状结肠和直肠，总长平均为 1.5～1.7m，盲肠最宽，越近直肠管径越小。回盲瓣以下为盲肠，呈囊袋状，长 6～7cm，宽约 6cm。自回盲瓣以上至结肠肝曲为升结肠，长约 20cm。脾曲以下至髂骨嵴为降结肠。髂骨嵴以下为乙状结肠，长约 40cm，其形状如乙字状，乙状结肠以下为直肠，长约 12cm，直肠最宽处为直肠壶腹部（图 4-16）。

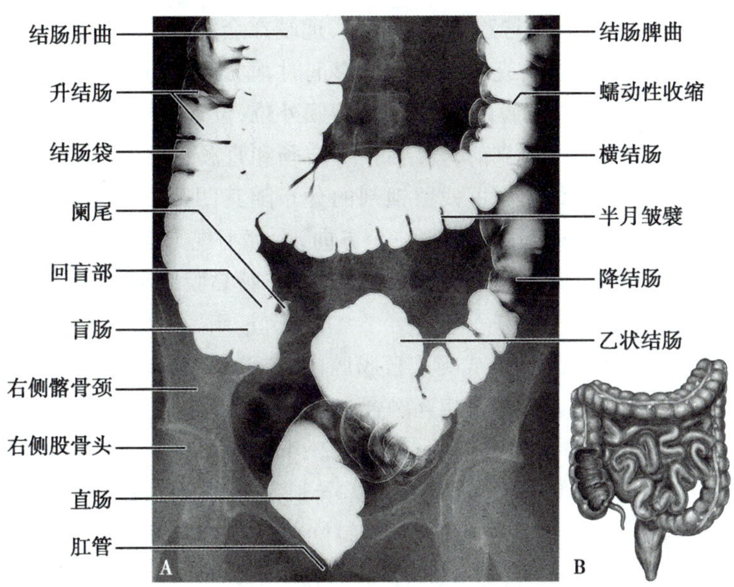

图 4-16　结肠钡剂灌肠正位

A. 造影片；B. 示意图。

1. 钡剂灌肠　钡剂充盈时，大肠位于腹部四周，呈粗大管状（图 4-17）。大肠的形态与造影剂充盈多少、内腔压力和功能状态有着密切的关系。盲肠和结肠可见大致对称的结肠袋，在过度充盈或肠管收缩时可消失。

（1）盲肠：为结肠的起始部，其内侧有回盲瓣与末端回肠相连。下方有一蚯蚓状突起为阑尾。盲肠呈盲袋状，多位于右髂窝部。盲肠可有部分系膜，故有一定移动度。

（2）升结肠：与盲肠相连，以回盲瓣为界，沿右侧腹部上行，其前面和两侧有腹膜覆盖，位置较固定。

（3）横结肠：有一较长的系膜，其位置变化较大，张力低者，部分可垂入盆腔。

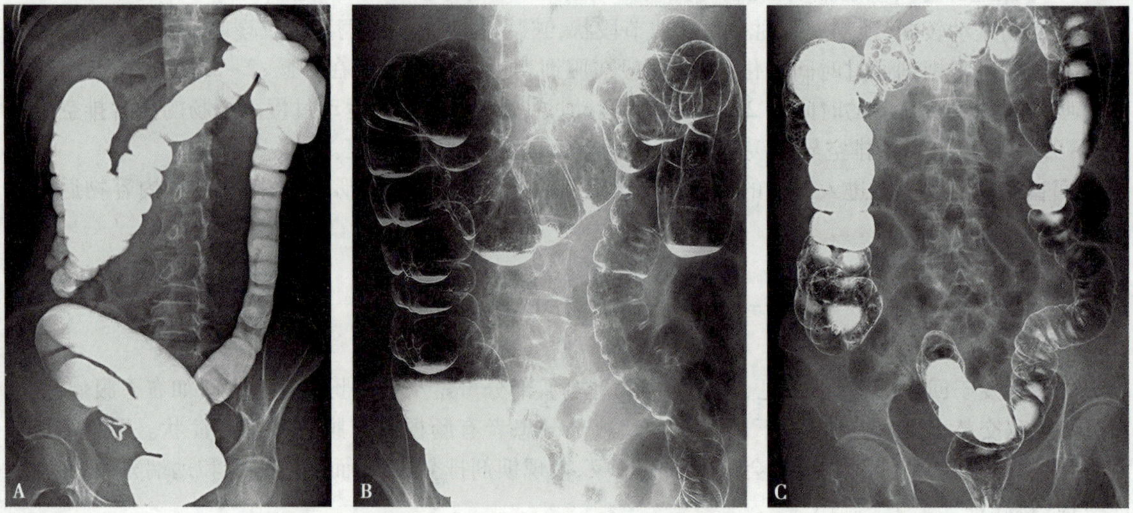

图 4-17 大肠钡灌肠 X 线表现
A. 充盈相;B. 气钡双重造影;C. 黏膜相。

(4) 降结肠:沿左外侧腹下降,其管腔为结肠中较细的部分,降结肠前面和两侧有腹膜覆盖,后面无腹膜,位置比较固定。

(5) 乙状结肠:位于盆部,具有肠系膜,故活动度较大。乙状结肠变异也较大,冗长者有时可见大部分乙状结肠位于右侧。

(6) 直肠:近端约在第 3 骶椎处与乙状结肠相连,远端在会阴部终于肛门。直肠在骶骨之前,其后部与骶骨前部紧密相邻。当直肠内充满气体或造影剂时,壶腹部的直肠后壁至骶骨之前的间隙一般宽度不大于 1.5cm。直肠上部为腹膜内位,下部为腹膜外位,位置也较固定。

横结肠和乙状结肠在腹腔内位置靠前,升结肠、降结肠和直肠位置则靠后。钡剂排空后,在黏膜肌的作用下,形成无数黏膜皱襞,黏膜面上残留钡剂的分布随其凹凸不平而有相应的多少不同,在 X 线上显示为黏膜纹。结肠的黏膜纹有横、纵、斜三个方向,大都不规则地相嵌交错排列,正常黏膜纹都是连贯完整、粗细相仿和边缘较清晰的。盲肠、升结肠、横结肠黏膜皱襞较密集,以横行为主,降结肠以下黏膜皱襞稀疏,以纵行为主。

2. 结肠气钡双重造影 回肠末端形成突入盲肠腔内的瓣状结构即回盲瓣,通常位于盲肠的后内侧,约占 90%,瓣可分上、下唇,两唇的外侧相互融合为结肠带系带。上唇比下唇长,前者平均 2cm,后者约 0.6cm。两唇厚度相似,平均为 0.3~0.5cm,直径 2~4cm。

X 线检查时所显示的回盲部的厚度、大小,个体差异很大,可表现为各种不同的形态。检查方法的不同,其形态和大小也会不一致。一般正面观(右前斜位)为圆形、椭圆形等。侧面观(左前斜位)为半圆形、倒 3 形等,其大小一般为 4cm。超过 4cm 者为回盲瓣肥大。

结肠的运动为总体蠕动,钡剂可刺激蠕动增强,过度刺激引发便意。吞钡后,2~3h 钡剂到达盲肠,3~6h 到达肝曲,6~9h 到达脾曲,24h 内部分排出,2~3d 排空。

(四)胆道造影

1. 经皮肝胆管造影术(percutaneous transhepatic cholangiography,PTC) 是经皮肤穿刺进入肝内胆管进行造影的检查方法,能较好地显示肝内胆管。造影片上左右肝管、肝总管、胆总管、胆囊及胆囊管均可以清楚显示(图 4-18)。肝内胆管呈树枝状分布,逐渐汇合成左、右肝管,然后汇合成肝总管。肝总管下行与胆囊管成锐角汇合成胆总管。胆总管下行于十二指肠降部,与胰管汇合。肝总管长 3~4cm,内径 0.4~0.6cm,向下延续为胆总管。胆总管长 4~8cm,内径 0.6~0.8cm。胆囊位于胆囊窝内,造影显示的胆囊为卵圆形或梨形,长 7~10cm,宽 3~5cm,分为胆囊底、体、颈和管。胆囊轮廓光滑、锐利。

笔记

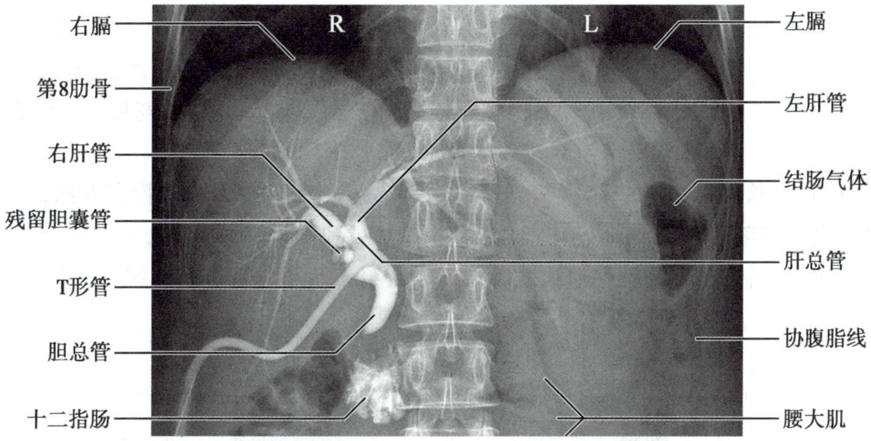

图 4-18　PTC 胆道造影

2. 内镜逆行胰胆管造影（endoscopic retrograde cholangiopancreatography，ERCP）　是内镜检查的一部分，使用带有侧视镜头的纤维十二指肠内镜，将带金属头的尼龙导管送入 Vater 壶腹内，经导管注入对比剂使胰管、胆管逆行显影。可显示正常胰管，大多自胰头部向尾部斜行，管径逐渐变细，胰头、胰体、胰尾部的管径分别为 3、2、1mm，边缘光滑整齐。主胰管上有一些分支，有时可见主胰管的副胰管（图 4-19）。

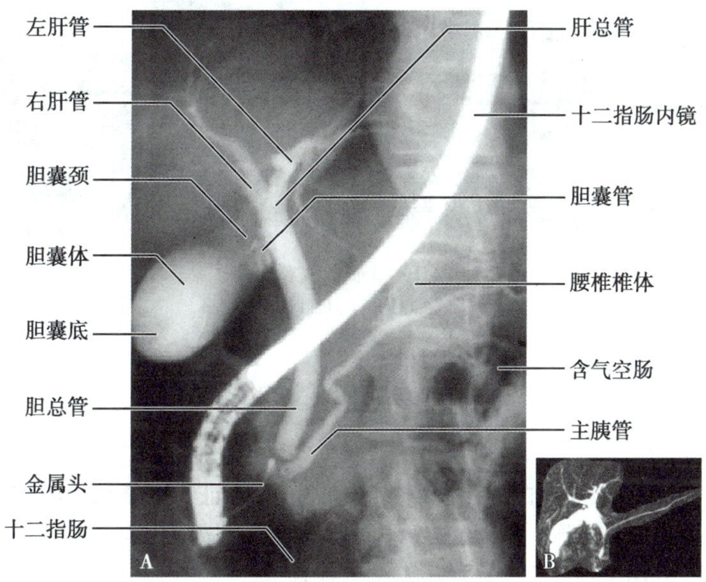

图 4-19　ERCP 胰胆管造影

A. ERCP；B. MRCP。

三、泌尿系统造影

泌尿系统是临床急诊病变的最常见部位，且解剖变异较多，是阅片及诊断的重点和难点。尿路造影检查可显示肾盂、肾盏、输尿管及膀胱形态，并能大致反映出肾脏分泌排泄功能情况。

（一）排泄性尿路造影

排泄性尿路造影（excretory urography）也称为静脉肾分泌性造影（intravenous pyelography，IVP），利用有机碘造影剂经肾小球滤过随尿液排泄进入肾集合系统，使肾盂、肾盏、输尿管、膀胱和部分尿道显影。它可以动态观察泌尿系统显影过程，能全程显示泌尿系统各解剖结构的内腔形态，还可以检查双肾的排泄功能。

正常静脉注射造影剂后约 1min 后肾皮质显影；2～3min 后肾小盏显影，呈杯口状；5～10min 后肾大盏、肾盂及上段输尿管开始显影，肾盂多显示为三角形，上连肾大盏，尖端与输尿管相续；10～15min 后输尿管其余各段及膀胱显影。输尿管是肾盂向下的延续部分，沿着腰大肌的外缘，逐渐向内偏移，接近腰椎横突外缘下行至骶髂关节内侧，在髂总动脉分叉处跨过骨盆边缘进入骨盆腔。再向外后斜行，在坐骨棘附近上方转向内，向前呈弧形，于膀胱中线两侧各约 2.0cm 处进入膀胱，几乎横向走行与膀胱影重叠。

造影检查中输尿管解剖上的三个狭窄均可显示，第一狭窄即肾盂、输尿管交界部，在 X 线照片上位于肾盂、输尿管移行部；第二狭窄位于输尿管越过骨盆缘和髂血管交叉处，X 线片上相当于骶髂关节下缘；第三狭窄位于输尿管的膀胱壁内段，X 线片上狭窄位于小盆腔进入膀胱处。膀胱呈类圆形；约 30min 膀胱内仍可见造影剂积存呈高密度影（图 4-20）。

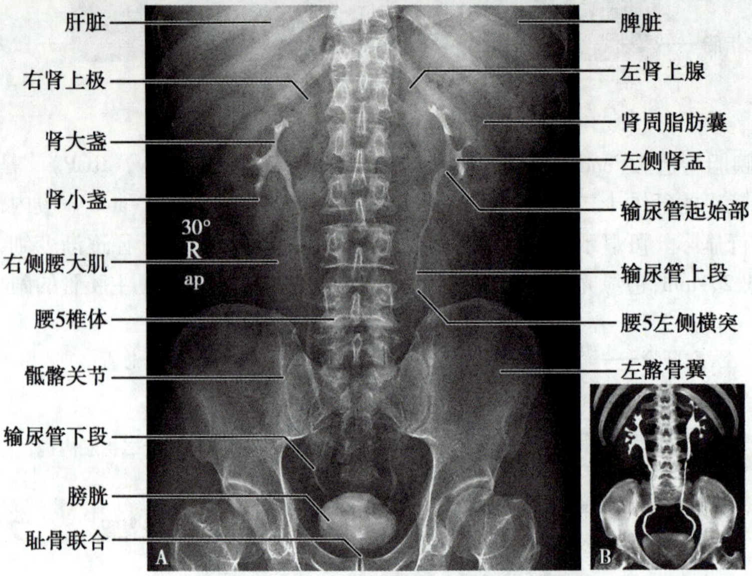

图 4-20 排泄性尿路造影

A. IVP；B. CTU。

知识拓展

排泄性尿路造影（IVP）检查

适应证：①肾、输尿管疾患，如结核、肿瘤、畸形和积水；②证实尿路结石的部位，了解有无阴性结石；③原因不明的血尿和脓尿；④尿道狭窄不能插入导管或做膀胱镜检查者；⑤了解腹膜后包块与泌尿系统的关系；⑥用于肾血管性高血压的筛选检查。

（二）逆行尿路造影

逆行尿路造影（retrograde urography）是经过尿道将导管逆行插入膀胱或输尿管后，再注入造影剂摄片的一种检查方法（图 4-21）。主要用于排泄性尿路造影显影不佳，且超声、CT、MRI 等检查不能明确诊断的情况。

逆行尿路造影可以与介入技术联合运用，能够取组织病理活检，做输尿管管腔成形术、狭窄扩张、放置支架、输尿管网篮取石等。但有尿路炎症、创伤或严重狭窄等不适合做此项检查。

（三）逆行尿道造影

逆行尿道造影只用于男性尿道检查，女性尿道短而直，一般不进行尿道造影检查。

1. 尿道造影正位　分为前尿道和后尿道，前尿道包括尿道球部和海绵体部；后尿道包括尿道前列腺部和膜部。成年男性尿道全长 15～20cm。前列腺部尿道与膀胱底部相接处常呈垂直状，长 3～4cm。在耻骨联合正中部，略呈梭形，中间较宽。

笔记

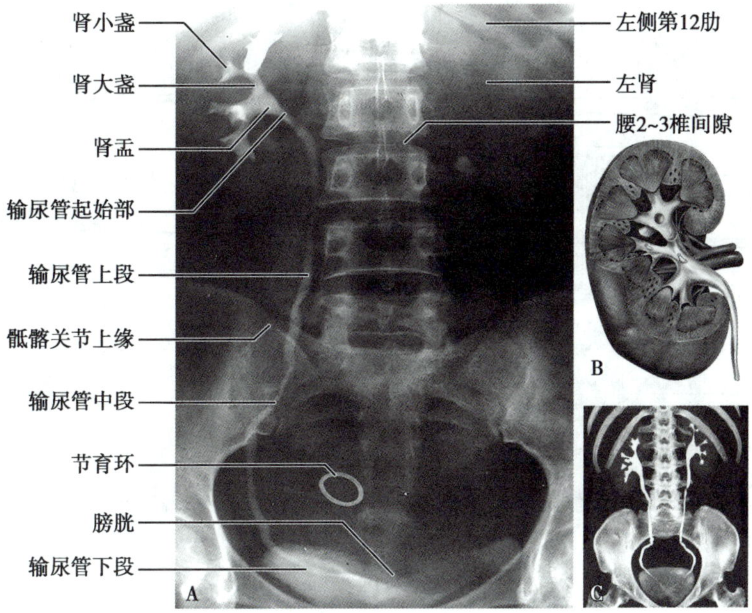

图 4-21 逆行输尿管造影
A. IVP;B. 肾脏示意图;C. CTU。

2. 尿道造影侧位 可清晰显示男性尿道的两个弯曲,耻骨下尿道球部及阴茎和阴囊连接处各有一个弯曲,呈 S 形。前一弯曲较固定,而后一弯曲可随阴茎位置而改变。膜部一般管腔最窄,向前下斜行。在外括约肌收缩时局部可呈细线状或完全无造影剂。海绵体部尿道管腔逐渐膨大,球部的最宽处可达 1.5cm。同时尿道转向前方,呈一略大于 90°的角。球部前又略细,宽度大约 1cm。舟状窝进出口处又略宽,出口处最窄(图 4-22)。

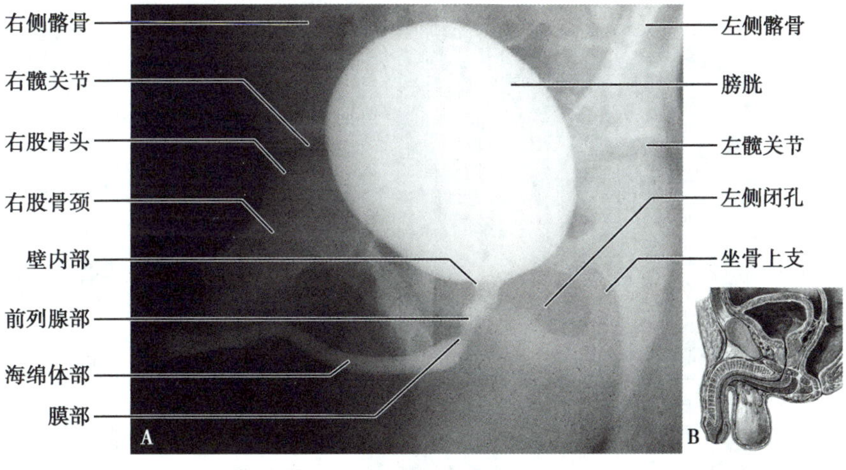

图 4-22 逆行尿道造影(男性)
A. 造影片;B. 示意图。

四、子宫输卵管造影

在 X 线透视引导下,用导管将碘造影剂经阴道引入子宫及输卵管腔内。临床常用于观察宫腔及双侧输卵管形态及功能,必要时再进行介入治疗。

正常宫腔为边缘光整的倒置三角形,底在上。两侧角为子宫角,与输卵管相通。下端与宫颈管相连。宫颈管为柱形,边缘呈羽毛状。输卵管自子宫角向外下走行,为迂曲柔软的线状影,依次分别为间质部、峡部、壶腹部和伞端。正常子宫输卵管造影时腹腔内可见不均匀涂抹的对比剂影像,此征象提示输卵管通畅(图 4-23)。

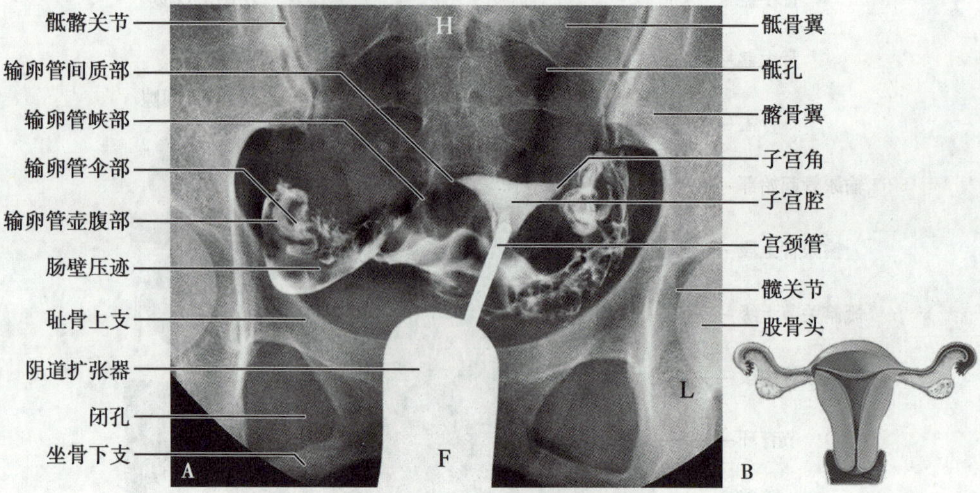

图 4-23 子宫输卵管造影

A. 造影片；B. 示意图。

五、腹盆部血管造影

腹盆部血管可以做 CT、MR 和 USG 检查，但各有利弊。DSA 检查最理想，是诊断血管性病变的金标准。

（一）腹部血管 DSA

按照临床上的实用性，主要介绍腹部大动脉的 DSA 表现。

1. 腹主动脉（abdominal aorta） 是降主动脉在腹腔内的主干（图 4-24），在膈的主动脉裂孔处与上方的胸主动脉相连。沿脊柱左前方下降至第四腰椎下缘处分为左、右髂总动脉，另有一终支为骶正中动脉。腹主动脉分壁支和脏支，而且有成对和单支的区别。壁支细小，脏支粗大。

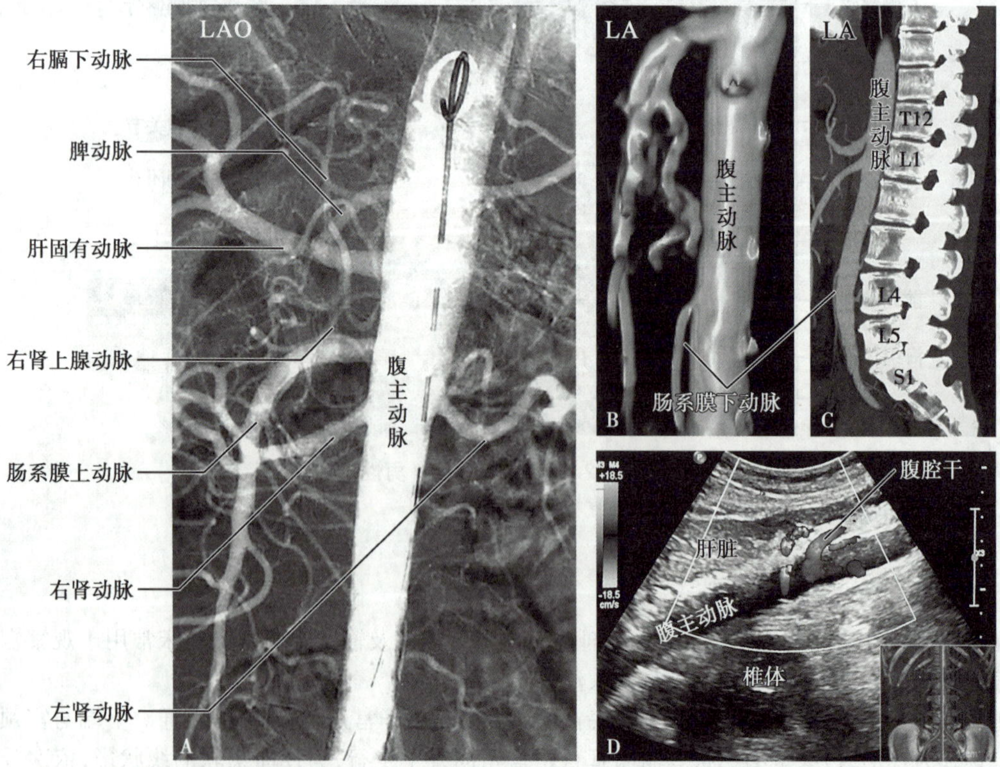

图 4-24 腹主动脉及其分支影像

A. DSA，左前斜位；B. MRA，左侧面观；C. CT，矢状面重建；D. 彩超，经主动脉矢状切面血流图。

笔记

腹主动脉的壁支主要包括成对的膈下动脉、腰动脉和单支的骶正中动脉，脏支包括成对的肾上腺中动脉、肾动脉、睾丸（卵巢）动脉等。脏支单支位于腹主动脉前壁上，从上向下依次为腹腔干、肠系膜上动脉、肠系膜下动脉。

2. 腹腔干（celiac trunk） 是腹主动脉前壁发出的第一个单支（图 4-25），在膈肌稍下方，约平第十二胸椎处。长 2~3cm，从右向左分出肝总动脉、胃左动脉和脾动脉三支。

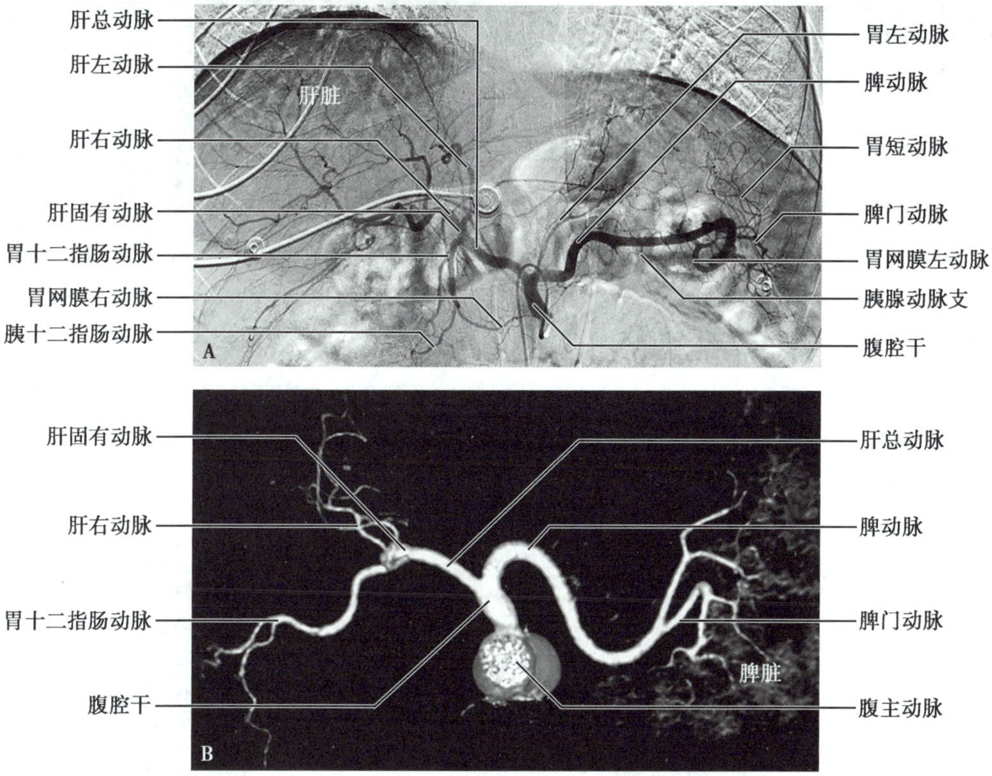

图 4-25 腹腔干及其分支影像
A. DSA，正位；B. CTA，上面观。

（1）肝总动脉（common hepatic artery）：自腹腔干分出后，在腹膜后沿胰头上缘向右前方行走，到十二指肠上部又分为向右的肝固有动脉和向下的胃十二指肠动脉。

肝固有动脉（proper hepatic artery）位于肝十二指肠韧带内，在胆总管和肝管的左侧，门静脉的左前方。在肝门处分为肝右动脉和肝左动脉，有时还会分出肝中动脉。肝固有动脉在起始处分出胃右动脉。胆囊动脉一般发自肝右动脉干。

胃十二指肠动脉经十二指肠上部的后方，在幽门下缘处分出向左的胃网膜右动脉和位于其下方的胰十二指肠上动脉。

（2）胃左动脉（left gastric artery）：从腹腔干分出后，向左上方行至胃贲门处向上发出食管支。主干急转向右，在肝胃韧带内沿胃小弯右行，陆续发出 4~6 条胃支，维持胃体小弯左半部血供。

（3）脾动脉（splenic artery）：是腹腔干最大的分支，在腹膜后方（网膜囊后壁）沿胰腺上缘迂曲左行，经脾肾韧带抵达脾门，分为 2~3 支脾门动脉入脾。沿途发出数个小的胰腺动脉支；脾动脉末端分出 3~4 支胃短动脉，向上分布到胃底的前、后壁；在脾门附近分出胃网膜左动脉，沿胃大弯向右行走，与胃网膜右动脉吻合，分布于胃体的前、后壁，向下发出网膜支。

0405
视频：腹腔干造影

3. 肠系膜上动脉（superior mesenteric artery） 约平第 1 腰椎高度从腹主动脉前壁分出（图 4-26），于脾静脉和胰头的后方胰腺钩突的前方向下行，在胰腺下缘和十二指肠水平部之间进入小肠系膜根部，斜向右下方分布。肠系膜上动脉主干呈弓状，弓背向左。弓背侧（左侧）从上向下依次分出胰十二指肠动脉和多支空肠动脉、回肠动脉等；弓的凹侧（右侧）从上向下依次发出中结肠动脉、右结肠动脉和回结肠动脉。

笔记

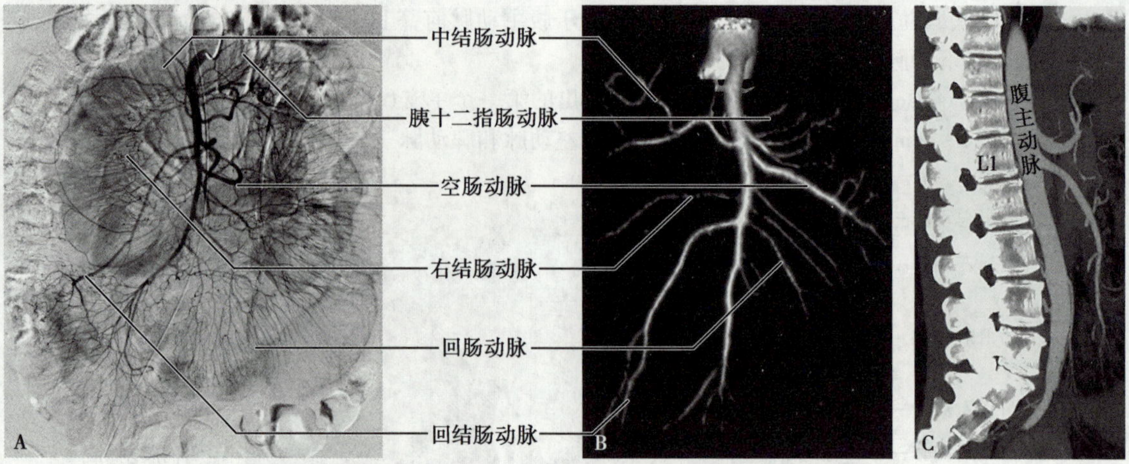

图 4-26 肠系膜上动脉及其分支影像

A. DSA，正位；B. CTA，前面观；C. CT，矢状面重建。

4. 肠系膜下动脉（inferior mesenteric artery） 通常在平第 3 腰椎高度从腹主动脉前壁分出后向下行走（图 4-27），从髂总动、静脉前方越过，由左侧输尿管内侧进入乙状结肠系膜。肠系膜下动脉从上向下依次分出左结肠动脉、乙状结肠动脉，末端分支是直肠上动脉。

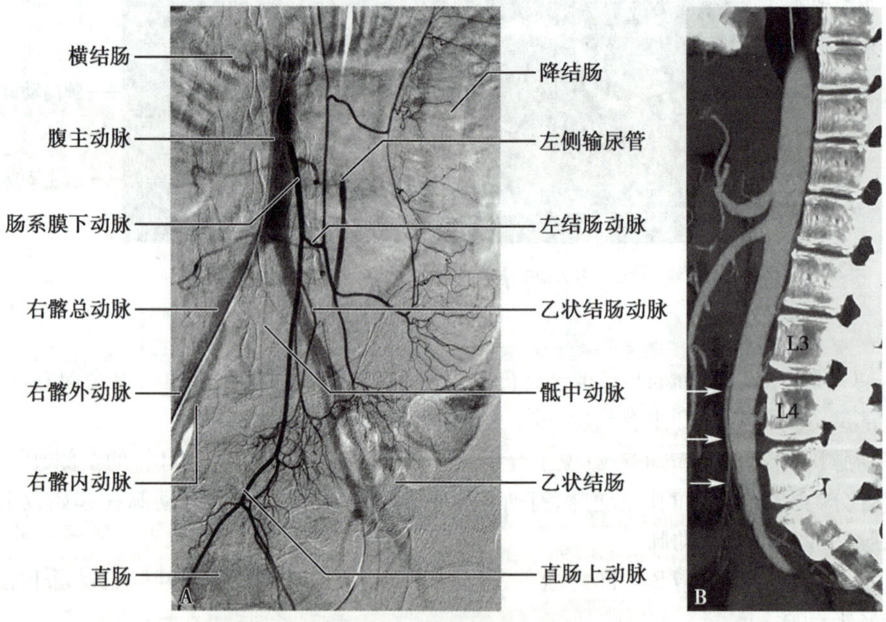

图 4-27 肠系膜下动脉及其分支影像

A. DSA，正位；B. CT，矢状面重建。

5. 肾动脉（renal artery） 平第 1、2 腰椎高度于肠系膜上动脉下方 1～2cm 处从腹主动脉向左、右两侧分出（图 4-28），经两肾门入左、右肾。通常左肾动脉的起始部高于右肾动脉的起始部。肾动脉在肾门处分为叶间动脉，穿行于肾柱内，上行至肾脏皮质与髓质交界处，形成与肾脏表面平行的弓状动脉。由弓状动脉向皮质表面发出小叶间动脉。肾动脉在入肾门之前发出肾上腺下动脉向上行至肾上腺下缘。

（二）盆部血管 DSA

盆部血管主要是腹主动脉在第 4 腰椎下缘水平处分出的左、右髂总动脉。髂总动脉（common iliac artery）沿腰大肌内侧向外下方斜行，多在平第 5 腰椎和腰骶椎间盘的高度分出髂内动脉和髂外动脉。

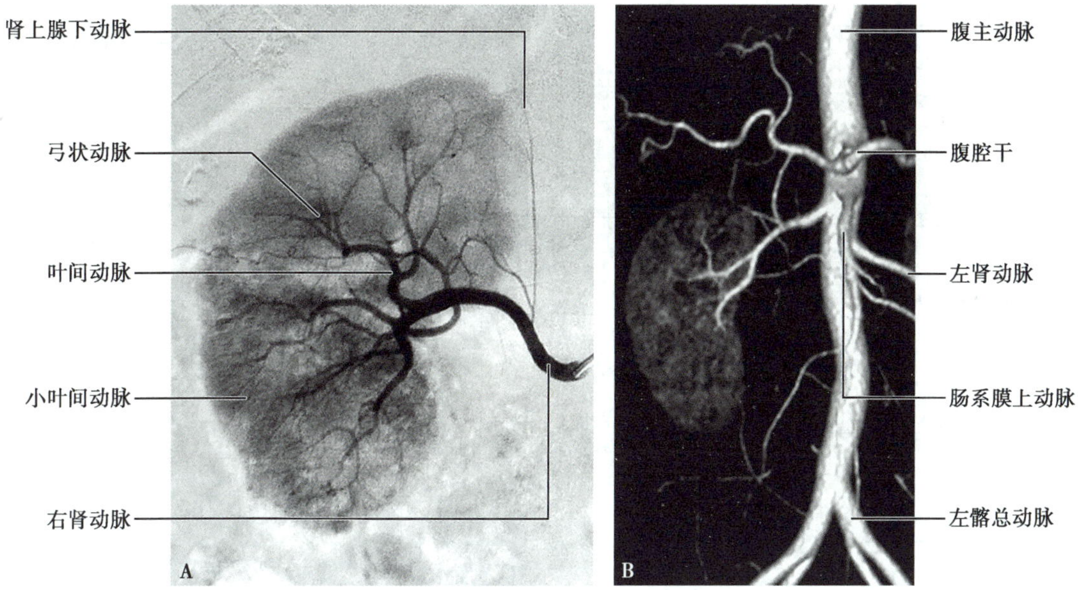

图 4-28 肾动脉及其分支影像

A. DSA，正位；B. CTA，前面观。

1. 髂内动脉（internal iliac artery） 为一短干，长约 4cm，沿骨盆腔的侧壁向下行到小骨盆，主要分出臀上动脉、臀下动脉、阴部内动脉、闭孔动脉（图 4-29）。髂腰动脉多数直接起于髂内动脉或臀上动脉；骶外侧动脉多数起自臀上动脉；直肠中动脉多由阴部内动脉分出。女性的子宫动脉多数只有 1 支，发自髂内动脉的脐动脉段。

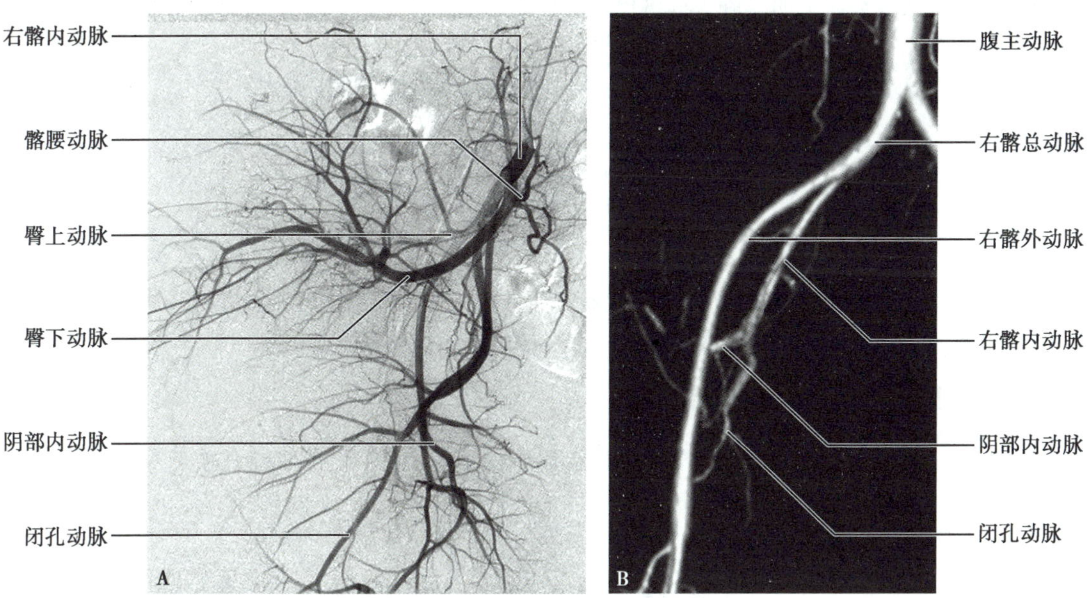

图 4-29 男性髂内动脉及其分支影像

A. DSA，正位；B. CTA，前面观。

2. 髂外动脉（external iliac artery） 从髂总动脉分出（图 4-30），沿腰大肌内侧缘下行，到腹股沟韧带向下移行为股动脉。髂外动脉起始部在输尿管后方，其外侧男性有睾丸动脉分出，女性在髂外动脉起始部的前方有卵巢动脉分出。髂外动脉近腹股沟韧带处发出腹壁下动脉和旋髂深动脉。

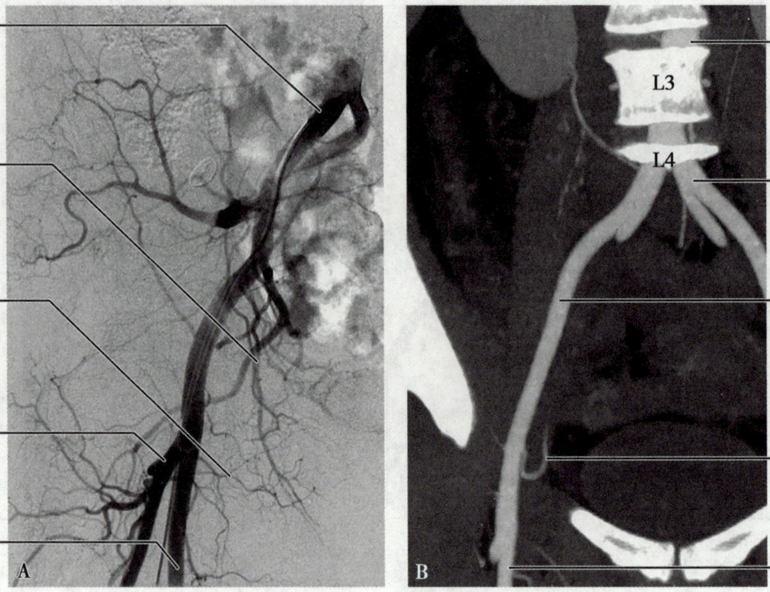

图 4-30 女性髂外动脉及其分支影像
A. DSA,正位;B. CT,冠状面重组。

病例讨论3

某患者,男,56 岁,农民。有慢性乙型病毒性肝炎病史 8 年。最近因肝区疼痛并渐进性加重 2 月余,做上腹部 CT 检查。CT 提示:肝右叶Ⅶ段内有一类圆形占位性病变,呈等、低混杂密度,直径 37mm。肝门和腹膜后未见明显肿大的淋巴结。抽血化验:AFP = 164μg/L(正常参考值<25μg/L)。临床诊断:肝右叶Ⅶ段肝细胞肝癌;建议:介入治疗。

请讨论:如果从左侧股动脉插管,导管从股动脉到肿瘤要经过哪些血管?

病例讨论 3

第二节 腹盆部 CT

腹部多数为消化系统器官,可分为实质性器官和空腔器官。腹部器官密度差异较小,CT 平扫时天然对比度较差,常进行增强扫描,以突出显示感兴趣的解剖结构或器官。

一、腹部主要器官的 CT 特点

腹部大部分实质性器官如肝、胆、胰、脾的位置均位于中上腹,是腹部检查重点观察范围(图 4-31)。

(一)肝脏 CT 特点

肝脏(liver)是人体最大的腺体,不仅通过分泌胆汁参与食物的消化,还具有物质代谢、解毒和防御等功能。

1. 肝脏 CT 普通扫描 肝脏位于右上腹,边缘光滑锐利。肝实质呈均匀的软组织密度,CT 值为 +50~+60HU,密度略高于脾脏、胰腺。其断面形态和结构依断面的位置而不同,易于区分肝的各叶。肝内门静脉和肝静脉显示为低密度的管道状或圆形影,下腔静脉较粗大。肝内动脉和正常胆管分支细小,通常显示不清(图 4-32)。

2. 肝脏 CT 增强扫描 肝脏有肝固有动脉和门静脉双重供血,前者血供约占 25%,后者血供约占 75%。增强 CT 三期扫描是指经肘部静脉注射造影剂之后,固定时间进行三期扫描。

笔记

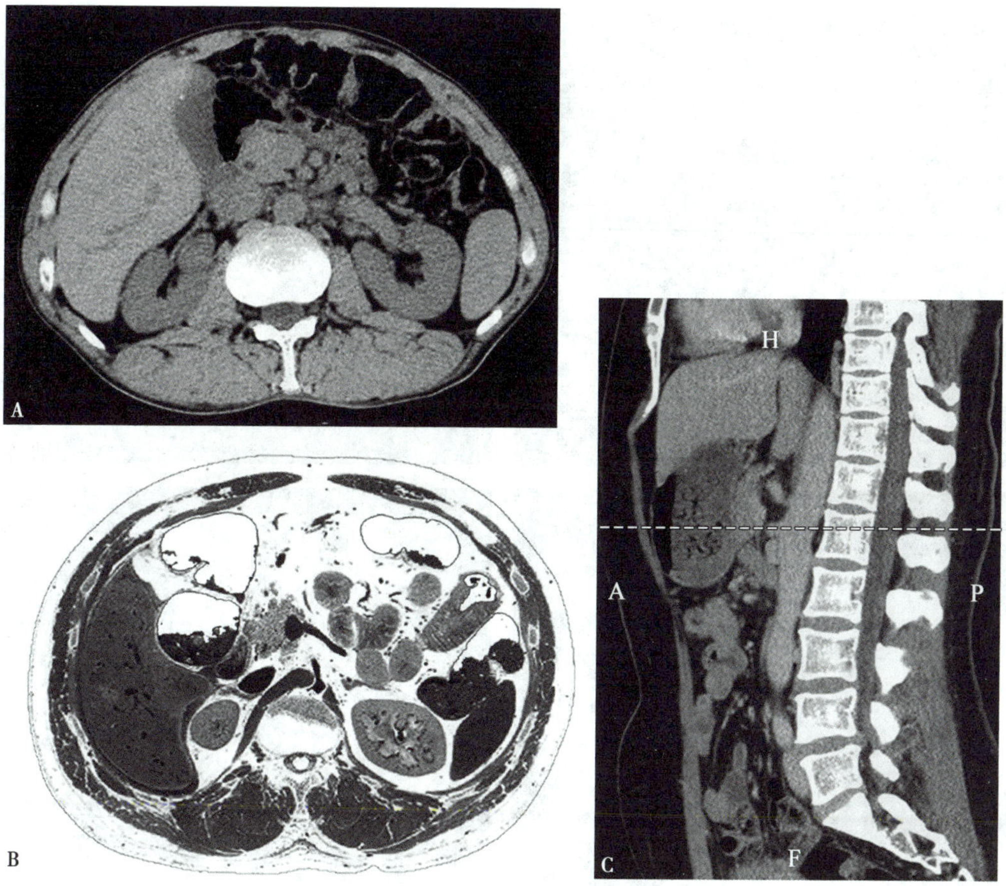

图 4-31 CT 平扫影像与解剖的关系

A. CT 横断层;B. 断层解剖;C. 解剖定位。

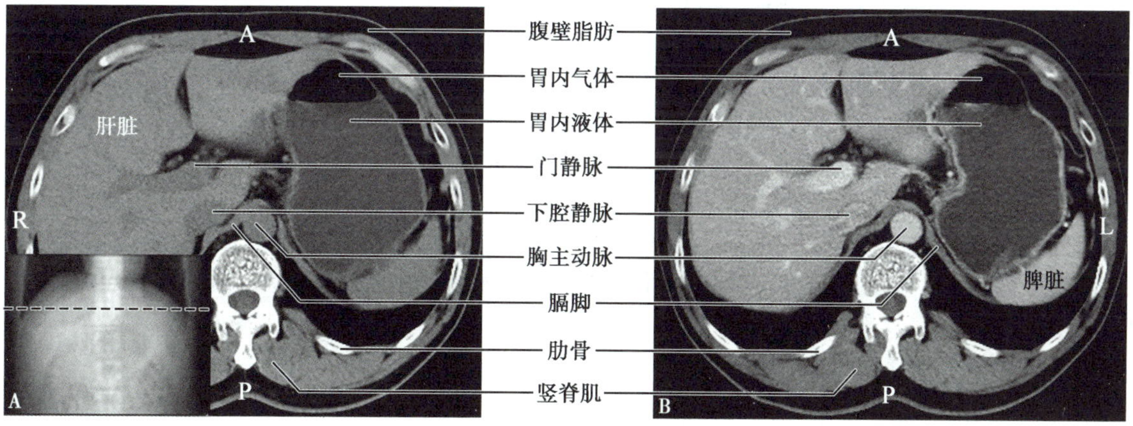

图 4-32 肝脏 CT

A. CT 平扫;B. CT 增强扫描。

(1) 动脉期:20~55 秒进行扫描,主要观察肝动脉血供情况或肿物的血供。肝内动脉明显强化,肝实质尚无明显强化。

(2) 门静脉期:50~60 秒进行扫描,是观察肝实质最好的时期。肝实质和门,肝静脉开始强化。

(3) 平衡期:110~120 秒进行扫描,主要观察肝内肿物是否廓清,良性的血管瘤不会廓清。

肝内胆管增强时也显示不清(图 4-33)。

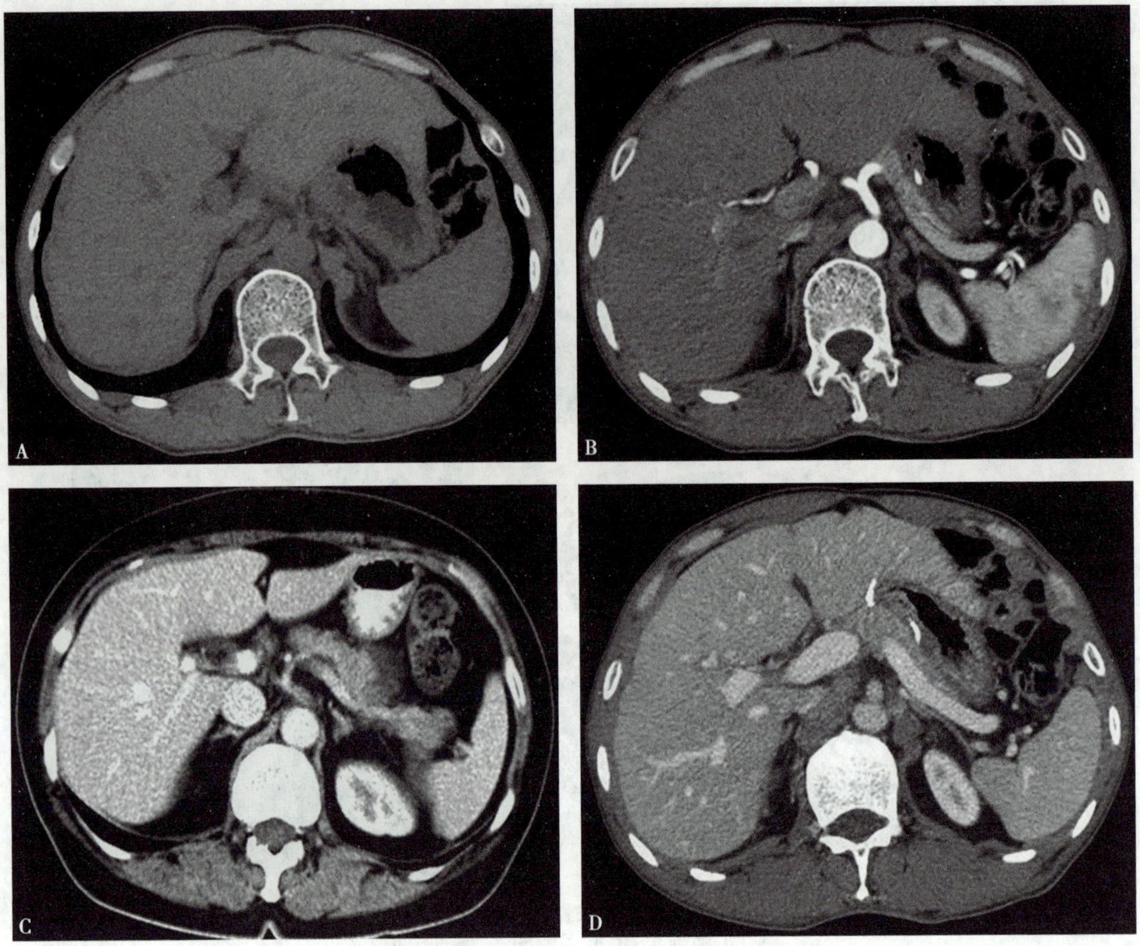

图 4-33 肝脏的 CT 动态增强扫描

A. CT 平扫;B. CT 增强,动脉期;C. CT 增强,门静脉期;D. CT 增强,平衡期。

(二)胆道 CT 特点

胆道包括肝内、外胆管和胆囊。

1. 胆囊(gallbladder) 位置、大小和形态变化较大。胆囊位于胆囊窝内,CT 表现为卵圆形,密度均匀,CT 值略高于水。胆囊壁菲薄,厚 1~2mm,光滑锐利。

2. 胆管(bile duct) 肝内胆管和左、右肝管不易显示。左、右肝管汇合而成的肝总管在肝门部横断面呈一圆形、低密度影,直径 3~5mm,位于门脉主干的前外侧,向下肝总管逐渐向内,并与胆囊管汇合形成胆总管。胆总管下段位于胰头内及十二指肠降部内侧,横断面上呈水样、低密度的小圆影,直径 3~6mm。

增强扫描时,胆囊和胆管壁强化,而胆汁不强化。

(三)胰腺 CT 特点

胰腺(pancreas)是腹膜后位器官,位于后腹膜腔中的肾旁前间隙内。CT 图像上呈凸向腹侧的带状影或像倒置的龙虾影,一般头低尾高,胰头至胰尾逐渐变细,位于脾动脉的下方,脾静脉的前方。胰腺实质密度均匀,稍低于脾脏,CT 值在+35~+45HU,轮廓大多光滑。随年龄的增长,胰组织脂肪变性趋于明显,密度更低且不均匀,常呈羽毛状。增强扫描,胰密度均匀增高。钩突是胰头部最低的部分,表现为胰头部向肠系膜上静脉后方的楔形突出。胰管位于胰的前半部,常不显示或显示为宽约 2mm 的低密度线条影。胰腺形态、大小和位置均可有很大变异。胰腺前后径在胰头约 3cm、颈和体部可达 2.5cm、胰尾可达 2cm。衡量胰腺大小还有一种对比方法,即胰头大小不超过第 2 腰椎椎体横径,体尾不超过第 2 腰椎椎体横径的 2/3,少数人胰尾前后径≥胰体的前后径(图 4-34)。

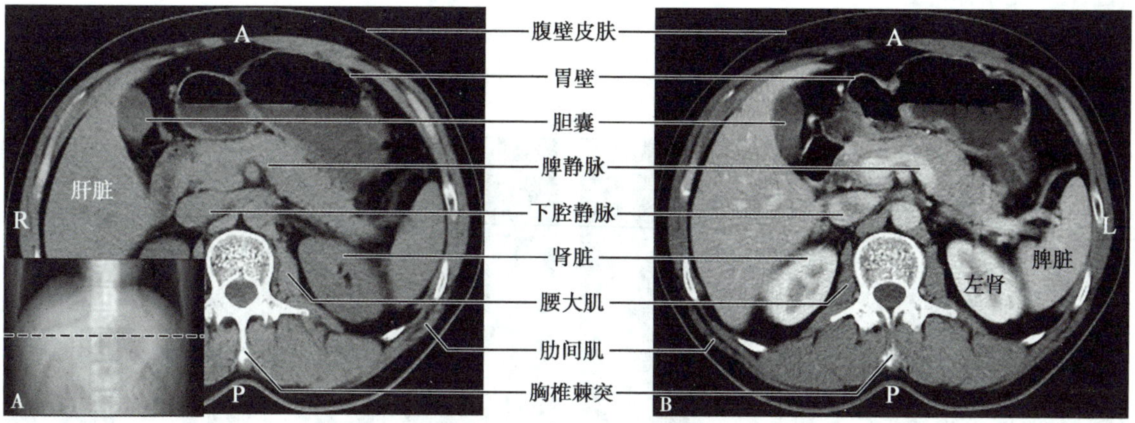

图 4-34 胰腺 CT
A. CT 平扫;B. CT 增强扫描。

1. 胰头 前方为胃窦,右侧为十二指肠降部,后方为左肾静脉汇入下腔静脉水平,胰头部向下延伸是胰的钩突部,呈钩形反折至肠系膜上静脉的后方。

2. 胰体 呈向前突出的弓形,位于肠系膜上动脉的起始部的前方。

3. 胰尾 在胃体、胃底的后方,伸至脾门区,近脾门部时可稍屈曲,膨隆。胰体、尾交界部的后方是左肾上腺。十二指肠水平段横行于胰腺的下方。

(四)脾脏 CT 特点

脾脏(spleen)位于左上腹,与胃底、胰尾、左侧肾上脾和左肾毗邻。10%~30%的人有副脾,是常见的先天性变异。副脾大多较小,常位于脾门处,可完全与脾分开独立存在,也可有一细蒂与主脾相连。

1. 脾脏 CT 普通扫描 CT 图像上脾脏呈新月形或内缘凹陷的半圆形,外侧缘光滑,内侧缘形态不规则,可呈波浪状或分叶状。密度均匀,CT 值约+50HU,稍低于肝密度。脾脏大小个体差异较大,CT 图像上通常以肋单位法来衡量其大小。以与脾相邻的 1 个肋骨断面或 1 个肋间隙为 1 个肋单位。正常脾脏在一个层面上最长不超过 5 个肋单位。

2. 脾脏 CT 增强扫描 动脉期脾强化密度不均匀,且周边皮质强化程度低于中间的髓质,在肝门静脉期和实质期,脾皮、髓质密度逐渐均匀一致。脾的血管在增强 CT 时显示得非常清楚,脾动脉走行于胰腺上方,稍迂曲,脾静脉在稍下方走行于胰体、尾部后方。

(五)肾上腺 CT 特点

肾上腺(suprarenal gland)左、右各有一个,位于双肾的前、内、上端。右侧肾上腺稍高,位于肝右叶、下腔静脉及右膈脚之间;左侧肾上腺前邻胰体、尾部,内侧为左膈脚。肾上腺与肾共同包被于肾筋膜内,但肾有独立的纤维囊和脂肪囊,故肾下垂时,肾上腺并不下垂。

1. 肾上腺 CT 普通扫描 在周围低密度脂肪组织的映衬下显示清晰,多呈倒置 Y 形或人字形,形态变异较多。密度均匀,CT 值约为+34HU。有时同一层面只显示一侧肾上腺,需连续观察。通常肾上腺侧支厚度小于 10mm,不超过同侧膈脚的厚度。

2. 肾上腺 CT 增强扫描 双侧肾上腺均匀强化,显示清晰。平扫或增强均不能区分皮质、髓质。

(六)肾脏 CT 特点

肾脏(kidney)是呈蚕豆形的成对实质性器官,长 10~15cm,宽 5~8cm,厚 3~5cm。肾内侧缘凹陷处为肾门(renal hilum),CT 图像上可见肾血管、肾盂出入肾门,神经、淋巴管与血管伴行,通常 CT 上显示不清。肾门向肾内凹陷形成较大的肾窦(renal sinus),其内有肾盂、肾盏、肾血管及分支和脂肪组织。

1. 肾脏 CT 普通扫描 肾脏呈卵圆形或马蹄形,边缘光滑,周围是脂肪间隙。肾实质为软组织密度,CT 值为+35~+50HU,略低于肝脾密度。肾门部内陷,可见肾动、静脉和输尿管。肾窦为脂肪密度,肾盂内可见水样密度。

2. 肾脏 CT 增强扫描　可清晰显示肾实质的皮质期、实质期、排泄期变化，可分辨肾皮质和髓质，动态观察可反映肾功能情况（图 4-35）。

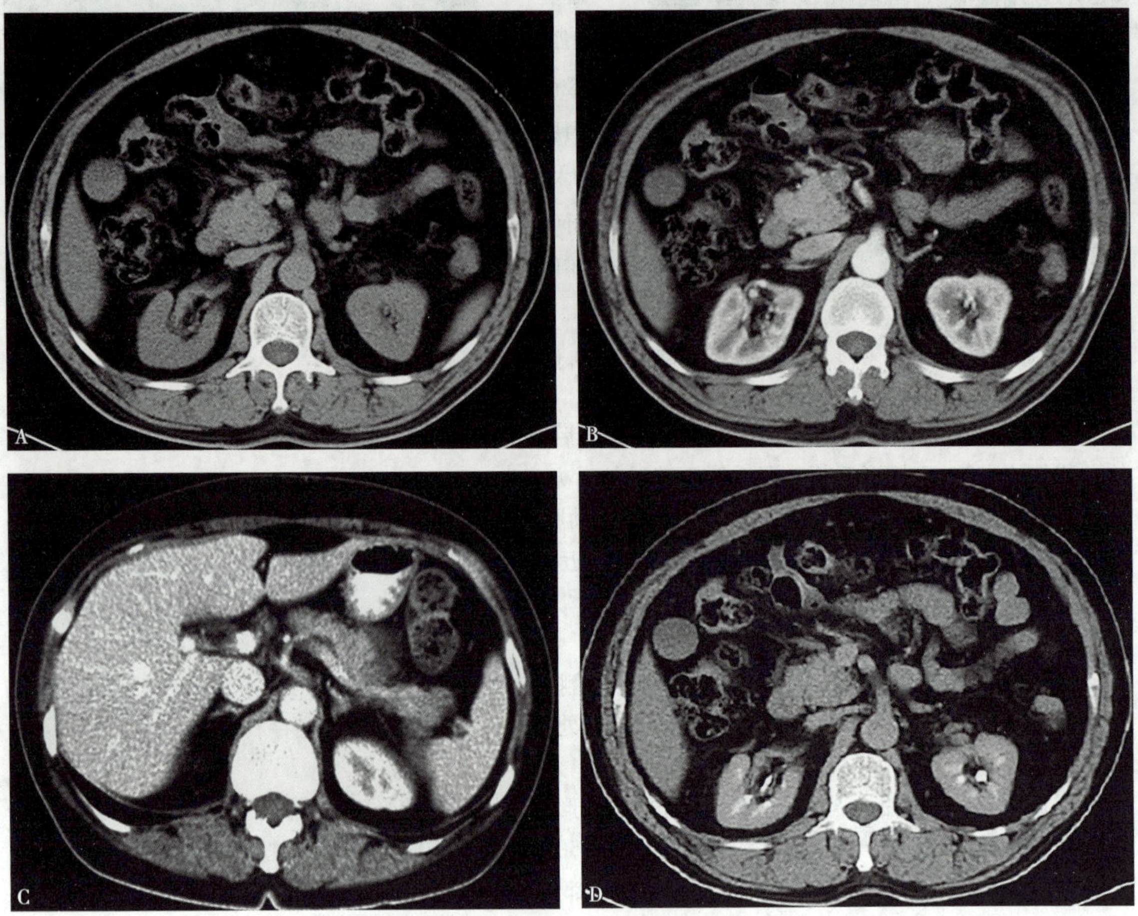

图 4-35　肾脏的 CT 动态增强扫描

A. CT 平扫；B. CT 增强，动脉期；C. CT 增强，实质期；D. CT 增强，排泄期。

（1）皮质期：也称血管显像期，表现为肾动脉及肾皮质显著强化，密度增高，髓质强化不明显，可分辨皮质、髓质。

（2）实质期：肾实质整体强化，密度增高，皮质、髓质均匀强化，分界欠清。肾静脉显示清晰。

（3）排泄期：肾髓质密度略高于皮质，但较实质期增强减弱。肾盏、肾盂及输尿管内可见对比剂填充，肾窦内结构、形态清晰可辨。

（七）输尿管 CT 特点

输尿管（ureter）起自肾盂，终于膀胱。是一对细长的肌性管道，长 25～30cm，平均管径为 5～7mm。可分为腹段、盆段和壁内段。

1. 输尿管 CT 普通扫描　CT 平扫输尿管一般很难分辨，只有在周围脂肪组织较多时可显示。

2. 输尿管 CT 增强扫描　增强扫描排泄期可显示，增强后的横断面显示为圆点状，位于腰大肌前方，从上到下逐渐靠前。

3. CT 尿路造影（CT urography，CTU）　静脉注射碘对比剂，经肾滤过后充填肾盂、肾盏、输尿管及膀胱。CT 对泌尿系统范围快速扫描，进行图像重组，清晰显示泌尿系统铸形的多平面或 3D 图像（图 4-36）。

笔记

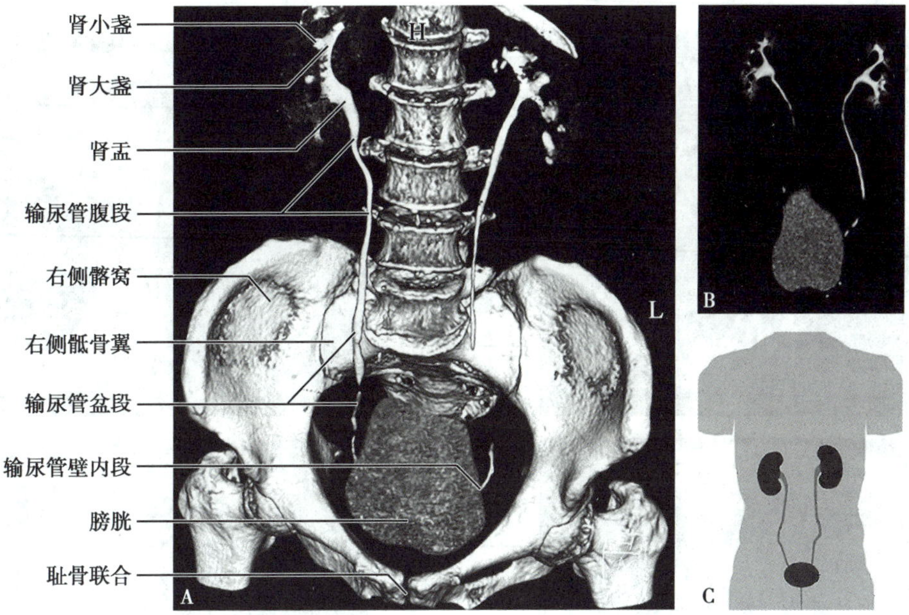

图 4-36 CTU
A. CTU 骨密度重建；B. CTU 软组织密度重建；C. 示意图。

病例讨论4

某患者，男，40 岁，右上腹部疼痛不适，沿输尿管走行，余无特殊不适。BUS：右输尿管上段结石并右肾积水；血液分析（五分类）：白细胞 $13.64\times10^{9}/L$，中性粒细胞比率 87.3%，淋巴细胞比率 3.61%。

请讨论：为明确诊断，该患者还可以考虑何种检查？请根据（ER 0402 中图示 0404）描述结石的具体解剖位置。

0407
病例讨论 4

二、腹部 CT

腹部 CT 检查通常做普通扫描，必要时再进行增强扫描和断层重组。

（一）腹部 CT 普通扫描

1. 经膈顶层面　该层面为胸腹交界层面，可见食管、下腔静脉和降主动脉。该层面的胸壁由 5～6 肋软骨、剑突、5～10 肋骨构成。该层面的典型特征是左侧显示心尖最低的部分，而在右侧胸腔显示肝脏呈岛状，被膈肌环绕，在膈肌周围为胸腔内的肺组织，但胸腔积液或肺下叶实变时，切勿将胸腔内病变误认为腹腔内病变，反之也不能将正常肝脏误认为肺内病变（图 4-37）。

2. 经第二肝门层面　该层面平第 10 胸椎的椎体高度，其特征为肝右静脉、肝中静脉和肝左静脉汇入下腔静脉。下腔静脉位于左、右半肝分界处后缘。肝静脉走行较水平，在横断层上常显示为管状影，与下腔静脉连线作为肝脏重要的分叶标志。下腔静脉左缘有肝尾状叶，较小。肝左侧为胃底部，胃壁呈环形。肝断层周围有膈肌环绕，膈肌外侧为胸腔内结构（图 4-38）。

3. 经第一肝门层面　该层面位于第 11～12 胸椎水平高度，以肝门静脉在横沟内分为左、右支为特征。因肝门静脉左支高于右支，所以通常左支在横断层上常显示为圆孔状，右支常呈管状。位于该水平高度以下的腹腔脏器结构配布规律发生较大变化，向下肝断层面积逐渐变小，左半肝逐渐消失。胆囊、左肾、胰腺等结构相继在断层中出现（图 4-39）。

4. 经胆囊层面　该层面位于第 12 胸椎至第 1 腰椎水平高度，是观察胆囊及周围结构的重要层面。该断层显示中上腹器官较多，右侧有有肝、胆、胰、十二指肠和右肾的断面；左侧有胃、脾脏、左肾上腺等（图 4-40）。

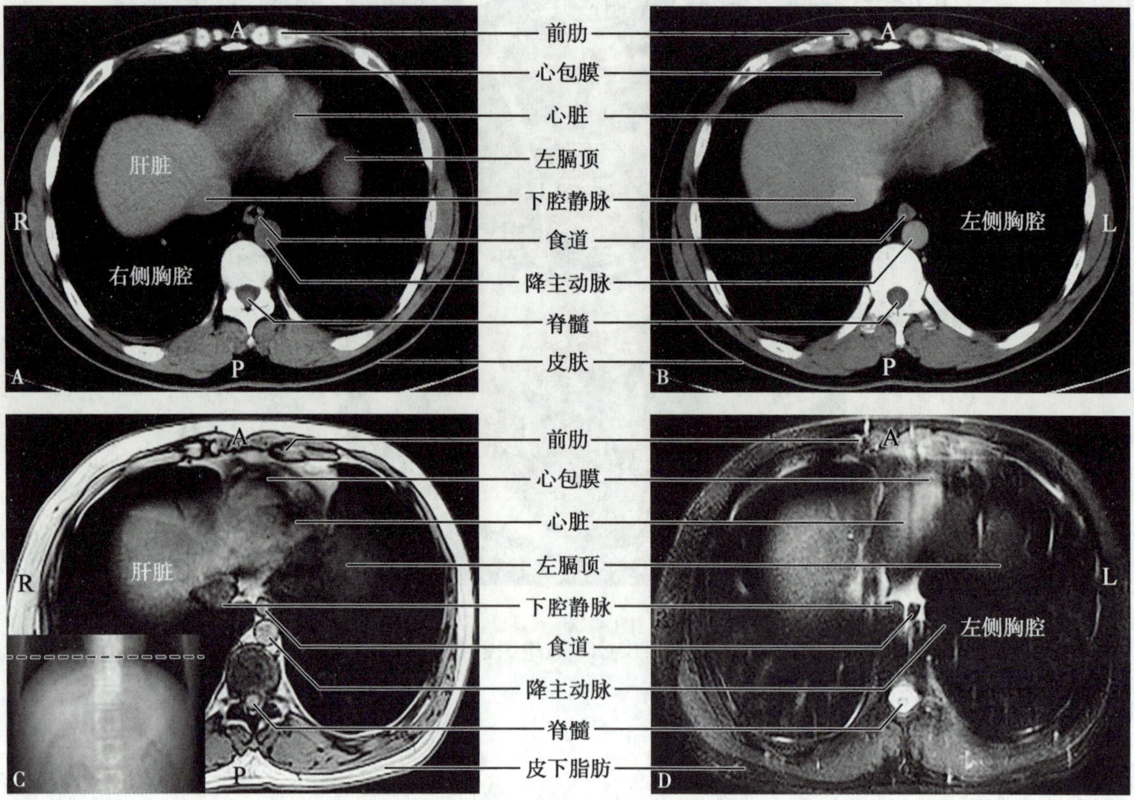

图 4-37 经膈顶层面腹部 CT

A. CT 平扫;B. CT 增强;C. MRI, T_1WI;D. MRI, T_2WI。

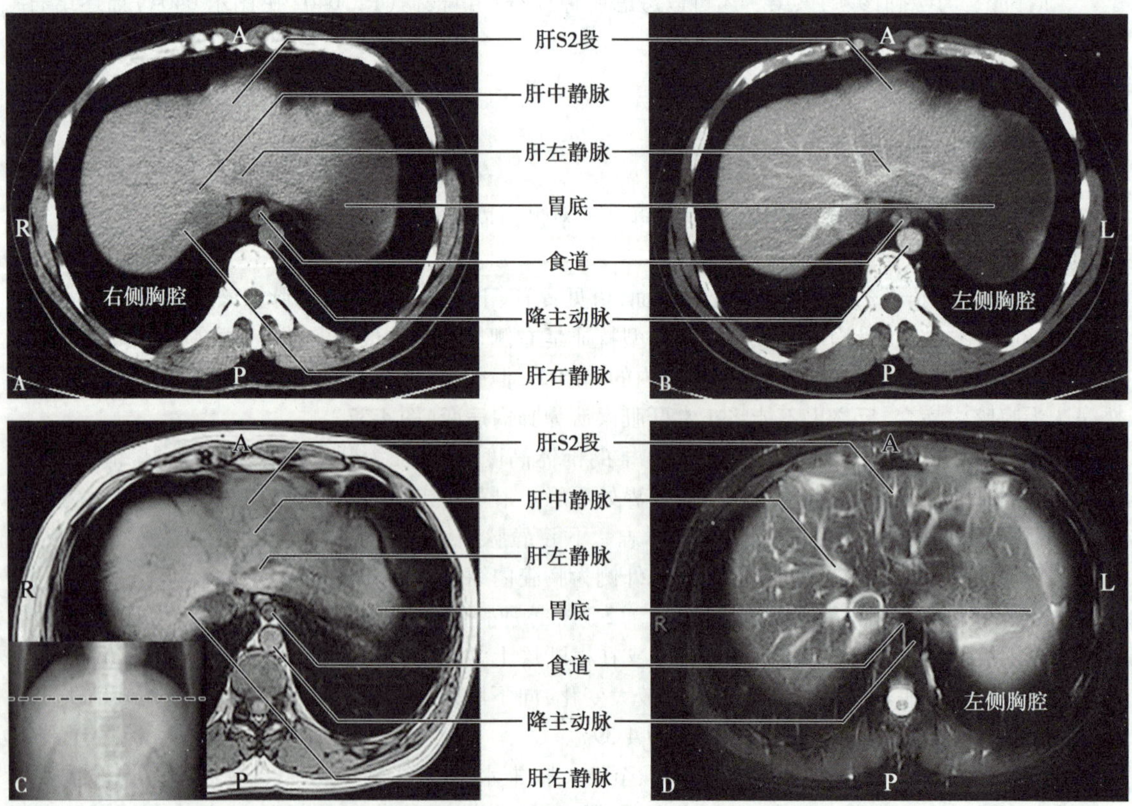

图 4-38 经第二肝门层面腹部 CT

A. CT 平扫;B. CT 增强;C. MRI, T_1WI;D. MRI, T_2WI。

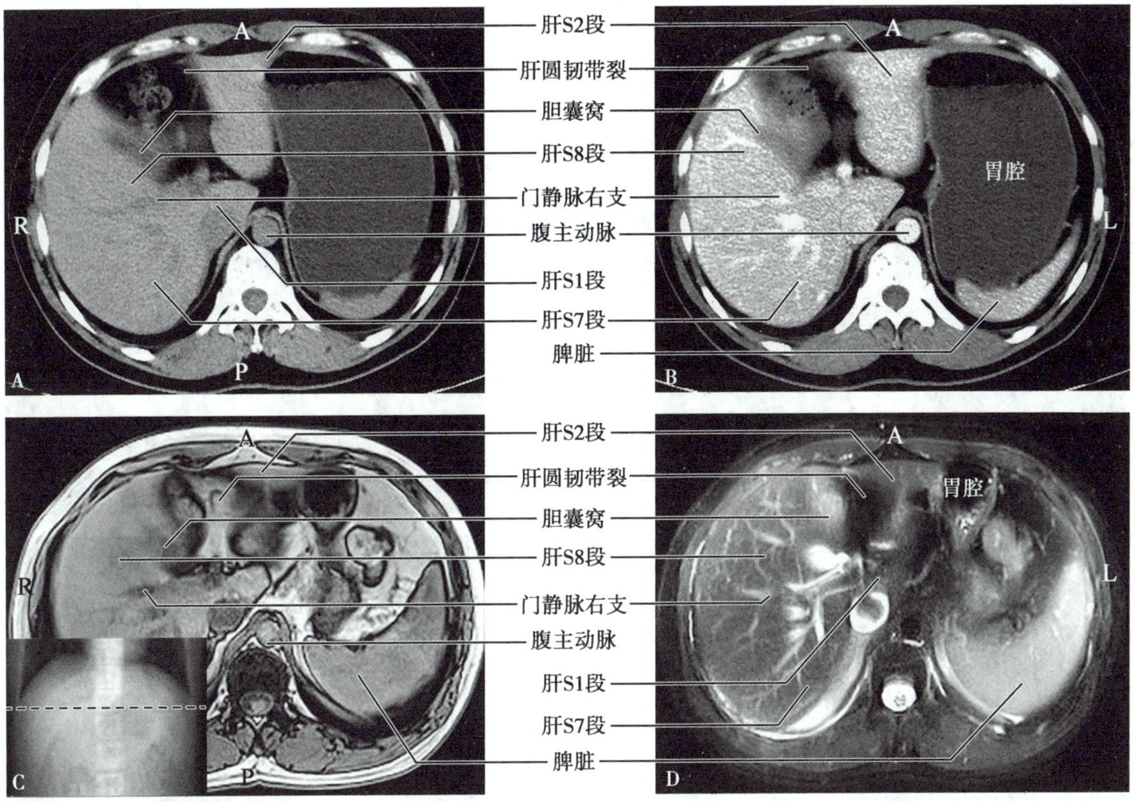

图 4-39 经第一肝门层面腹部 CT
A. CT 平扫；B. CT 增强；C. MRI，T_1WI；D. MRI，T_2WI。

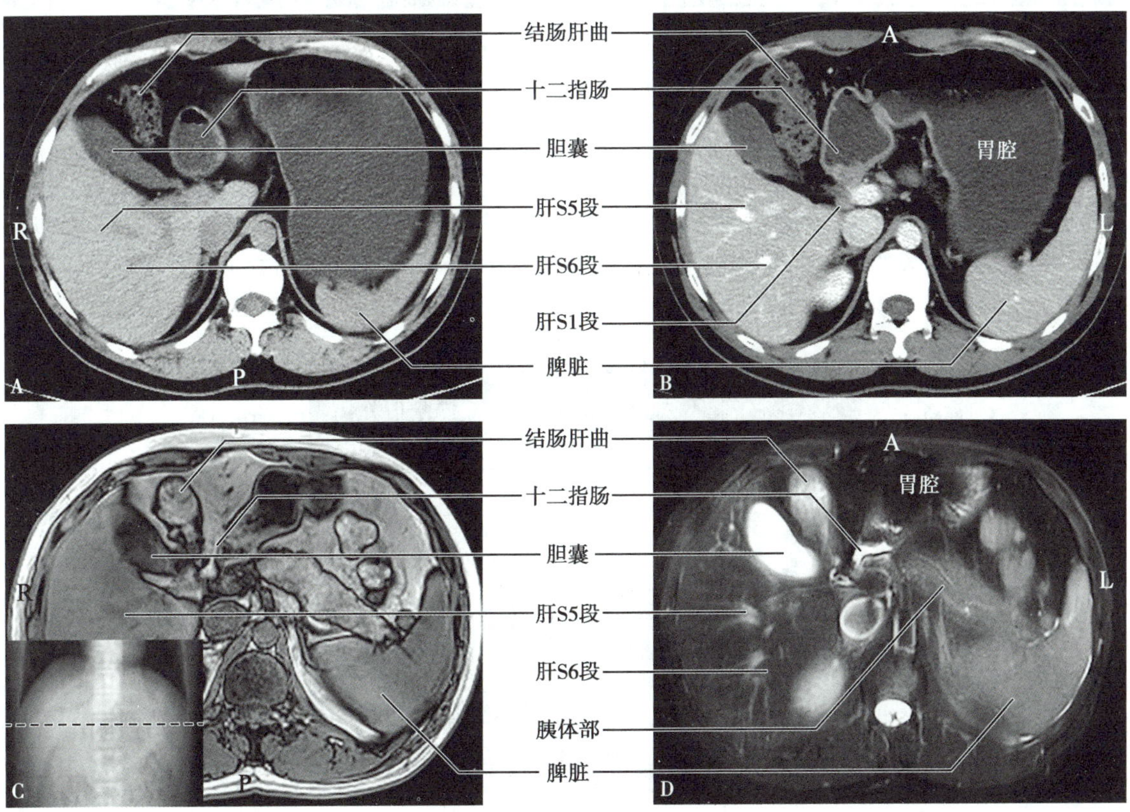

图 4-40 经胆囊层面腹部 CT
A. CT 平扫；B. CT 增强；C. MRI，T_1WI；D. MRI，T_2WI。

5. 经胰头层面　该层面位于第1～2腰椎水平高度，C形的十二指肠包绕胰头，胰头位置相对固定。该层面可显示肝右后叶、胃、左肾、右肾、脾等器官。但腹内实质性器官所占面积在逐渐缩小。该水平高度以下，实质性器官逐渐消失，而消化道器官如结肠、空肠所占面积逐渐增多(图4-41)。

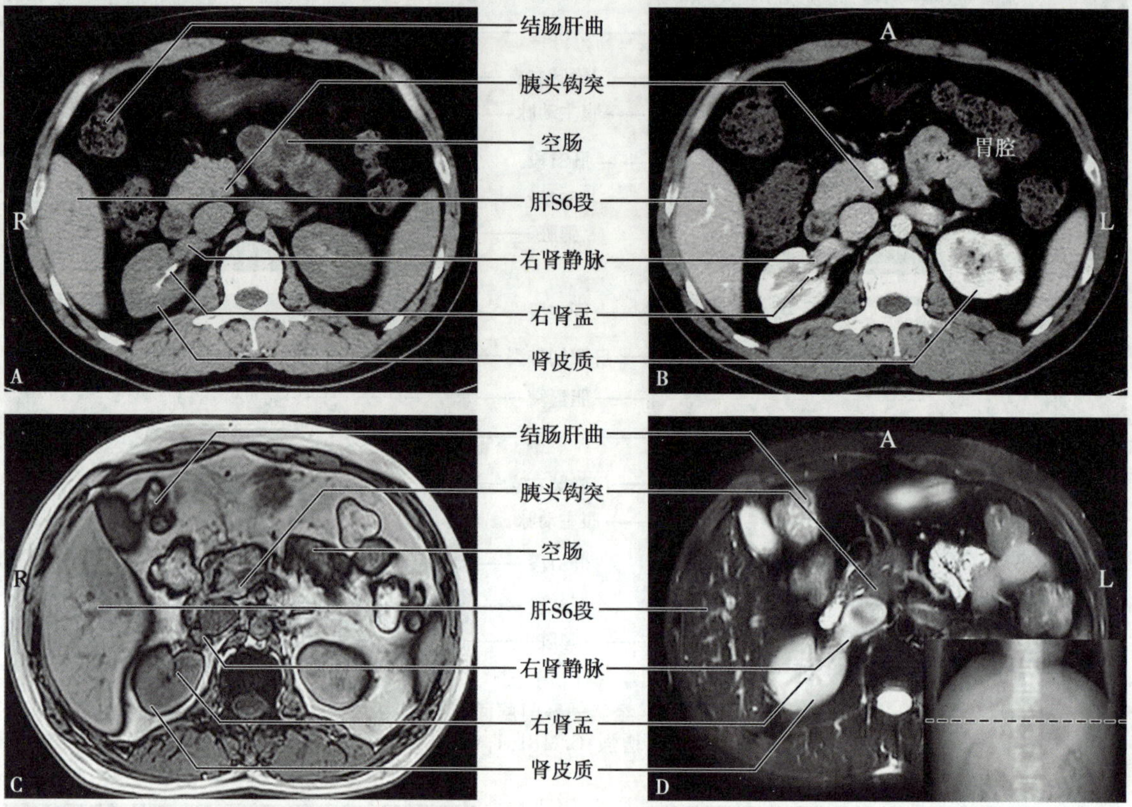

图4-41　经胰头层面腹部CT

A. CT平扫；B. CT增强；C. MRI，T_1WI；D. MRI，T_2WI。

（二）腹部CT增强扫描

1. 经第二肝门层面　下腔静脉位于肝后缘的腔静脉窝内，肝右、肝中、肝左静脉分别从右、前、左方汇入下腔静脉，此处为第二肝门。第二肝门左侧可见食管影，食管后方有降主动脉(图4-42)。以肝静脉作为划分肝叶段的标志，在肝圆韧带裂上方，肝左静脉走行于左叶和方叶之间。肝中静脉走行于肝右切迹上方的方叶和右叶之间。肝右静脉走行于右前叶和右后叶之间。

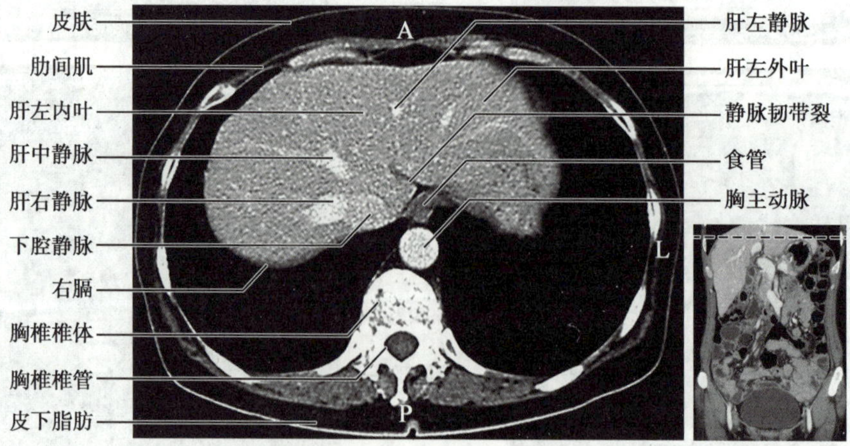

图4-42　经第二肝门层面腹部CT增强

笔记

2. 经第一肝门层面　肝门静脉在此处分为左支和右支。左支进入肝圆韧带裂（纵裂）内，右支进入肝右叶。下腔静脉和静脉韧带裂之间有尾状叶。肝圆韧带裂（纵裂）将肝左叶分为肝左内叶（又称方叶）和肝左外叶（图 4-43）。

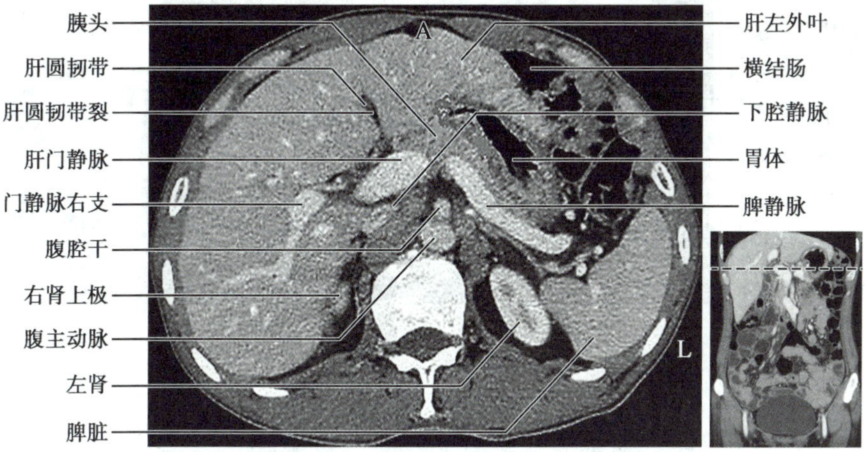

图 4-43　经第一肝门层面腹部 CT 增强

3. 经胰体层面　肝门静脉右侧为胆囊的断面，呈一类圆形囊腔，后方为下腔静脉。下腔静脉左缘与胆囊窝中点的连线为肝的正中裂。右半肝内可见肝右静脉的断面。下腔静脉右缘与肝右静脉的连线，为肝右叶间裂，是肝右前叶与右后叶的分界。腹主动脉前方呈凸向腹侧的带状影的是胰体，水平走向，胰尾部指向脾门。脾脏和胰腺的前方可见胃的断面，增强后胃壁的形态清晰显示。第 1 腰椎椎体右侧可见右肾上极，椎体左侧可见左肾。由于右肾与肝右叶紧邻，因此右肾较左肾位置稍低（图 4-44）。

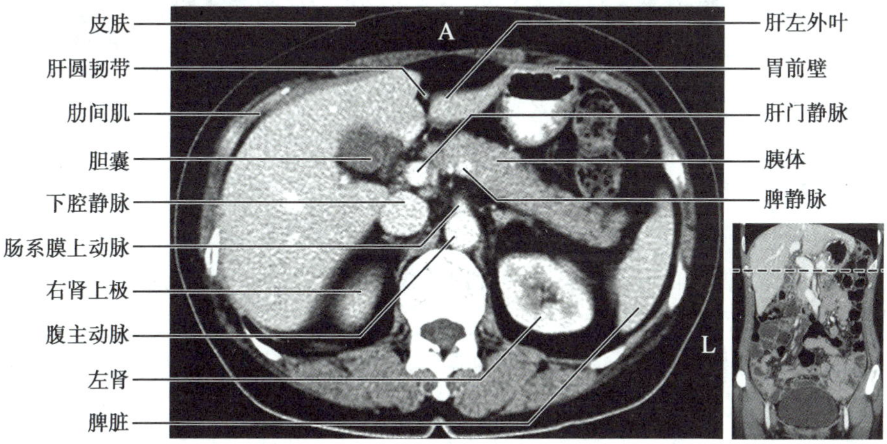

图 4-44　经胰体层面腹部 CT 增强

4. 经胰头层面　肝右叶外缘隆凸，内缘凹陷，内前侧为结肠肝曲，内后方有右肾上极、下腔静脉、胃窦和十二指肠降部。第 2 腰椎的椎体前面可见胰头断面，在钩突的前方有肠系膜上动、静脉。脾静脉向右行于左肾前方、胰体后方，在胰颈后方与稍粗的肠系膜上静脉相连，合成肝门静脉（图 4-45）。

5. 经右侧肾门层面　第 2 腰椎椎体位于该断层中央，其右前方为下腔静脉，左前方为腹主动脉，两侧有腰大肌。腰大肌外侧有左、右肾的断面。肾门与腹主动脉、下腔静脉之间有肾动、静脉相连。经肾门断面可见肾实质呈马蹄铁形，肾门处可见肾窦显示为稍低密度，其内有肾盂、肾血管和脂肪组织。腹腔内多为消化道管腔结构，左侧走向弯曲且管壁较厚的是空肠。右侧可见升结肠断面，左侧为降结肠。在肠管周围可见腹腔脂肪组织。断层外周为腹壁结构，前方有腹直肌，侧壁由外向内为腹外斜肌、腹横肌与腹内斜肌。背侧位于腰椎棘突两侧有竖脊肌（图 4-46）。

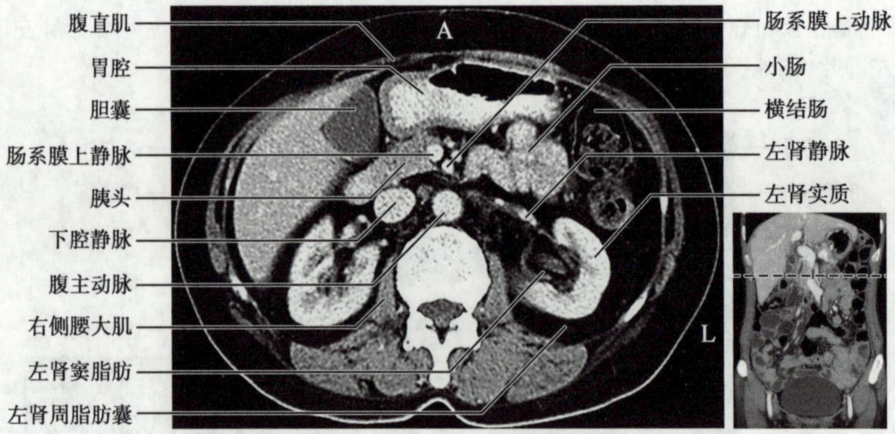

图 4-45 经胰头层面腹部 CT 增强

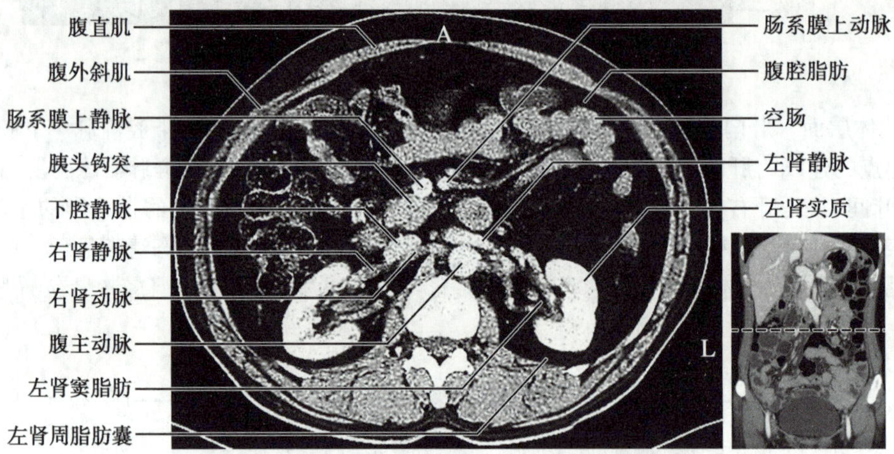

图 4-46 经右侧肾门层面腹部 CT 增强

0408

视频：腹部增强 CT

（三）腹部 CT 冠状面重组

腹部 CT 冠状断层以腋中线为标准平面，本节由前向后断层选取了 3 个重要层面。在单一冠状断层上可辨别上下、左右方位。在冠状断层上，有利于观察器官的上下、左右的位置关系，上下连续的组织结构与纵向走行的血管及其分支。

1. 经肠系膜上动脉冠状断层 左、右上方为膈肌，位于膈肌外侧胸腔最低点形成的锐角为左、右侧肋膈角。中间有向下突入的膈脚。膈脚上方有食管断面，下方可见胃贲门与胃底部。膈脚右侧为肝脏断面，肝脏底面凹陷处可见肝门静脉、肝门静脉右支和胆囊颈部。胰头上方是肝门静脉主干，肝门静脉由肠系膜上静脉与脾静脉汇合形成。

腹腔断面内可根据消化道管腔结构的分布规律、管腔大小、管壁的形态特征区分结肠、空肠与回肠。空肠与降结肠位于胃下方，结肠管壁较薄，管腔稍大，且可见结肠袋与结肠系膜的典型特征。回肠位于中、下腹及髂窝内，管腔较小，无肠袋。髂前上棘以下，腹腔与盆腔相连续，盆腔内可见膀胱（图 4-47）。

2. 经肝门静脉冠状断层 此冠状面膈下右上部为肝，肝底面可见肝门静脉，肝门静脉由第一肝门进入肝脏后，分为门静脉左支和门静脉右支，门静脉右支下方为胆囊颈部，肝右后叶下方有结肠肝曲和升结肠。膈下左上为胃底，其左侧下方有结肠脾曲和降结肠。肝门静脉主干下方为平行的下腔静脉和腹主动脉，腹主动脉两侧可见空肠与回肠，盆腔内可见膀胱（图 4-48）。

3. 经腹主动脉冠状断层 膈下右侧为肝脏，肝的中央近下缘为肝门静脉右支，其下为向内突出的

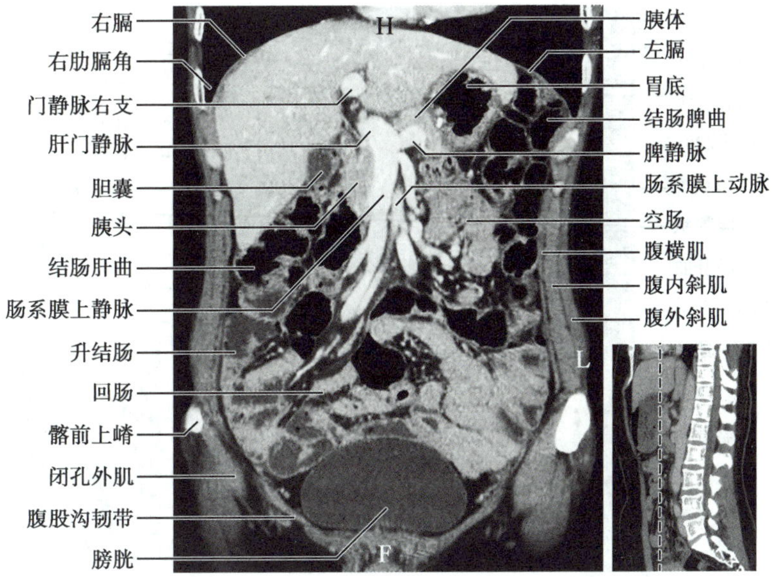

图 4-47 经肠系膜上动脉腹部冠状断层 CT 重组

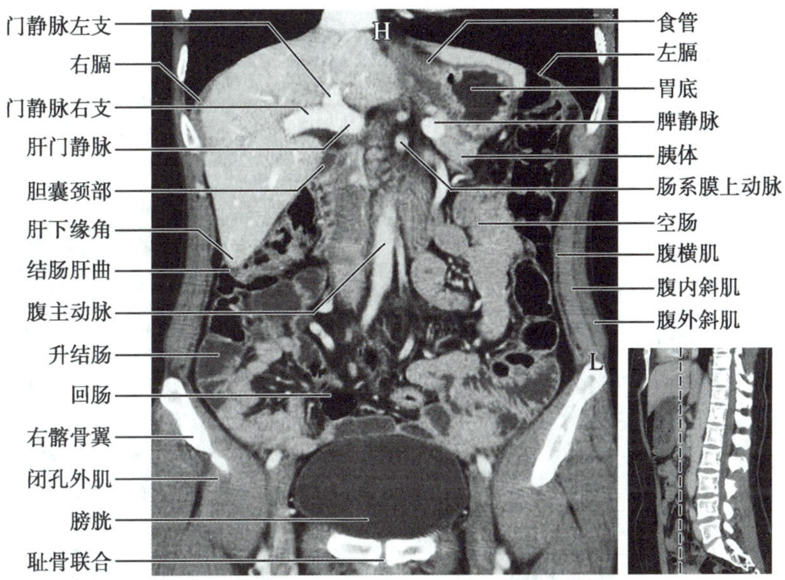

图 4-48 经肝门静脉腹部冠状断层 CT 重组

肝组织为肝尾状叶。肝下方右侧见结肠肝曲和升结肠。膈下左上为胃底、结肠脾曲和降结肠。肝门静脉右支下方为平行的下腔静脉和腹主动脉，向下靠近盆腔处分为左右髂血管（图 4-49）。

（四）腹部 CT 矢状面重组

腹部 CT 矢状断层以正中矢状断层为标准平面，本节在由左向右断层中选取了 4 个重要层面。矢状断层有利于观察器官组织的上下、前后的位置关系，也有利于水平高度定位，有利于观察脊柱、椎间盘、脊髓腔等结构。

1. 经左肾矢状断层 上方为膈肌，膈下后部为脾的断面。脾脏下方为左肾的纵断面。膈下前部有左肝外叶，肝脏与脾脏之间是胃的剖面。胃和肾之间三角形断面为胰尾，胰的后上部有脾静脉断面。左肾、胰尾下方为空肠的断面，肠腔内有高而密的环形黏膜皱襞。左肝的下方有横结肠与降结肠。后方纵向走行的为竖脊肌，向下斜形走行的有腰方肌和腰大肌，紧贴髂骨体前方的为髂肌，位于盆部左髂窝内可见回肠的断面（图 4-50）。

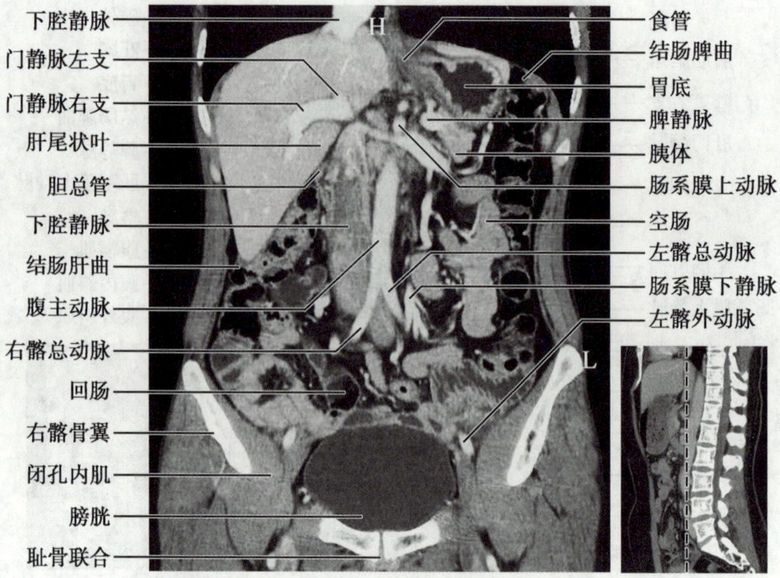

图 4-49 经腹主脉冠状断层 CT 重组

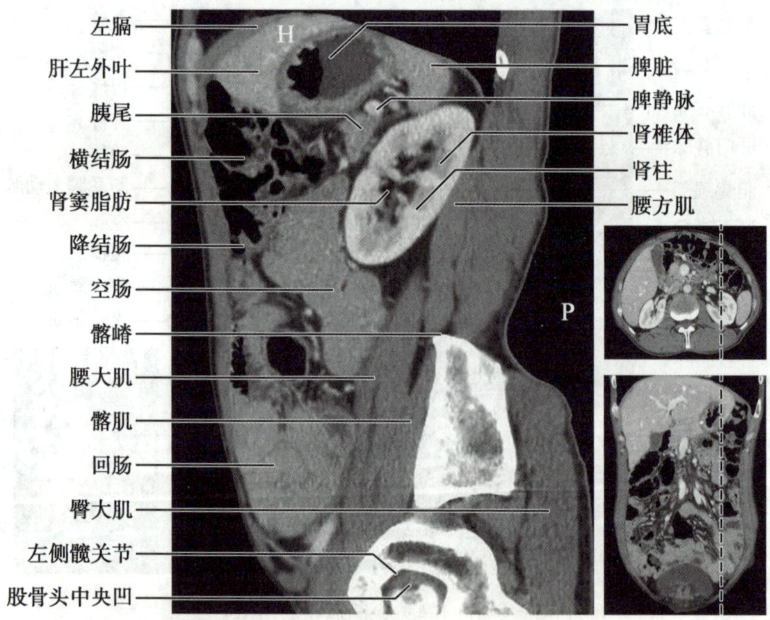

图 4-50 经左肾腹部矢状断层 CT 重组

2. 经腹主动脉矢状断层 膈下前部为肝左叶的矢状断面。中部有肝中间静脉，为肝断段的分界线。其上方为左内叶上段；后、下方为左内叶下段，肝断面后上方可见膈脚，膈脚向下有食管腹段的断面，肝脏底面可见门静脉的断面，门静脉后方可见腹主动脉的剖面纵向走行。该断层后部有第 1~5 腰椎体及腰椎间盘的断面，在腰椎体前方可见左髂总动脉断面。盆腔内可见充盈的膀胱，其后方含气的管腔为乙状结肠（图 4-51）。

3. 经下腔静脉矢状断层 膈下大部分为肝的断面，肝后方有下腔静脉，在第 4 腰椎体下缘由左、右髂总静脉汇合而成，沿椎体前上升纵向走行。肝断面后上部有肝左静脉汇入下腔静脉。肝左静脉为左叶间裂，其前方为左内叶，后上部为尾状叶的左侧段，前下部为左外叶下段，中部有肝门静脉右支断面。肝脏底面可见门静脉肝外段横截面，肝门静脉前下方，有胰头的断面，其周围有十二指肠水平部、横结肠的断面，下方有空肠的断面（图 4-52）。

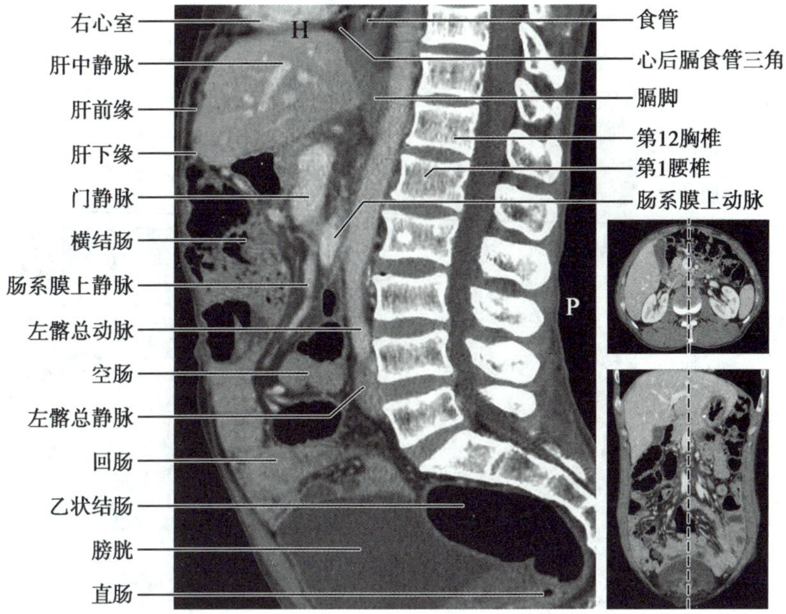

图 4-51 经腹主动脉腹部矢状断层 CT 重组

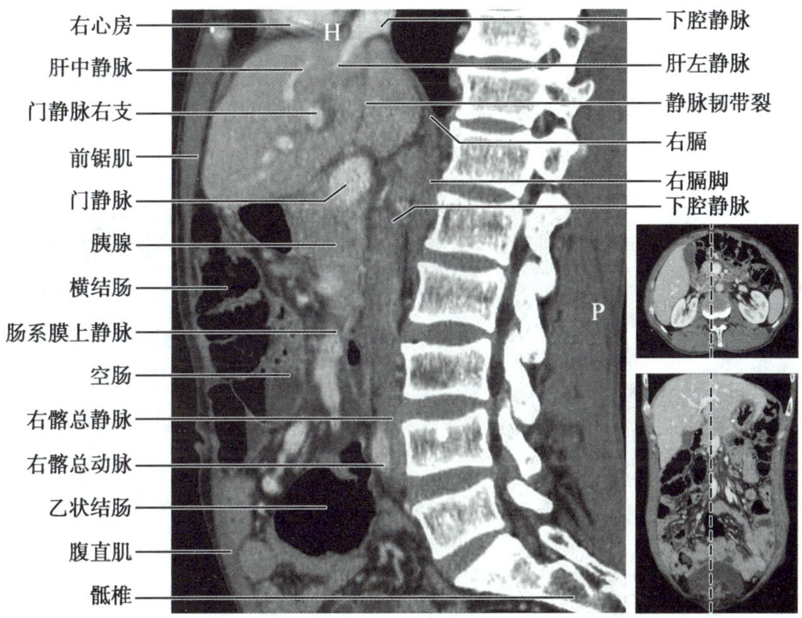

图 4-52 经下腔静脉腹部矢状断面 CT 重组

4. 经胆囊体部矢状断层 膈下空间全部被肝断面所占据。肝门处有肝门静脉右支断面，呈圆形，直径约 0.8cm。门静脉右支前方有肝右前叶，胆囊窝内可见胆囊体部断面，充盈态胆囊壁较薄，位于胆囊后方突出的肝组织是肝脏的尾状叶。右肾断面位于肝的后下方，位于胆囊的下方、右肾前方有结肠肝曲、十二指肠降部的断面。右肾周围是脂肪间隙，右肾后下方斜形走行的为腰大肌。腰大肌后方髂骨上方的是竖脊肌。髂骨与骶骨之间可见骶髂关节(图 4-53)。

三、盆部 CT

盆部(pelvis)由盆壁、盆腔和盆腔内脏器组成，位于躯干下部。盆部前面以耻骨联合上缘、耻骨结节、股沟和髂前部的连线与腹部分界；后面以髂嵴后部和髂后上棘至尾骨尖的连线与腰区及骶尾区分界。骨盆由两侧的髋骨和后方的骶、尾骨围成。由骶骨岬向两侧经弓状线、耻骨梳、耻骨结节、耻骨嵴

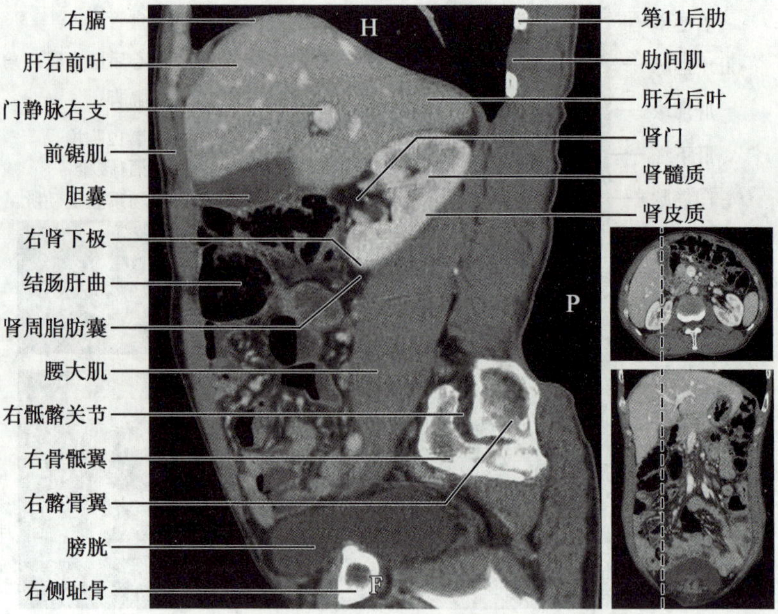

图 4-53 经胆囊体部腹部矢状断层 CT 重组

和耻骨联合上缘围成环形界限，分为上方的大骨盆又称假骨盆，下方的小骨盆又称真骨盆。盆壁以骨盆为基础，覆以肌肉、筋膜血管和神经等软组织而成。由盆壁围成的盆腔容纳消化和泌尿系的下段以及内生殖器等脏器。

盆腔内脏器男女不同，但基本排列则一致，由前向后为前列的泌尿器官、中列的生殖器官、后列的消化器官（图 4-54）。

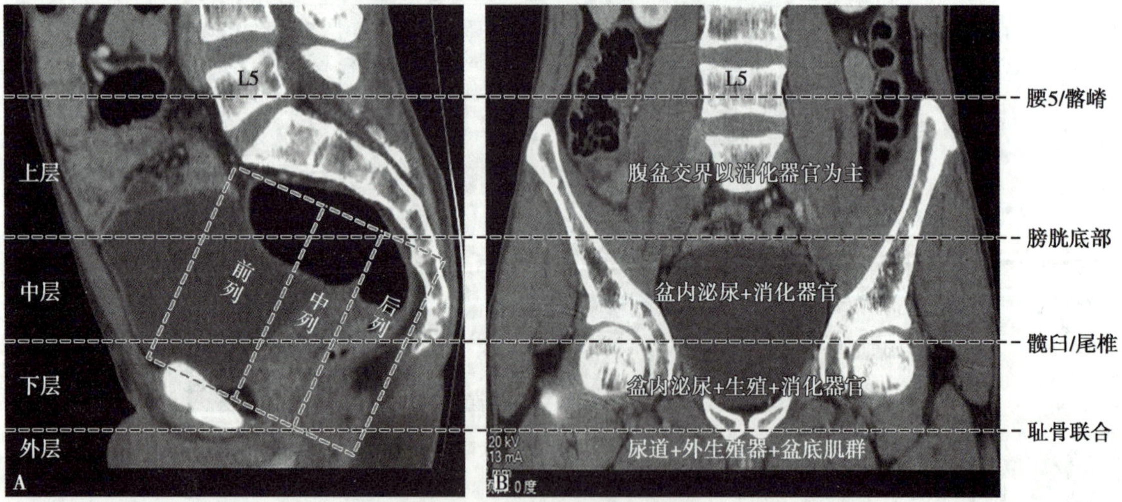

图 4-54 盆部解剖标志与脏器配布规律

A. CT 正中矢状面重组；B. CT 冠状面重组。

男性盆腔脏器由前向后依次为膀胱、尿道前列腺部、前列腺、输精管壶腹、精囊和直肠（图 4-55）。

女性由前向后为膀胱、子宫、阴道、输卵管、卵巢、直肠。耻骨联合下缘以下，主要为会阴部（perineum）及大腿上部（图 4-56）。

（一）女性盆部 CT

女性盆部和会阴的横断面影像解剖上界为第 5 腰椎间盘平面，下界为大阴唇消失平面。由外向内为盆壁、盆腔和盆腔内脏器，盆腔由骨盆及覆盖其内面的肌肉和筋膜围成，内有消化、泌尿和生殖系等重要器官及血管，前部为泌尿系统、中间为生殖系统、后部为消化系统。由上向下

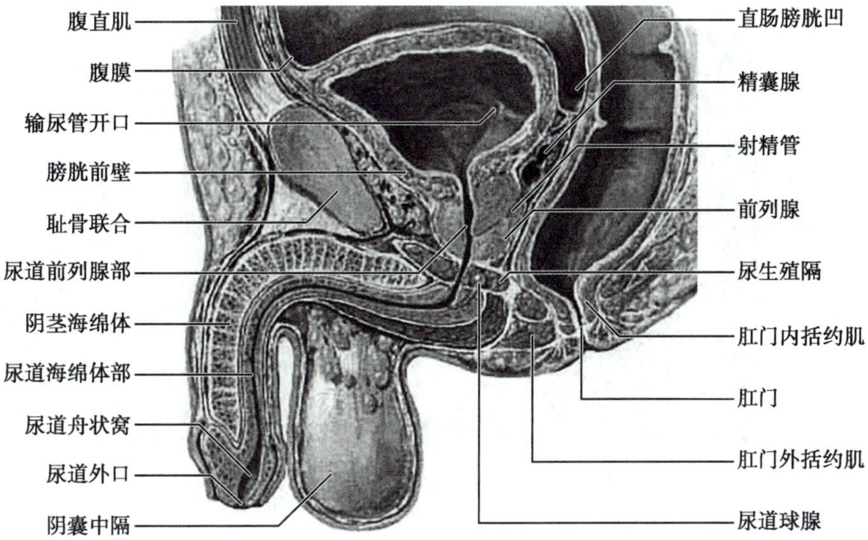

图 4-55 男性盆部正中矢状面解剖图

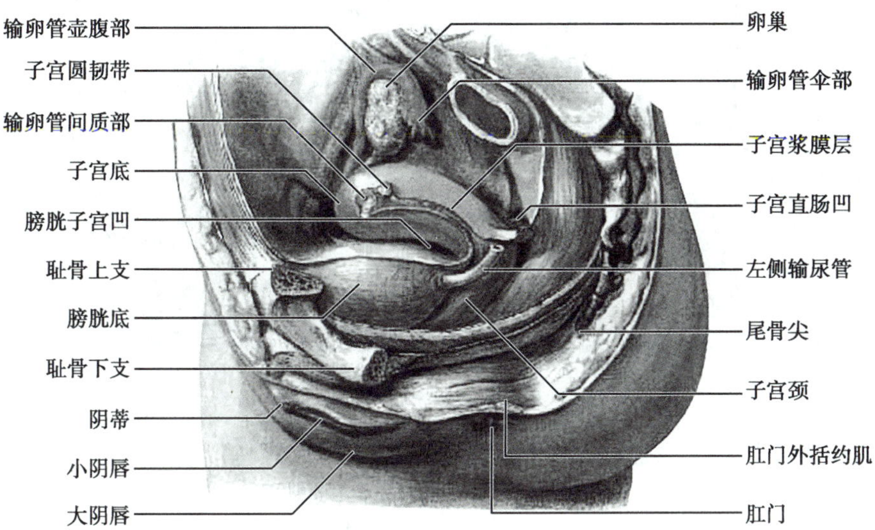

图 4-56 女性盆部左侧面观

大致可分为 4 个层面：第一层面从腰 5/骶 1 椎间盘至第 3 骶椎平面，此段主要显示下腹部肠管、膀胱及子宫底部；第二层面从第 3 骶椎平面至髋臼上缘平面，回肠、乙状结肠等肠管位于各层面的前部，子宫、卵巢位于中间、直肠位于后部；第三层面从髋臼上缘平面至耻骨联合上缘层面，主要显示膀胱、子宫、阴道和直肠等；第四层面从耻骨联合上缘层面至耻骨弓平面，主要显示尿道、阴道和肛管。

1. 女性盆部 CT 横断层

（1）经髂嵴断层：此层面腹壁由位于中线两侧的腹直肌及外侧的腹外斜肌、腹内斜肌和腹横肌构成。层面前区中部为回肠。后区腰 4~5 椎间盘和第 5 腰椎断面居中，腰椎两侧为腰大肌，背面附有竖脊肌。髂嵴呈倒八字形，位于腰椎的外侧。腰大肌与椎体之间的结构由前向后依次为输尿管、髂总动脉或髂内动脉、髂总静脉。三角形的椎管内有马尾（图 4-57）。

（2）经第 1 骶椎断层：此层前区主要为肠管，右髂窝内，前方为回肠。骶骨两侧与髂骨形成骶髂关节，髂骨翼前方有髂肌，后外侧有臀中肌和臀大肌。腰大肌内侧可见髂内、外动脉圆形管腔横截面（图 4-58）。

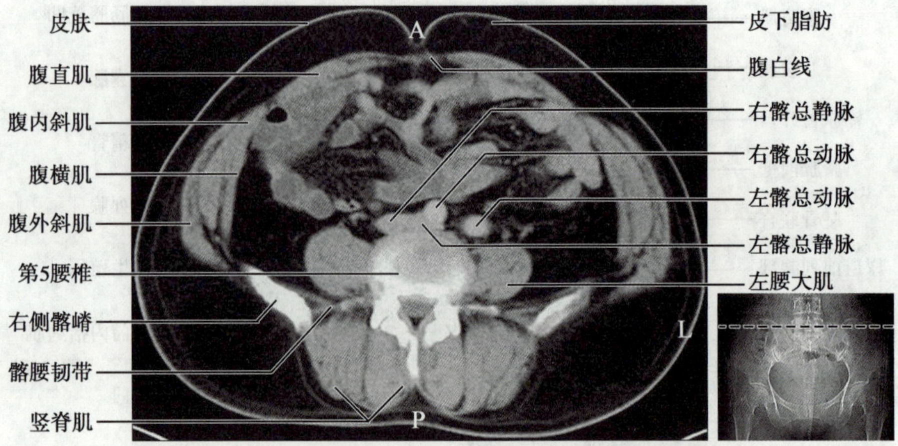

图 4-57 经髂嵴女性盆部 CT，增强

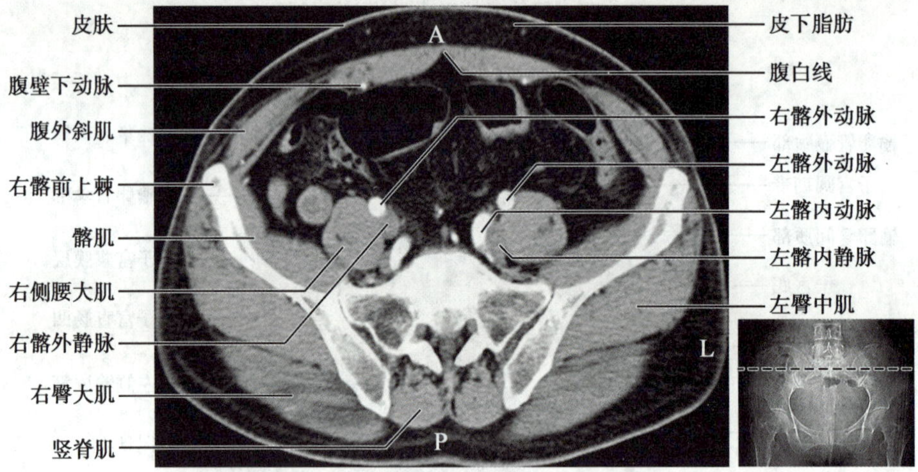

图 4-58 经第 1 骶椎女性盆部 CT，增强

（3）经第 2 骶椎断层：此层面腹前壁由腹直肌及股外斜肌、腹内斜肌和腹横肌 3 层腹肌构成。右髂窝为回肠，左髂窝为乙状结肠，当膀胱充盈时，二者之间可见膀胱底部。腰大肌内侧从前到后依次为输尿管、髂外动脉、髂外静脉和腔内动脉。第 2 骶骨两侧与髂骨构成骶髂关节（图 4-59）。

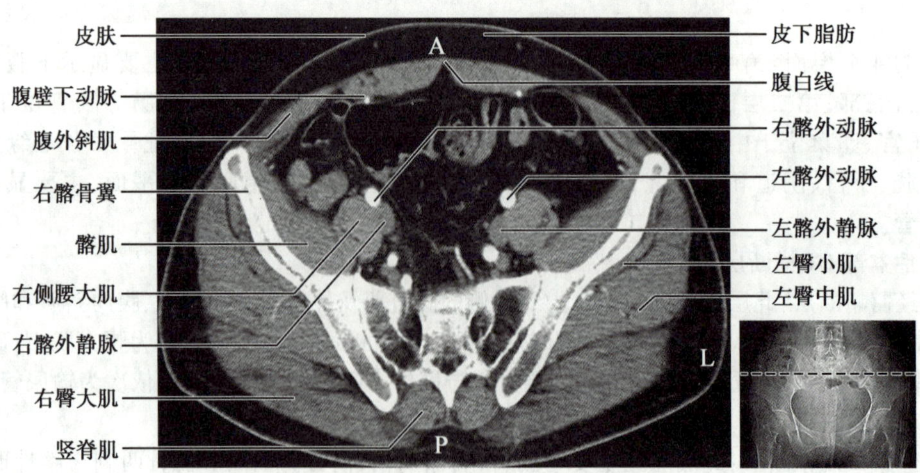

图 4-59 经第 2 骶椎女性盆部 CT，增强

（4）经第 3 骶椎断层：层面为女性盆部第 2 阶段的开始，两侧髂腰肌内下方可见髂外动、静脉。盆腔中部可见充盈的膀胱，膀胱后方有直肠。髂骨翼后方有臀小肌、臀中肌和臀大肌（图 4-60）。

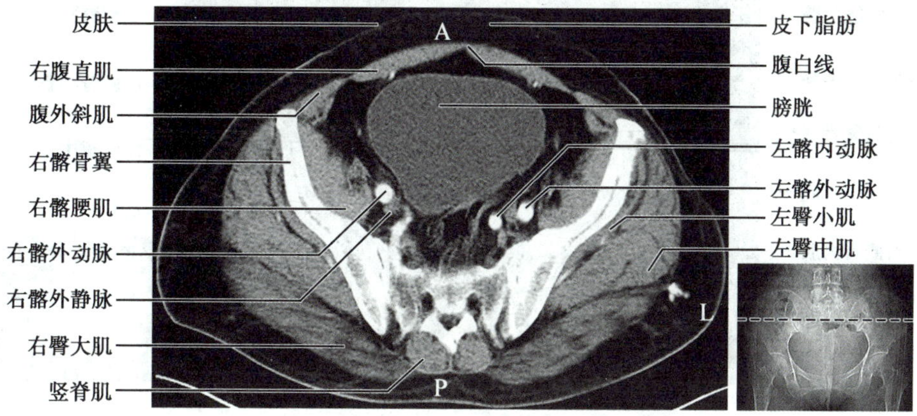

图 4-60 经第 3 骶椎女性盆部 CT，增强

（5）经第 4 骶椎断层：此层面前部为乙状结肠，直肠位于骶骨前方。膀胱呈囊状低密度影像位于盆腔前部，子宫位于断面中央，左侧为子宫附件。髂骨翼前面为髂肌。骶骨前方可见梨状肌。髂骨翼后方有臀小肌、臀中肌和臀大肌（图 4-61）。

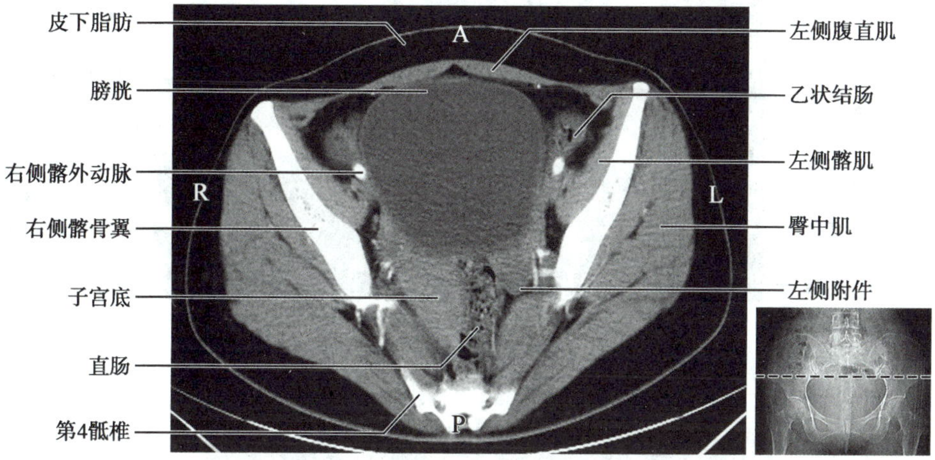

图 4-61 经第 4 骶椎女性盆部 CT，增强

（6）经第 5 骶椎断层：此层面直肠位于骶骨前方，盆腔内脏器前为膀胱，膀胱后方可见子宫体中下部。子宫体位于盆腔中央。子宫底两侧为卵巢，骶骨与髂骨翼之间为坐骨大孔，内有梨状肌穿过。梨状肌位于臀大肌深面，梨状肌是坐骨大孔的中心结构，也是坐骨神经定位的重要标志。髂骨翼后方有臀小肌、臀中肌和臀大肌。骶管呈扁管状，其后方开放，即为骶管裂孔（图 4-62）。

（7）经尾椎断层：此层面腹直肌后方应为膀胱充盈状态的最大横断面。层面可见子宫体，尾骨前方为直肠，直肠与子宫体之间隙为直肠子宫陷凹。髂骨体呈宽厚的三角形，其前方为髂腰肌，股神经，髂外动、静脉及腹壁下动、静脉，外侧有缝匠肌和阔筋膜张肌。髂骨体的内侧有闭孔内肌，其前端的内侧有闭孔血管、闭孔神经和输尿管。髂骨体的后外方有臀小肌、臀中肌和臀大肌。在尾骨两侧可见细条状的尾骨肌向前方外伸至臀大肌前方（图 4-63）。

（8）经髋臼上缘断层：此层面为女性盆部第 3 阶段开始，在腹直肌后方由前向后依次排列有膀胱、子宫颈和直肠的断面。直肠后方有尾骨，在尾椎两侧有向外行走的尾骨肌。髋臼内侧为闭孔内肌，其前端与髋臼之间有闭孔动、静脉。尾骨出现，坐骨后端与尾骨前端之间为坐骨大孔的梨状肌下孔。耻骨体的前方有缝匠肌、髂腰肌，髂腰肌前内方有股神经和股动、静脉。股骨头外侧有阔筋膜张肌和臀中肌臀大肌深面有坐骨神经和臀下动、静脉（图 4-64）。

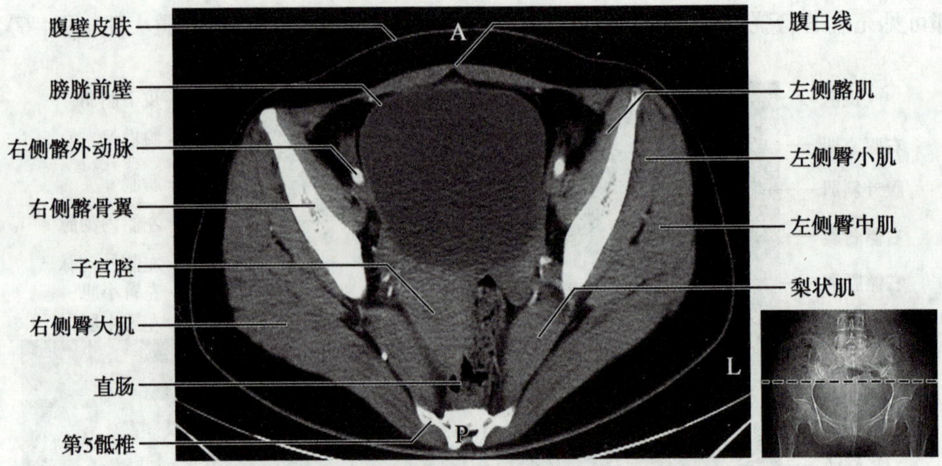

图 4-62 经第 5 骶椎女性盆部 CT，增强

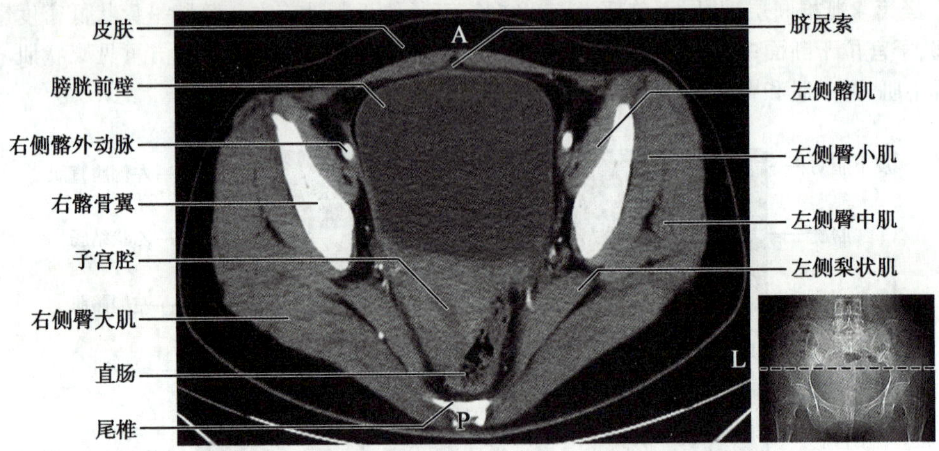

图 4-63 经尾椎女性盆部 CT，增强

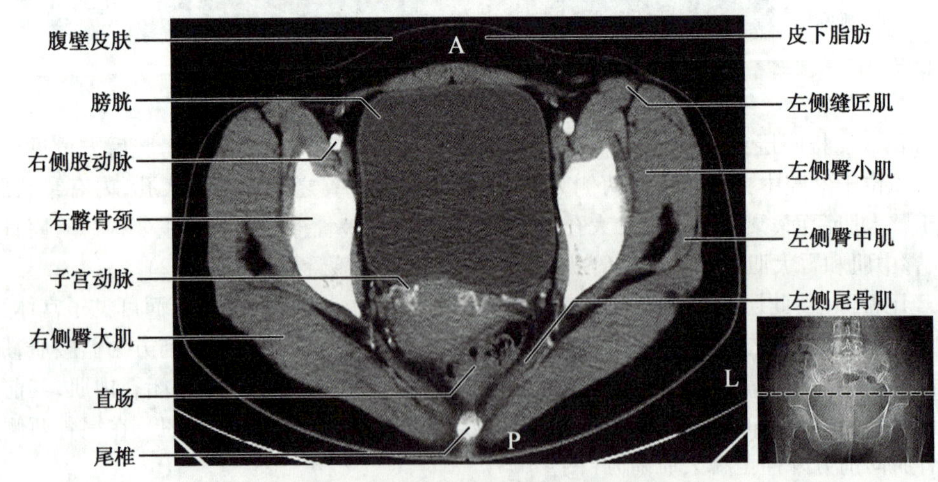

图 4-64 经髋臼上缘女性盆部 CT，增强

（9）经股骨头中份断层：此层面腹直肌后方由前向后依次有膀胱、子宫颈和直肠的断面。正常膀胱壁光滑均匀，厚度不超过 3mm。直肠两侧可见条带状的倒八字形的肛提肌。肛提肌与闭孔内肌之间的三角形间隙为坐骨肛门窝，窝内有阴部神经、阴部内血管和脂肪组织，髋臼内侧有闭孔内肌，其前

端与髋臼之间有闭孔动、静脉。

髋臼及股骨头构成髋关节。髋臼的前部为耻骨体,后部为坐骨体。耻骨体的前方有缝匠肌、髂腰肌和耻骨肌,髂腰肌的内前方有股神经和股动、静脉。股骨头外侧有阔筋膜张肌和臀中肌,坐骨体的后方有闭孔内肌腱、下孖肌和臀大肌(图 4-65)。

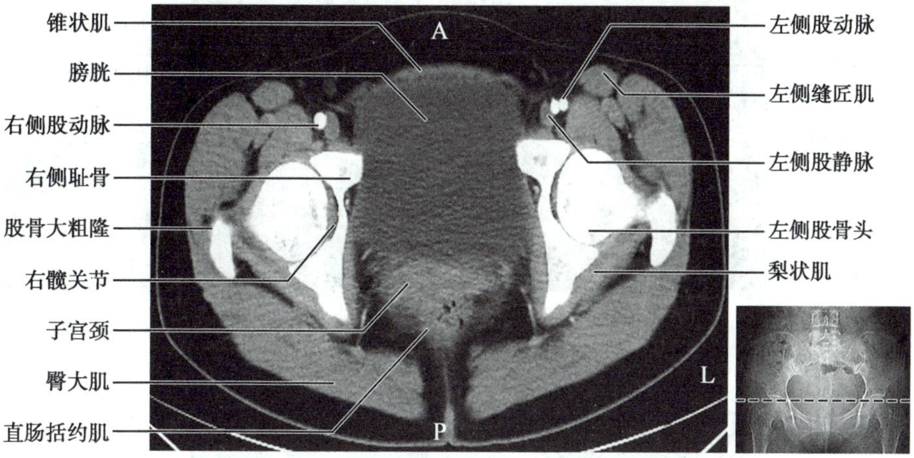

图 4-65 经股骨头中份女性盆部 CT,增强

(10) 经股骨头下份断层:此层面锥状肌后从前到后依次为膀胱、阴道和直肠。阴道为中段,呈类圆形软组织密度影,中央偶尔可见低密度的阴道腔隙或分泌液。直肠后方及两侧有肛提肌。髋骨内侧有闭孔内肌,内有闭孔神经和闭孔动、静脉穿过。在臀大肌前方,肛提肌与闭孔内肌之间为坐骨肛门窝。

股骨颈的后外方为大转子,大转子后外方有臀中肌和臀大肌。耻骨上支前外方为耻骨肌,股骨头前方有髂腰肌。髂腰肌外侧有缝匠肌、股直肌和阔筋膜张肌。在坐骨体后方有闭孔内肌腱及其伴行的下孖肌,此肌与臀大肌之间有坐骨神经(图 4-66)。

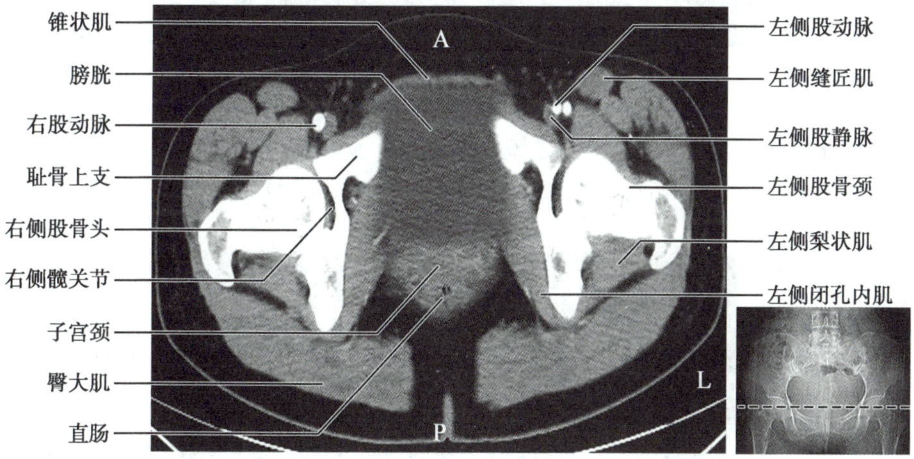

图 4-66 经股骨头下份女性盆部 CT,增强

(11) 经耻骨联合上部断层:此层面为第 4 阶段的开始,前方为耻骨联合及耻骨上支。耻骨联合面之间为耻骨间盘。耻骨联合两旁有耻骨肌,耻骨肌外侧可见股动脉、股静脉。耻骨联合后方从前向后有膀胱、阴道和直肠。直肠后方及两侧呈 V 形的肛提肌。闭孔内肌、肛提肌与臀大肌之间为坐骨肛门窝(图 4-67)。

(12) 经耻骨弓断层:经耻骨弓层面此层面为阴道下段、阴蒂海绵体。中央为呈菱形的会阴区,断面中央可见尿道和阴道周围仍有丰富的静脉丛。两侧耻骨下支呈倒八字形位于断面中央前部,外侧可见股骨体及其向内方突起的小转子。股骨前内方为股内侧群肌,股薄肌位于此肌群断面的最内侧并呈矢状位分布(图 4-68)。

笔记

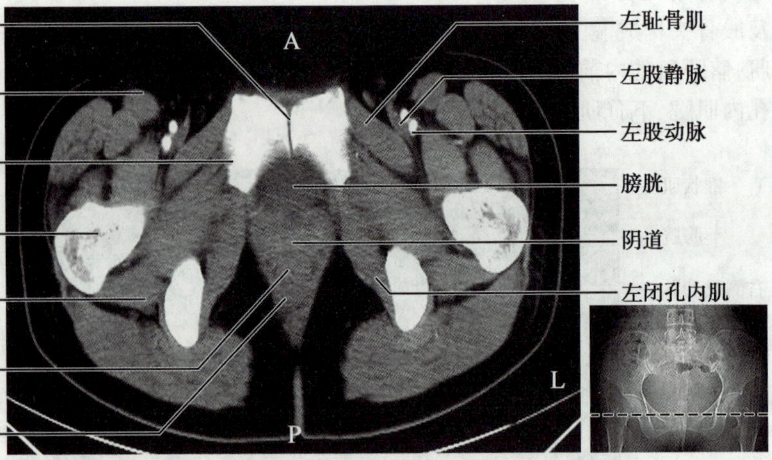

图 4-67 经耻骨联合上部女性盆部 CT，增强

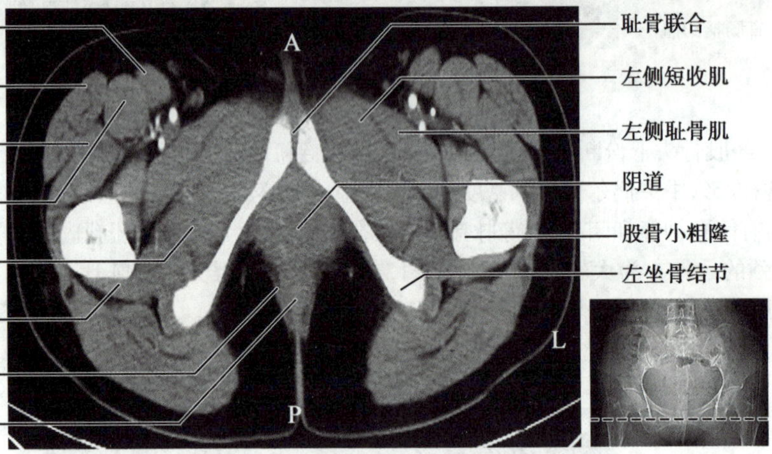

图 4-68 经耻骨弓女性盆部 CT，增强

2. 女性盆部冠状断层 CT 重组 女性盆部冠状面可显示位于其内的膀胱、阴道、子宫颈、子宫体、卵巢、直肠等器官的冠状面解剖结构及其毗邻关系（图 4-69、图 4-70）。

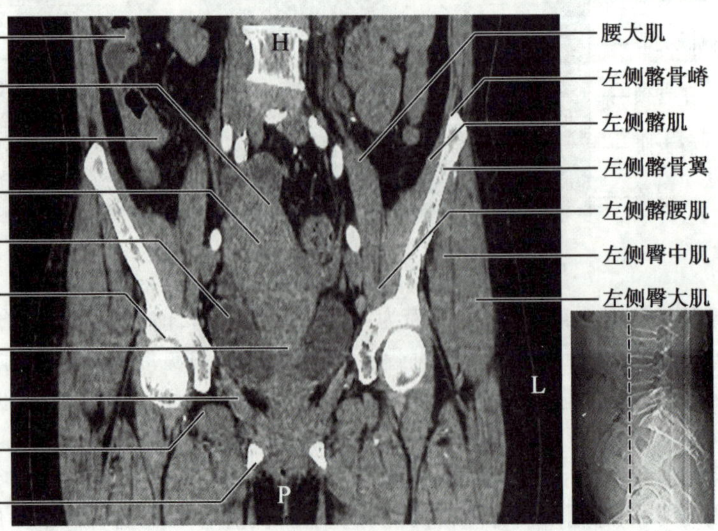

图 4-69 女性盆部经子宫体 CT 冠状断层重组

笔记

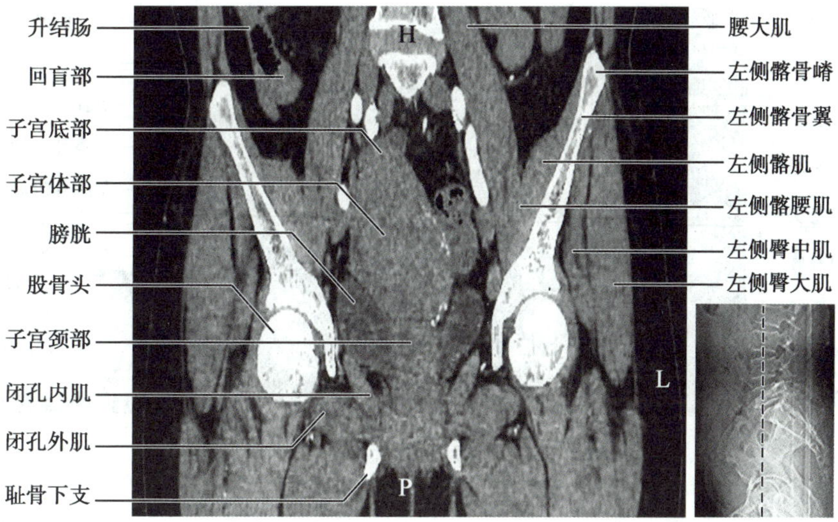

图 4-70 女性盆部经子宫颈 CT 冠状断层重组

3. 女性盆部矢状断层 CT 重组 女性盆部矢状面显示阴道穹、子宫颈、子宫体、膀胱及直肠等结构的矢状面解剖和毗邻结构的前后位置关系。

经子宫体部正中矢状面 CT 重组可见膀胱、子宫、直肠，膀胱位于耻骨联合后方，尿道自膀胱颈的尿道口向下开口于阴道前庭。子宫底朝上，直肠位于子宫后方，其上部凸向后，形成骶曲，其下部凸向前，形成会阴曲。直肠下段膨大为直肠壶腹部，在肛提肌处移行为肛管。在肛管前、后方有肛提肌和肛门外括约肌(图 4-71)。

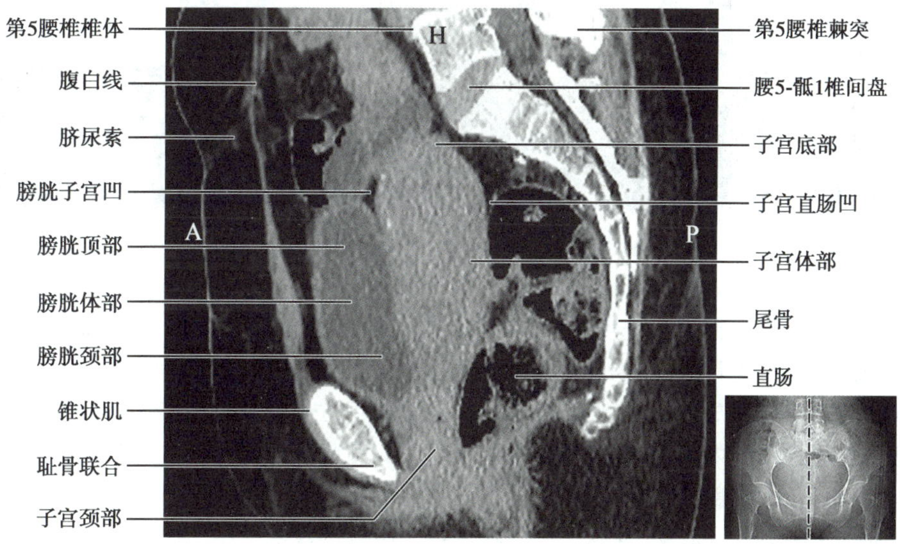

图 4-71 经子宫体部正中矢状面 CT 重组

(二) 男性盆部 CT

男性盆部脏器按其配布规律，除生殖系统以外，其他系统和层次不变，泌尿系统与消化系统结构在同一水平高度结构基本相同，因此本节选择了能够显示男性生殖系统解剖结构的 9 个关键断面。

1. 男性盆部 CT 横断层

(1) 经尾骨断层：此层面前面为腹直肌，腹直肌后方为膀胱。尾骨前方为直肠，呈圆形。直肠与膀胱之间隔为直肠膀胱陷凹，为腹膜腔最低处。膀胱后外侧可见输尿管，输尿管内侧有输精管。盆腔侧壁为髂骨体、耻骨体和坐骨体三者构成的髋臼，髋臼呈半环形，表面衬有关节软骨，内有股骨头上端。坐骨后端与尾骨前端之间为梨状肌(图 4-72)。

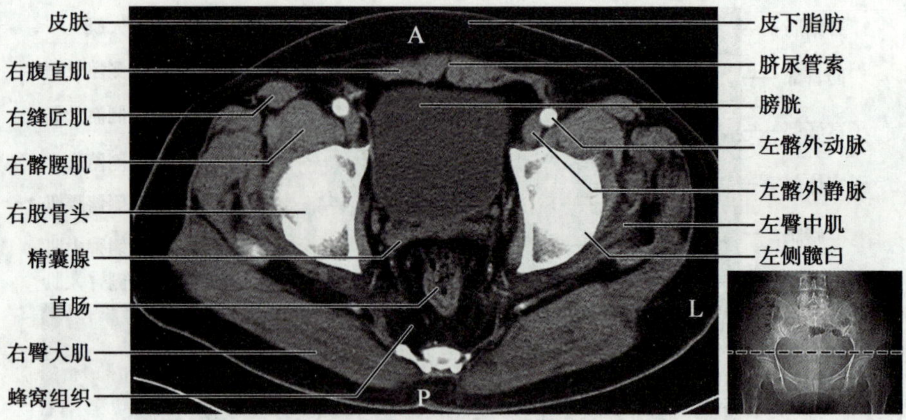

图 4-72 尾骨男性盆部 CT,增强

(2) 经股骨大转子断层:此层面前面为锥状肌、股直肌与两侧腹股沟管,管内有精索穿行。膀胱占据盆腔前方大部。精囊在此处显示较上一层面增大。直肠居于尾骨前方,尾骨两侧有尾骨肌。盆腔侧壁为髋臼,髋臼内侧有圆形的股骨头及股骨头韧带(图 4-73)。

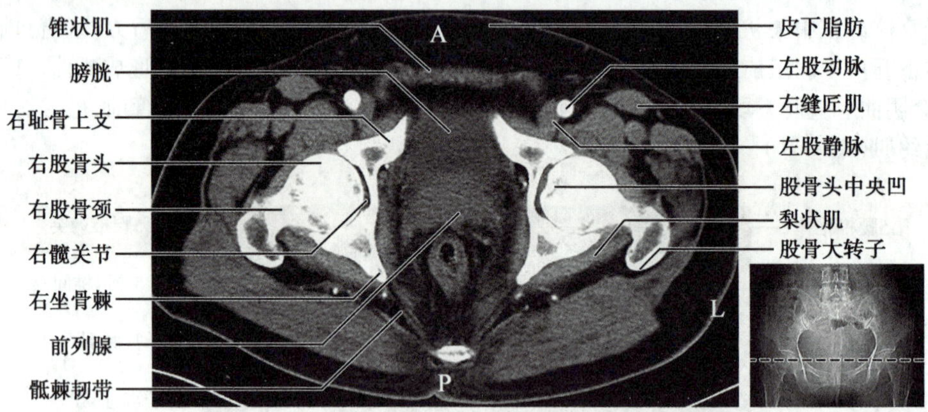

图 4-73 经股骨大转子男性盆部 CT,增强

(3) 经耻骨联合上部断层:此层面前方有锥状肌,前外侧可见精索断面。盆腔前壁为耻骨上支及耻骨联合,其耻骨上支、坐骨结节与闭孔内、外肌共同围成闭孔,并参与构成盆腔侧壁。耻骨联合后与前列腺之间为耻骨后间隙,间隙内有阴部静脉丛。前列腺后方为直肠,直肠后方为 V 形的肛提肌,构成盆腔后壁及侧壁。闭孔内肌、肛提肌与臀大肌之间为充满脂肪组织的坐骨肛门窝。股骨大转子周围为肌群包绕闭孔外肌的前方有耻骨肌,股骨颈前方有髂腰肌、缝匠肌、股直肌和阔筋膜张肌。耻骨肌和髂腰肌前方有股神经和股动、静脉。股血管方可见腹股沟浅淋巴结。股骨大转子与坐骨结节之间有股方肌(图 4-74)。

(4) 经耻骨联合下部断层:该层面前方可见阴茎根部两侧可见精索断面。盆腔前部为前列腺,后部为直肠,前列腺中央有尿道通过。耻骨联合下部构成盆腔前壁,耻骨下支与坐骨结节的闭孔内、外肌构成盆腔侧壁,肛提肌构成盆腔后壁及侧壁(图 4-75)。

(5) 经坐骨支断层:此层面前部正中线两侧为阴茎,精索由精索外筋膜包绕,正中央前方为成对的阴茎海绵体的切面,其中有尿道穿行,尿道后方有会阴浅横肌,会阴中心腱位于此,它是尿生殖三角与肛门三角的分界。会阴浅横肌后方的肛管周围有肛门外括约肌围绕。后方两侧坐骨支内侧可见坐骨海绵体肌,肛门外括约肌两侧为坐骨肛门窝(图 4-76)。

2. 男性盆部 CT 冠状断层重组

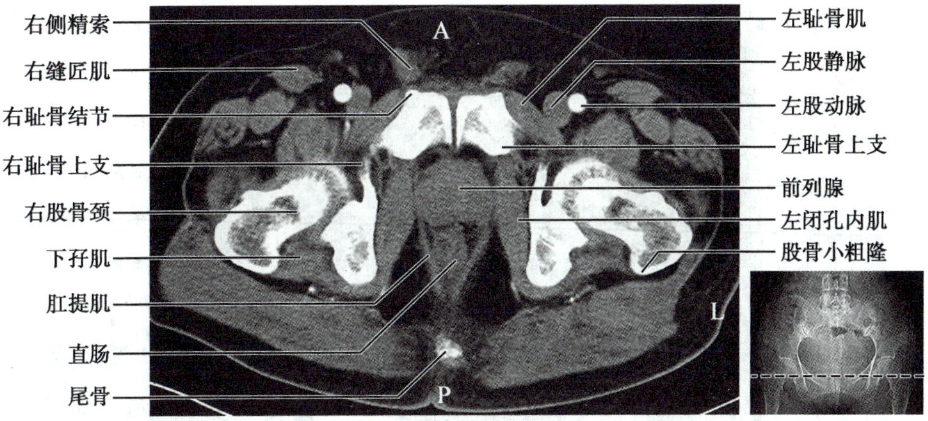

图 4-74 经耻骨联合上部男性盆部 CT,增强

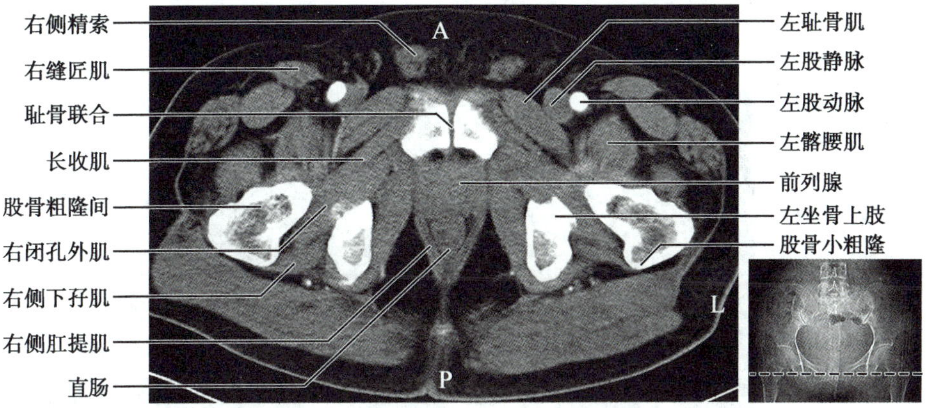

图 4-75 经耻骨联合下部男性盆部 CT,增强

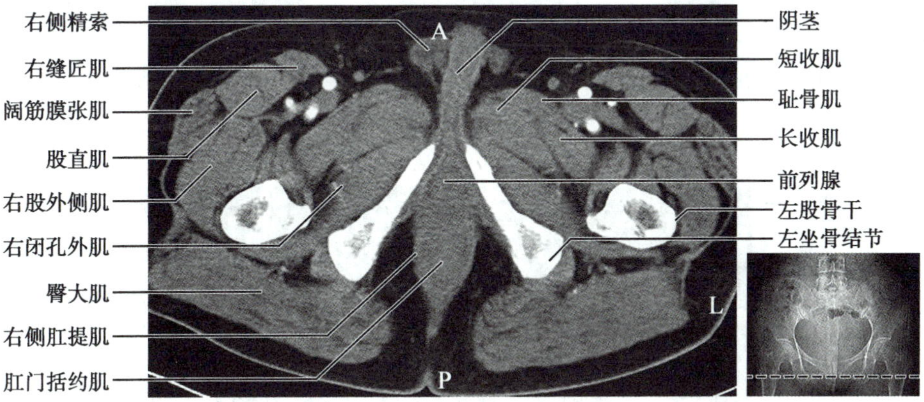

图 4-76 经坐骨支男性盆部 CT,增强

(1) 经耻骨联合冠状层面:显示髂骨翼、耻骨上支和耻骨联合间盘。盆腔内可见膀胱,膀胱上方为肠管及肠系膜,膀胱两侧有髂外动、静脉。髂骨翼内侧有髂肌和腰大肌,髂骨翼外侧有臀中肌其下方有髂腰肌(图 4-77)。

(2) 经股骨头冠状层面:显示髂骨翼、髋关节及耻骨联合。可见膀胱,膀胱上方为乙状结肠、下方两侧可见闭孔内肌和闭孔外肌。髂骨翼内侧有髂肌和腰大肌,髂骨翼外侧有臀中肌,髋关节断面中可见髋臼及股骨头。髋臼内侧构成部分为耻骨体,耻骨体、耻骨下支、闭孔内肌、闭孔外肌之间为闭孔(图 4-78)。

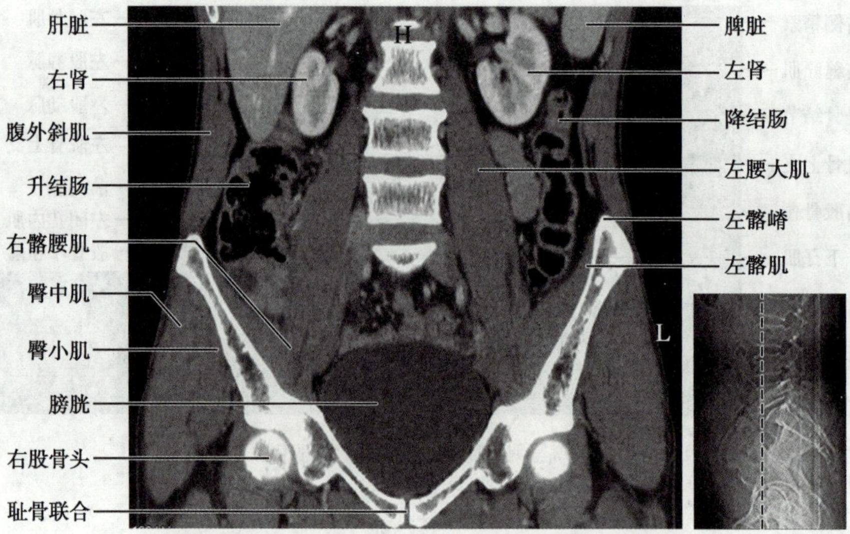

图 4-77 经耻骨联合冠状层面男性盆部 CT 重组

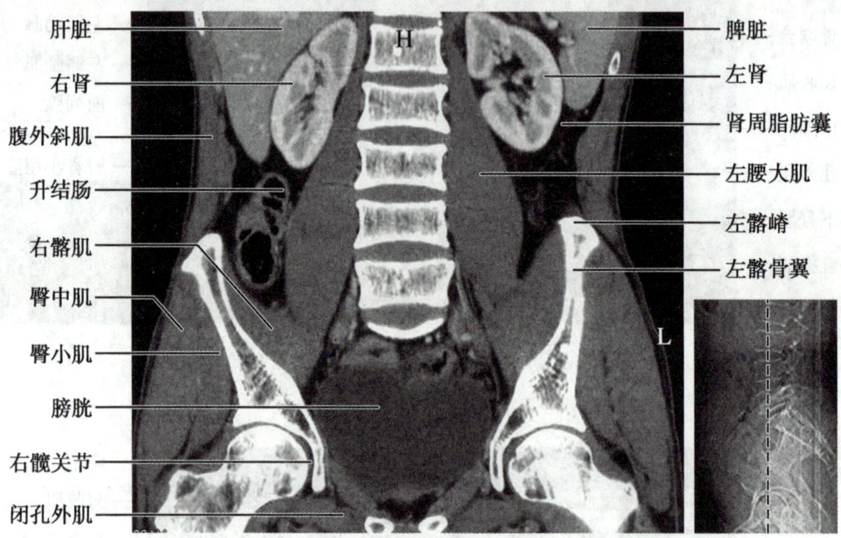

图 4-78 经股骨头冠状层面男性盆部 CT 重组

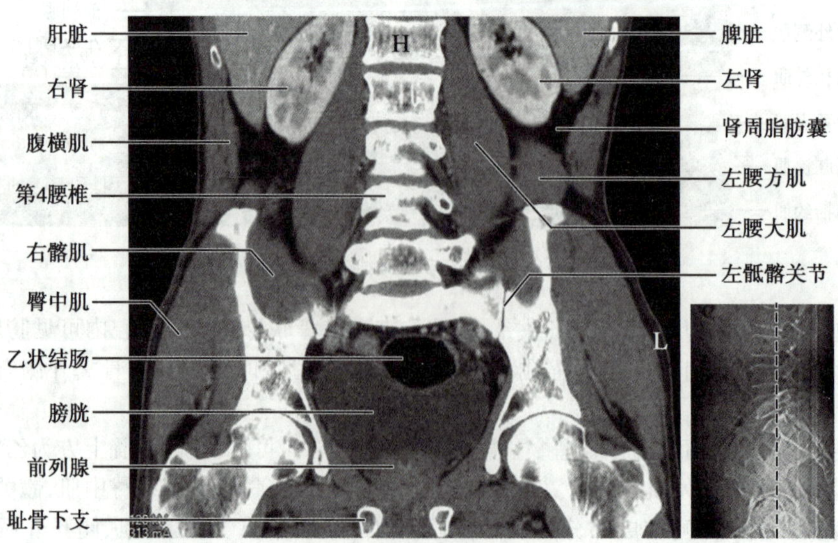

图 4-79 经前列腺中份冠状层面男性盆部 CT 重组

（3）经前列腺中份冠状层面：显示第4腰椎间盘及第5腰椎椎体，两侧为腰大肌，椎体与腰大肌之间有髂内动、静脉。椎体下方由上向下依次有乙状结肠、膀胱剖面和前列腺。前列腺下方与两耻骨下支之间为尿生殖膈，中间有尿道膜部通过，其下方为尿道球及尿道。前列腺两侧为闭孔内肌和闭孔外肌。髂骨翼内侧有髂肌，外侧有臀小肌和臀中肌，下方可见股骨颈、大转子及股骨干（图4-79）。

3. 经正中矢状层面男性盆部CT重组　显示第4腰椎间盘及第5腰椎椎体，两侧为腰大肌，椎体与腰大肌之间有髂内动、静脉。椎体下方由上向下依次有乙状结肠、膀胱剖面和前列腺。前列腺下方与两耻骨下支之间为尿生殖膈，中间有尿道膜部通过，其下方为尿道球及尿道。前列腺两侧为闭孔内肌和闭孔外肌。髂骨翼内侧有髂肌，外侧有臀小肌和臀中肌，下方可见股骨颈、大转子及股骨干（图4-80）。

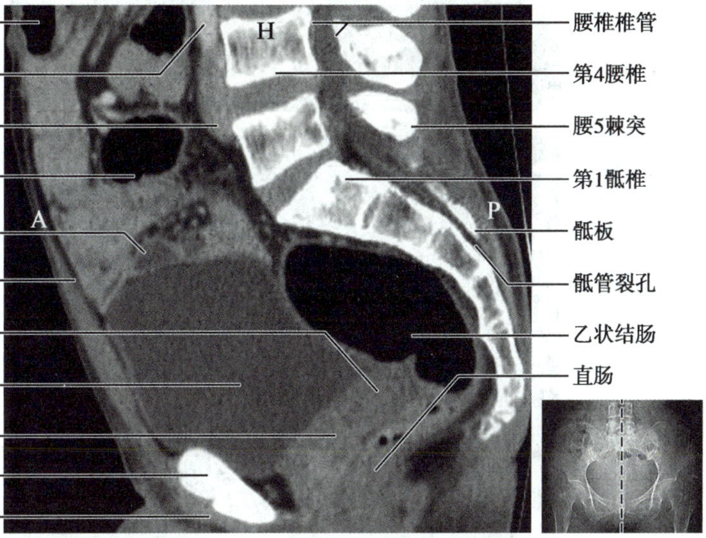

图4-80　经正中矢状层面男性盆部CT重组

第三节　腹盆部MRI

常规腹盆部MRI检查可以对肝脏、腹膜、腹膜后结构甚至腹膜中的大多数其他器官进行评估。腹盆部MRI成像的最大障碍之一是与呼吸运动相关的周期性运动。为了克服这种限制造成的运动伪影，新型成像技术如并行成像序列允许更短的屏气呼吸而没有信噪比的显著损失。新的成像技术和新的造影剂（如肝细胞因子）的出现，提高了MRI的诊断准确性。对比剂施用后，不同阶段的增强模式对于腹盆部器官病理与功能改变的检测至关重要。

一、腹部MRI

腹部磁共振成像通常需要在单次屏住呼吸的时间限制内使呼吸伪影最小化。掌握不同组织在不同成像序列上的信号特征对分辨解剖结构至关重要（图4-81）。

水在T_1WI上显示为低信号，在T_2WI上显示为高信号，在腹部应注意观察含液态水的组织如胃、胆囊、膀胱、脊髓腔等，以区分不同的加权图像。消化道管腔内有含有气体，在T_1WI、T_2WI上均显示为低信号；常规序列条件下，腹壁、腹腔、腹膜后间隙内含有大量脂肪组织，脂肪在T_1WI、T_2WI上均显示为高信号，一方面可能对检出组织和器官病变提供较好的自然对比度，如肾与肾上腺的形态改变在脂肪信号的衬托下更容易被发现。另一方面，脂肪高信号特征也会干扰对目标器官和组织的观察，降低增强效果，从而影响诊断检出率。所以，在腹部MRI检查时也会运用脂肪抑制成像序列，使脂肪信号降低，同时，抑制脂肪序列也用于鉴别组织内是否含有脂肪成分。在T_1WI上，正常肝脏的信号相对肌肉和肾脏稍高，其信号很大程度取决于肝脏的脂肪和铁含量的变化。血液和脑脊液在MRI中会产生“流空效应”，可以重建出目标血管的影像，称为磁共振血流成像（MRA）。胆管系统内的胆汁属于相

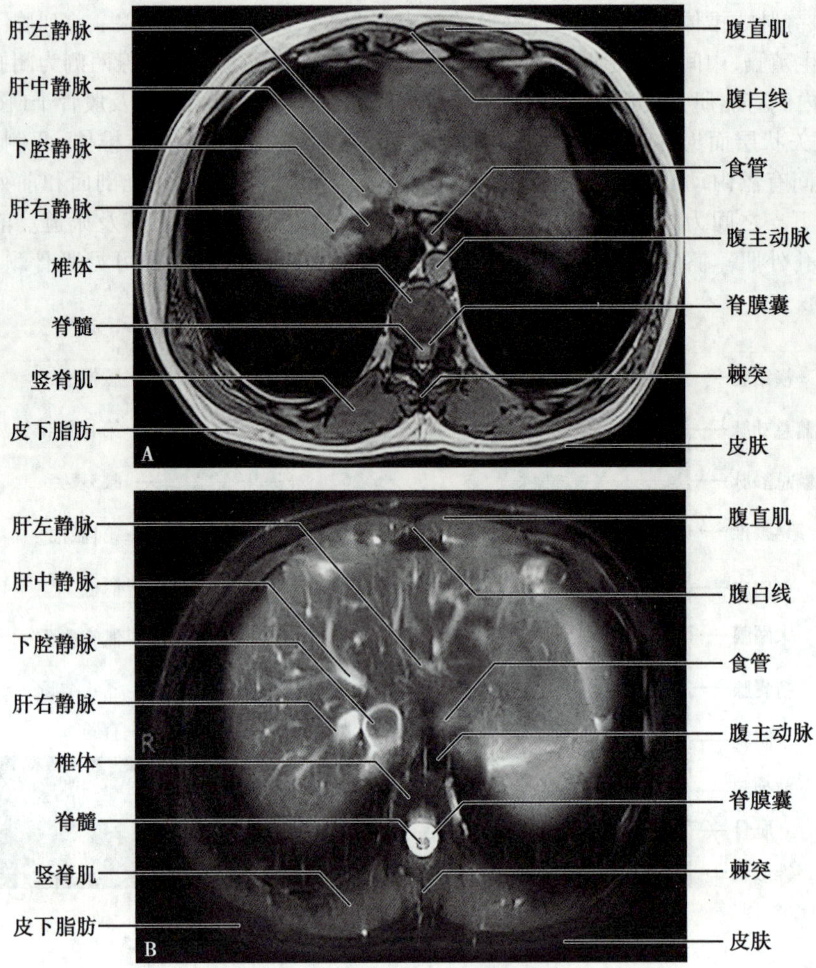

图 4-81 经第二肝门 MRI 横断层

A. T_1WI；B. T_2WI。

对静止的液体，在抑制脂肪序列条件下，其重 T_2 加权脉冲序列能显示具有长 T_2 弛豫时间的组织结构，因此，磁共振胰胆管造影（magnetic resonance cholangiopancreatography，MRCP）可清晰显示胆管系统的形态和结构，是一种无创的检查方法。致密的骨皮质、结石和钙化灶，在 T_1WI、T_2WI 上均显示为无信号，关节软骨、关节腔和椎间盘含水的成分，所以在 T_1WI 图像上表现为低信号、T_2WI 图像上表现稍高信号。

磁共振增强扫描，基于顺磁性对比剂注入血管导致组织 T_1 时间缩短（T_2 时间也会缩短）的原理，注射钆喷酸葡胺（Gd-DTPA）可以使血流信号在 T_1WI 上显示为高信号，用于反映组织或病变微循环血流灌注及功能情况，为避免脂肪组织高信号掩盖增强的高信号，通常在腹部 MRI 增强时选择抑制脂肪成像序列。

（一）腹部 MRI 横断层

从经右膈顶断层开始由上而下，依次描述几个有代表性的腹部 MRI 横断层上解剖结构特点。

1. 经右膈顶断层　胸腹腔结构同时显示，T_1WI 抑脂成像序列增强扫描，心腔与降主动脉血流增强呈高信号，肝显示为稍高信号，其后内侧为下腔静脉不均匀增强。食管和胸主动脉位于胸椎体之前。二者之间及其周围通常有足够的脂肪层围绕，故边缘界限较为清楚（图 4-82）。

2. 经第二肝门断层　该平面典型特征为肝右、中、左三支静脉汇入下腔静脉（图 4-83）。

3. 经肝门静脉断层　肝右叶内可见肝门静脉主干及其分支，肝门静脉左支与右支。肝尾叶位于肝门静脉和下腔静脉之间。增强后，脾 T_1 信号高于同层肝脏的信号（图 4-84）。

笔记

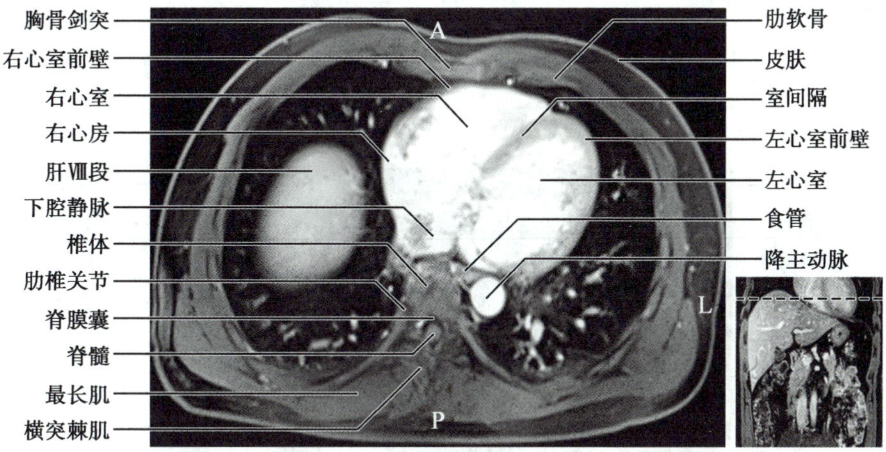

图 4-82 经右膈顶层面腹部 MRI，T_1WI 抑脂增强

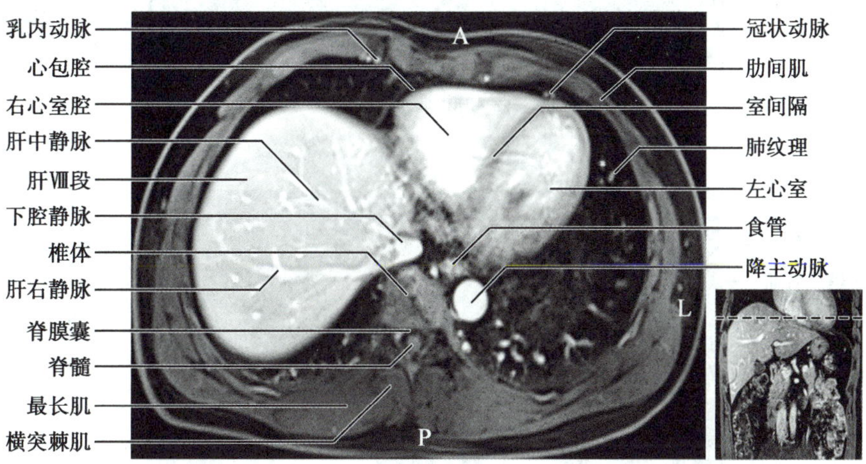

图 4-83 经第二肝门层面腹部 MRI，T_1WI 抑脂增强

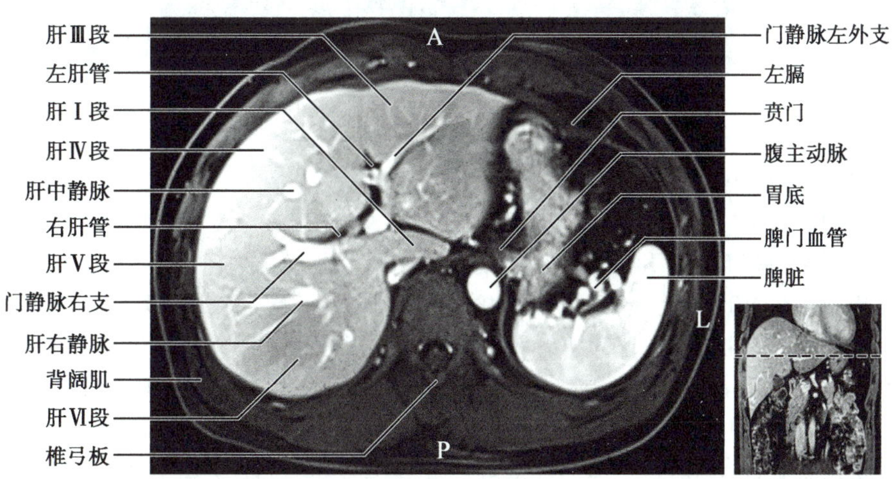

图 4-84 经肝门静脉层面腹部 MRI，T_1WI 抑脂增强

4. 经胆囊断层 方叶和右叶之间的水样信号的椭圆形结构即为胆囊，边缘光滑锐利，大小依胆汁充盈程度不同而异（图 4-85）。

5. 经胰头钩突断层 钩突为胰头向左下方延伸的钩状突起，是胰头的最低部分，常呈三角形或楔形,尖端向左突入门腔间隙。位于钩突前面的肠系膜上静脉或肝门静脉是钩突的定位标志之一。另一标志是左肾静脉,左肾静脉向右横越腹主动脉前壁入下腔静脉,83.3%的左肾静脉与钩突在同一平面上显示。在钩突下方是十二指肠的水平部,若水平部出现则提示胰头及其钩突层面已消失(图4-86)。

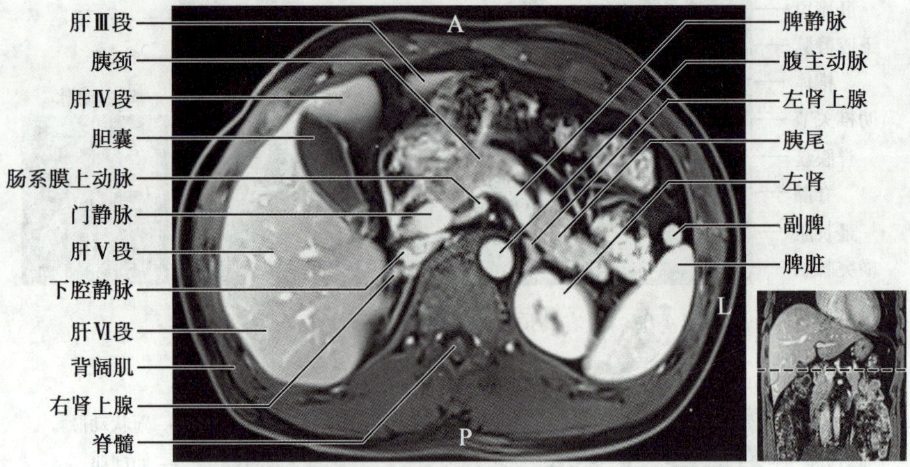

图4-85 经胆囊层面腹部MRI,T_1WI抑脂增强

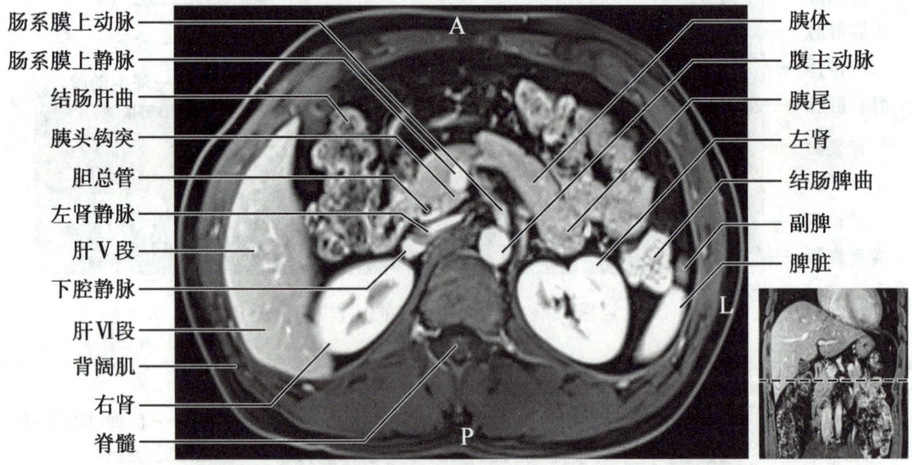

图4-86 经胰头钩突层面腹部MRI,T_1WI抑脂增强

(二)腹部MRI冠状断层

在此仅描述几个有代表性的腹部MRI冠状断层。

1. 经肠系膜上动脉冠状断层 该层面内肠系膜上静脉和位于其左后的肠系膜上动脉位于中腹膜中份,呈上下走行。在MRI图像上,肠系膜上动静脉主干以及各自分支、属支均易于识别。肠系膜上静脉前方为胰颈,肠系膜上静脉右壁为胰头和胰颈的标志,其左壁是区分胰颈和胰体的标志。胰体位于肠系膜上静脉左侧和肝尾状叶左下方,左下方与空场毗邻,左上方隔网膜囊下隐窝和胃后壁相邻(图4-87)。

2. 经门静脉主干冠状断层 该层面经过肝门静脉主干和尾状叶,主要结构为肝门静脉主干、尾状叶、肝中间静脉、肝左静脉、胰头、胰体。肠系膜上静脉和脾静脉在胰颈后方合成肝门静脉,脾静脉由左向右于胰体后方。肝门静脉主干右侧可见胆囊管、肝总管,左侧可见肝固有动脉,均位于十二指肠韧带内。肝尾状叶断面逐渐增大,左上、右下为网膜囊上隐窝,左下与网膜囊下隐窝相通,右下与网膜囊前庭相通。肝胃韧带位于静脉韧带裂内,分隔左肝下前间隙和网膜囊上隐窝(图4-88)。

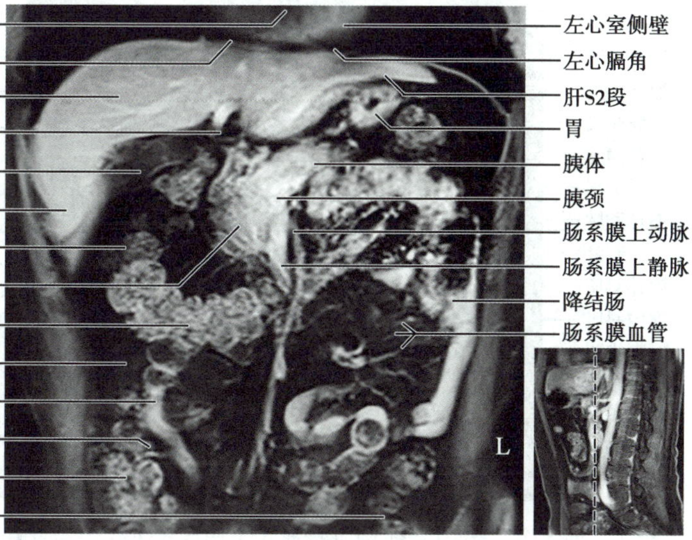

图 4-87 经肠系膜上动脉冠状层面腹部 MRI，T_1WI 抑脂增强

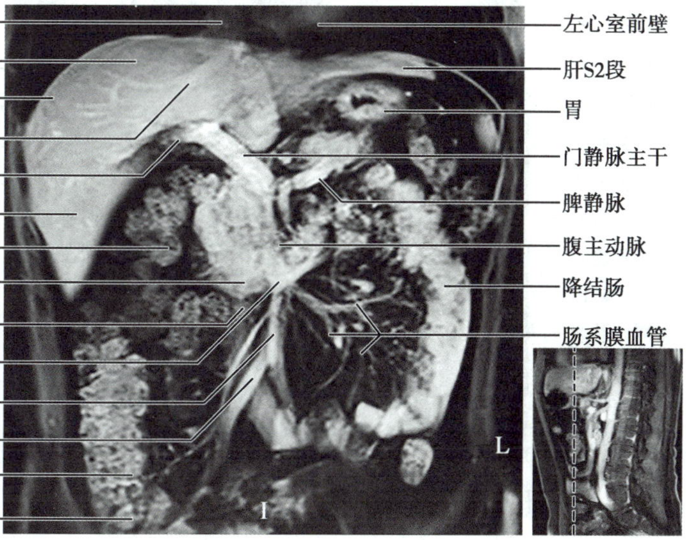

图 4-88 经门静脉主干冠状层面腹部 MRI，T_1WI 抑脂增强

3. 经第二肝门冠状断层　显示肝右静脉主干汇入下腔静脉。主要结构为下腔静脉、肝右静脉、左肾及左侧肾上腺、胰尾。脾肾韧带位于脾门和左肾前外侧，内有胰尾、脾血管、淋巴、神经丛等。脾裸区位于脾肾韧带后层和胃脾韧带前层之间。左肾内侧为左肾静脉、动脉（图 4-89）。

4. 经肾上腺冠状断层　此断面经过左、右肾门前份及左、右肾上腺。左肾上腺位于左肾内上方，为双肢形。右肾上腺位于肝裸区内。左、右肾窦内清晰可见肾动脉分支及肾静脉属支。左、右肾呈八字形位于脊柱两侧，右肾位置较低。在抑脂成像序列图像上，肾周脂肪间隙呈低信号，轮廓清晰（图 4-90）。

（三）腹部 MRI 矢状断层

从经左肾矢状断层开始从左向右，依次描述几个代表性的腹部 MRI 矢状断层的解剖结构。

1. 经左肾矢状断层　该层面经过左肾，脾后下方与左肾之间为脾肾隐窝，后方借膈与左肋膈隐窝相邻，前下方与脾静脉、结肠左曲、左肾相邻（图 4-91）。

2. 经主动脉矢状断层　降主动脉穿过膈肌进入腹腔形成腹主动脉，位于胃后方可见腹主动脉发出腹腔干、肠系膜上动脉分支，至第 4 腰椎高度分为左右髂总动脉（图 4-92）。

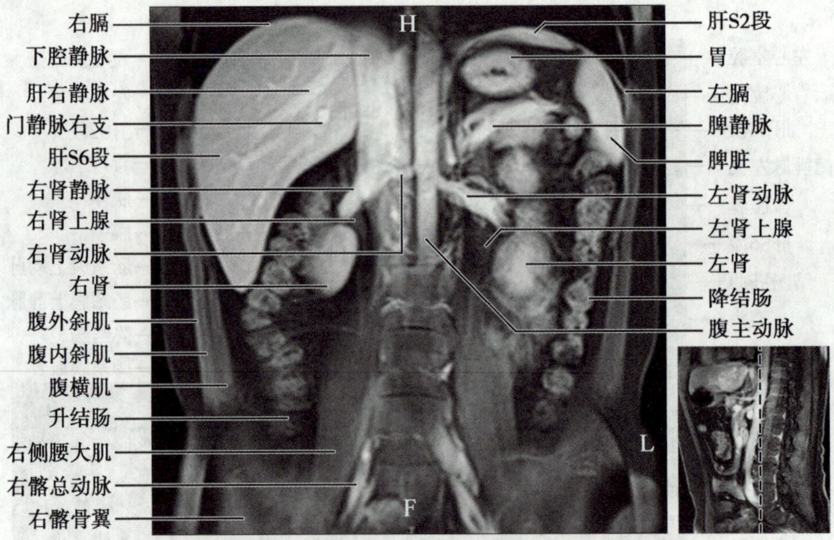

图 4-89 经第二肝门冠状层面 MRI 腹部 MRI，T_1WI 抑脂增强

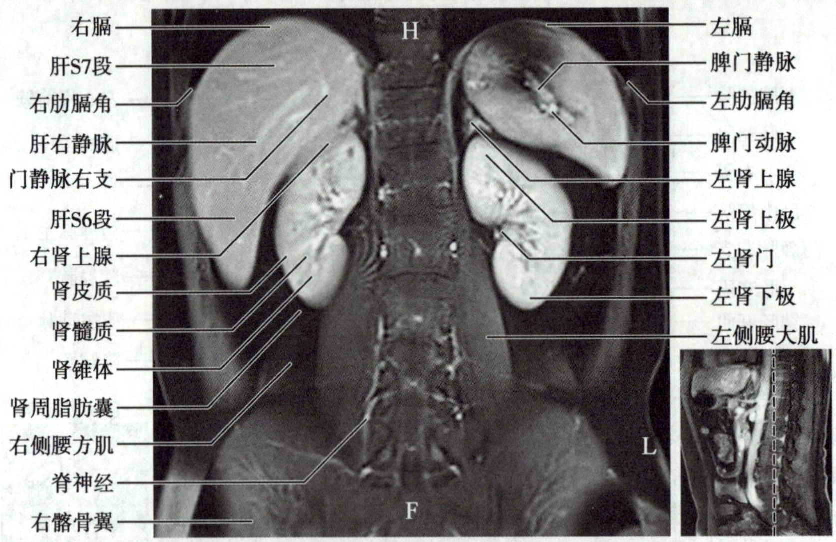

图 4-90 经肾上腺冠状层面腹部 MRI，T_1WI 抑脂增强

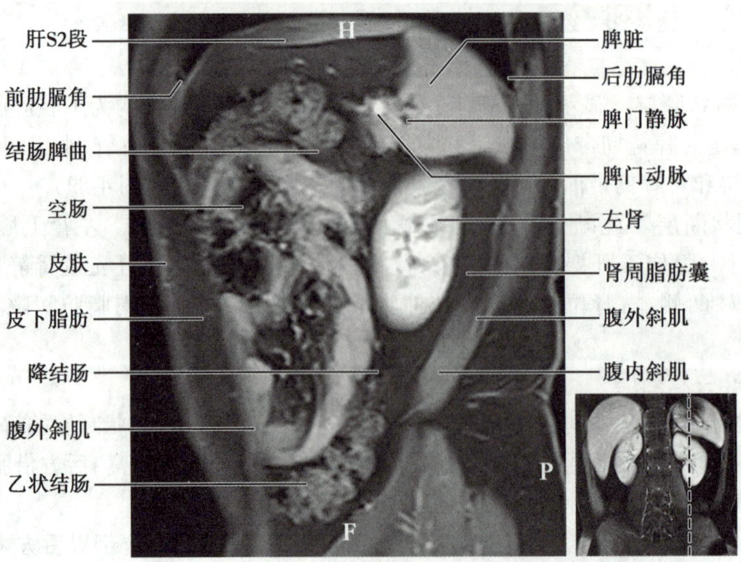

图 4-91 经左肾矢状层面腹部 MRI，T_1WI 抑脂增强

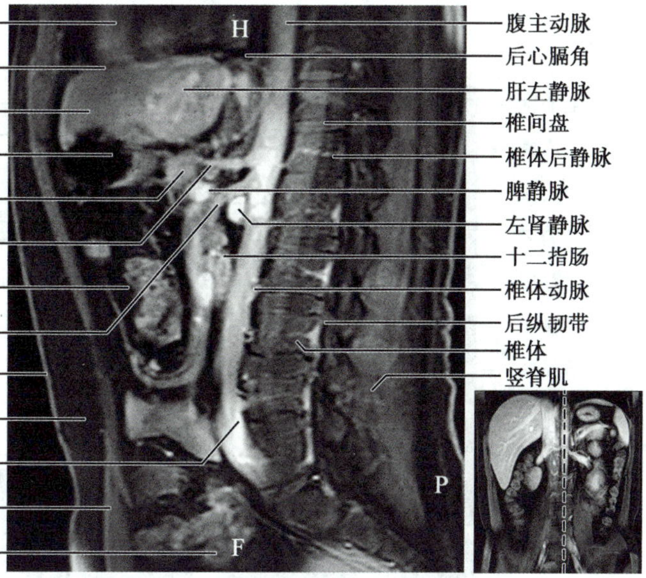

图 4-92　经主动脉矢状层面腹部 MRI，T_1WI 抑脂增强

3. 经正中矢状断层　肝左静脉由肝左外叶前下向后上走行，将肝分为上段和下段。肝门静脉左外上支、下支位于左外叶上段、下段内。肝尾状叶游离出现于网膜囊上隐窝中，网膜囊上隐窝前界为小网膜，后界为膈及腹膜，下界为胰颈和胰上淋巴结。大网膜由胃及横结肠前方下垂。十二指肠空肠曲和空肠位于结肠下区上方，回肠位于下方。脾动脉由腹腔干发出后紧贴胰下方，在脾静脉后上方向左走行。肠系膜上动脉位于脾静脉下方，向右下走行（图 4-93）。

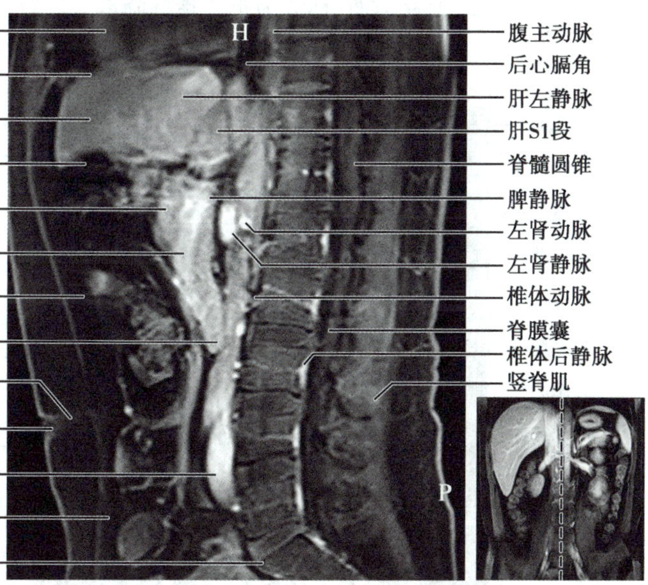

图 4-93　经正中矢状层面腹部 MRI，T_1WI 抑脂增强

4. 经下腔静脉矢状断层　肝中间静脉左支向右后上走行，于第二肝门处汇入下腔静脉，肝中间静脉上方为肝左外叶。下腔静脉紧贴肝裸区后方上行，穿过膈，注入右房。肝门静脉位于小网膜前后层之间，与上方的肝固有动脉相伴向右后上走行。肝尾状叶位于下腔静脉肝后段前方，尾状突位于肝门静脉后方，下腔静脉穿过尾状叶上份。门腔淋巴结位于肝门静脉和下腔静脉之间，上方为网膜囊上隐窝和肝尾状叶，下方为胰头。网膜孔位于肝门静脉和下腔静脉之间，上方为肝尾状突，下方为胰头。胰头前方为胃幽门管和空肠，后方为上行的下腔静脉，上方为肝固有动脉、肝门静脉、门腔淋巴结，下

方为十二指肠水平部。胰管走行于胰头实质的后份内，副胰管常位于胰头中部，MR 难以显示，可行 MRCP 观察(图 4-94)。

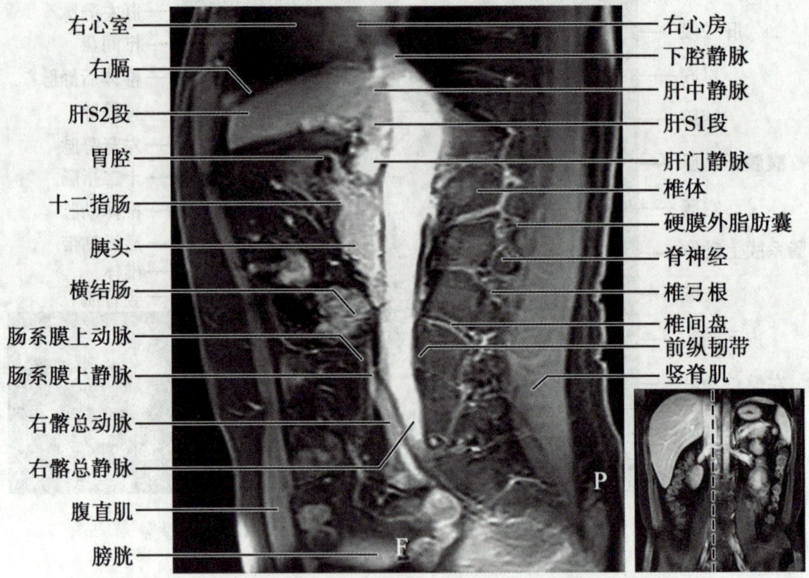

图 4-94　经下腔静脉矢状层面腹部 MRI，T$_1$WI 抑脂增强

5. 经右锁骨中线矢状断层　肝尾状叶位于肝圆韧带裂和肝门之间，肝右管位于门静脉右支前上方，肝固有动脉右支位于其前下方，三条管道相伴走行。肝右静脉走行于肝后上部，为肝右前叶和右后叶分界的标志。胃幽门位于肝尾状叶下方。十二指肠降部呈 C 形，于胰头后方包绕胰头。右肾上方为肝裸区，后方紧邻膈、第 12 肋、腰方肌，前方为十二指肠降部。右肾窦内为肾盂、肾血管和脂肪组织(图 4-95)。

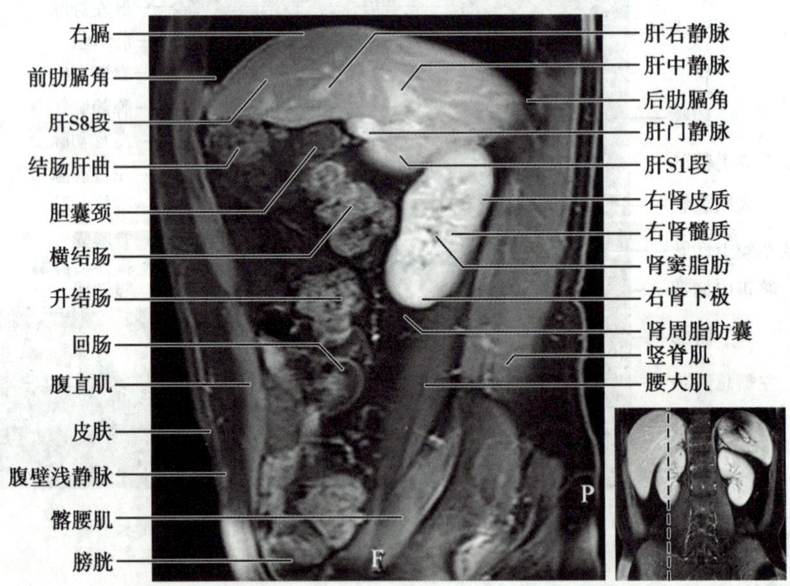

图 4-95　经右锁骨中线矢状层面 MRI，T$_1$WI 抑脂增强

二、女性盆部 MRI

MRI 不会产生电离辐射，所以适用于腹盆部泌尿、生殖系统的检查。

（一）女性盆部 MRI 横断层

1. 经子宫体部断层 该层面位于髋臼上缘水平高度，在腹直肌后方可见回肠下段，在肠周脂肪间隙高信号衬托下，子宫与子宫附件轮廓显示清晰（图 4-96）。

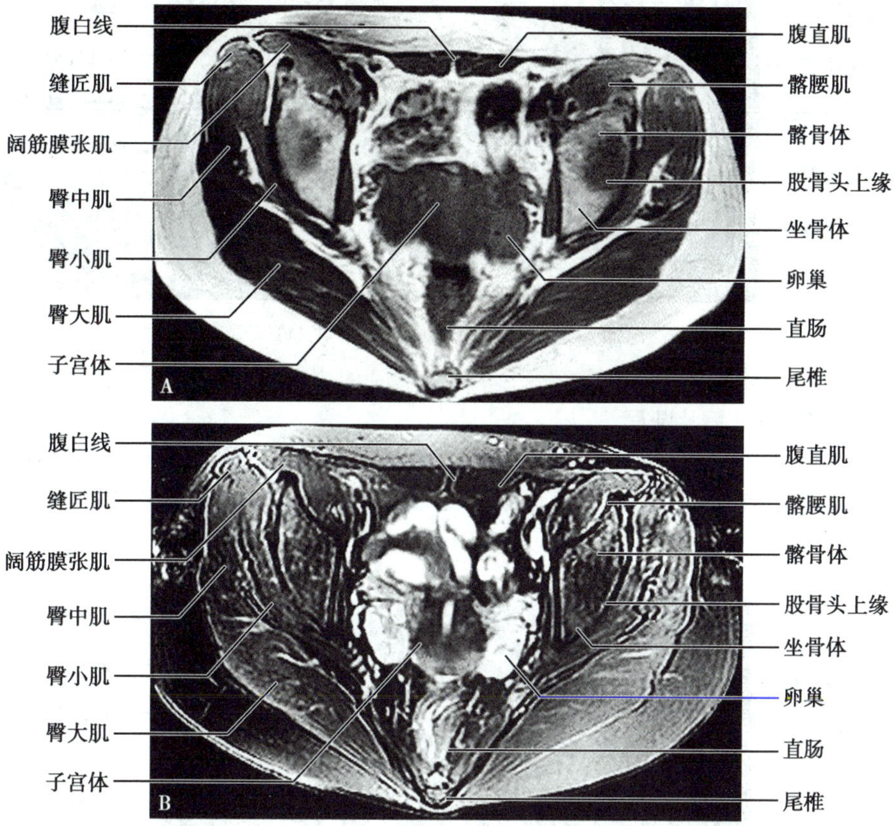

图 4-96 经子宫体部横断层 MRI

A. T_1WI；B. T_2WI。

2. 经子宫颈部断层 在腹直肌后方由前向后一次排列为膀胱、子宫颈和直肠的断层。膀胱内尿液呈水样信号，直肠后方有尾骨。位于子宫与直肠之间可见直肠子宫陷凹，该处为盆腔最低点，少量盆腔积液时，积液常留存于此（图 4-97）。

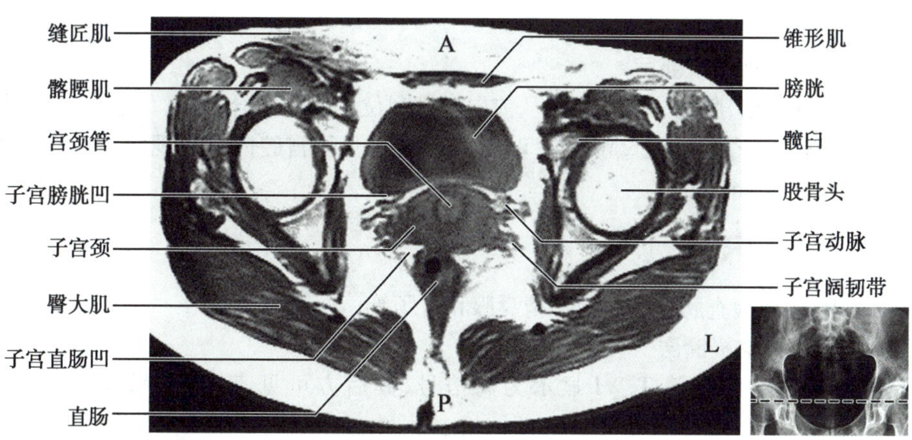

图 4-97 经子宫颈部横断层 MRI，T_1WI

3. 经阴道断层 该层面位于耻骨结节水平高度，耻骨联合后方为膀胱颈部，膀胱后方可见阴道，阴道后方为肛管，肛管周围较宽的脂肪间隙为坐骨肛门窝，当发生肛周脓肿或炎症时，MRI 在 T_2WI 图像上显示高信号（图 4-98）。

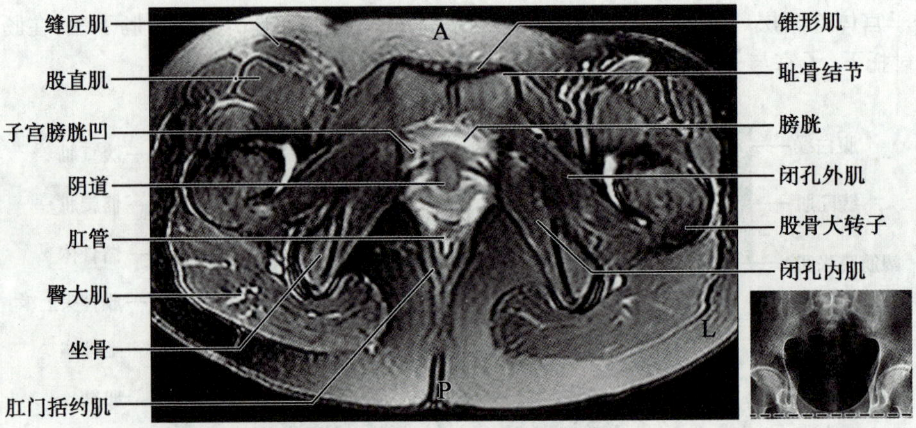

图 4-98 经阴道横断层 MRI，T_2WI

（二）女性盆部 MRI 冠状断层

经子宫体部冠状断层，子宫及子宫附件在周围脂肪间隙的衬托下轮廓显示清晰，MRI 对软组织分辨率较高，子宫的三层结构均可显示，子宫内膜厚度随月经周期变化，宫腔内 T_2WI 显示为高信号（图 4-99）。

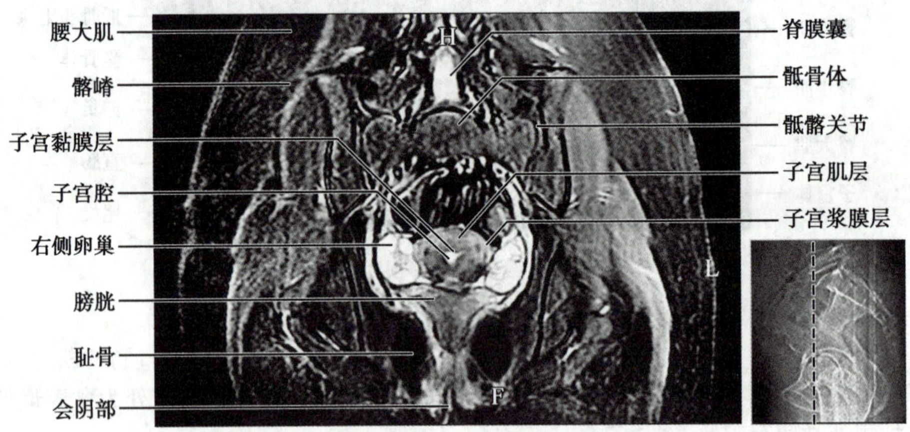

图 4-99 经子宫体部冠状断层 MRI，T_2WI

（三）女性盆部 MRI 矢状断层

经子宫正中矢状断层，膀胱、子宫、直肠从前向后排列位于耻骨联合后方，尿道自膀胱颈的尿道口向下开口于阴道前庭。子宫底朝上，MRI 的 T_2WI 图像上可见子宫腔内纵行现状高信号的子宫内膜；宫颈向下与阴道相续（图 4-100）。

三、男性盆部 MRI

男性盆部 MRI 主要检查膀胱、前列腺、精囊腺和直肠等。

（一）男性盆部 MRI 横断层

1. 经精囊腺断层　精囊腺 T_2WI 显示为高信号，其后方可见直肠，直肠周围有肛门括约肌（图 4-101）。

2. 经前列腺断层　MRI 观察前列腺可采用小视野、高分辨率成像技术，MRI 对前列腺各分叶及结构显示清晰，T_2WI 可见前列腺内部信号不均匀呈带状分布，大致可分为前列腺纤维质、移行带、中央带、周围带，其中周围带显示信号较高，诊断前列腺癌主要依靠 T_2WI，表现为周围高信号带内有低信号缺损区（图 4-102）。

笔记

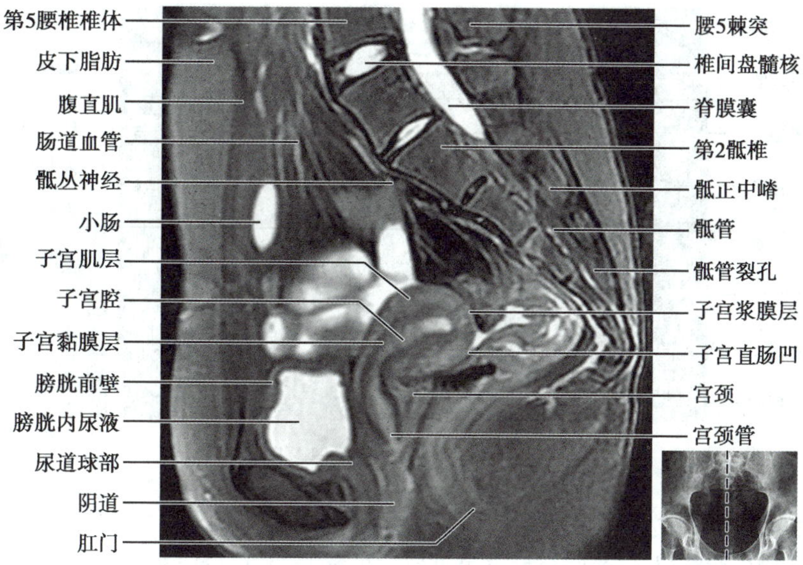

图 4-100 经子宫正中矢状断层 MRI，T_2WI

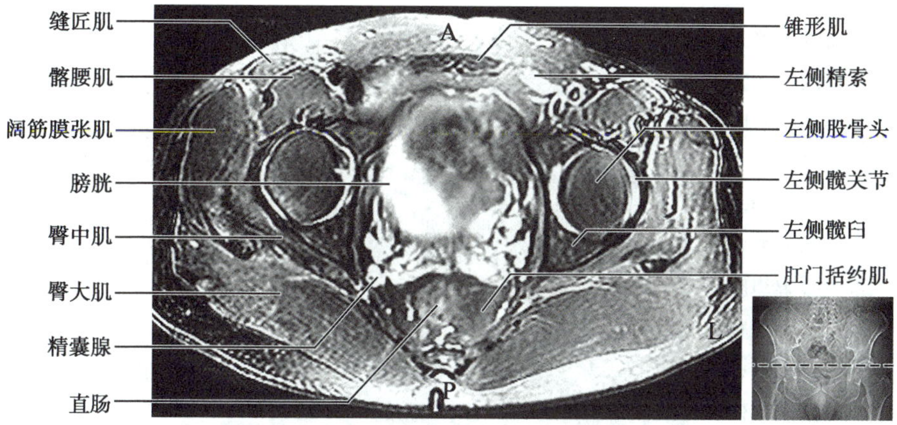

图 4-101 经精囊腺横断层 MRI，T_2WI

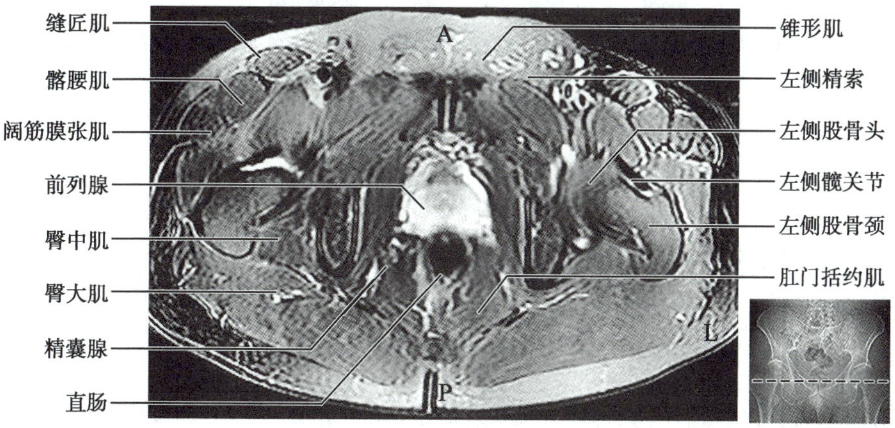

图 4-102 经前列腺横断层 MRI，T_2WI

（二）男性盆部 MRI 冠状断层

经前列腺冠状断层，能够较好地显示前列腺底部和尖部（图 4-103）。

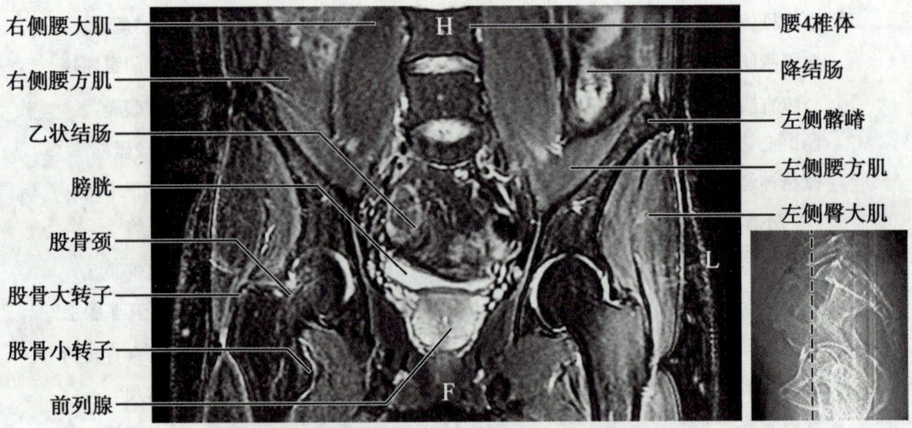

图 4-103 经前列腺冠状断层 MRI，T_2WI

（三）男性盆部 MRI 矢状断层

经前列腺正中矢状断层，耻骨联合后方可见空虚的膀胱，其内壁皱褶，膀胱内有残余尿液呈水样信号，膀胱颈下方为前列腺，膀胱后方可见精囊腺呈不均匀高信号，尾骨前方是直肠和肛管（图 4-104）。

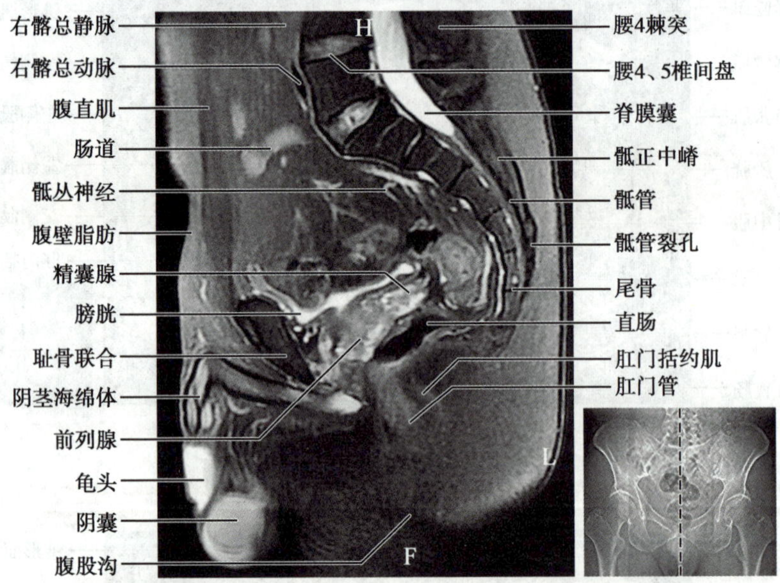

图 4-104 经前列腺正中矢状断层 MRI，T_2WI

第四节 腹盆部超声

在腹盆部影像检查中以超声检查运用最广。超声检查具有无电离辐射，实时动态、方便快捷、无场地限制等优势。

一、腹部超声

腹部超声检查内容包括消化系统及泌尿系统脏器，其中肝脏、脾脏、胰腺、肾脏为实质性脏器，胆囊、膀胱是空腔脏器。胆囊内充满胆汁，膀胱可以通过膀胱充盈，二者都非常适合超声检查。临床上还可以利用超声多普勒、频谱多普勒、能量多普勒等观察血流情况。胃肠道内充满气体及食物残渣，以往一直作为超声检查的盲区，但目前利用外在的充盈剂形成一个人工对比度，胃肠超声显示也较满意。

知识拓展

介入性超声

在实时超声的监视下或引导下，完成各种穿刺活检、造影以及抽吸、插管、注药或消融治疗等微创操作，可以避免某些外科手术而能达到与外科手术相媲美的效果。从以穿刺为目的单晶体探头发展到现在，通过高分辨率实时超声显像、超声造影、计算机融合成像导航及三维影像定位技术等实现了超声引导介入操作的术前科学规划，术中精准定位、术后客观评估这一系统完善的介入诊疗体系。

（一）消化系统超声

超声能很好地显示肝脏、胆囊、脾脏、胰腺，也能够通过灌注造影剂的方法来显示胃肠道。

1. 肝左叶腹主动脉长轴切面　主要显示肝左叶前缘、左叶下面、左叶膈面、腹主动脉、肠系膜上动脉、腹腔干、胰体等（图 4-105）。

2. 肝左叶下腔静脉长轴切面　主要显示肝左叶前缘、左叶下面、尾状叶、下腔静脉、胰头等（图 4-106）。

3. 右肋缘下第一肝门切面　主要显示门静脉主干、胆总管、肝动脉（图 4-107）。

4. 门静脉矢状部切面　可见门静脉肝左内叶及左外叶分支，高回声的肝圆韧带（图 4-108）。

5. 门静脉右前段支切面　主要把肝右前叶分成上下两段（图 4-109）。

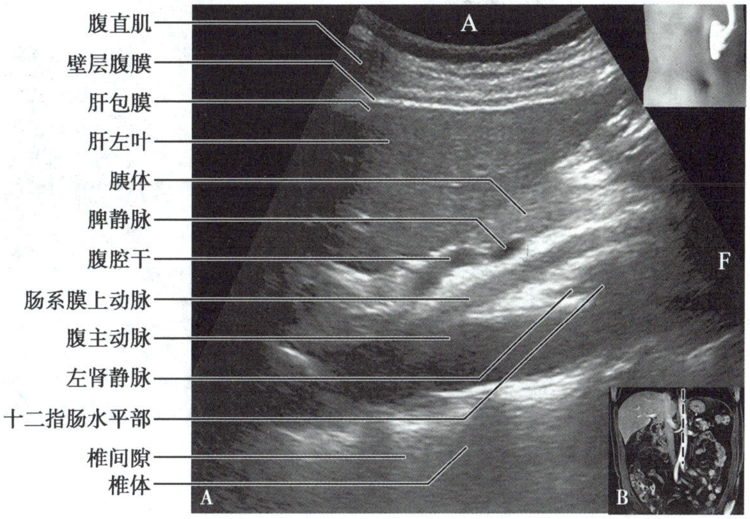

图 4-105　肝左叶腹主动脉长轴切面声像图
A. 肝左叶腹主动脉长轴；B. MR 三维重建。

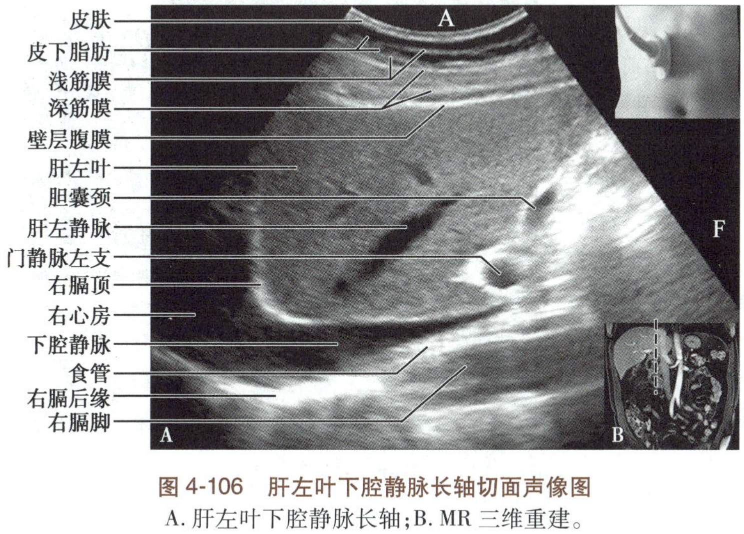

图 4-106　肝左叶下腔静脉长轴切面声像图
A. 肝左叶下腔静脉长轴；B. MR 三维重建。

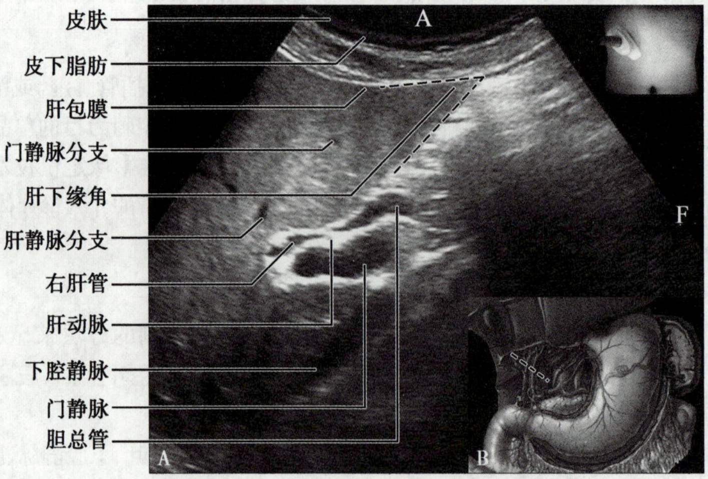

图 4-107 右肋缘下第一肝门切面声像图

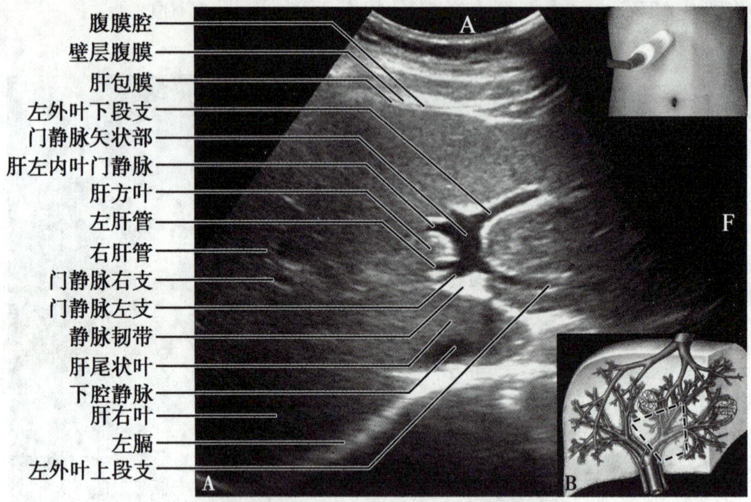

图 4-108 门静脉矢状部声像图

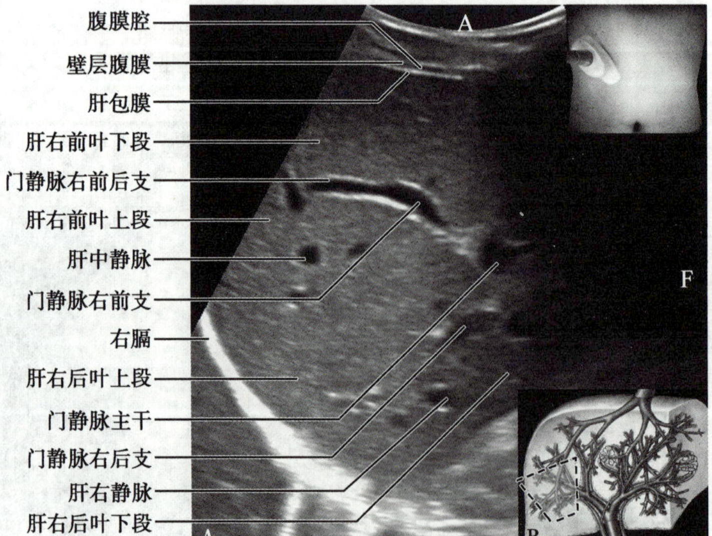

图 4-109 门静脉右前段支声像图

6. 门静脉右后段支切面 主要是把肝右后叶分成上、下两段(图 4-110)。

7. 第二肝门切面 显示肝左静脉、肝中静脉、肝右静脉同时汇入下腔静脉(图 4-111)。

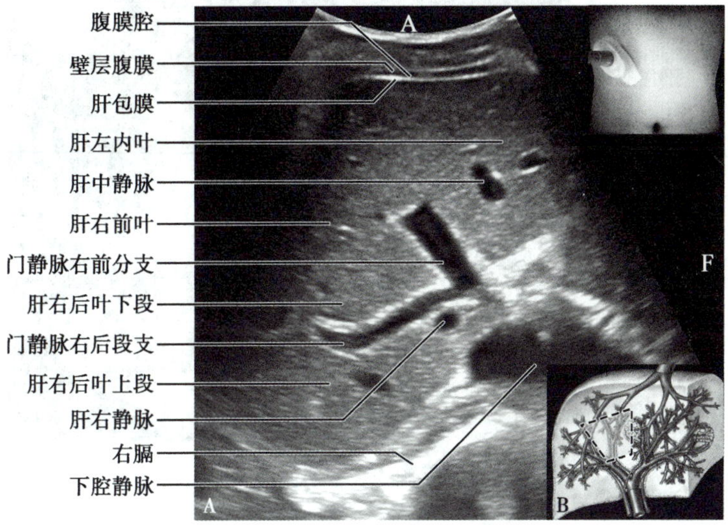

图 4-110 门静脉右后段支声像图

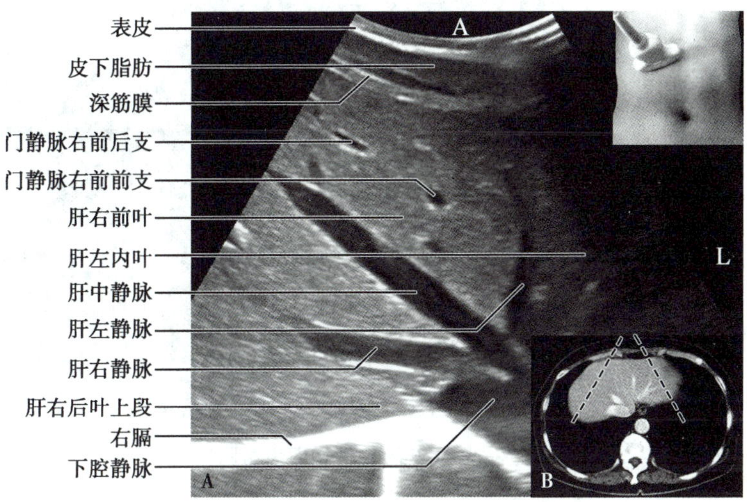

图 4-111 第二肝门声像图

A. 声像图;B. CT。

8. 胆囊长轴切面 将探头置于右肋缘于腹肌外缘交界处,缓慢倾斜,直至肝右叶下方出现胆囊轮廓。在此切面上可测量胆囊长径和横径(图 4-112)。

9. 脾脏长轴切面 主要显示脾上下极、脾门。在此切面上可以测量脾脏长径和厚径(图 4-113)。

10. 胰腺长轴切面 以胰腺后方的脾静脉长轴为主要标志,显示胰头(包括钩突)、胰颈、胰体、部分胰尾和主胰管。同时能识别胆总管、胃的横切面、腹主动脉、下腔静脉、肠系膜上动脉、腹腔干、肝动脉、脾动脉、左肾静脉、十二指肠上部、十二指肠水平部(图 4-114)。

11. 胰腺矢状切面 经胰头矢状切面标志为下腔静脉;经胰颈矢状切面标志为肠系膜上静脉;经胰体矢状切面标志为腹主动脉;经胰尾矢状切面标志为脊柱左缘和左肾。

12. 食管下段-贲门部切面 在肝左外叶脏面、腹主动脉前方可见倒置的漏斗状图像,空腹状态时腔内有气体高回声,前后两条显著弱回声为前、后壁肌层,外侧高回声为浆膜层,其上段呈尖端向后上的鸟喙状结构,探头旋转 90°可以看到靶环状图像(即短轴切面),充盈状态时可以看到管壁的各层结构(图 4-115)。

13. 胃窦部切面 上腹部可见左右两个圆形或椭圆形胃腔,右侧为胃窦部短轴,左侧为胃体;沿肋弓扫查可显示胃窦部长轴(图 4-116)。

笔记

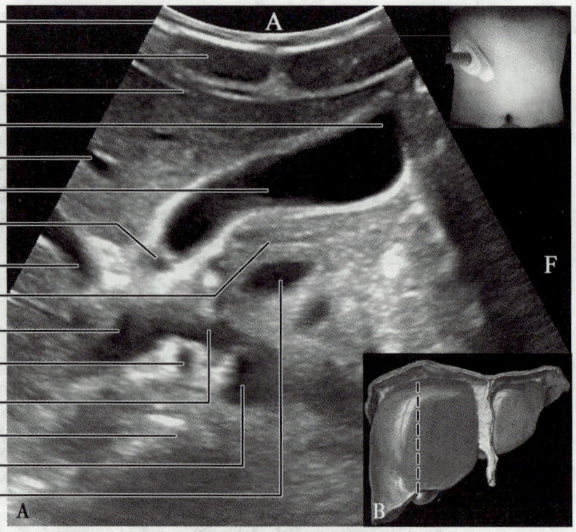

图 4-112 胆囊长轴切面声像图

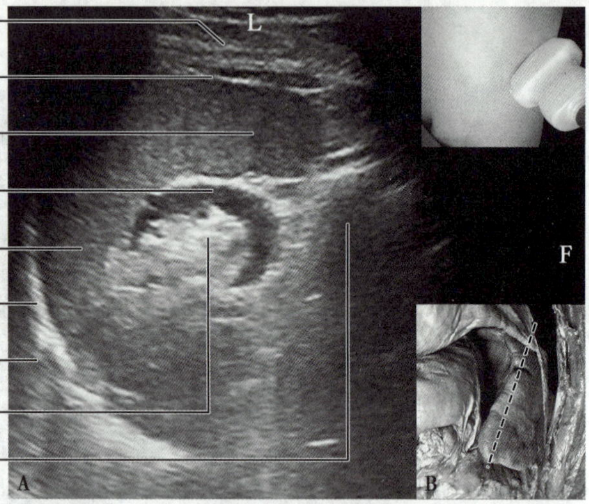

图 4-113 脾脏长轴切面声像图

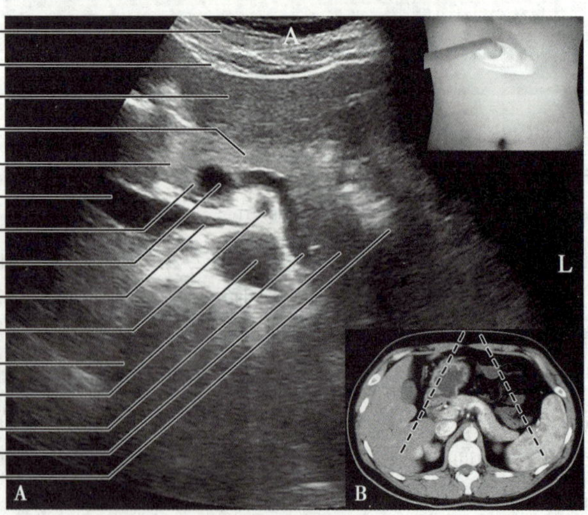

图 4-114 胰腺长轴切面

A. 声像图；B. CT。

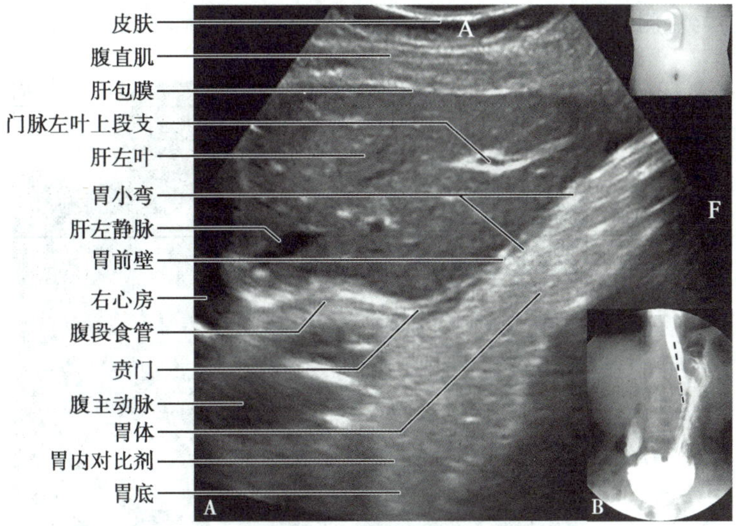

图 4-115 食管下段-贲门部切面声像图

A. 声像图;B. 上消化道造影。

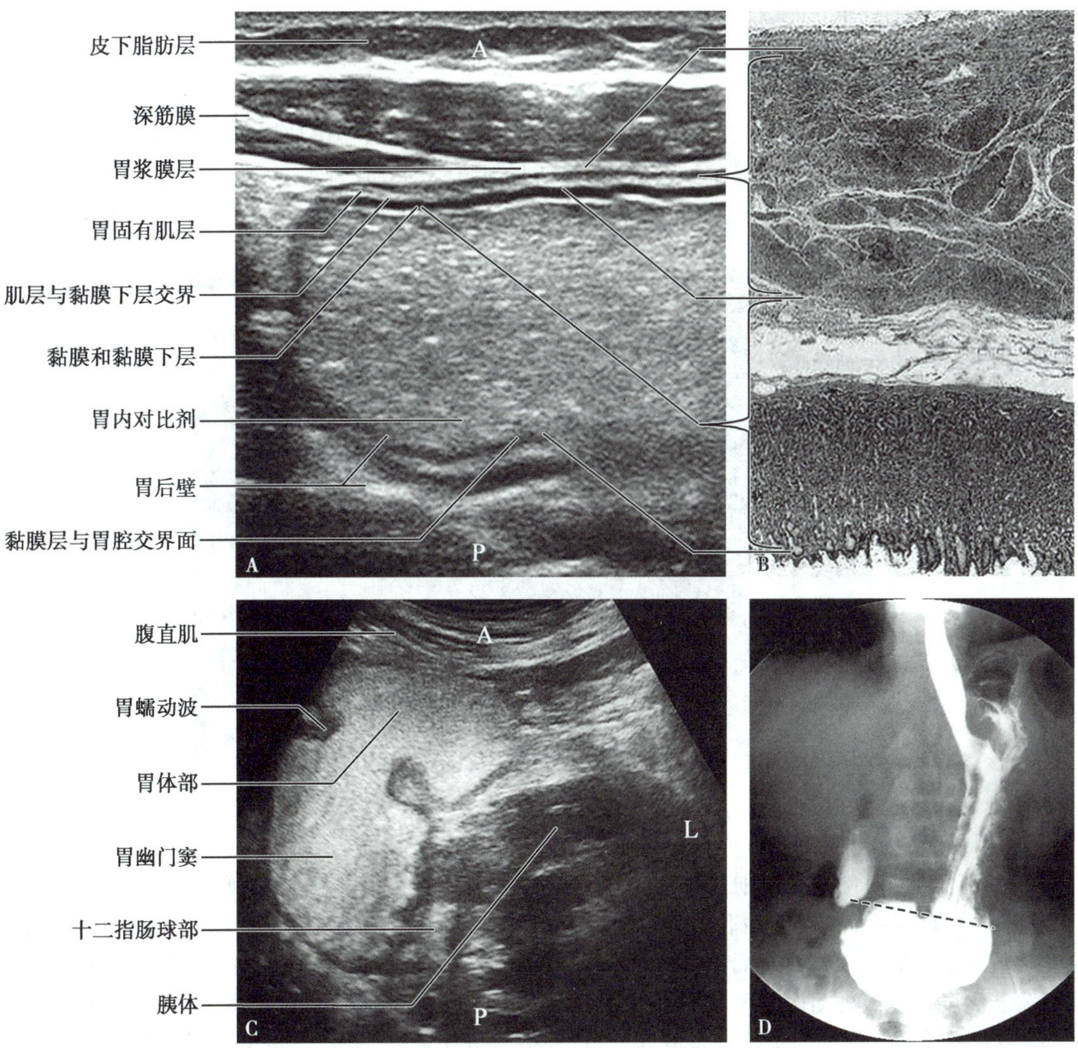

图 4-116 胃窦部切面声像图

A. 胃腔各层结构;B. 胃壁病理切片;C. 胃窦超声造影;D. 上消化道造影。

14. 胃底切面 在食管下端-贲门长轴切面图的基础上，探头沿左肋弓向左上腹纵行扫查，可见胃腔呈椭圆形，后上方与左侧膈肌紧贴，下方与胃体上部相连，左侧与脾脏相邻（图 4-117）。

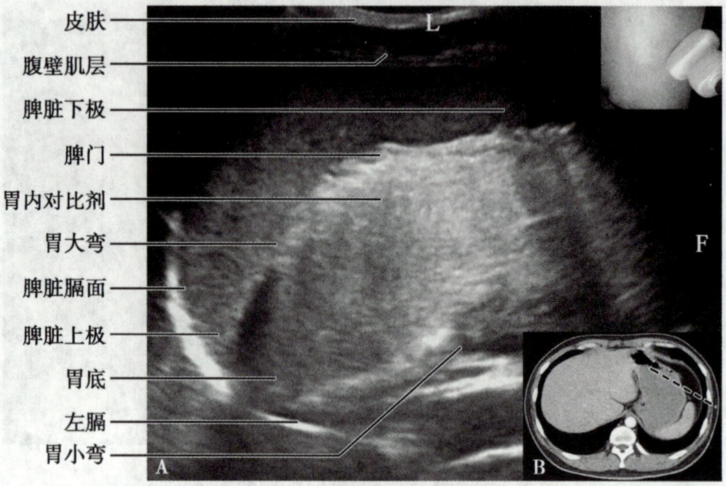

图 4-117 胃底切面声像图
A. 声像图；B. CT。

（二）泌尿系统超声

超声检查泌尿系统主要包括肾脏、输尿管和膀胱。通常在探查肾脏的同时观察肾上腺，探查膀胱的同时观察生殖器官。

1. 肾脏长轴切面 包括肾脏纵切面和冠状切面，可以侧卧位或俯卧位进行扫查，后者扫查必须以肾门为主要标志，它是全面观察肾脏细微结构（包括肾包膜、皮髓质、肾盂、肾盏和肾血管）极为重要的长轴段面，可以用来显示肾和腰大肌-脊柱等相邻关系，有利于肾脏长宽的准确测量（图 4-118）。

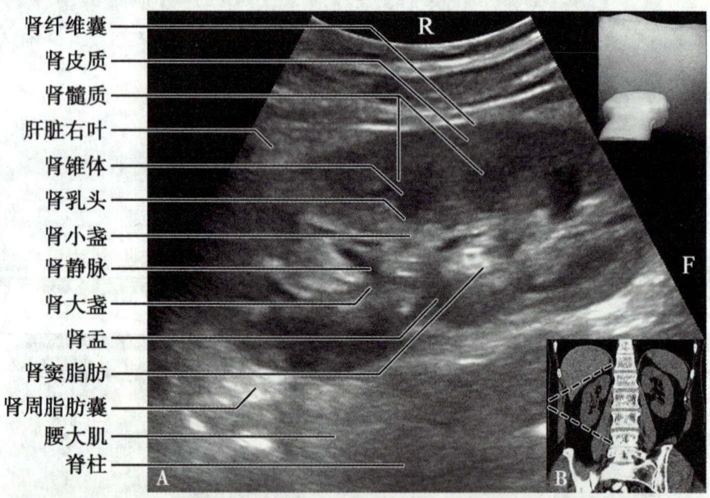

图 4-118 右侧肾脏长轴切面声像图
A. 声像图；B. CT 经肾脏冠状断层重组。

2. 肾脏横切面 将探头沿肾脏长轴转 90°，嘱被检查者深吸气进行一系列横切面观察（图 4-119）。

3. 输尿管超声切面 取仰卧位或侧卧位，显示肾脏长轴及肾门结构，观察肾盂及输尿管连接处有无病变，然后沿输尿管走行自上而下纵断面扫查，观察输尿管腹段有无病变，正常输尿管超声很难显示，当膀胱高度充盈或梗阻时才可以显示，彩色多普勒输尿管膀胱入口处可见喷尿现象（图 4-120）。

4. 膀胱充盈超声切面 被检查者取仰卧位，充分暴露下腹部，在耻骨联合上进行纵断面扫查，清晰显示膀胱和尿道内口后，将探头分别向左右两侧缓慢移动，直至膀胱图像消失，然后进行横断面扫查，先朝足侧方向扫查膀胱颈部及三角区，然后向上滑动至膀胱顶部。

笔记

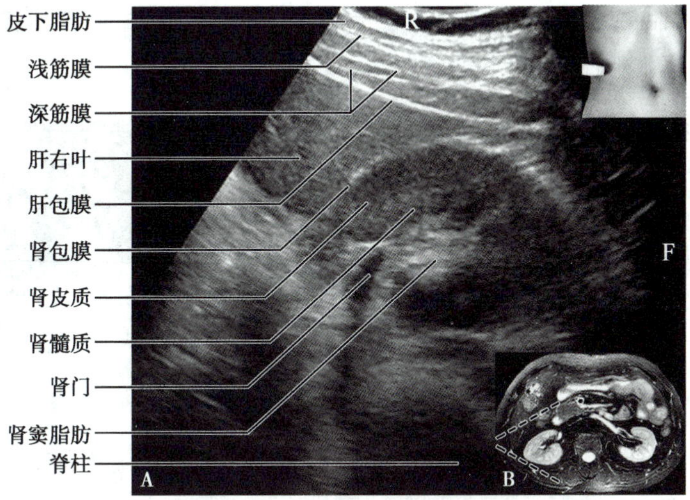

图 4-119 右侧肾脏横切面声像图
A. 声像图；B. MRI 横断层。

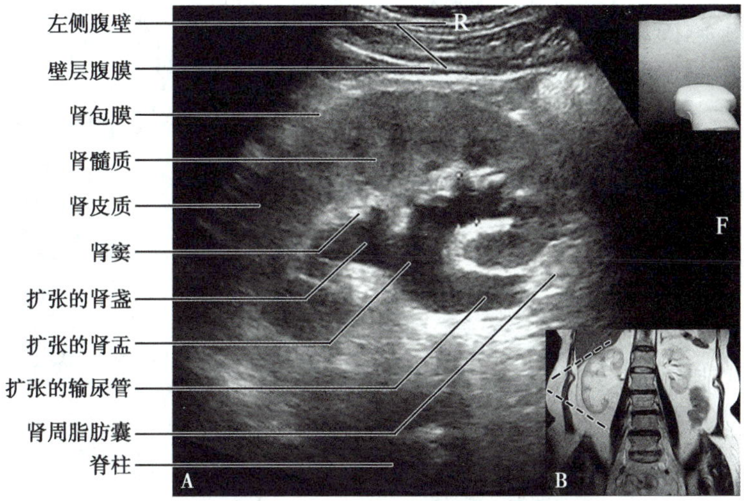

图 4-120 右侧输尿管积水输尿管长轴切面声像图
A. 声像图；B. MRI 冠状断层。

病例导学

患者，男，出租车司机，突发右侧腰疼，疼痛难忍，大汗淋漓，伴呕心呕吐 2h，平素体健，临床医生建议泌尿系统检查，了解泌尿系疾病。

请问：

1. 患者最好取什么样的体位进行检查？
2. 患者必须憋尿后检查吗？为什么？

二、盆腔超声

男女盆腔内的生殖器官不一样，分别介绍。

（一）女性盆腔超声

女性盆腔分为前、中、后三个部分。前部被膀胱所占据；中部为子宫、宫颈、阴道和两侧附件；后部为直肠子宫凹陷，内有小肠和系膜、直肠和乙状结肠。

1. 经腹子宫卵巢切面　被检查者取仰卧位膀胱适度充盈后探头置于耻骨联合上方进行纵切扫查获得标准图像（图 4-121），此切面上可以测量子宫长径。然后分别向左右两侧移动探头，观察卵巢情况。在耻骨联合上横断平行移动探头，可以观察子宫（图 4-122）、卵巢（图 4-123）及其毗邻关系。

笔记

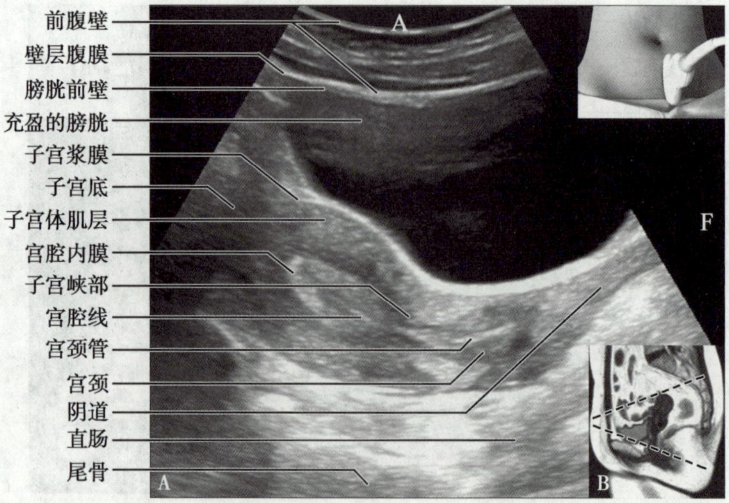

图 4-121 子宫纵切面声像图
A. 声像图;B. MRI 矢状断层。

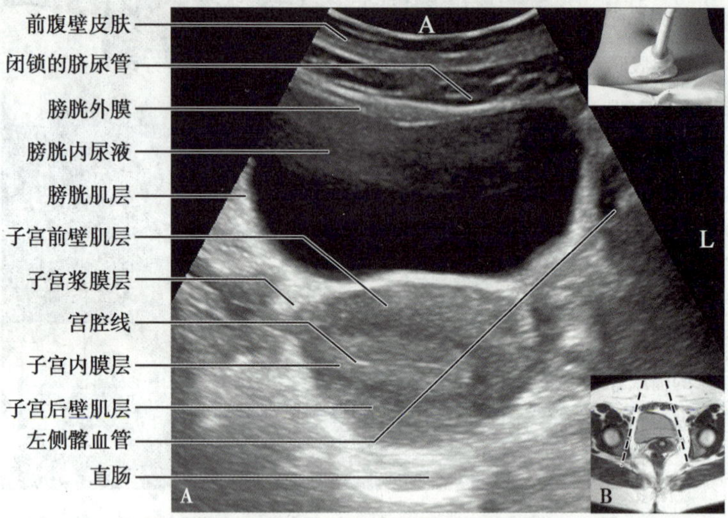

图 4-122 子宫横切面声像图
A. 声像图;B. MRI 横断层。

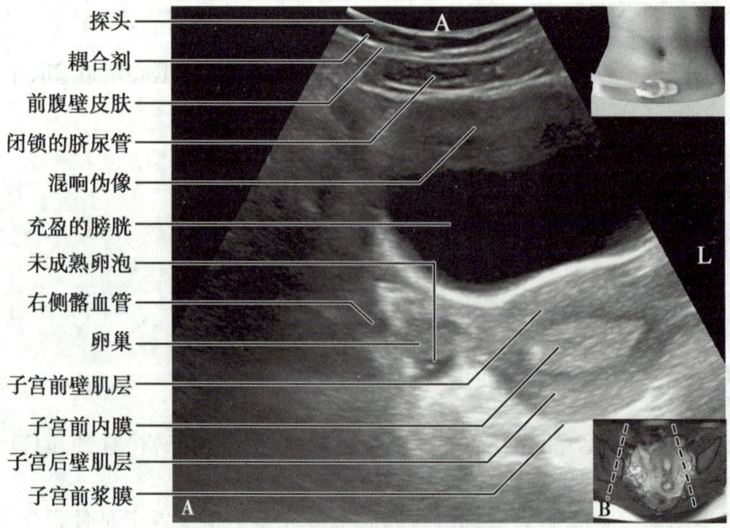

图 4-123 卵巢横切面声像图
A. 声像图;B. MRI 横断层。

2. 经腔内子宫卵巢切面　检查前无需充盈膀胱，被检查者取膀胱截石位或用枕头垫高臀部，先在避孕套内放入适量耦合剂后，套入腔内探头前端，然后在其表面涂以耦合剂，最后将探头缓慢放入阴道内直至宫颈表面或阴道穹窿部。转动探头可纵向横向及多方向扫查，并采用倾斜、推拉、旋转等几种基本方法观察子宫（图 4-124）及卵巢（图 4-125）等。

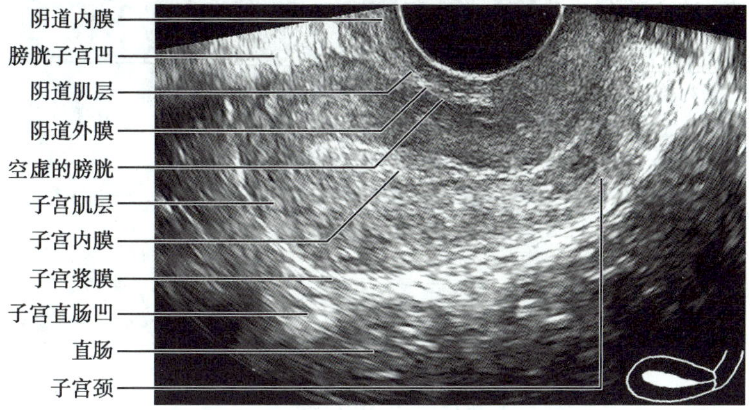

图 4-124　经腔内子宫切面声像图

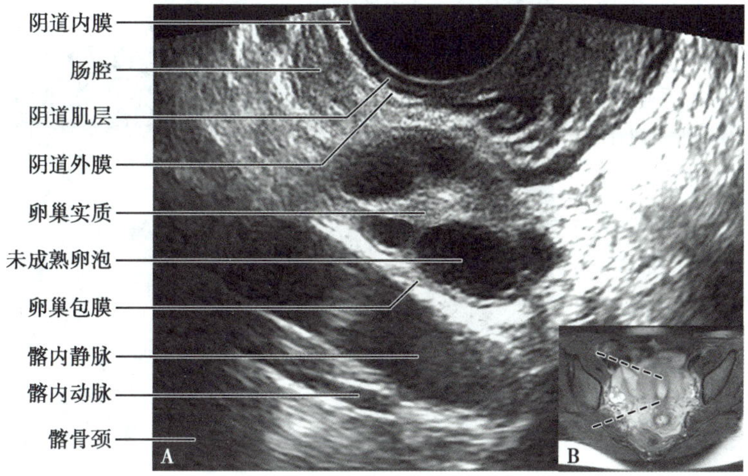

图 4-125　经腔内卵巢切面声像图

A. 声像图；B. MRI 横断层。

女性盆腔超声检查测量，正常子宫长 7~8cm，宽 4~5cm，厚 2~3cm，内膜在排卵期是 1.1cm，非排卵期是一般是 0.6~0.7cm；卵巢一般要测 3 个径线，其中的最大径线是 4.0cm；卵泡直径在 1.0cm 左右。

（二）男性盆腔超声

男性盆腔超声主要检查膀胱、前列腺和精囊腺等。

1. 经腹壁前列腺超声切面　被检查者适度充盈膀胱，探头置于耻骨联合区，做横切面（图 4-126）及矢状切面（图 4-127）扫查，获得前列腺及精囊声像图。

2. 经腔内前列腺超声切面　可以取膀胱截石位、左侧卧位、膝胸卧位，一般以左侧卧位最为方便。检查时探头表面涂少量耦合剂，然后套上橡胶套，再在橡胶套外涂上耦合剂，插入肛门检查，获得前列腺横切面（图 4-128）及纵切面（图 4-129）等声像图，并进行前列腺的前后径、上下径及左右径的测量。前列腺前后径约 2cm，上下径约 3cm，上端横径约 4cm。

笔记

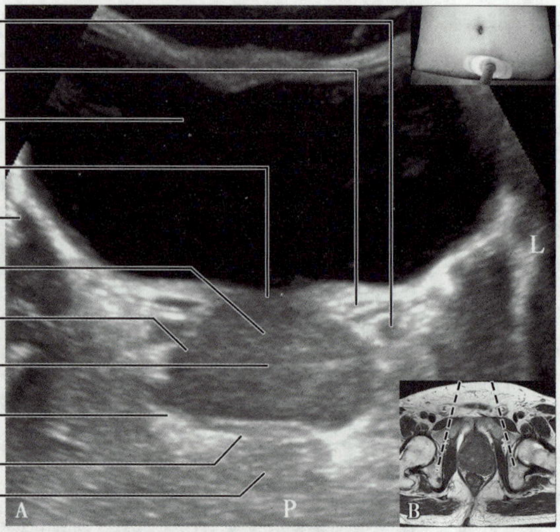

图 4-126 前列腺横切面声像图

A. 声像图;B. MRI 横断层。

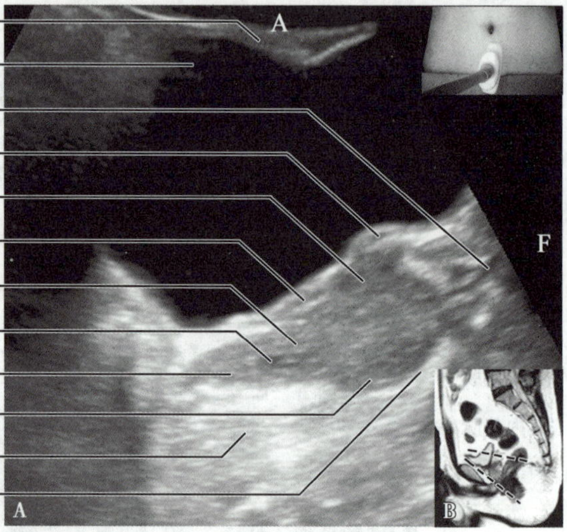

图 4-127 前列腺纵切面声像图

A. 声像图;B. MRI 矢状断层。

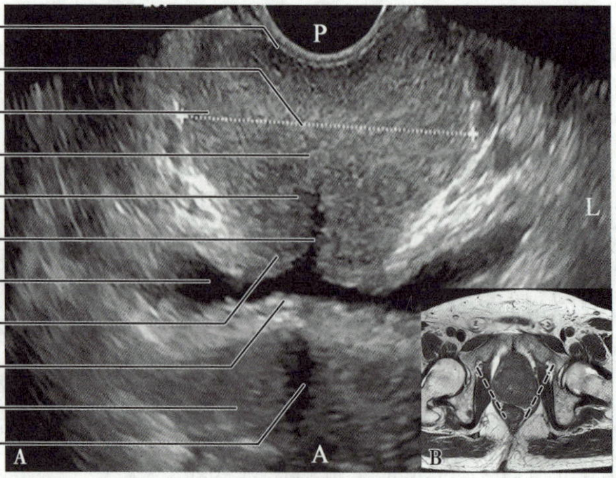

图 4-128 经腔内前列腺横切面声像图

A. 声像图;B. MRI 横断层。

笔记

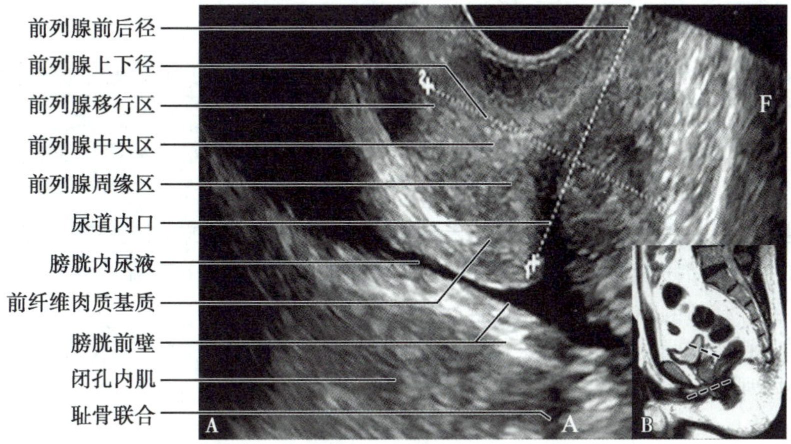

图 4-129 经腔内前列腺纵切面声像图

A. 声像图；B. MRI 矢状断层。

知识衔接

胡桃夹现象

左肾静脉汇入下腔静脉的行程中，因走行于肠系膜上动脉和腹主动脉之间形成的夹角内。当肠系膜上动脉和腹主动脉之间的夹角过小时，则出现左肾静脉受压扩张，夹角越小扩张越明显，临床则出现血尿、蛋白尿和腹痛等症状。

本章小结

本章扼要介绍了腹盆部的境界分区和标志性结构、常用基线和影像观察要点，重点讲解了腹盆部的 DR、DSA、CT、MRI 和 USG 的影像解剖。腹盆部消化器官占据了较多的空间，其次是泌尿系统和生殖系统，常通过人工对比使感兴趣的组织显像。腹盆部的断层解剖主要从 CT、MRI、USG 的横断层、矢状断层、冠状断层分别介绍，兼顾了 MRCP、CTU 等图像后处理技术。腹盆部血管影像主要通过 DSA 与 CTA 等图像比较学习。本章旨在帮助初学者掌握腹盆部的正常影像解剖，为以后学习腹盆部病变的医学影像诊断奠定形态学基础。

病例讨论5

患者，女，45 岁，健康体检时发现左肾多发囊肿，较大的 45mm×40mm，患者精神压力较大，强烈要求处理。临床医生诊断：左肾多发囊肿，建议介入治疗。

请讨论：该患者术前必须做的影像学检查是什么？应选择哪种医学影像学引导方法？

病例讨论 5

（濮宏积　张彩洁　杨斌　朱姬莹　辛春　梁正荣　李仕红　钱彩艳）

扫一扫，测一测

笔记

思考题

1. 哪些医学影像检查方法可以观察肝内占位性病变？其中对软组织分辨率较好的是哪种检查？

2. 腹部医学影像检查可以显示胆囊的有哪些方法？其中检查方法最简单又能直接测量胆囊最长径、胆囊壁厚度的是哪种检查？

3. 胰腺是否属于腹膜后间隙的器官？胰头、胰颈、胰体、胰尾的解剖定位标志是什么？

4. 如何在X线钡剂造影中区分大肠和小肠？观察肠蠕动应该采用哪种检查？消化道造影食管、胃、空肠、回肠、结肠的黏膜皱襞各具有哪些特征？

5. 为何流动的血流在MRI图像上显示为无信号？为判断组织内是否含有脂肪成分，MRI应采用何种成像序列？患者对碘造影剂过敏，如果需要用无创的方法显示胆道，应该采用哪种检查技术？

6. 为诊断泌尿系统阴性结石，可采用哪种检查？肾上腺占位病变，首选何种检查？肾囊肿首选何种检查？哪些医学影像检查不适合生殖系统？

笔记

第五章　脊柱与四肢

学习目标

1. 掌握：脊柱各部位椎骨及椎管与四肢长管状骨 X 线解剖结构。

2. 熟悉：脊柱韧带、椎间盘的 CT、MRI 断层解剖；四肢六大关节 CT、MRI 断层图像。

3. 了解：脊髓节段、脊柱周围主要肌群位置和形态；骨关节 CT 密度特点和骨皮质、骨髓腔、关节韧带、肌腱等 MRI 信号差异。

脊柱与四肢是人体运动系统的重要组成部分，骨骼内部结构以及骨骼和周围的软组织之间都有良好的天然对比，所以非常适合于 DR 和 CT 检查。MRI 成像对软组织如椎间盘、半月板、韧带、肌腱、脊髓、神经和血管的显示较好。

【境界与分区】

脊柱区由脊柱及其周围的软组织所构成，上界自枕外隆凸和上项线，下界至尾骨尖，两侧界为斜方肌前缘、三角肌后缘上份、腋后线垂直向下到髂嵴、髂后上棘至尾骨尖的连线。脊柱区可分为颈段、胸段、腰段和骶尾段四部分。

上肢区与颈部、胸部和背部相连，以锁骨上缘的外 1/3 段及肩峰至第 7 颈椎棘突连线的外 1/3 段与颈部分界；以三角肌的前、后缘的上端与腋前、后壁下缘中点的连线与胸部和背区分界。通常将上肢分为肩、上臂、肘、前臂和手五部分。

下肢区与躯干相连，前方以腹股沟与腹部分界，后方以髂嵴与腰部和骶部分界，内侧以会阴部相邻。通常将下肢也分为臀、股、膝、小腿和足五部分。

【标志性结构】

脊柱和四肢的标志结构是重要的体表标志，对医学影像解剖的学习、医学影像检查的定位、体位摆放和医学影像诊断有重要意义。

1. 第 7 颈椎棘突　在颈椎棘突中最长，可常作为计数椎体的标志。

2. 骶管裂孔和骶角　骶管裂孔为骶管向下开口形成，由骶 4~5 椎体背面与尾骨围绕而成。骶管裂孔两侧下缘突起为骶角，是骶管麻醉的定位标志。

3. 肩胛下角　即肩胛骨最下端，位于第 7 后肋水平，可作为计数肋骨的标志。两侧肩胛下角的连线约平第 7 胸椎的棘突。

4. 肩峰　为肩胛冈的外侧端，向前外伸展的突起，也是肩部的最高点。

5. 喙突　锁骨中、外 1/3 交界处的下方可触及的骨性突起，是肩胛骨最前方骨性结构。

6. 肱骨内上髁和肱骨外上髁　分别位于肱骨下端内侧、外侧的骨性隆起。

7. 鹰嘴　位于肘后部偏尺侧的骨性突起。

8. 桡骨茎突和尺骨茎突　桡骨茎突位于桡骨下端外侧面，朝向下方的锥形突起。尺骨茎突位于

笔记

尺骨下端后内侧一个向下的锥形突起，可在体表触及。

9. 股骨大粗隆　位于股骨颈与体连接处外上方的骨性隆起，髂结节下方约 10cm 处可触及股骨粗隆，下肢伸曲运动时容易触摸。

10. 髌骨　膝关节正前方可触摸到骨性隆起。

11. 胫骨粗隆　为胫骨体上端向前突出的骨性结构，屈膝时位于髌骨下方 4 横指处。

12. 内踝和外踝　踝部内侧局部向内下方膨大骨性突起为内踝；向外下方膨大骨性突起为外踝。

【常用基准线】

脊柱和四肢的常用基准线是指在人体的表面可以看到或扪及的线，对于影像诊断及 X 线摄影中心线投射点的确定有重要价值。

1. 肩三角　正常情况下，肩部的肩峰、肱骨大结节与喙突体表标志之间连线形成一个等腰三角形，称为肩三角（shoulder trangle）。当肩关节脱位时，正常比例关系发生改变（图 5-1）。

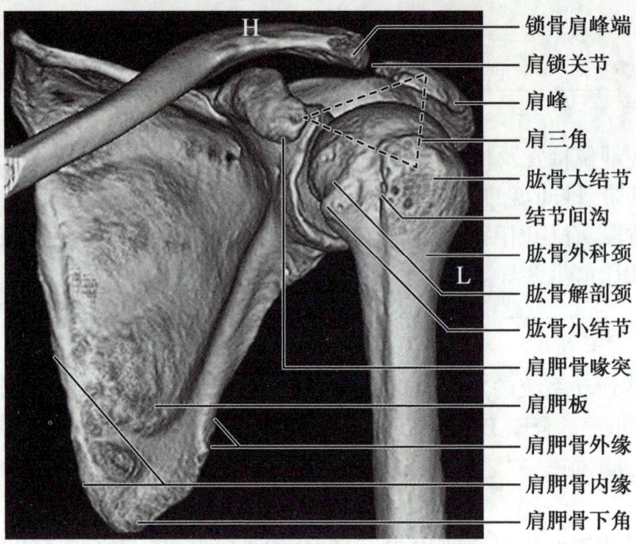

图 5-1　左肩部 CT 三维重建，前面观

2. 肘后三角　正常情况下，肘关节屈曲呈直角时，肱骨的内上髁、外上髁与尺骨鹰嘴体表标志之间连线形成一个等腰三角形，称为肘后三角（posterior cubital trangle）。当肘关节脱位或肱骨内、外上髁骨折时，正常比例关系发生改变（图 5-2）。

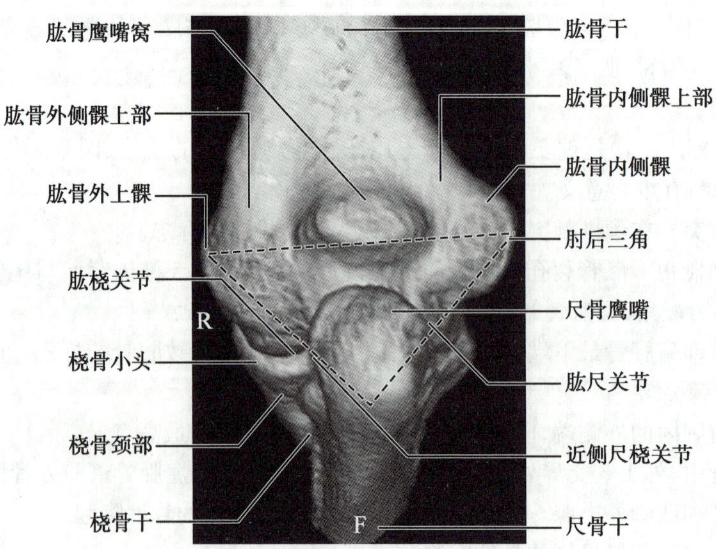

图 5-2　右肘关节屈曲 90°CT 三维重建，后面观

3. 髂耻线　髂前上棘与耻骨联合上缘的连线,称为髂耻线(ilium-pubis line),为髋关节前后位摄影的重要参考线。髂耻线中点垂线外下方 2. 5cm 处为股骨头中心体表投影,是髋关节前后位中心线投射点(图 5-3)。

4. 沈通氏线(Shenton line)　正常骨盆 X 线中耻骨下缘弧形线与股骨颈内侧弧形线连成的弧度。沈通氏线连续,说明髋关节位置良好。当不连续时,提示关节脱位或者半脱位(图 5-3)。

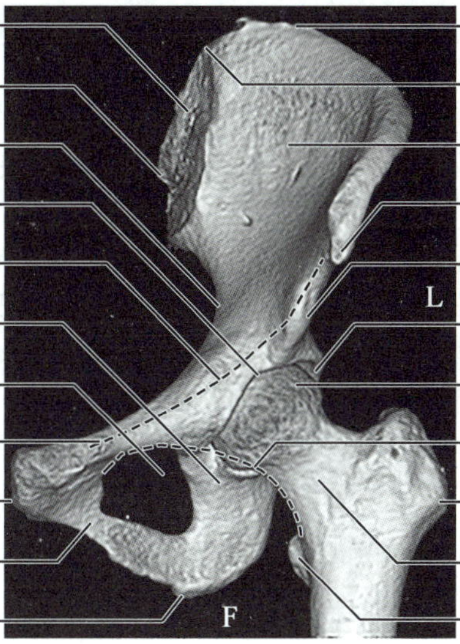

图 5-3　左髋部 CT 三维重建,前面观

5. 内外踝线　踝部内踝和外踝的连线,称为内外踝线(medial-lateral malleolus line),为踝关节前后位摄影重要参考线。内外踝线中点上方 1cm 处为踝关节间隙体表投影,是踝关节前后位中心线投射点(图 5-4)。

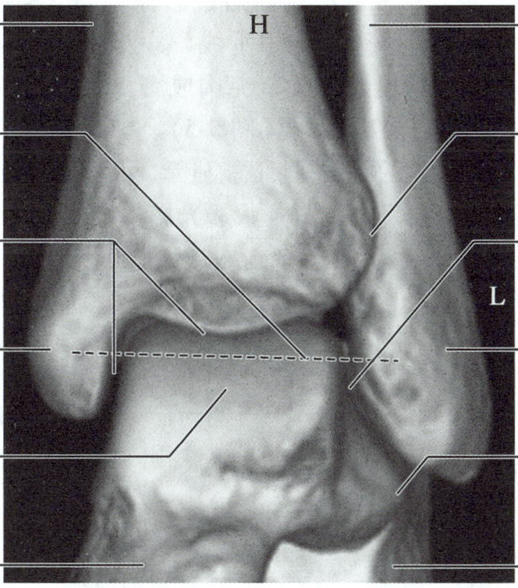

图 5-4　左侧踝关节 CT 三维重建,前面观

【影像观察要点】

脊柱和四肢影像观察要点:

1. 颈、胸、腰各段椎体周围软组织结构。
2. 颈、胸、腰及骶尾段生理曲度、椎间隙和椎间盘情况。
3. 寰枢关节形态及结构关系。
4. 颈、胸、腰各段椎体、椎弓、关节突关节、椎间孔、侧隐窝形态及周围毗邻结构。

5. 颈、胸、腰各段前纵韧带、后纵韧带、黄韧带位置、形态特点。
6. 骶骨及骶髂关节形态特点。
7. 肩关节关节盂、肱骨外科颈、冈上肌腱与冈下肌腱形态及结构特点。
8. 肱骨外髁和内髁、尺骨鹰嘴与桡骨小头形态及结构特点。
9. 腕骨排列结构和骨关节构成，腕管内组织结构。
10. 髋关节、髋臼、股骨头与股骨颈形态及结构关系。
11. 膝关节半月板在 MRI 上形态结构和信号，交叉韧带形态和分布。
12. 踝关节构成骨对应关系，跟腱形态结构。

第一节　脊柱影像

脊柱的骨性结构与周围软组织具有良好的自然对比度，X 线平片可以清晰显示椎体及附件。其中骨皮质呈线样致密影，密度均匀，轮廓光整。椎体骨小梁呈细网状致密影，纵行骨小梁较横行骨小梁明显；椎管、椎间隙呈透光影；椎间盘、韧带、脊髓、脑脊液等结构因缺乏自然对比度而无法清晰显示。自第 2 颈椎到第 2 骶椎的椎体宽度，自上而下随负重增加而逐渐加宽，骶骨耳状面以下逐渐缩小。从前面观察脊柱，正常成人的脊柱有轻度侧屈，惯用右手的人，脊柱上部略凸向右侧，下部则代偿性地略凸向左侧。从侧面观察脊柱，有颈曲、胸曲、腰曲、骶曲 4 个生理性弯曲。颈曲、腰曲凸向前方，分别以颈 4、腰 4 最为显著；胸曲凸向后方，以胸 7 明显；骶曲凸向后方。

一、脊柱 DR

脊柱 DR 一般按脊段检查，但需包含相邻脊段，以便于识别脊椎序列。也可以利用计算机拼接技术把分段拍的脊椎拼接出完整脊柱。

（一）颈椎 DR

颈椎 DR 常用正位和侧位显示，如果要观察椎间孔则加拍斜位片。

1. 颈椎正位　常规正位片主要观察第 3~7 颈椎，张口位可显示第 1、2 颈椎。

（1）第 1、2 颈椎张口位：为经张开口腔寰枢椎前后位影像。寰枢椎投影于上、下齿列之间，齿状突居于中央，位于寰椎两侧下关节面最外缘连线的中垂线（寰椎轴线）上。枢椎齿状突与寰椎侧块构成寰齿关节，两侧对称。寰椎下关节突与枢椎上关节突构成寰枢关节（侧块关节）。寰椎横突位于侧块外部，下方枢椎的棘突、椎弓及寰枢关节清晰可见（图 5-5）。

（2）第 3~7 颈椎前后位：寰枢椎因下颌骨遮挡不能显示。枢椎以下椎体形态相似，呈扁长方形。第 4 颈椎平面因声门隙投影于椎体中央，呈纵行窄条状透光影。椎体上下缘呈致密线影。下一椎体上

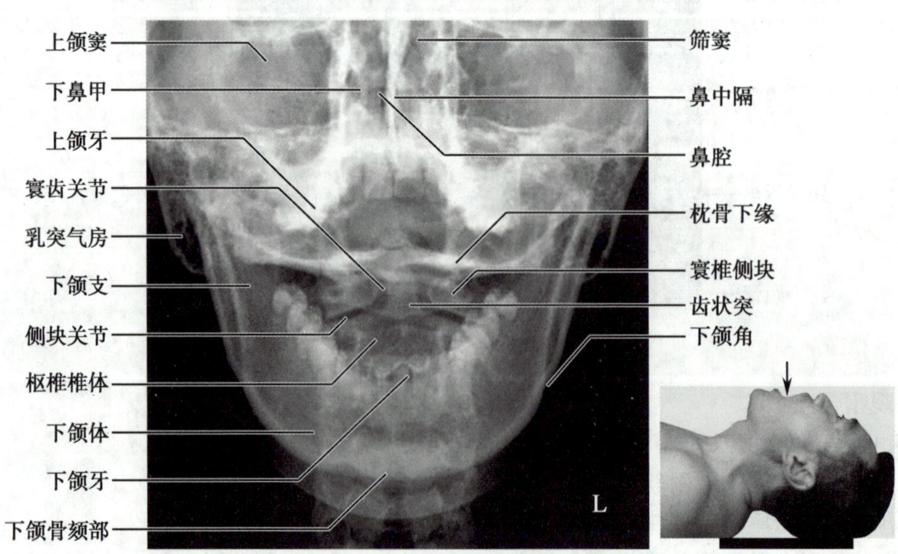

图 5-5　第 1、2 颈椎张口位

缘两侧斜向外上方的致密小突起为钩突，与上一椎体下缘前后唇构成钩椎关节(Luschka joint)。椎弓根呈环形致密影，位于椎体阴影内两侧，其上、下、外侧方致密性突起分别为上、下关节突及横突。棘突呈倒人字形致密影投影于正中线上(图 5-6)。

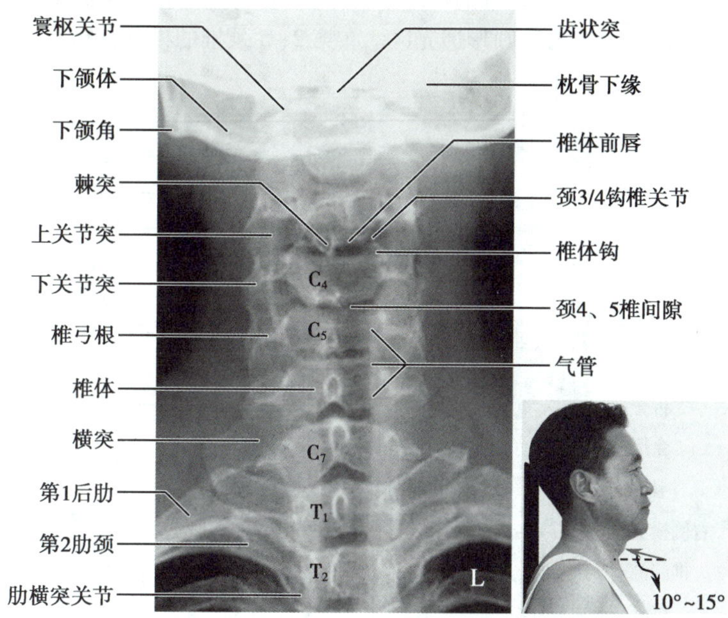

图 5-6 颈椎前后位

2. 颈椎侧位 可显示第 1 至第 7 颈椎侧位影像。生理曲度前凸，第 2~7 颈椎呈连续而光滑的前凸弧线排列，从前到后有椎体前缘、椎体后缘、椎板线、棘突后线四条连贯的弧线。

寰椎无椎体，前端见前弓的前结节，前弓的后方为枢椎齿状突，二者之间为寰齿关节，下有枢椎椎体。其余椎体大致呈方形，第 4、5 颈椎前部稍扁。相邻椎体上、下缘之间透光间隙为椎间隙，宽窄均匀，自上而下稍增宽。椎体后上缘向后延续为椎弓根及上、下关节突。相邻颈椎的上、下关节突构成关节突关节，关节间隙表现为关节突稍下方的短条状透光影。横突投影于椎体阴影内，难以辨认。两侧椎板汇成棘突，其周围致密，中央较透光。第 2 颈椎棘突粗大，向下呈钩状。第 7 颈椎棘突最长。颈前软组织内可见舌骨、甲状软骨、环状软骨钙化影，依次平对第 3、4、5 颈椎(图 5-7)。

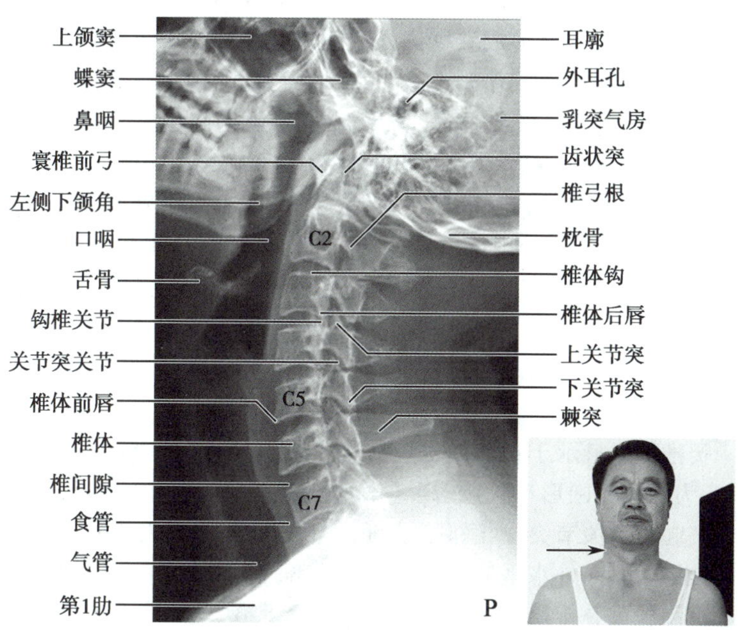

图 5-7 颈椎左侧位

3. 颈椎斜位　主要显示椎间孔的形态和大小。颈椎左后斜位显示放大的右侧椎间孔，右后斜位显示放大的左侧椎间孔；颈椎左前斜位显示放大率较小的左侧椎间孔，右前斜位显示放大率较小的右侧椎间孔。

椎间孔由相邻椎体的后缘、上位颈椎的椎弓根下缘（下切迹）、下位颈椎的椎弓根上缘（上切迹）及上、下关节突的前缘围成，呈纵向长卵圆形透光区。在第 2~5 颈椎的椎间孔略小，一般长径约 9mm，短径约 5mm（图 5-8）。

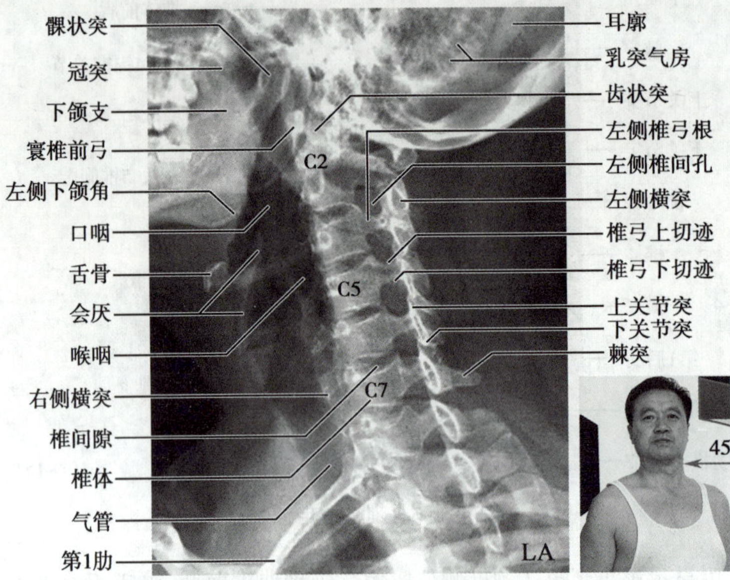

图 5-8　颈椎右后斜位

（二）胸椎 DR

胸椎 DR 常用正位和侧位显示。

1. 胸椎正位　胸椎正位像上，尽管胸骨与胸椎重叠，但仍可显示第 1~12 胸椎。胸椎椎体呈方形，自上而下逐渐增大。椎体上下缘较平坦，椎间隙宽度均匀。椎弓根投影于椎体阴影内两侧，呈环形致密影。棘突呈叠瓦状投影于中线上，为水滴状致密影。上位胸椎棘突投影于椎间隙及下位椎体上部。椎弓根与棘突间斜方形稍致密影为椎板，两侧椎板上缘共同形成一凹面向上的弧形阴影。上关节突在此弧形两侧外上缘于椎弓根上方形成致密影。下关节突在椎板下方椎体下角处形成突出的致密影。椎体两侧水平伸出的圆钝状阴影为横突，第 12 胸椎横突可分节。胸椎两旁有 12 对肋骨，每根肋骨的肋头与胸椎椎体的肋凹构成肋椎关节，同时肋结节和横突肋凹构成肋横突关节（第 11、12 肋无此关节）。左侧胸椎旁可见一线样致密影，为胸椎旁线影（图 5-9）。

2. 胸椎侧位　胸椎生理曲度向后，椎体呈长方形，第 12 胸椎略呈楔形，椎体后缘略凹。椎弓居椎体后方，椎管于椎体后方为纵行半透明区。由于部分肋骨遮挡，胸椎椎弓板及棘突显示欠完整。除第 1~3 胸椎椎间孔显示不清外，余椎间孔清晰。椎间隙较窄，由上向下逐渐增宽（图 5-10）。

（三）腰椎 DR

腰椎 DR 常用正位和侧位显示。如果要观察左侧椎弓狭部和小关节突，则须加拍腰椎左后斜位片。

1. 腰椎正位　腰椎椎体显示于正中间，呈长方形，较胸椎大，自上而下逐渐增大。椎弓根投影于椎体阴影内两侧，为纵向卵圆形环状致密影。椎板上缘于椎弓根上方的致密突起为上关节突，椎板向外下方的致密突起为下关节突。相邻腰椎的上、下关节突形成关节突关节，因其呈矢状位表现为垂直透光影。由椎体两侧向外水平伸出的圆钝状致密影为横突，第 3 腰椎横突最长，第 4 腰椎横突略上翘。棘突呈水滴状重叠于椎体中下部。腰大肌起于第 12 胸椎下缘，两侧对称。两侧腰大肌的外侧缘由内上斜向外下，为位于腰椎两侧的八字形。可显示部分骶髂关节，双侧骶髂关节间隙对

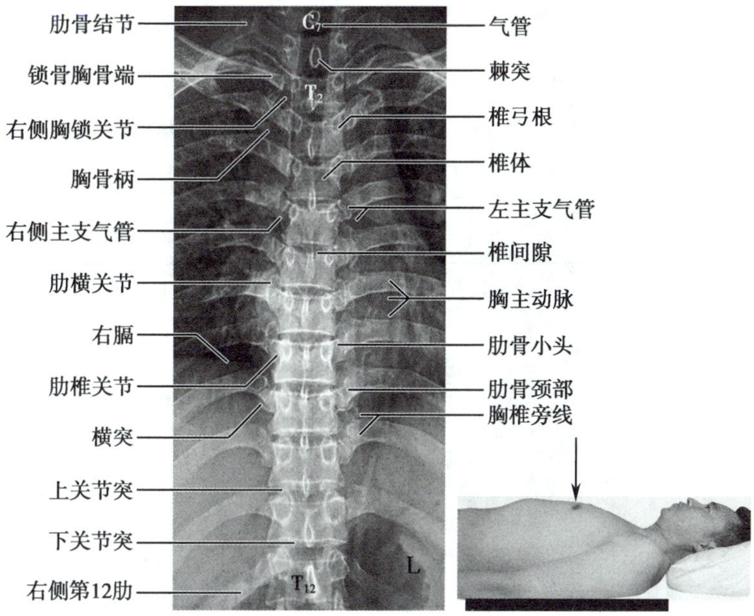

图 5-9　胸椎正位

称、等宽(图 5-11)。

2. 腰椎侧位　腰椎序列稍前突,椎体呈方形,第 5 腰椎稍扁。椎间隙前宽后窄,其中腰 4~5 椎间隙最宽,腰 5~骶 1 椎间隙稍窄,其余各椎间隙大小相似。椎间孔显示清晰。椎弓根向上方突起的致密阴影为上关节突。横突投影于上下关节突间的椎板阴影中。椎板后方向下延伸的斜方形略致密阴影为棘突。沿第 1 骶椎上缘所作的直线与水平线的夹角为腰骶角,若角度大于 34°则提示脊柱不稳(图 5-12)。

3. 腰椎斜位　主要观察椎弓峡部及腰椎小关节突。同一脊椎的上、下关节突之间为椎弓峡部。椎体附件形状如“狗”,靠近片子的结构像“狗头”。近片侧横突像“狗嘴”,椎弓根呈环形致密影像“狗眼”,上关节突像“狗耳”,椎弓向下延伸的狭长致密影为椎弓峡部像“狗颈”,峡部继续向下延伸为下关节突像“狗前腿”;远片侧的下关节突像“狗后腿”,横突和棘突重叠像“狗尾”;椎弓板像“狗的身体”。下一椎体的“狗耳”与上一椎体的“狗前腿”之间的狭窄间隙为近片侧的小关节突关节间隙(图 5-13)。

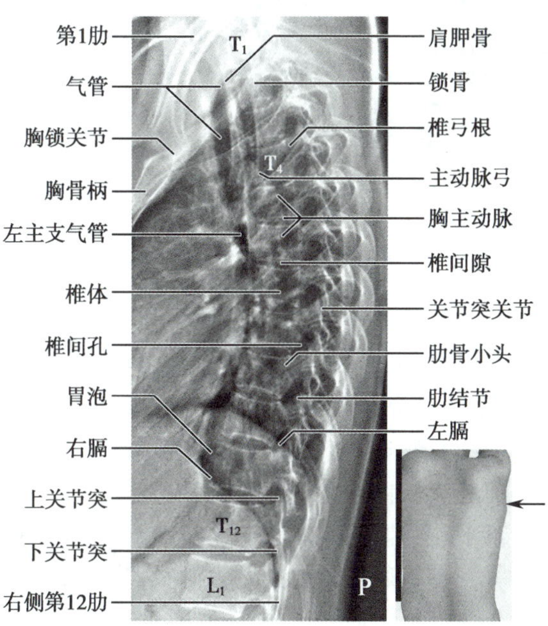

图 5-10　胸椎左侧位

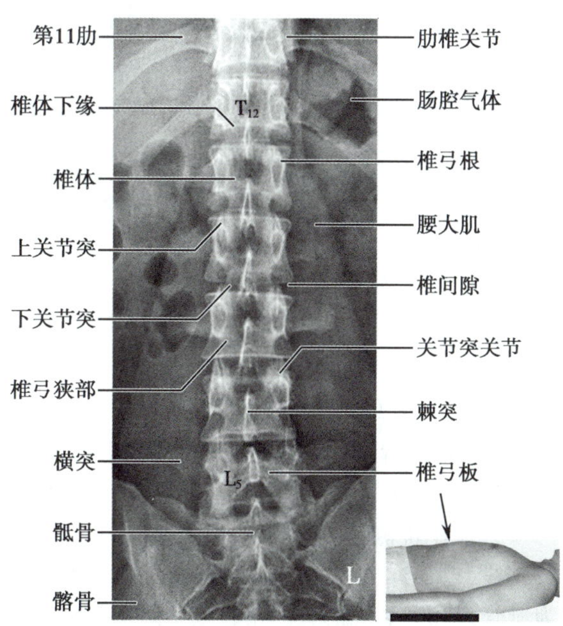

图 5-11　腰椎正位

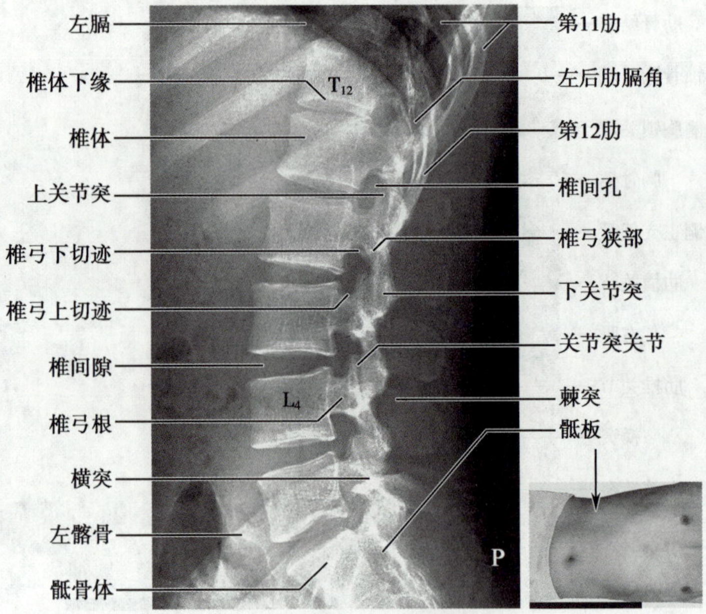

图 5-12　腰椎左侧位

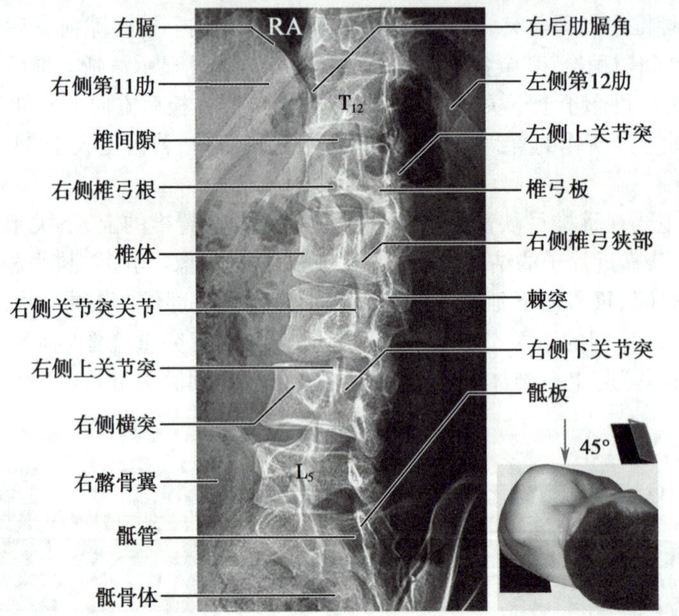

图 5-13　腰椎右后斜位

（四）骶尾椎 DR

因骶尾椎范围较小，DR 通常连在一起检查，用正位和侧位显示即可。

1. 骶尾椎正位　骶椎共 5 块，从 18～25 岁，自下而上逐渐骨性融合形成骶骨。骶骨呈倒置三角形，中间部分可见横行致密线影及 4 对透光的骶孔。骶骨的耳状面与髂骨翼构成骶髂关节。骶骨的后面正中隆起纵行致密阴影为骶正中嵴，其两侧各有一条断续的纵行致密阴影为骶内侧嵴。在骶内侧嵴外侧有一与其平行的骶外侧嵴。尾骨与骶骨间由线样低密度软骨相连（图 5-14）。

2. 骶尾椎侧位　骶骨盆面（腹侧）凹陷，背侧隆凸不平。骶骨各椎体呈长方形，融合处为横行致密线影。第 1 骶椎前上缘明显突起为骶岬。骶骨后缘与椎板间条形透光影为骶管，其下部开口为骶管裂孔。裂孔后方的角状致密影为骶骨角。各尾椎排列成凹面向前弧形，有时呈直角状或钩状（图 5-15）。

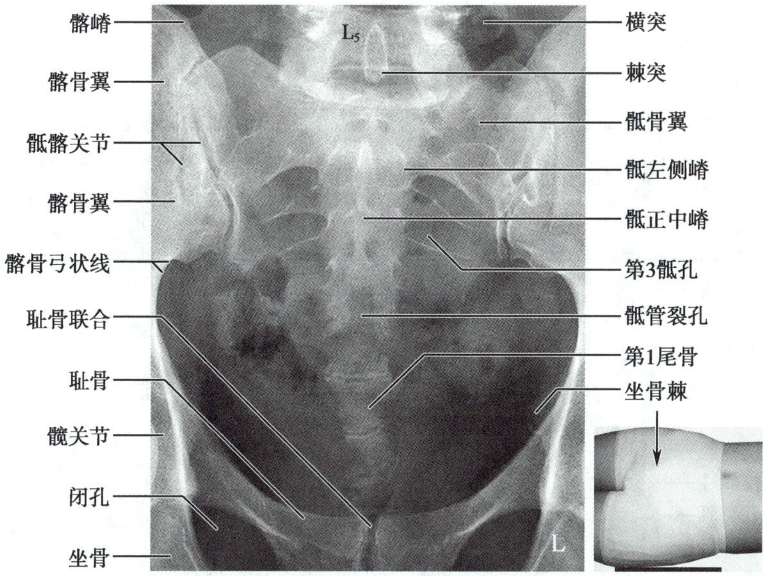

图 5-14　骶尾椎正位

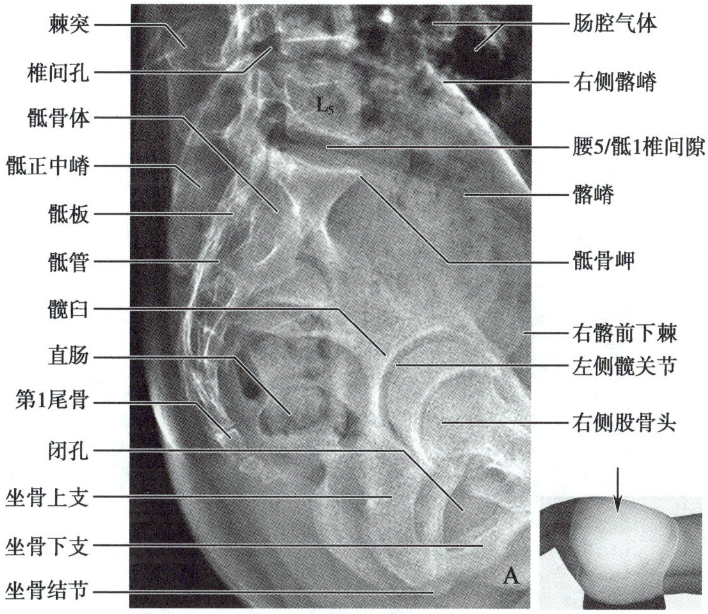

图 5-15　骶尾椎右侧位

二、脊柱 CT

脊柱 CT 扫描常规以横断面为主，显示的主要解剖结构包括椎体及其附件、椎间盘、脊膜囊、神经根、椎间孔、椎管、韧带及脊柱周围软组织等，并可行 CT 三维重建及矢状、冠状等多平面重组。

各段椎骨在解剖形态上有所不同，在 CT 横断面上也具有不同的特点。

（一）颈椎 CT

颈椎 CT 显示以横断层为主，但矢状面三维重建像上显示椎管形状效果较好。

1. 颈椎 CT 横断层　主要显示下列几个层面：

（1）经寰枕关节横断层：寰枕关节由两侧枕骨髁与寰椎侧块上关节凹构成，关节面呈凹陷形，枕骨髁在内侧，寰椎侧块的上关节凹在外侧包绕枕骨髁。寰椎侧块中间有一椭圆形的高密度影为齿突上端。若断层偏低可见在齿突前方的寰椎前弓；若断层偏高，则主要显示颅底后部的枕骨基底部和枕骨大孔。椎管较宽，呈三角形，横径大于矢径，其内容纳有脊髓、蛛网膜下隙和硬膜外隙等结构。颈髓横断面呈扁圆形，矢状径小于横径。椎动脉的位置可变化，可位于椎管内或椎管外。颞骨茎突和颞骨乳突分别位于寰椎侧块外侧前方和后方(图 5-16)。

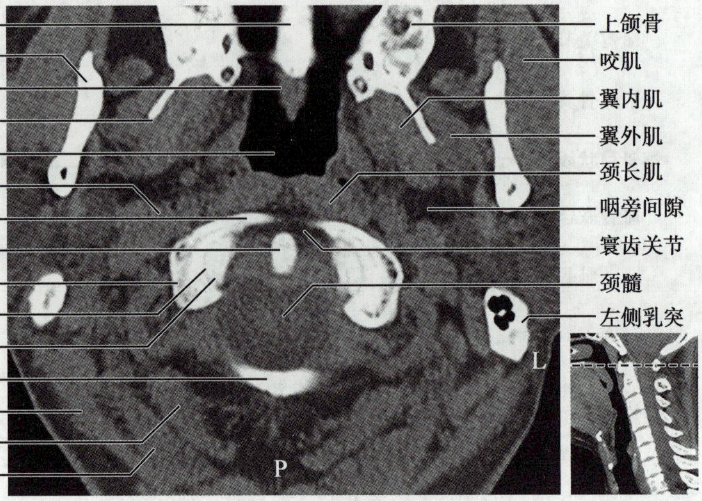

图 5-16　经寰枕关节横断层

(2) 经寰枢关节横断层：寰椎呈环状，主要由前弓、后弓及两侧侧块组成，无椎体、棘突和关节突。寰椎前弓较短，前面正中有前结节，后面正中为齿突凹，与枢椎的齿突构成寰齿关节。齿突外侧缘与两寰椎侧块内缘间的距离应等长。寰椎后弓较长，后面正中处有一粗糙隆起，称后结节。寰椎侧块向外延伸的三角形部分为寰椎横突，颈内动、静脉位于横突前外侧(图 5-17)。

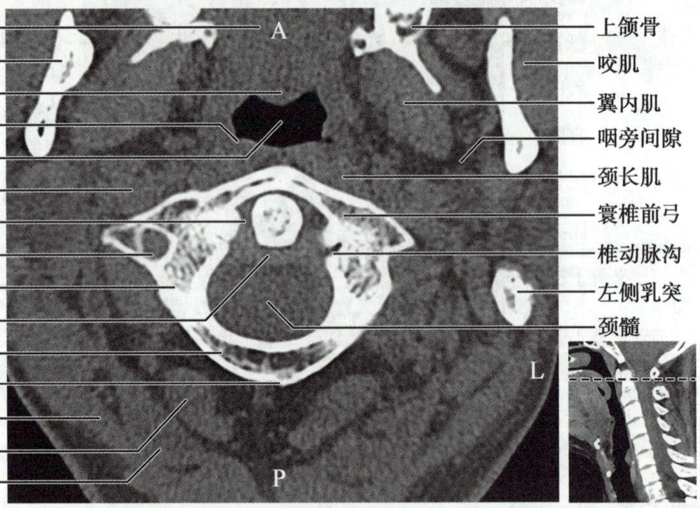

图 5-17　经寰枢关节横断层

(3) 经颈椎椎弓根横断层：椎管为完整骨性环。椎弓根短，向后外侧突，与矢状面约成 45°角。椎弓板薄，自椎弓根后端伸向后内侧，与椎体、椎弓根构成完整光滑的骨性环为椎孔。椎孔近似一尖端向后的三角形，横径大于矢径，矢径是评价颈椎管大小的重要指标，寰椎层面正常范围是 16~27mm，寰椎以下为 12~21mm，矢状径若小于 12mm，则应考虑椎管狭窄。一般第 1~3 颈椎段的椎管由上而下逐渐减小，呈漏斗状；第 4~7 颈椎段的椎管大小基本相等。椎管内结构与寰枕关节、寰枢关节断层相似。颈髓横断面呈扇圆形，矢状径小于横径。一般颈髓的矢状径为 6~8mm，中颈段略小，横径一般为 7~11mm，第 5 颈椎最宽，可达 12~15mm。

颈椎棘突短，末端分叉为两个不等大的结节，其上有项韧带和许多背深肌附着。横突位于椎体两侧，可见横突孔和横突前、后结节。第 4~6 颈椎横突前结节较长而粗糙(图 5-18)。

笔记

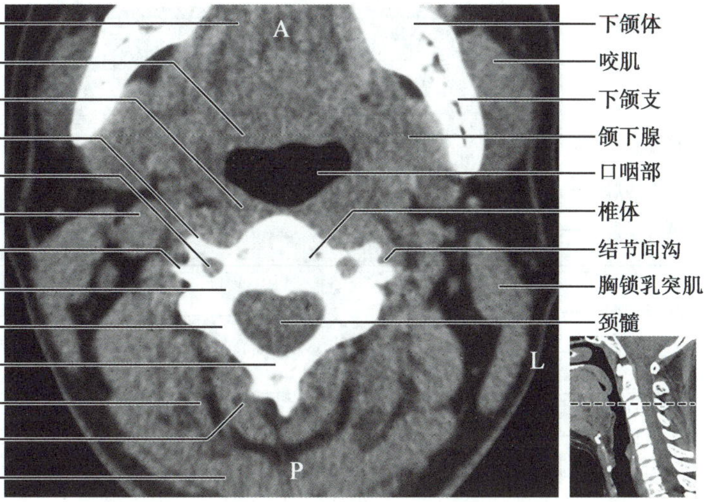

图 5-18　经颈椎椎弓根横断层

（4）经颈椎椎体下部横断层：椎孔为不完整的骨性环，其断开处为两侧椎间孔的上部。椎管的前壁为椎体，后壁为椎弓板，若断层偏低时后壁可见附于椎弓板上的黄韧带。椎体呈椭圆形，矢状径为 15.7~16.3mm，横径为 22.9~24.2mm，前、后分别有前纵韧带和后纵韧带附着。椎间孔上部为伸向前外侧的骨性管道，其前内侧壁为椎体下部的后外侧部，后外侧壁为关节突关节，关节间隙为 2~4mm，下关节突位于后部，而下位椎骨的上关节突位于关节突关节的前部，黄韧带附于关节突关节内侧。椎管内结构和脊柱周围肌肉与经颈椎椎弓根的断层基本相似（图 5-19）。

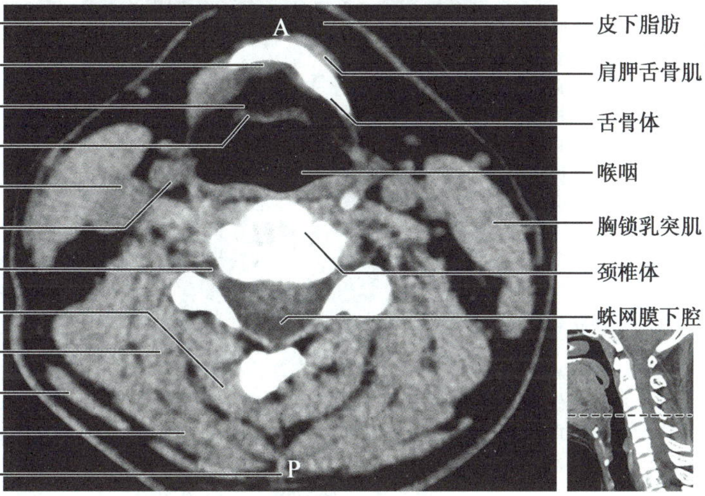

图 5-19　经颈椎椎体下部横断层

（5）经颈椎椎间盘横断层：主要显示椎间盘和椎间孔下部。钩椎关节后外侧部构成椎间孔下部前壁邻近颈神经根，后方有脊髓、脊神经丛，外侧有椎动、静脉和交感神经丛。因椎体钩的存在，在横断层上颈段椎间盘的面积较胸、腰段椎间盘小，但厚度介于胸、腰段椎间盘之间。由于生理性颈曲存在，经颈段椎间盘的断层可同时显示下位椎体的后上缘、椎体钩和上位椎体的前下缘。椎管也为不完整的骨性环，但其前、后壁与经椎弓根和椎体下部的断层略有不同。其前壁为椎间盘和后纵韧带，后壁为椎弓板和黄韧带。椎管内结构和脊柱周围肌与经椎体下部的断层基本相似（图 5-20）。

2. 颈椎 CT 矢状断层　以下面的三个层面为代表：

（1）经颈椎正中矢状断层：颈曲凸向前，其顶点在第 4~6 颈椎平面。寰椎前、后弓分别位于齿突前、后方。枢椎特点为自椎体向上伸出指状的齿突，齿突的前、后缘各有一关节面，前关节面构成寰齿关节，后关节面与寰椎横韧带相接。第 3~7 颈椎椎体从上向下逐渐变宽增大，其间有椎间盘相连结。

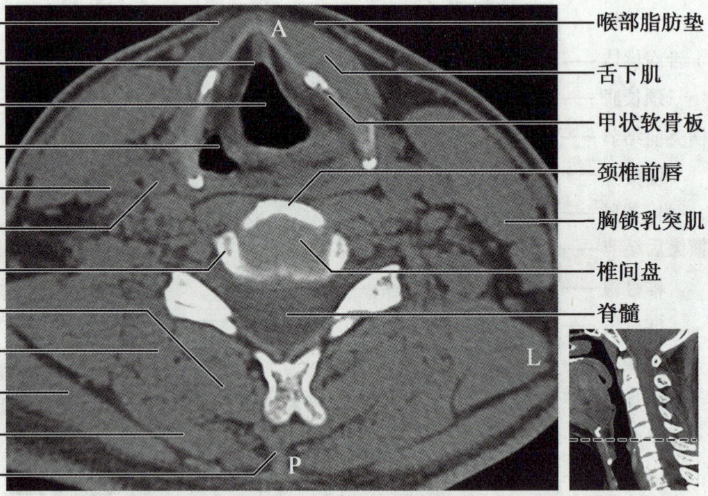

图 5-20 经颈椎椎间盘横断层

颈椎间盘前部较后部厚。枢椎棘突末端粗大，第 7 颈椎（隆椎）棘突较长且厚，斜向后下方，其余颈椎棘突较短，向后下倾斜。椎管随脊柱颈段形成凸向前的生理性弯曲，其前壁为椎体、椎间盘和后纵韧带，后壁为椎弓板和黄韧带。脊髓位于椎管内，其弯曲情况与椎管一致（图 5-21）。

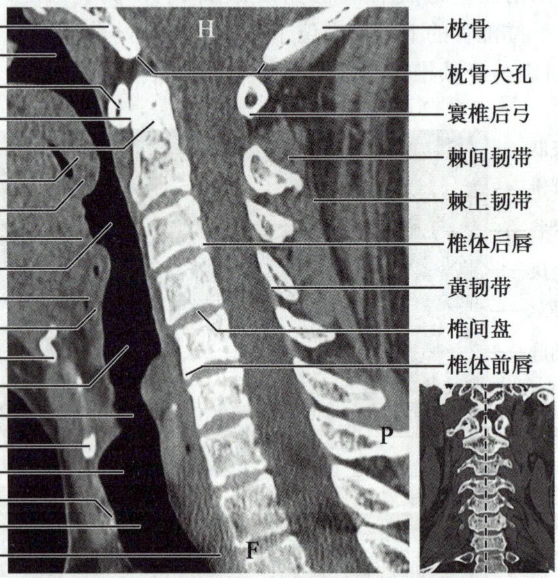

图 5-21 经颈椎正中矢状断层

（2）经颈椎旁矢状断层：由于颈椎椎体大小不一，故该断层结构变化较为复杂。该断层的上份可见寰椎侧块的上、下关节面分别与枕骨髁和枢椎上关节面形成寰枕关节和寰枢外侧关节。寰椎的后弓在侧块后方。后弓上方为枕下三角，内有枕下脂肪组织，椎动、静脉和第 1 颈神经根由此通过。在寰椎后弓下方和寰枢外侧关节的后方为寰枢椎间椎间孔。第 3、4 颈椎因椎体较小，故旁矢状断层有时仅通过关节突关节外侧部。椎体和椎间盘后方的椎间孔呈椭圆形或卵圆形，前壁为椎体、椎间盘和下位椎骨的椎体钩，后壁为关节突关节（图 5-22）。

（3）颈椎 CT 冠状断层：由于脊柱生理弯曲度的存在，常规冠状面常不能完全显示脊柱的全貌，可采用曲面重组后处理的方式来获取能显示脊柱全貌的冠状面图像。颈椎冠状面可显示寰枢椎对应关系。寰枢关节有三个关节构成，分别是居中的寰齿关节和两侧的侧块关节。正常颈椎枢椎齿状突居中，与寰椎构成寰齿关节，其与两侧块间隙等宽；而寰椎两侧的下关节突与对应枢椎上关节突则构成侧块关节。第 3~7 颈椎体排列整齐，双侧钩椎关节清晰显示（图 5-23）。

笔记

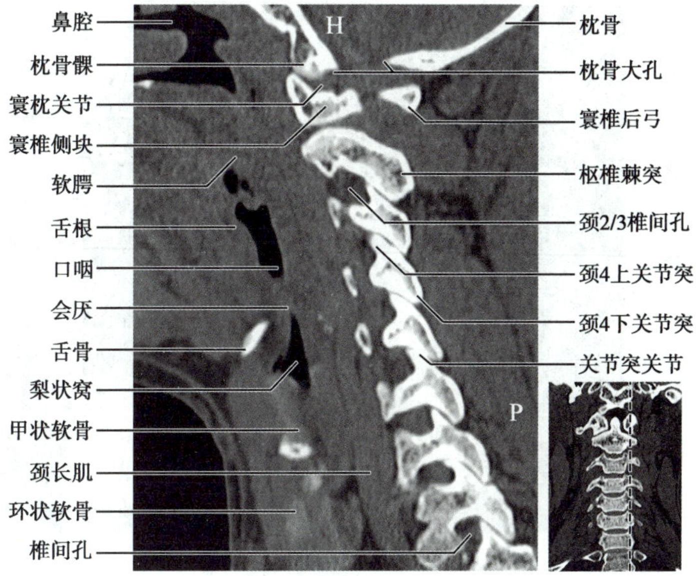

图 5-22　经颈椎旁矢状断层

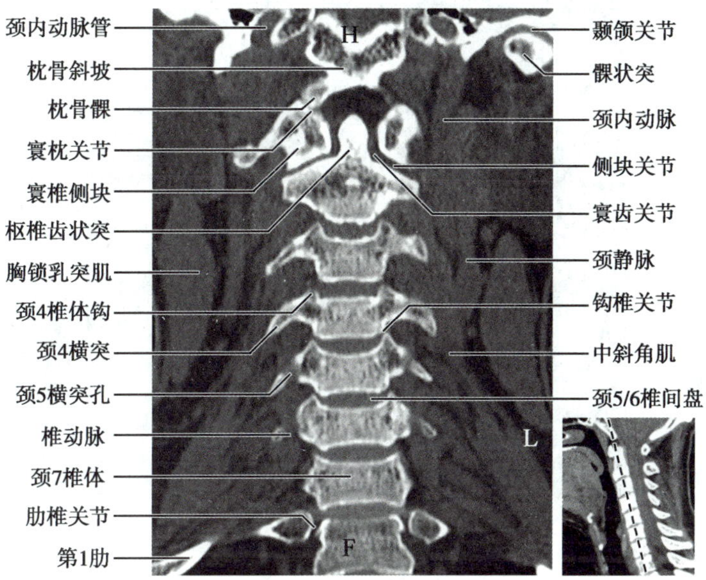

图 5-23　经颈椎齿状突冠状断层

（二）胸椎 CT

胸椎 CT 显示仍以横断层为主，也可以进行矢状面三维重建观察椎管形状等。冠状面重建较少使用。

1. 胸椎 CT 横断层　主要显示下列几个层面：

（1）经胸椎椎弓根横断层：椎管由椎体、椎弓根和椎弓板构成，近似圆形。胸椎椎体自上而下逐渐增大，中部椎体的横断面呈心形，矢径略大于横径，第 5～8 胸椎椎体可有胸主动脉的压迹。胸髓近似圆形。椎弓根短而窄，两侧椎弓根向内扩展形成椎弓板，在中线汇合，椎弓两侧各发出一横突。椎体后外侧和横突末端分别与肋骨的肋头和肋结节构成肋头关节和肋横突关节。除第 1 肋、第 11 肋和第 12 肋以外，其余肋头均与相邻两个椎体连接，组成肋胸关节。椎弓峡部位于椎弓板、横突和椎弓根连接处（图 5-24）。

（2）经胸椎椎体下部横断层：椎管为不完整的骨性环，前界为椎体，后界为椎弓板、关节突关节和附于椎弓板和关节突关节内侧的黄韧带。椎管断开处为椎间孔上部，其前界为椎体后外缘和肋椎关节，前外侧界为肋颈，后界为关节突关节。关节突关节面呈冠状位，上关节突位于前，下关节突位于后（图 5-25）。

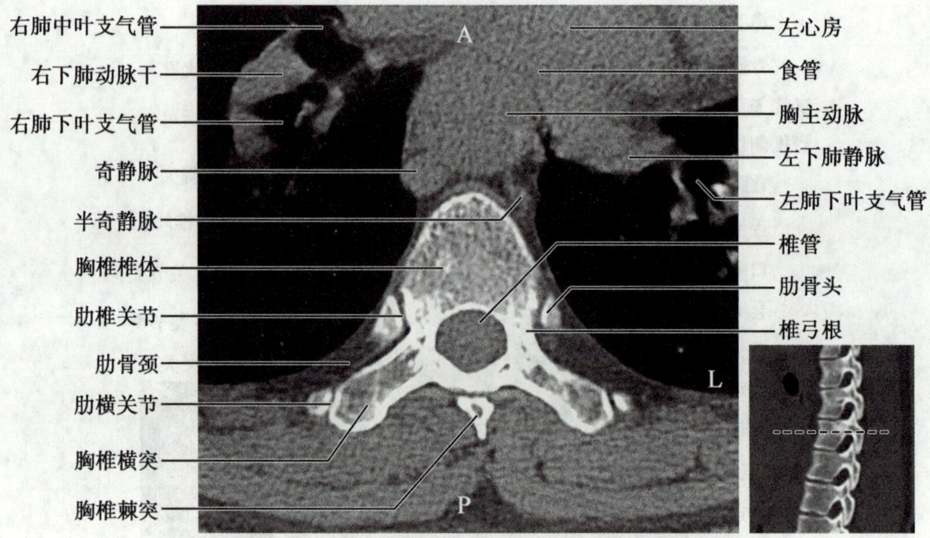

图 5-24　经胸椎椎弓根横断层

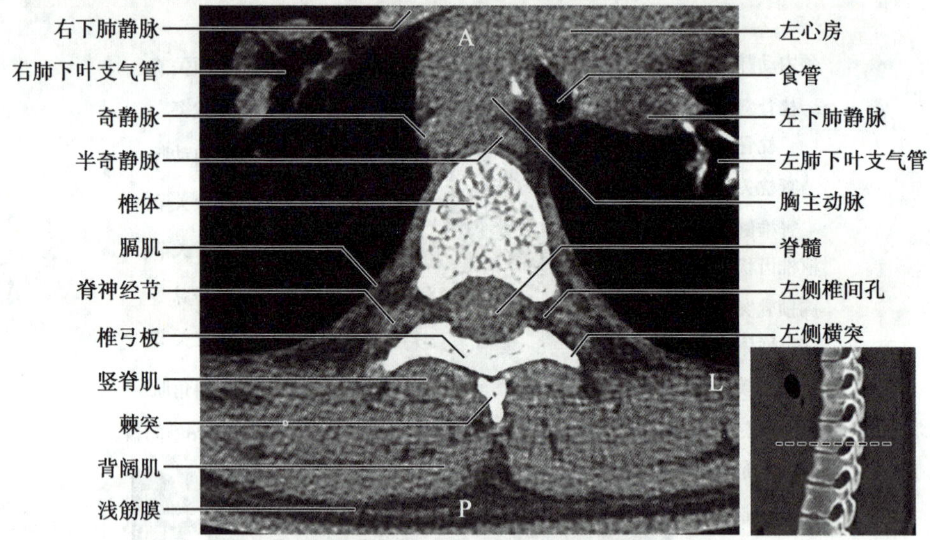

图 5-25　经胸椎椎体下部横断层

（3）经胸椎椎间盘横断层：由于胸段脊柱的生理性曲度的存在，有时可见上、下位椎骨的椎体、椎间盘以及上、下两个棘突。椎管也为不完整的骨性环，前界为椎间盘和后纵韧带，后界为椎弓板、关节突关节和黄韧带，其断开处为椎间孔下部。椎间孔下部的前界为椎间盘和肋椎关节，后界为关节突关节，外侧为肋颈，内有椎间静脉通过。其余结构基本同经胸椎椎弓根和胸椎椎体下部的断层相似（图 5-26）。

2. 胸椎 CT 矢状断层

（1）经胸椎正中矢状断层：椎体近似长方形，自上而下逐渐增大，后缘有椎体静脉通过。胸段椎间盘薄、自上而下厚度逐渐增加。胸椎的椎体和椎间盘的后部均较前部厚，形成向前凹的生理性胸曲，最凹处位于第 6~9 胸椎。椎管胸段伴随脊柱胸曲形成凹向前的生理性弯曲，脊髓位于椎管内，其弯曲与椎管一致，在第 12 胸椎处形成腰骶膨大，然后迅速缩小为脊髓圆锥。黄韧带垂直于相邻的椎弓板上、下缘之间。棘突较长几乎垂直向下，呈叠瓦状排列，下部棘突略呈三角形（图 5-27）。

（2）经胸椎旁矢状断层：胸段的椎间孔呈卵圆形，其纵径大于前后径，上部宽于下部，前壁为椎体和椎间盘外侧部后缘，后壁为关节突关节。椎弓根连接于椎体近上缘处，椎弓峡位于椎弓根与上、下关节突之间（图 5-28）。

3. 胸椎 CT 冠状断层　经胸椎的椎体冠状断层，椎体呈纵行线状排列，脊柱侧弯在冠状位上能直观

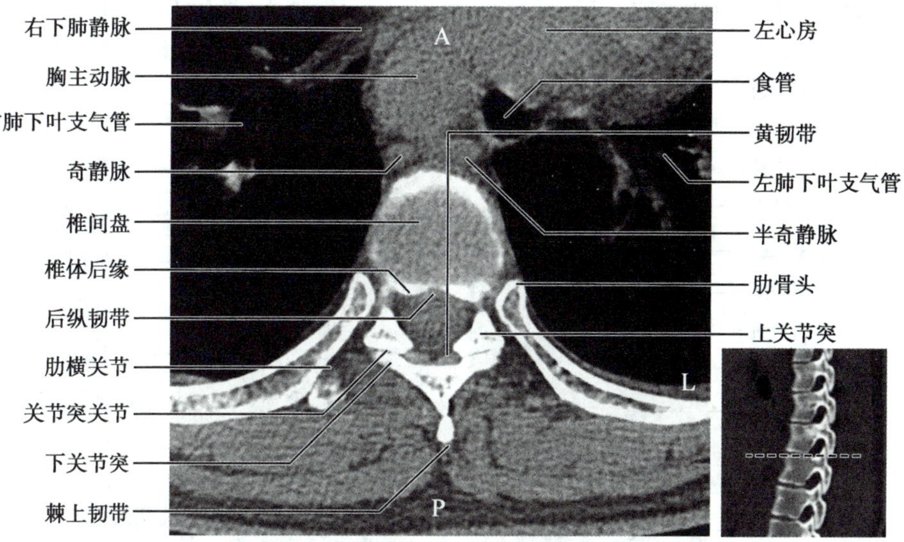

图 5-26 经胸椎椎间盘断层

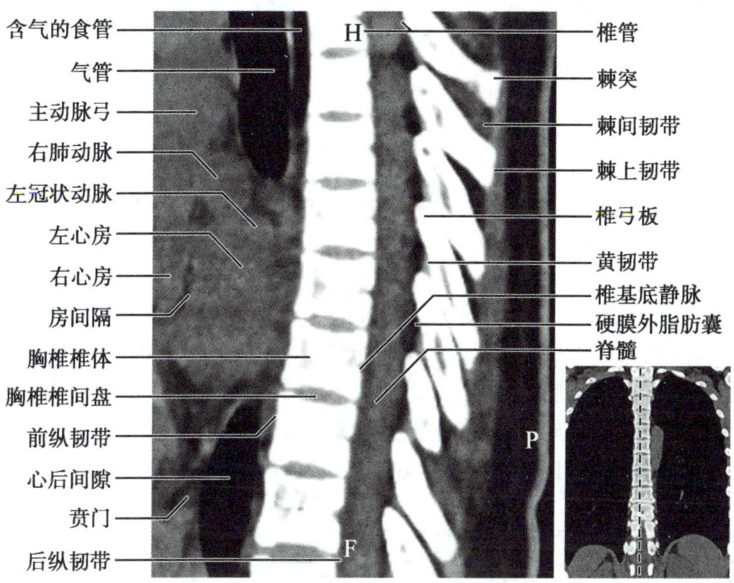

图 5-27 经胸椎正中矢状断层

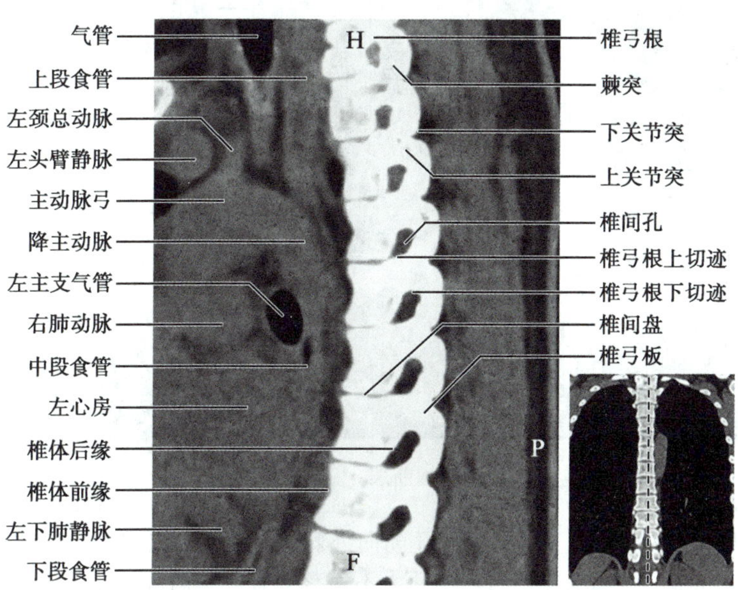

图 5-28 经胸椎旁矢状断层

显示。椎体呈矩形，左、右径大于上、下径。椎体由上而下逐渐增大，椎体上、下缘及左、右缘稍凹陷。在椎体左右缘的凹陷内，胸椎体两侧有肋间动脉的断面，两相邻椎体之间为椎间盘。胸椎横突断面的外侧可见圆形的肋骨断面（图 5-29）。

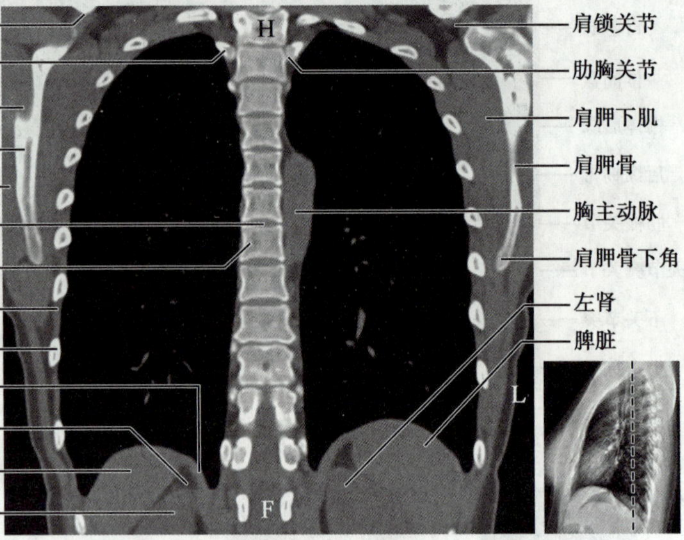

图 5-29　经胸椎的椎体冠状断层

（三）腰椎 CT

腰椎 CT 显示也是以横断层为主，可根据需要进行矢状面三维重建用以观察椎管形状等，很少进行冠状面重建。

1. 腰椎 CT 横断层　主要观察以下层面：

（1）经腰椎椎弓根横断层：椎孔为完整性骨环，在第 1、2 腰椎平面呈椭圆形，横径大于或等于矢径；在第 3、4 腰椎平面多呈三角形，横径大于矢径；在第 5 腰椎平面呈三叶草形。腰段椎管的矢状径正常范围为 15~25mm。硬膜囊位于椎管中央，马尾位于硬膜囊内。腰椎的侧隐窝内有腰神经根通过，前后径为 3~5mm。腰椎椎体横断层呈肾形，椎弓根较短，位于椎体与椎弓峡部之间。横突自椎弓峡部突向后外侧，其前方的内侧和外侧分别有腰大肌和腰方肌。棘突从椎弓板中线水平后伸（图 5-30）。

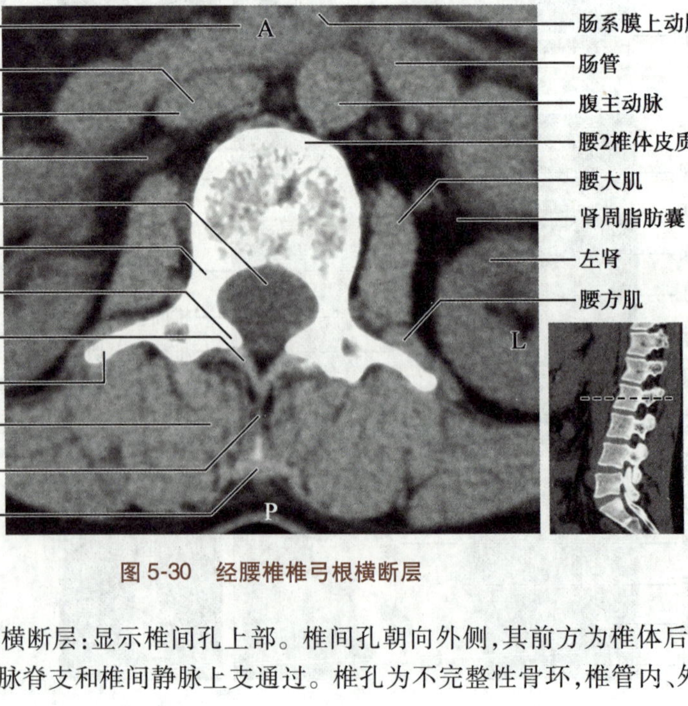

图 5-30　经腰椎椎弓根横断层

（2）经腰椎椎体下部横断层：显示椎间孔上部。椎间孔朝向外侧，其前方为椎体后面，后方为下关节突，有腰神经根、腰动脉脊支和椎间静脉上支通过。椎孔为不完整性骨环，椎管内、外结构与经椎

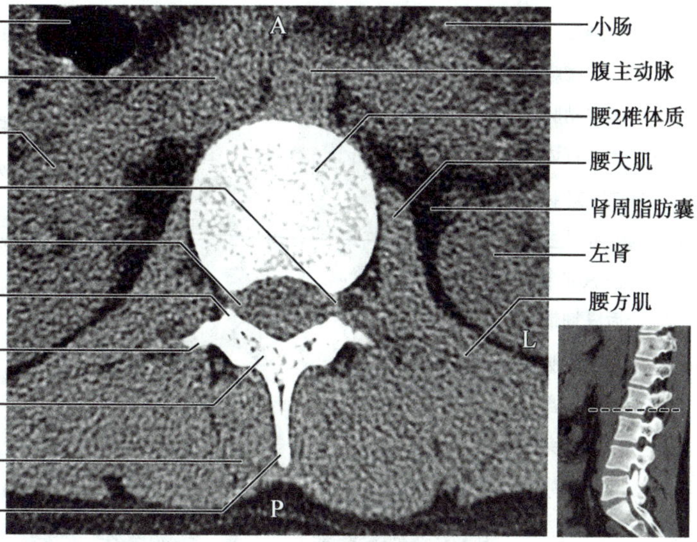

图 5-31　经腰椎椎体下部横断层

弓根的断层基本相似(图 5-31)。

(3) 经腰椎椎间盘横断层:显示椎间孔的下部,其前、后界分别为椎间盘和关节突关节。椎间盘的大小、形态与相邻椎体相似,呈肾形。腰 5~骶 1 椎间盘向背侧轻度膨隆。关节突关节呈近似矢状位,外侧为上关节突,内侧为下关节突;黄韧带较厚,位于椎板内侧,呈 V 形。该断层的椎孔也为不完整骨性环,椎管内结构和椎旁软组织与经腰椎椎弓根断层和经腰椎椎体下部断层基本相似(图 5-32)。

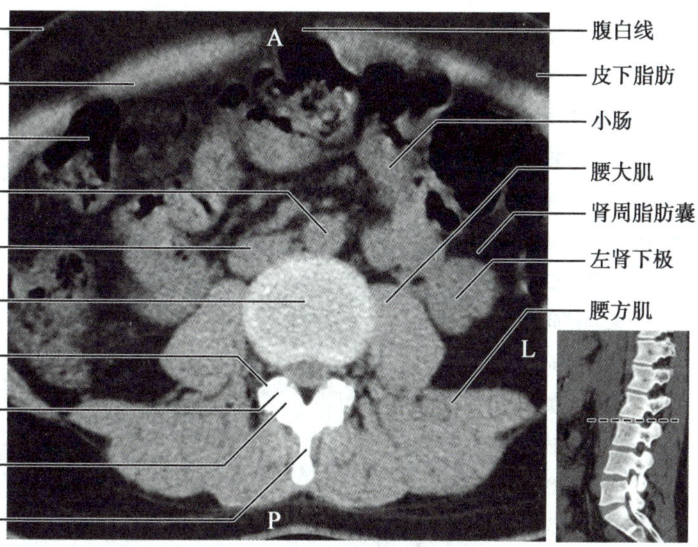

图 5-32　经腰椎椎间盘横断层

2. 腰椎 CT 矢状断层

(1) 经腰椎正中矢状断层:腰椎椎体呈长方形,其前后径大于纵径,前后缘分别有前纵韧带和后纵韧带附着。椎体前、后缘各有一凹陷,前面凹陷处有腰动、静脉通过,后面凹陷处有椎体静脉进出椎体。椎间盘位于椎体之间,第 1~4 腰椎之间的椎间盘后缘略凹陷,腰 5、骶 1 椎体之间的椎间盘后缘正常时平直或轻度后凸。

向前凸的生理性腰曲,最凸处位于第 4 腰椎平面。腰段椎管与脊柱弯曲一致,在成人约平第 1 腰椎椎体的硬膜囊内有脊髓圆锥,自此以下至第 2~3 骶椎,内有马尾。脊柱后部为椎弓板和棘突。棘突略呈长方形,近水平位后伸。黄韧带较厚,其正常厚度为 2~3mm,位于椎弓板之间(图 5-33)。

(2) 经腰椎旁矢状断层:脊柱前部为椎体和椎间盘,中部为椎间孔和椎弓根,后部为椎弓峡、关节

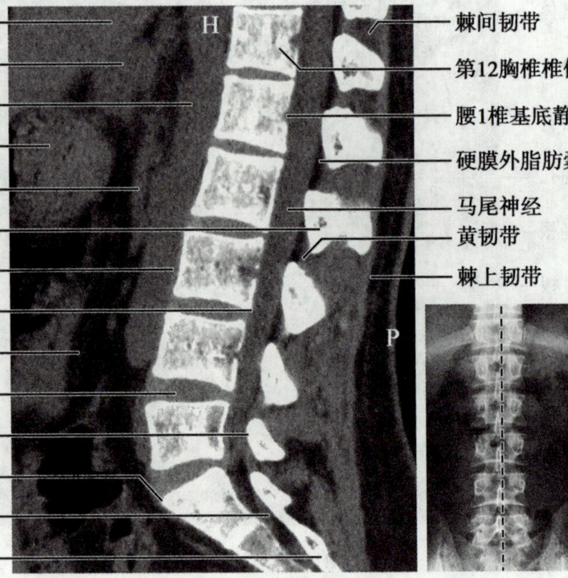

图 5-33　经腰椎正中矢状断层

突和椎旁肌。椎体形状多样,可呈楔形、方形等。椎间孔位于相邻椎弓根的椎上、下切迹之间,前界为椎间盘和椎体,后界为关节突关节和黄韧带,呈卵圆形,分为上、下两部,上部宽,下部窄。腰神经根通过同序数腰椎下方的椎间孔,呈圆形或椭圆形,直径为 2~3mm。位于关节突关节后方的椎旁肌主要为横突棘肌和竖脊肌(图 5-34)。

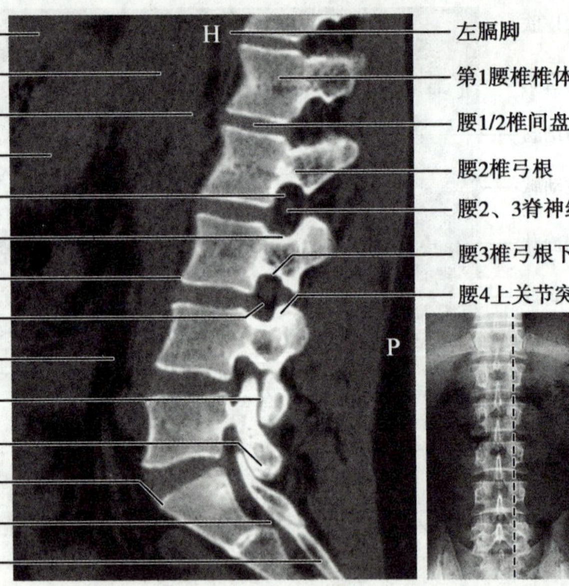

图 5-34　经腰椎旁矢状断层

3. 腰椎 CT 冠状断层　经腰椎横突冠状断层显像,椎体呈纵行线状排列。横突对称性的位于两侧,其内上方为上关节突,内下方为下关节突,两者构成关节突关节。在关节突关节内侧缘可见黄韧带附着。腰大肌两侧对称纵向走行于椎体两侧(图 5-35)。

(四) 骶尾椎 CT

骶尾椎 CT 检查较少,以下列几个层面为代表:

1. 经第 1 骶椎椎体横断层　骶岬为骶骨底前缘突出部分。骶骨翼与外侧的髂骨翼之间为骶髂关节。骶管入口在横断层上为三叶草形。硬膜囊明显缩小,紧靠骶管后壁。骶管两侧为侧隐窝,内有第 1 骶神经根。髂骨翼和骶翼前方有髂肌和腰大肌。骶骨背面有 5 条纵向的骨嵴,在中线上为骶正中

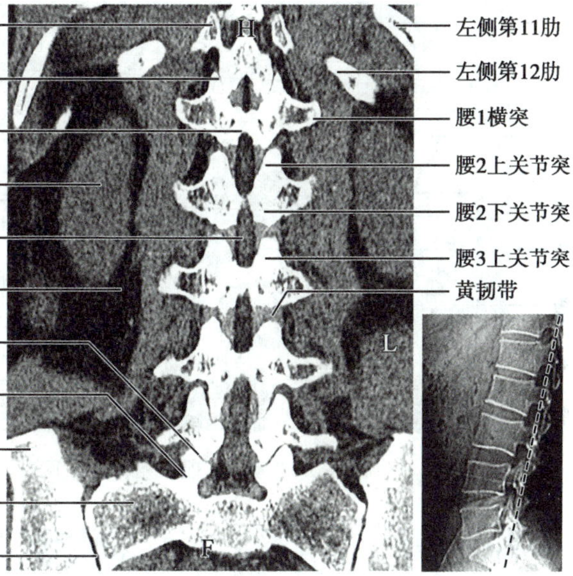

图 5-35　经腰椎横突冠状断层

嵴，是融合的棘突；骶正中嵴两侧为骶内侧嵴，是融合的关节突，骶内侧嵴外侧是骶后孔；最外侧为骶外侧嵴，是融合的横突。骶正中嵴外侧为骶棘肌。髂骨翼后外侧有臀中肌和臀大肌（图 5-36）。

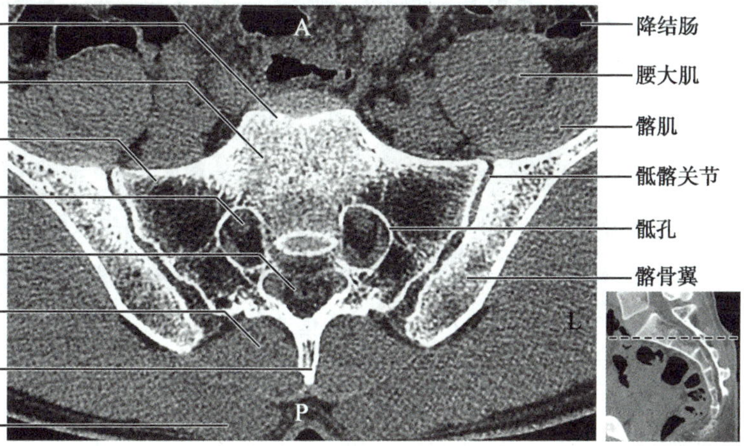

图 5-36　经第 1 骶椎椎体横断层

2. 经第 2 骶椎椎体横断层　椎体明显减小，后方可见角形的骶管。骶管后方由内侧向外侧分别可见骶正中嵴和骶内侧嵴。骶骨翼与髂骨翼组成骶髂关节。骶骨周围软组织与经第 1 骶椎的横断层相似（图 5-37）。

3. 经骶尾椎正中矢状断层　骶骨由 5 块骶椎融合而成。尾骨为三角形的小骨块，通常由 3~4 块尾椎融合而成，幼年时彼此分离，成人后才互相融合。退化的骶椎间椎间盘位于相邻骶椎椎体之间，自上而下逐渐变薄、变窄。骶骨和尾骨共同形成向后凸的骶曲（图 5-38）。

三、脊柱 MRI

脊柱 MRI 检查可任意方向扫描，更全面地显示脊柱及其周围组织，尤其对骨髓、脊髓、韧带、肌肉等的显示具有很高的组织分辨力。主要选择矢状位和横轴位扫描，必要时可增加冠状位扫描。矢状扫描可以观察脊柱曲度、椎骨、椎间盘、椎间孔、椎管及脊髓等情况；横断扫描除了了解椎骨外，还可重点观察关节突关节、椎间盘、侧隐窝、黄韧带、神经根及脊髓等情况。

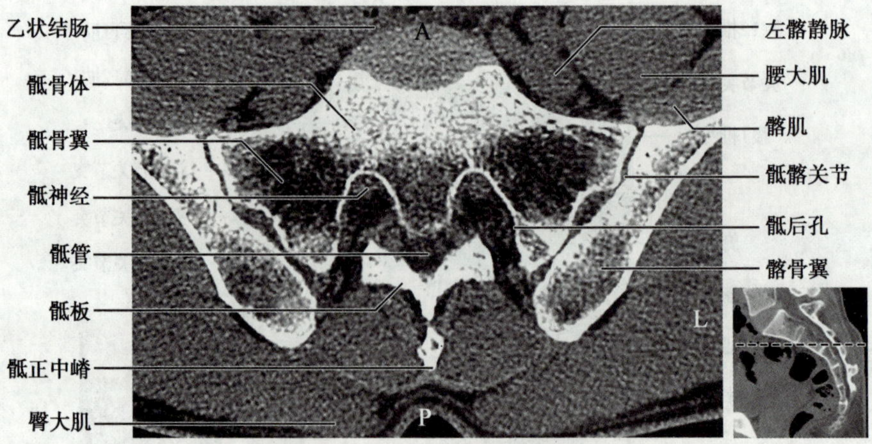

图 5-37　经第 2 骶椎椎体横断层

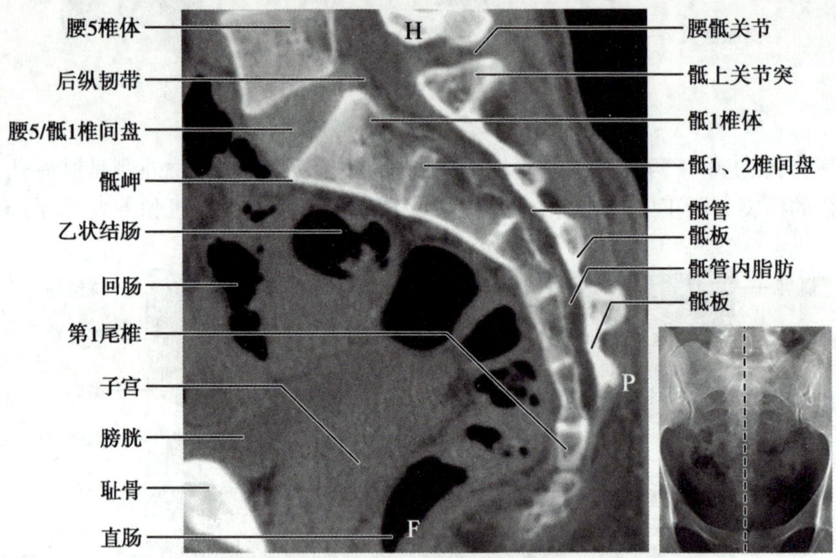

图 5-38　经骶尾椎正中矢状断层

知识拓展

骨髓转换

新生儿红骨髓充满于骨髓腔内。随着年龄增加，骨髓内脂肪细胞增多，红骨髓逐渐被黄骨髓取代。青春期，仅中轴骨及股骨、肱骨近端等处有红骨髓分布。成年后，红骨髓主要分布在扁骨、不规则骨及长骨骨骺端的松质骨中，并具有活跃的造血功能。但当机体严重缺血时，部分黄骨髓可转变为红骨髓，重新恢复造血的能力。

（一）脊柱 MRI 信号特点

脊柱的解剖结构非常适合做 MRI 检查，主要结构的 MRI 信号特点有：

1. 椎骨　骨皮质在任何序列上均表现为低信号。骨松质内骨髓可分为红骨髓和黄骨髓两类，在 T_1WI 上黄骨髓表现与皮下脂肪相似的高信号，红骨髓信号则介于皮下脂肪与肌肉之间；在 T_2WI 上红、黄骨髓信号相似，高于肌肉而稍低于水的信号（图 5-39）。

2. 椎间盘　在 T_1WI 上呈较低信号，分不清髓核与纤维环；在 T_2WI 上周边纤维环呈低信号，中心区髓核则呈高信号。随着年龄增加，椎间盘髓核含水量降低，其在 T_2WI 上信号降低（图 5-39）。

3. 椎管和脊髓　椎管硬膜囊内充满脑脊液，其信号与水的信号一致。脊髓及神经根信号类似于肌肉信号(图 5-39)。

4. 韧带和硬膜囊　在各个序列中均表现为低信号影(图 5-39)。

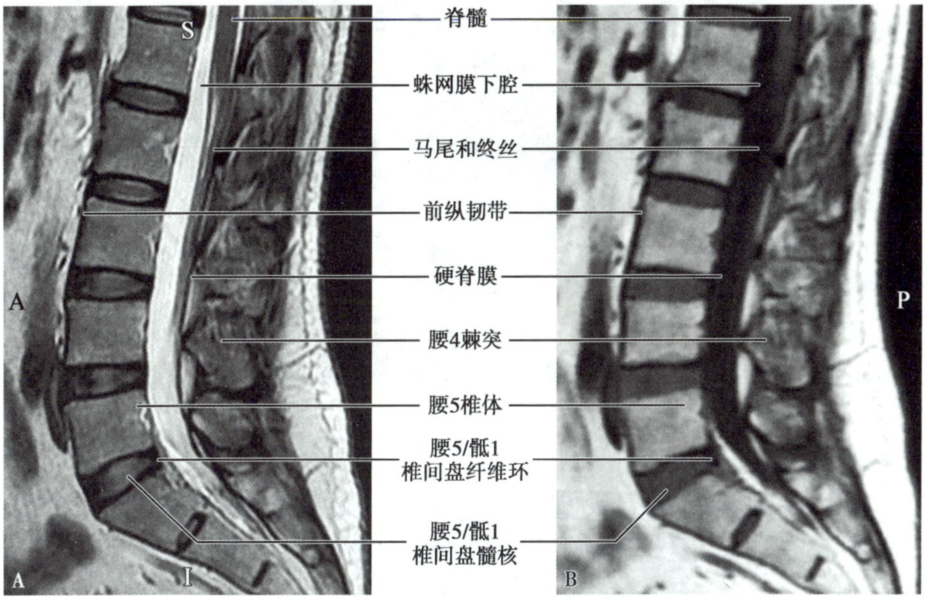

图 5-39　正常腰椎 MRI

A. T_1WI;B. T_2WI。

(二)颈椎 MRI

1. 颈椎 MRI 横断层

(1) 经寰枕关节横断层:主要显示寰枕关节。骨与关节结构同 CT 横断层。椎管内有脊髓、蛛网膜下隙和硬膜外隙等结构都清晰显示。颈髓横断面呈扁圆形,矢状径小于横径(图 5-40)。

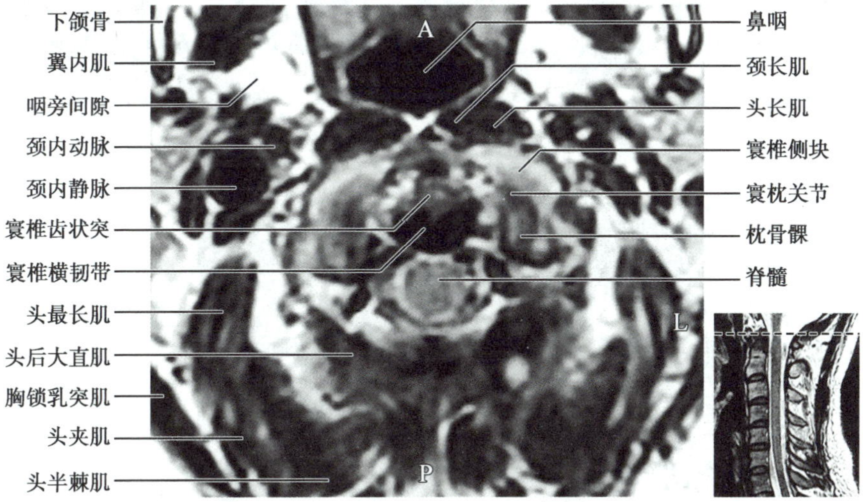

图 5-40　经寰枕关节横断层 MRI,T_2WI

(2) 经寰齿关节横断层:骨与关节结构同 CT 横断层。颈内动、静脉位于横突前外侧(图 5-41)。

(3) 经颈椎椎弓根横断层:骨与关节结构同 CT 横断层。椎体前有颈长肌、头长肌;椎弓侧后方有多裂肌、颈半棘肌、头半棘肌、夹肌、肩胛提肌等(图 5-42)。

(4) 经颈椎椎体下部横断层:骨与关节结构同 CT 横断层。当出现关节突关节增生、椎间盘突出时,很容易造成椎间孔受压、变窄,对应神经根受压后可产生麻木、疼痛等症状(图 5-43)。

(5) 经颈椎椎间盘横断层:骨与关节结构同 CT 横断层(图 5-44)。

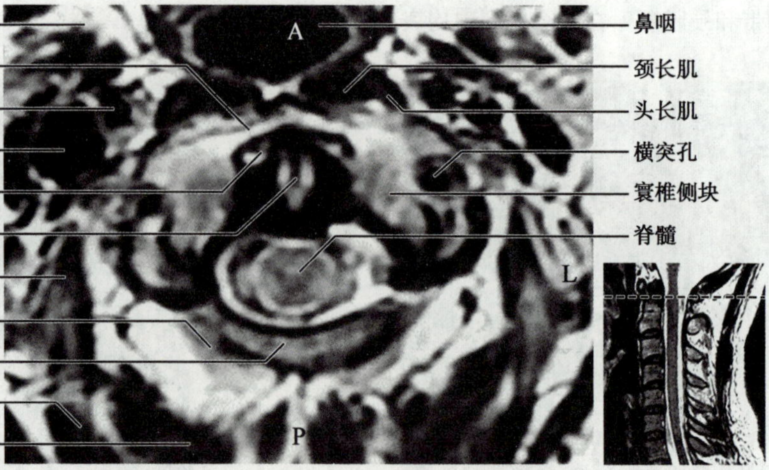

图 5-41　经寰齿关节横断层 MRI，T_2WI

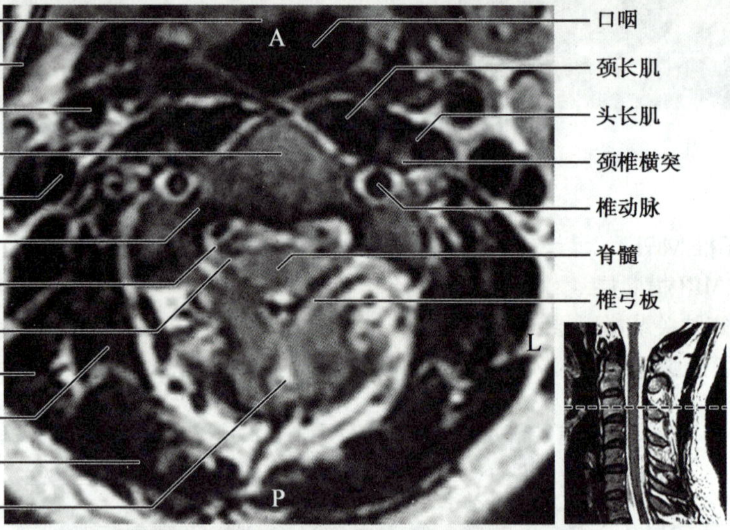

图 5-42　经颈椎椎弓根横断层 MRI，T_2WI

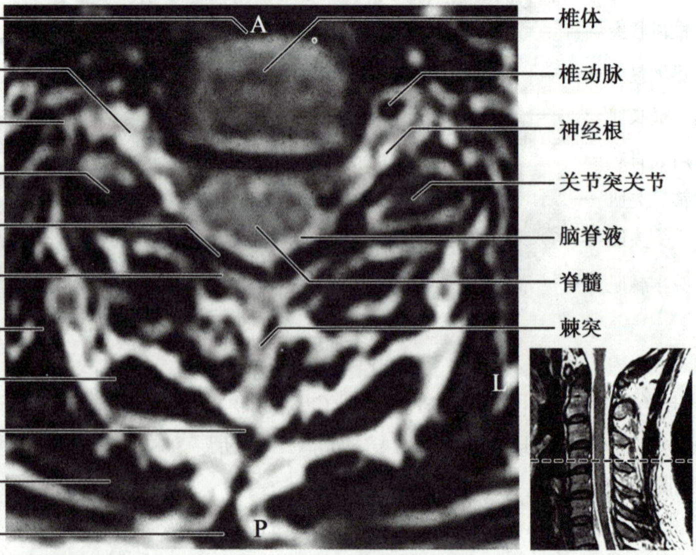

图 5-43　经颈椎椎体下部横断层 MRI，T_2WI

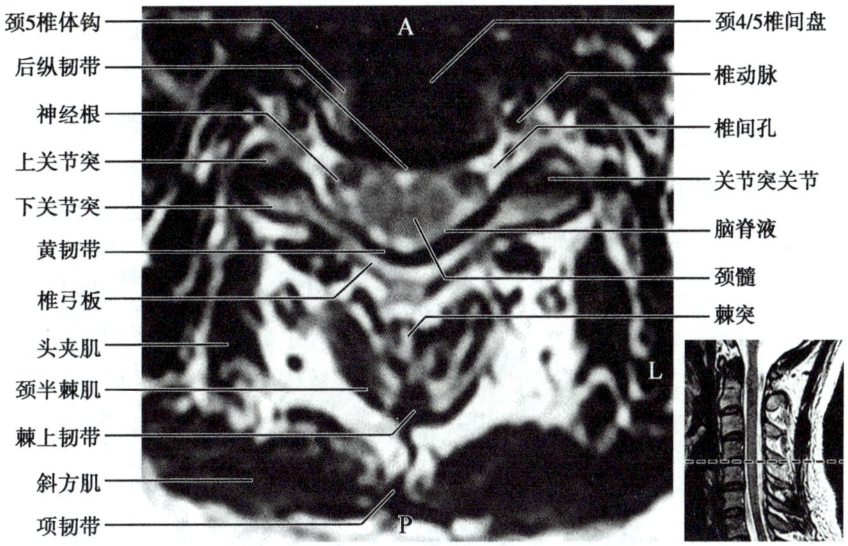

图 5-44　经颈椎椎间盘横断层 MRI，T_2WI

2. 颈椎 MRI 矢状断层

（1）经颈椎正中矢状断层：脊柱颈段曲度向前呈弧形凸起。正常寰椎前弓后缘与齿突间隙成人≤3mm（儿童≤5mm）。颈部硬膜囊前间隙内脂肪组织较少，后纵韧带与硬膜囊前壁相互贴合，为椎体后缘线状低信号。硬膜囊后壁后外侧间隙内有较多脂肪组织填充，呈明显线状高信号。脊髓位于椎管内，其弯曲情况与椎管相一致，脊髓平第 5~6 颈椎水平形成颈膨大，脊髓周围为填充于蛛网膜下隙的脑脊液（图 5-45）。

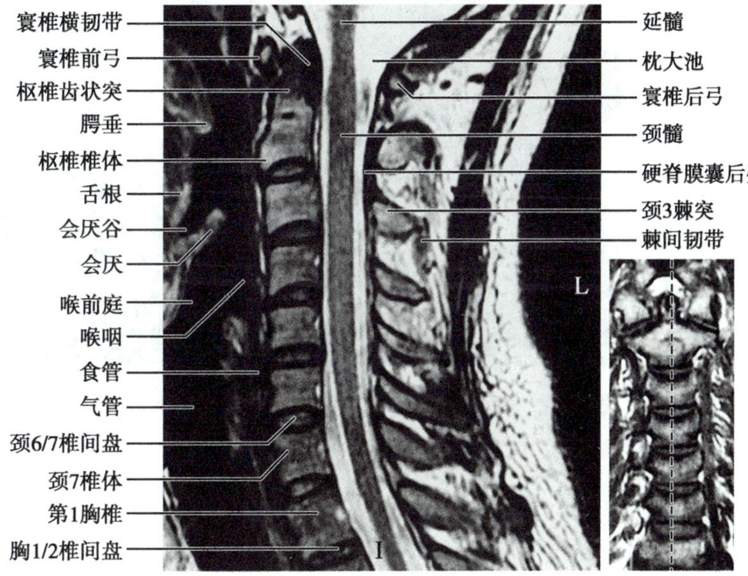

图 5-45　经颈椎正中矢状断层 MRI，T_2WI

（2）经颈椎旁矢状断层：椎体自上而下由小变大。椎间孔呈椭圆形或卵圆形，其余空隙由大量脂肪组织所填充呈高信号。椎体前方有头长肌、颈长肌，关节突后方由前向后有横突棘肌、头半棘肌和夹肌、菱形肌和斜方肌等（图 5-46）。

3. 颈椎 MRI 冠状断层　经颈椎齿状突冠状断层，可显示寰枢椎对应关系，枢椎齿状突居中，与两侧块间距应相等，当两侧间隙差值>3mm 时，可考虑疾病所致。椎动脉位于椎体两侧的横突孔内呈纵向走行（图 5-47）。

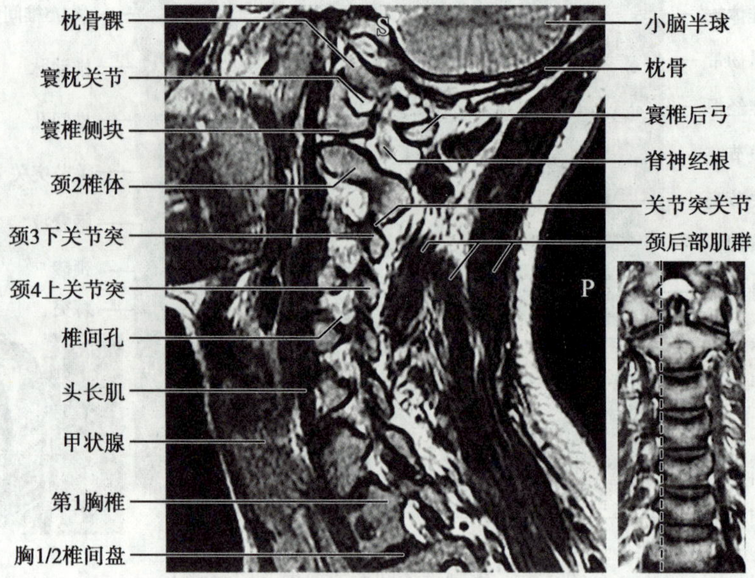

图 5-46　经颈椎旁矢状断层 MRI，T_2WI

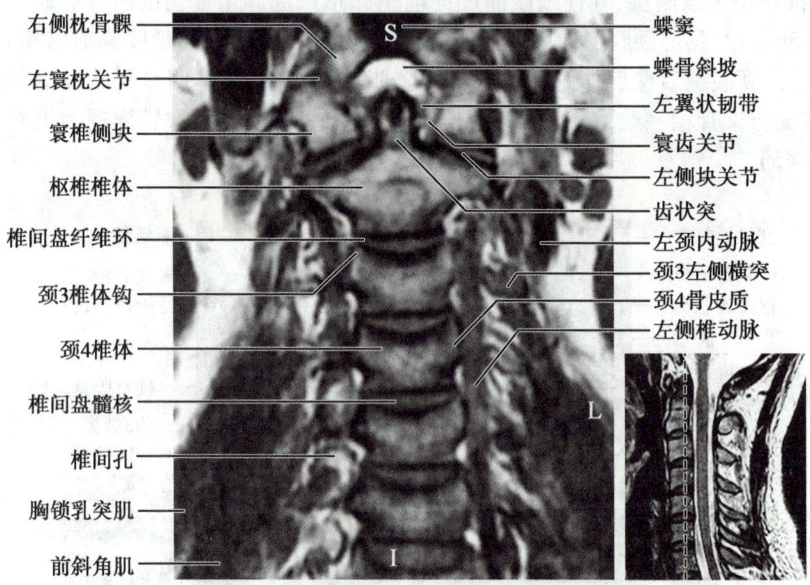

图 5-47　经颈椎齿状突冠状断层 MRI，T_2WI

（三）胸椎 MRI

1. 胸椎 MRI 横断层面

（1）经胸椎椎弓根横断层：椎孔呈类圆形，矢状径约为 14~15mm，若小于 14mm 则应考虑椎管狭窄。胸髓横断面呈扁圆形，胸髓周围蛛网膜下隙呈脑脊液信号。椎旁肌位于棘突和横突后方，浅层有斜方肌和背阔肌，以及位于斜方肌深面的菱形肌和肩胛提肌；中层为上、下后锯肌；深层为竖脊肌和横突棘肌（图 5-48）。

（2）经胸椎椎体下部横断层：椎孔前界低信号线为椎体后缘骨皮质和后纵韧带，后界为椎弓板、关节突关节和黄韧带；两侧断开处为椎间孔。关节突关节面呈前后排列，上关节突位于前，下关节突位于后。胸神经根通过椎间孔出入椎管。椎管内结构和脊柱周围肌与椎弓根断层基本相同（图 5-49）。

（3）经胸椎椎间盘横断层：主要显示椎间盘及椎间孔下部情况，椎管结构与经胸椎椎间孔横断层类似。椎间盘信号 T_1WI 为低信号，T_2WI 椎间盘中心为高信号髓核，周围低信号环为纤维环。其余结构基本同经胸椎椎弓根和胸椎椎体下部的断层均相似（图 5-50）。

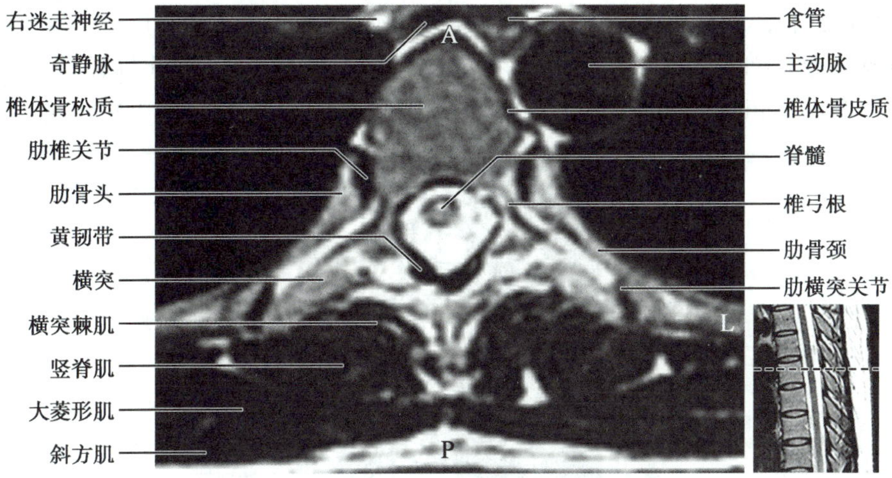

图 5-48　经胸椎椎弓根横断层 MRI，T_2WI

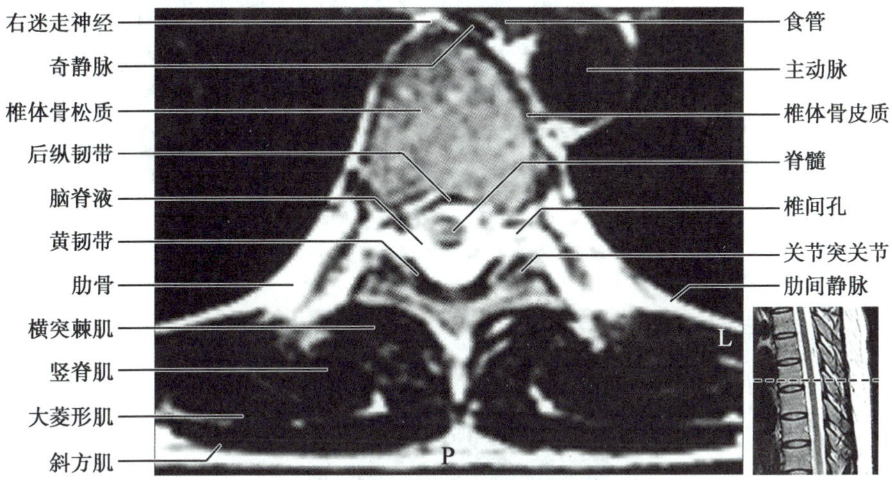

图 5-49　经胸椎椎体下部横断层 MRI，T_2WI

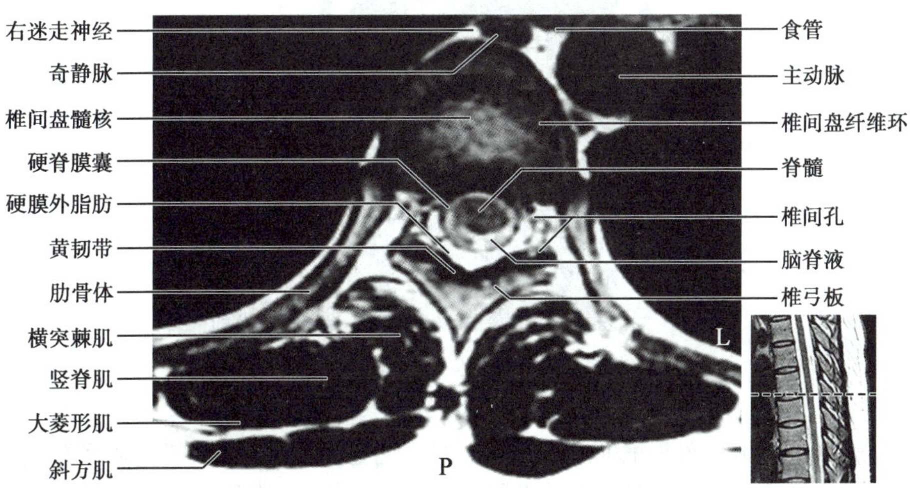

图 5-50　经胸椎椎间盘横断层 MRI，T_2WI

2. 胸椎 MRI 矢状断层

（1）经胸椎正中矢状断层：胸曲向后凸，胸椎椎体近似长方形，自上而下逐渐增大，椎体后缘可有较粗的高信号椎基静脉丛。胸段椎间盘较颈、腰段椎间盘薄，自上而下厚度逐渐增加。前、后纵韧带位于椎体和椎间盘的前、后方，呈低信号。硬脊膜囊与后纵韧带紧贴。（图 5-51）。

（2）经胸椎旁矢状断层：椎间孔呈卵圆形，胸神经及动静脉于椎间孔进出椎管。位于上、下关节突关节后面的椎旁肌，由浅至深依次为斜方肌或背阔肌、竖脊肌、横突棘肌（图 5-52）。

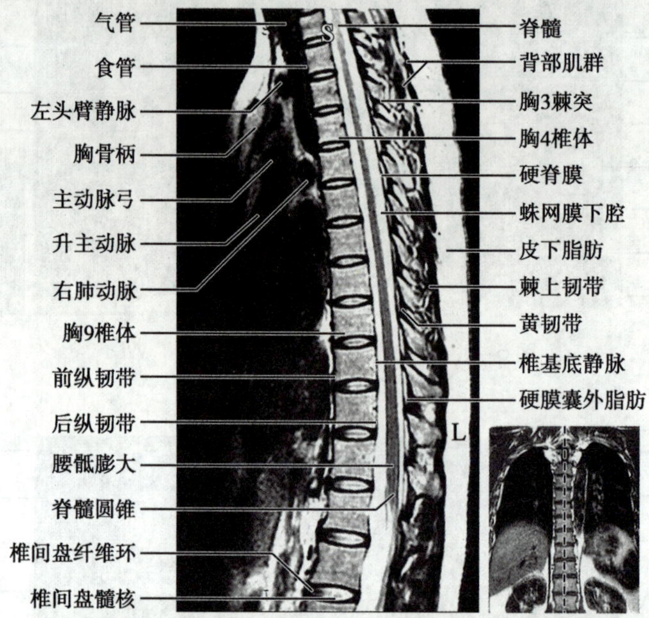

图 5-51　经胸椎正中矢状断层 MRI，T_2WI

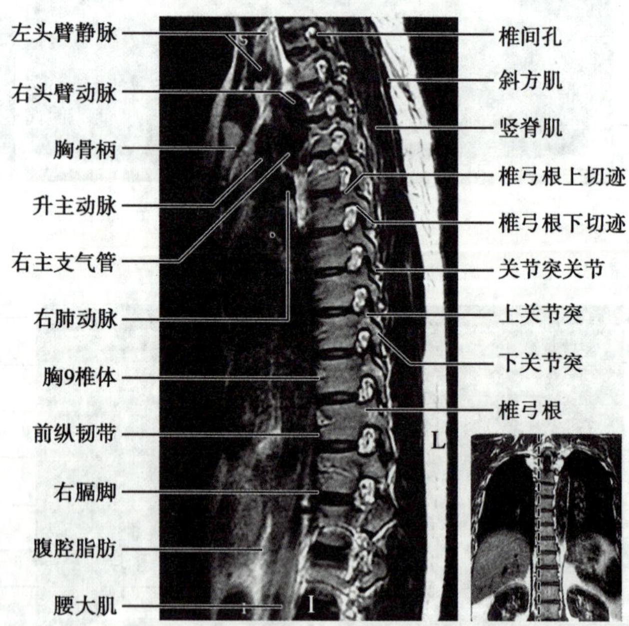

图 5-52　经胸椎旁矢状断层 MRI，T_2WI

3. 胸椎 MRI 冠状断层　经胸椎椎体冠状断层，显示完整胸段脊柱。上部可显示颈胸段脊髓位于正中位置，下部正中位置常可显示硬膜囊及下段脊髓或马尾神经。在层面经过椎间孔周围可显示胸神经斜向外下方走行（图 5-53）。

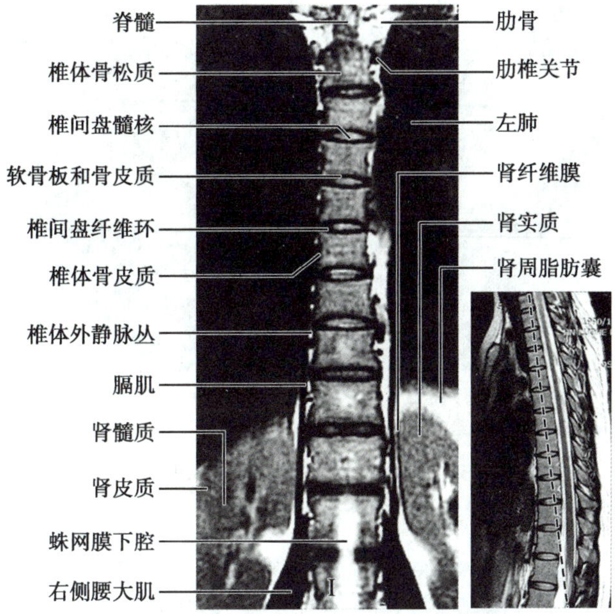

图 5-53　经胸椎椎体冠状断层 MRI，T_2WI

（四）腰椎 MRI

1. 腰椎 MRI 横断层

（1）经腰椎椎弓根横断层：硬膜外脂肪组织较丰富，分布在硬脊膜囊的前方和前外侧以及侧隐窝内。腰椎横突前内方和外后侧分别有腰大肌和腰方肌。棘突之间有低信号的棘间韧带，其尖部有低信号的棘上韧带（图 5-54）。

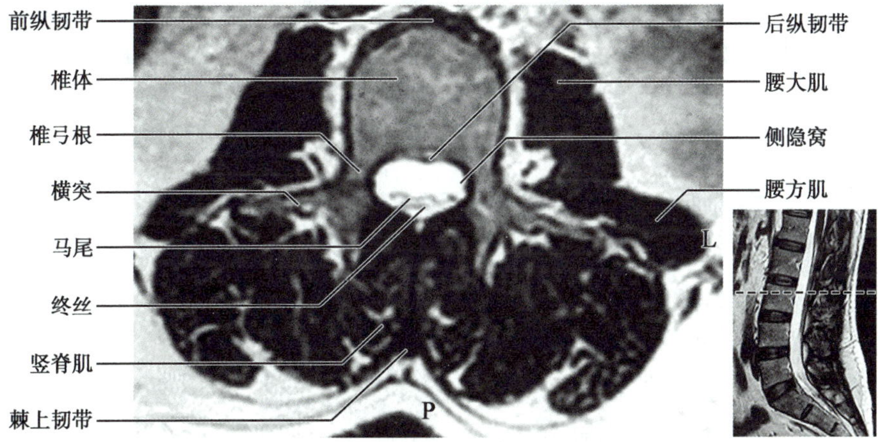

图 5-54　经腰椎椎弓根横断层 MRI，T_2WI

（2）经腰椎椎体下部横断层：椎间孔有神经根及动、静脉出入。腰神经根自上而下的逐渐增粗，这可能与较低部位椎体或椎间盘病变更易出现神经根卡压有一定关系。椎管内、外结构及周围软组织与经椎弓根的断层基本相似（图 5-55）。

（3）经腰椎椎间盘横断层：椎间盘髓核位于中央偏后，纤维环环绕四周。黄韧带位于椎板内侧，呈 V 形低信号。椎管内结构和椎旁软组织与经腰椎椎弓根断层相似（图 5-56）。

2. 腰椎 MRI 矢状断层

（1）经腰椎正中矢状断层：腰椎椎体呈长方形，前后分别有前、后纵韧带附着。在椎体前、后缘有高信号椎基静脉丛分布。椎间盘自上而下逐渐增厚，且前部较后部厚。成人脊髓圆锥在约平第 1 腰椎水平，自此以下至第 2~3 骶椎，有马尾和终丝靠后分布（图 5-57）。

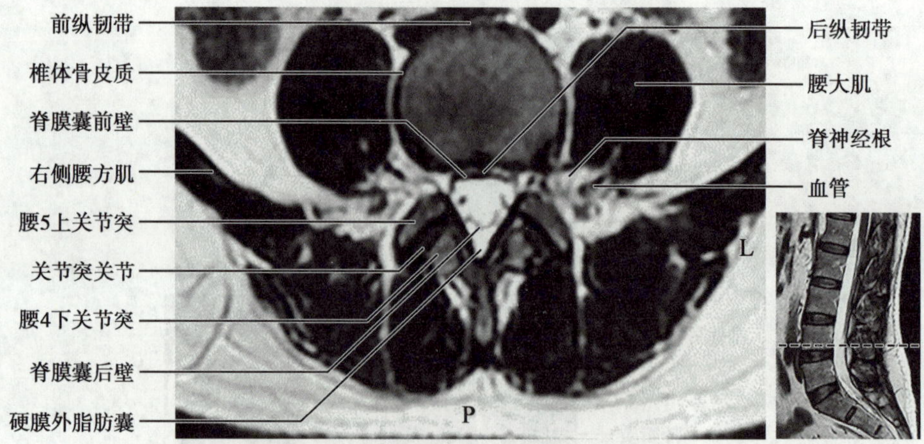

图 5-55　经腰椎椎体下部横断层 MRI，T_2WI

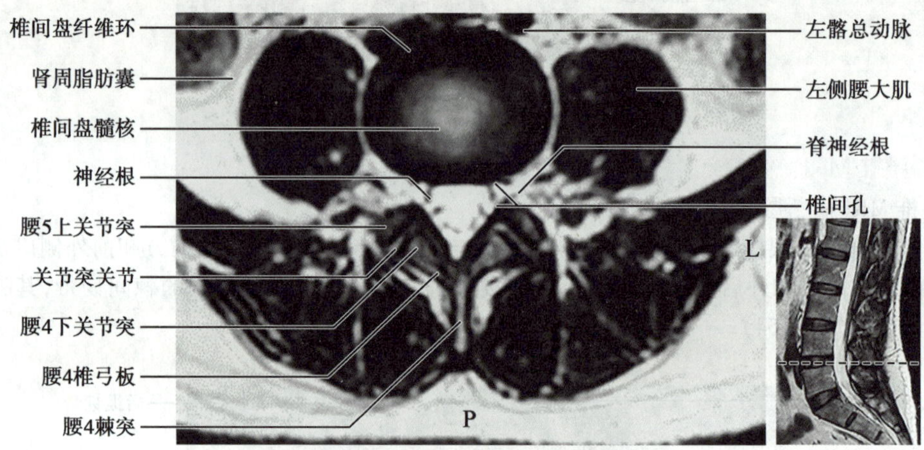

图 5-56　经腰椎椎间盘横断层 MRI，T_2WI

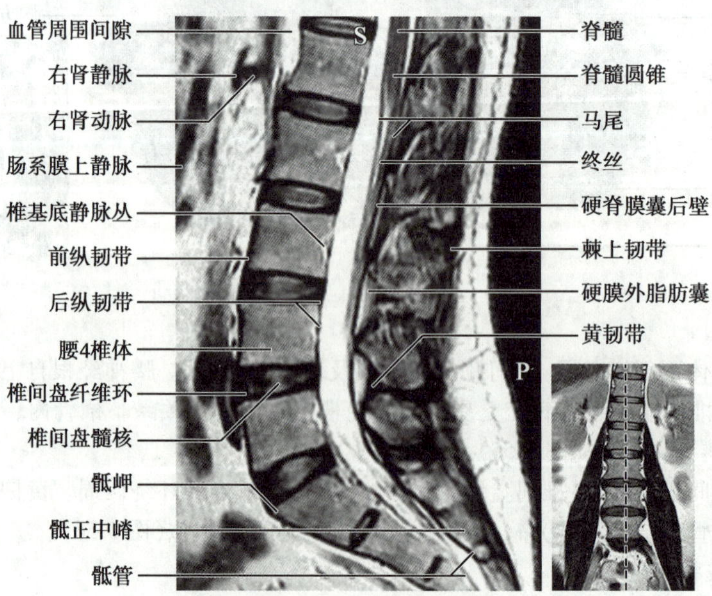

图 5-57　经腰椎正中矢状断层 MRI，T_2WI

笔记

（2）经腰椎旁矢状断层：椎体可呈楔形或方形等。椎间孔呈卵圆形，腰神经根从其上部通过。上、下关节突之间较为狭小的部分称为椎弓峡部，椎弓峡部骨质缺损不连续，称为椎弓峡部裂。缺损处常为低信号的纤维组织连接，多发生在第4、5腰椎，以第5腰椎最多。关节突关节后方的椎旁肌主要为横突棘肌和竖脊肌（图5-58）。

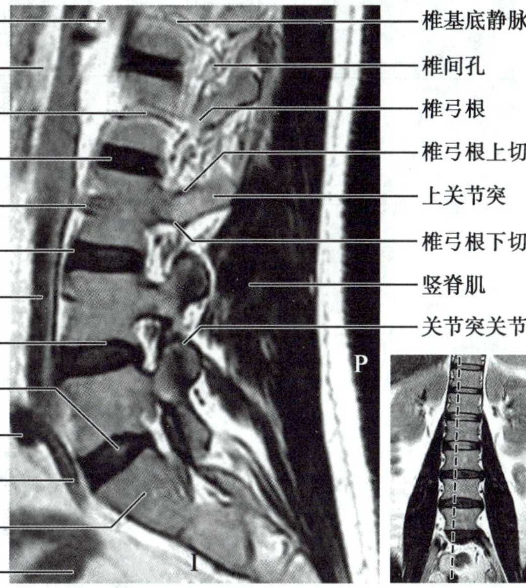

图5-58 经腰椎旁矢状断层MRI，T_2WI

3. 腰椎MRI冠状断层　经腰椎椎体冠状断层，腰椎前凸，腰椎呈长方形上下排列。腰椎间盘最厚，且自上而下逐渐增厚，髓核位于中间。腰大肌起自胸12~腰4椎体，呈梭状走行于腰椎体两侧，向下可与髂肌组成髂腰肌而终止于股骨小转子。膈脚起自第2~3腰椎前面和第1腰椎横突，冠状位并行于上部腰椎两侧（图5-59）。

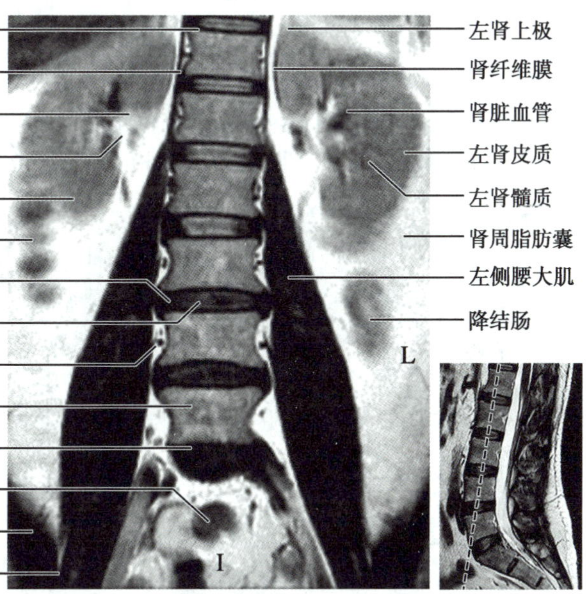

图5-59 经腰椎椎体冠状断层MRI，T_2WI

（五）骶尾椎MRI

1. 经第1骶椎椎体横断层　骶管内有终丝、马尾和脑脊液。骶神经前、后支分别自骶前、后孔穿出。髂骨翼和骶翼前方有髂肌和腰大肌，两肌之间有股神经、腰骶干。腰大肌内侧从外到内依次有髂外动脉

笔记

和静脉、输尿管、髂内动脉和静脉。骶正中嵴外侧为竖脊肌，髂骨翼后外侧有臀中肌和臀大肌（图5-60）。

2. 经第2骶椎椎体横断层　骶髂关节面增大。骶骨周围软组织与经第1骶椎的横断层相似（图5-61）。

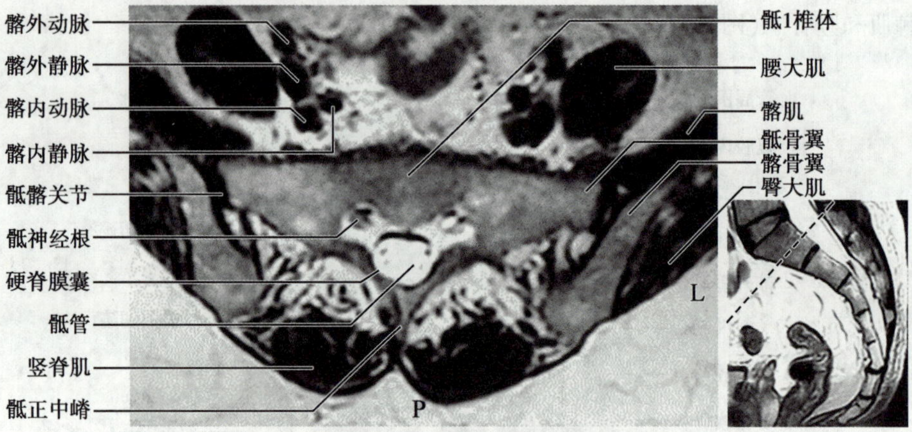

图5-60　经第1骶椎椎体横断层MRI，T_2WI

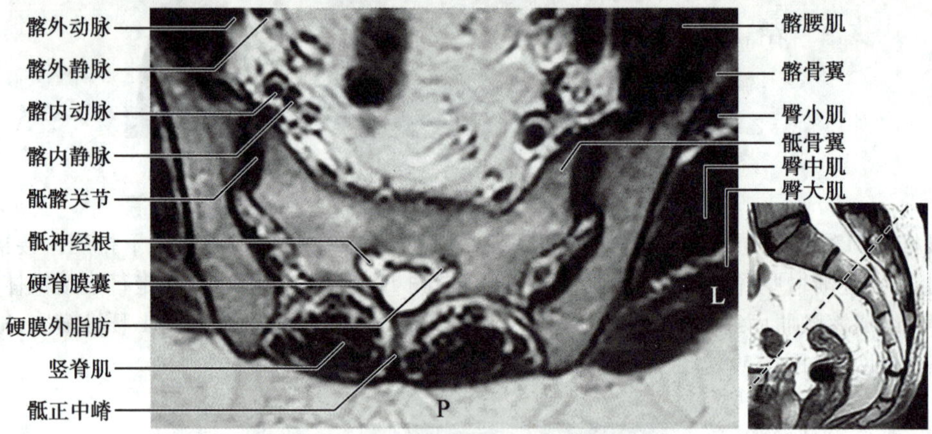

图5-61　经第2骶椎椎体横断层MRI，T_2WI

3. 经骶尾椎正中矢状断层　骶尾椎曲度后凸，骶管位于骶椎椎体后方，亦呈上宽下窄。硬脊膜囊终于第2骶椎水平，并借终丝附着于尾骨。骶管硬膜囊外可见大量脂肪组织填充（图5-62）。

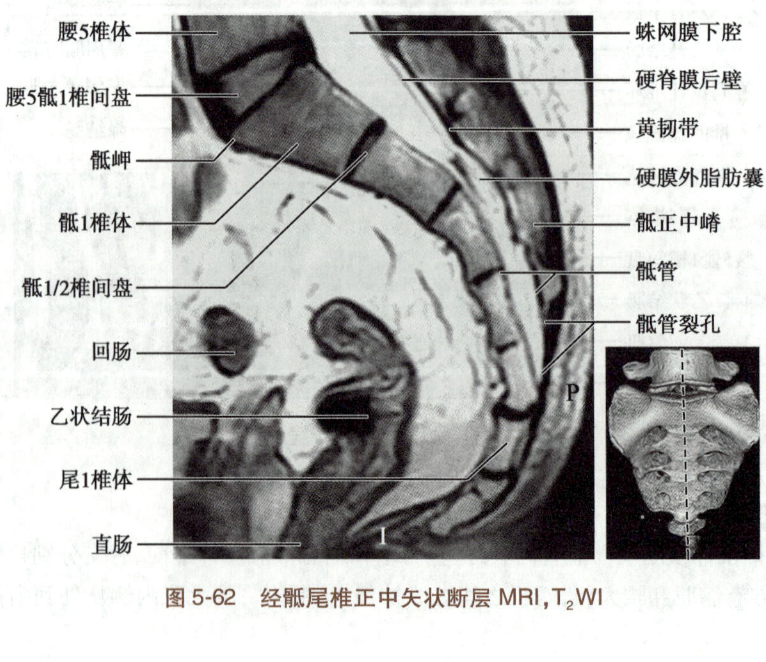

图5-62　经骶尾椎正中矢状断层MRI，T_2WI

第二节 四 肢 影 像

四肢主要是长骨和关节结构，医学影像检查以 DR 为主，必要时再做 CT 和 MRI 检查。

一、长骨的发育

骨骼的发育包括骨化与生长，在胚胎期已经开始。骨骼的骨化包括：①膜内化骨，由间充质细胞演变成为成纤维细胞，形成结缔组织膜。在膜的特定部位开始化骨，形成骨化中心(ossification center)，并逐渐扩大直至完成骨骼发育。如颅盖诸骨、面骨等属膜内化骨。②软骨内化骨，由间充质细胞演变为软骨原基，后由成骨细胞的成骨活动而形成原始骨化中心(一次骨化中心)。出生后，在骨端部位又出现继发骨化中心(二次骨化中心)。骨化中心不断扩大，最后软骨原基全部骨化，原始与继发骨化中心互相愈合，完成骨骼发育。如躯干骨、四肢骨、颅底骨、筛骨等属软骨内化骨。③混合型化骨，少数骨兼有以上两种形式化骨，如锁骨、下颌骨属混合型化骨。

长管状骨的骨膜新生骨沿骨皮质向外生长，向周围膨大，破骨细胞在骨皮质内侧面吸收和破坏，使皮质内层成为疏松骨质并形成髓腔。髓腔周围的骨质逐渐吸收，同时骨干也不断重建，使骨干的管型形成直到正常成人骨的解剖形状大小为止。

长管状骨的纵径生长在骨骺和骺板内进行。骨骺发育依靠二次骨化中心，骺板内的骨化不断向干骺端方向延伸，使骨伸长。最初骨骺板内的软骨细胞不断向骨干方向分裂，排列成相互平行的软骨细胞柱，基质将各细胞柱隔开。骺板内的骨化过程从骨端起分为预备钙化带转变成新骨预备钙化带(provisional calcification zone)。在休止的软骨内，增生软骨不断形成规则的软骨柱。增生软骨带不断使骨骺线向骨骺移位，同时其本身于骨骺侧进行增生。当骨发育至一定程度后，骺软骨变窄钙化，最后骺线闭合而停止生长发育。

骨骼在生长发育过程中，通过成骨细胞的成骨活动和破骨细胞的骨质吸收活动不断改建塑形。

二、儿童长骨 DR

儿童长骨一般有 3 个骨化中心，一个在骨干，为原始骨化中心；另两个在骨端，为继发骨化中心。出生时，长骨骨干大部分已骨化，两端为骺软骨(epiphyseal cartilage)。所以，儿童长骨的主要特点是存在骺软骨，且未完全骨化，可分为骨干(diaphysis)、干骺端(metaphysis)、骨骺(epiphysis)和骺板(epiphyseal plate)四个部分(图 5-63)：

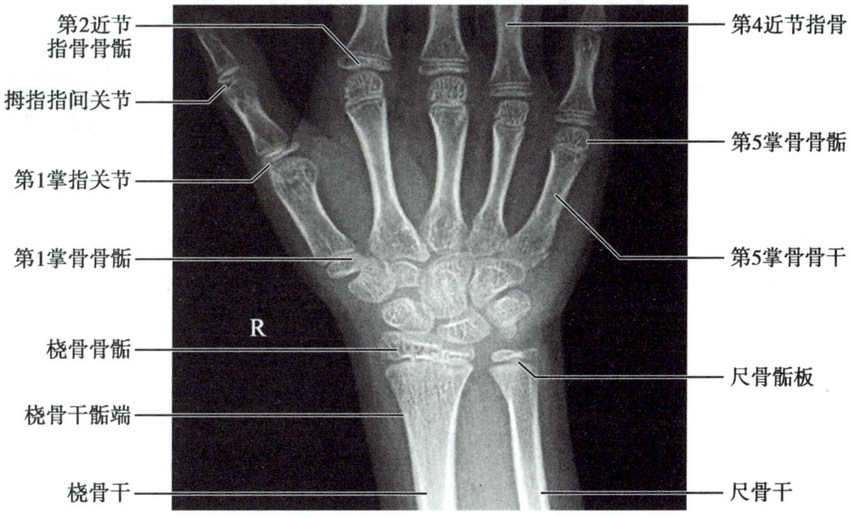

图 5-63 儿童腕关节正位

1. 骨干　骨皮质呈均匀致密影，外缘清晰，在骨干中部最厚，向两端逐渐变薄；骨皮质外面（除外关节囊内部分）和内面均覆以骨膜，前者为骨外膜，后者为骨内膜，正常骨膜无法显示；骨松质呈致密网格影；骨干中央为骨髓腔，充满骨髓，呈无结构的半透明区。

2. 干骺端　为骨干两端向骨骺移行的较为粗大的部分，外缘为薄层骨皮质，内由骨松质构成。干骺端呈致密骨小梁彼此交叉形成的海绵状结构影，顶端为一横行薄层致密带影，为预备钙化带即临时钙化带，由钙化的软骨基质和初级骨小梁组成；骨干与干骺端之间无清楚分界线。

3. 骨骺　为未完成发育的长骨末端。在胎儿及幼儿期为软骨，即骺软骨。骺软骨 X 线不显影，其具有骨化功能，在骨化初期于骺软骨中出现一个或几个二次骨化中心，呈小点状致密影；骺软骨不断增大，其中的二次骨化中心也由于骨化而不断增大，形成松质骨，边缘由不规则变为光滑整齐，最后与干骺端融合。

4. 骺板　骨骺与干骺端不断骨化，二者间的软骨逐渐变薄呈板状，称为骺板。表现为横行透明带状影，位于二次骨化中心与干骺端之间；随着生长发育，骺板进一步变薄，形成线状透明影，称为骺线（epiphyseal line）；骺软骨不断变薄，最后消失，骨骺与干骺端融合，完成骨的发育，表现为骺线消失。原骺线所在部位可见不规则线样致密影为骺板遗迹（epiphyseal plate residuum）。

5. 骨龄　在骨的发育过程中，原始骨化中心和继发骨化中心的出现时间，骨骺与干骺端骨性融合的时间及其形态的变化都有一定规律，这种规律以时间（月和年）来表示即骨龄（bone age）。测定骨龄的方法有简单计数法、图谱分析法、评分法和计算机骨龄评分系统等，在实际工作中可根据情况综合应用。通常为 2 岁以下儿童拍摄手-腕、足、膝部 X 线片；2 岁以上儿童仅拍摄手-腕部 X 线片（图 5-64）；若成熟延迟仍需拍摄足及膝片；8~10 岁以上者可加拍肘部片。从出生至 14 岁，可由继发骨化中心的出现估计年龄；14~15 岁可根据骨骺与干骺端的愈合加以估算。骨龄是统计学数据，受到种族、地区、性别和营养等因素的影响而存在差异，被检者骨龄低于或高于实际年龄 1~2 岁，多属正常范围。

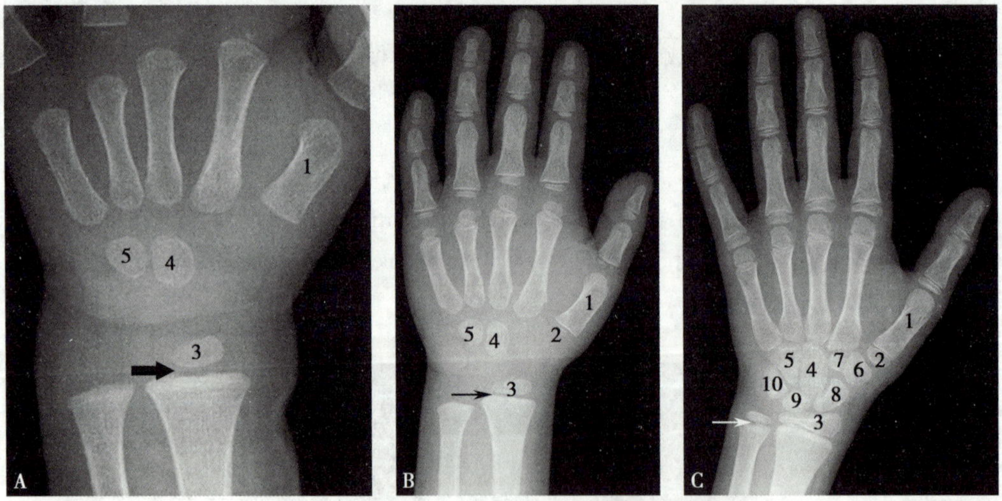

图 5-64　儿童腕关节正位

A. 1 周岁；B. 3 周岁；C. 9 周岁。

1. 第 1 掌骨一次（原发）化骨中心；2. 第 1 掌骨二次（继发）化骨中心；3. 桡骨小头二次化骨中心；4. 头状骨化骨中心；5. 钩状骨化骨中心；6. 大多角骨；7. 小多角骨；8. 舟状骨；9. 月骨；10. 三角骨。粗黑箭头桡骨远端骨骺板；细黑箭头桡骨远端骨骺线；细白箭头尺骨远端骨骺线。

骨龄在临床上还可用于鉴别正常骨骺或骨折，估计骨骺疾病的发病时间，并可帮助诊断如甲状腺功能亢进、肾上腺皮质肿瘤等影响骨骼发育的疾病。

三、成人四肢 DR

四肢长骨检查必须包含邻近的一个关节，以利于定位。对微细结构的观察需同时用相同条件拍双侧，用以对比观察。

（一）上肢DR

上肢骨分为上肢带骨和自由上肢骨，共64块。上肢带骨包括锁骨、肩胛骨；自由上肢骨包括肱骨、尺骨、桡骨、腕骨、掌骨及指骨。

1. 肩关节　由肱骨头和肩胛骨关节盂构成。

肩关节正位片，关节盂前缘偏内，后缘偏外，呈纵向卵圆环。关节盂后缘与肱骨头内缘重叠，呈纺锤形阴影。肩关节的关节间隙最大距离一般为4～6mm。在肱骨内收位时，肱骨头影的下界一般不低于关节盂影的下界，肱骨头上方至肩峰间的正常距离为6～16mm。在上肢外展90°的肩关节正位片上，沿肩胛骨外侧缘、肱骨颈下缘和肱骨干内缘应为光滑而自然的弧形曲线，此曲线称肩肱曲线。如发生肩关节脱位，同侧肩肱曲线被破坏而呈锐角。

锁骨呈横置的一字形，重叠于胸廓上方。锁骨内侧端呈方形与胸骨柄相对并构成胸锁关节，但两关节面之间并不完全对应。锁骨外侧端与肩峰构成肩锁关节。锁骨上缘较光滑，下缘内侧端附近可见一骨质浅凹，是肋锁韧带附着处；外侧端附近高低不平，有喙突粗隆或称锥状结节，是喙锁韧带的附着处。正常情况下，两锁骨内侧端对称，后前位胸片上可测量胸椎棘突至两侧锁骨内侧端的距离，观察两侧的距离是否对称，以判断照片体位是否端正。

肩胛骨体部呈倒置的三角形，位于胸廓后上方，其较薄的内侧大部分与第2～7后肋骨重叠，较厚的外侧小部显露于胸廓的外侧。肩胛骨上角突出于锁骨影上方，平对第2后肋；下角平对第7后肋，是计数肋骨的标志；外侧角粗大致密，并有椭圆形的关节面，称关节盂，与肱骨头相对组成肩关节。肩胛骨的内、外侧两缘比较容易识别，尤以外侧缘致密。肩胛骨的上缘影像淡而难以辨认，其外侧端有屈指状的喙突致密影。上缘与喙突的下方有斜形的肩胛冈影，其附着处显示为一条横行致密线，此线以上为冈上窝，以下为冈下窝。肩胛冈外侧端转折为肩峰，与锁骨远侧端构成肩锁关节（图5-65）。

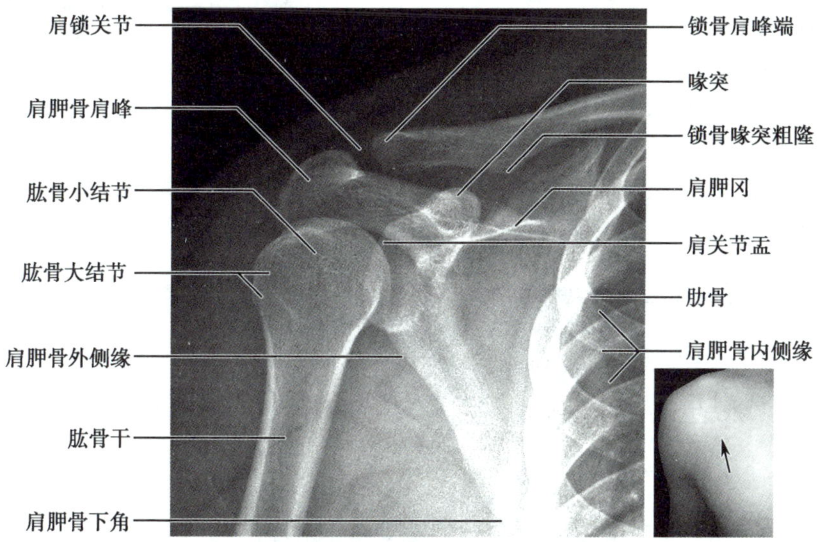

图5-65　右肩关节正位

2. 肱骨　肱骨头呈半球形，周围的环状浅沟为解剖颈。颈下向外侧的突起为大结节，大结节向下的延伸为大结节嵴；颈下向前突出为小结节，向下的延伸为小结节嵴；大小结节之间的纵沟为结节间沟。肱骨上端与肱骨体交界处稍变细，称外科颈，此处易发生骨折。肱骨体中部外侧方骨粗隆，称为三角肌粗隆，是三角肌附着部。肱骨下端呈前后略扁的三棱柱形，外侧有呈半球状的肱骨小头，与桡骨构成肱桡关节；内侧有肱骨滑车，与尺骨滑车切迹构成肱尺关节。滑车后方有一深窝，称鹰嘴窝。在肱骨滑车和肱骨小头上各有一突起，即肱骨内、外上髁，为体表标志。

（1）肱骨正位片：肱骨头朝向内上，其关节面平滑。肱骨大结节内部骨质稀疏，显示较淡。在大结节的内下方有小结节，为轴位投影，显示常不明显，但外缘致密，能勾画出小结节的范围。大、小结节之间有相对透明的结节间沟。肱骨骨干呈管状骨影，内、外两侧缘的皮质较厚，延至上、下骨端逐渐变薄。骨皮质表面光滑，骨干外缘中部略有隆起处为三角肌粗隆，偶见此粗隆下方显示浅沟，为桡神经沟。皮质内比较透明的区域为骨髓腔,骨髓腔与上、下两端的骨松质之间没有明显的分界。肱骨下端明显增宽,其向内、外突出的部分为内、外上髁,尤以内上髁突出明显。下端远侧有肱骨小头和肱骨滑车。肱骨滑车上方有半圆形的鹰嘴窝影,此窝下界因滑车与尺骨鹰嘴重叠而出现两条边缘影。

(2) 肱骨侧位片:肱骨上端膨大,其顶部为肱骨头,呈新月形。肱骨上端的大结节显示较淡薄,其前界可显致密线。在大结节的前方另一向前突出为小结节,也较淡薄,无明显界限,与大结节前界致密线之间为结节间沟区。肱骨骨干仍为典型的管状骨影。肱骨下端膨大,在其中部有一圆形致密圈影,为肱骨滑车的轴位像。有时沿前下缘另有一较淡的弧形边缘,它是肱骨滑车内侧半未被重叠的下伸部分。肱尺关节的关节间隙比较明显。在滑车影前方可显示淡薄的肱骨小头边缘影,它与桡骨小头关节面相对应,并可以此作识别肱骨小头的依据。在滑车影上方,骨干前后皮质向下汇合成一致密线,并继续下行一段后与滑车影相接。在这汇合致密线的前后方,形成影像较淡的凹陷,前方为冠突窝,后方为鹰嘴窝。鹰嘴窝内常有致密的内上髁影重叠,有时内上髁影的一部分已突出在整个下端影后方。

3. 肘关节　肘关节为复合关节,可包括肱尺关节、肱桡关节和近侧桡尺关节三个关节。肱尺关节由肱骨滑车和尺骨滑车切迹构成;肱桡关节由肱骨小头和桡骨关节凹构成;桡尺近侧关节由桡骨环状关节面和尺骨桡切迹构成。

(1) 肘关节正位片:肱尺关节与肱桡关节的关节间隙相连,呈水平位,宽约3mm。桡尺近侧关节的关节间隙较窄(图5-66)。

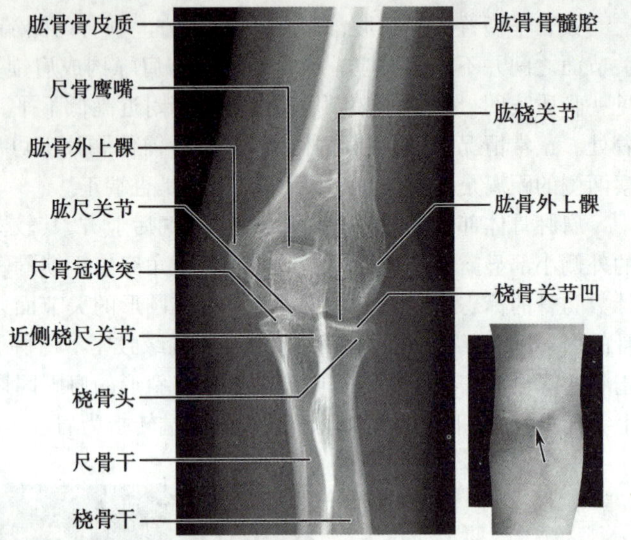

图5-66　左肘关节正位片

(2) 肘关节侧位片:肱尺关节的关节间隙显示明显。桡骨头与尺骨冠突部分重叠,桡尺近侧关节的间隙不能显示。肱桡关节的关节间隙常因尺骨冠突影的重叠而显示不清(图5-67)。

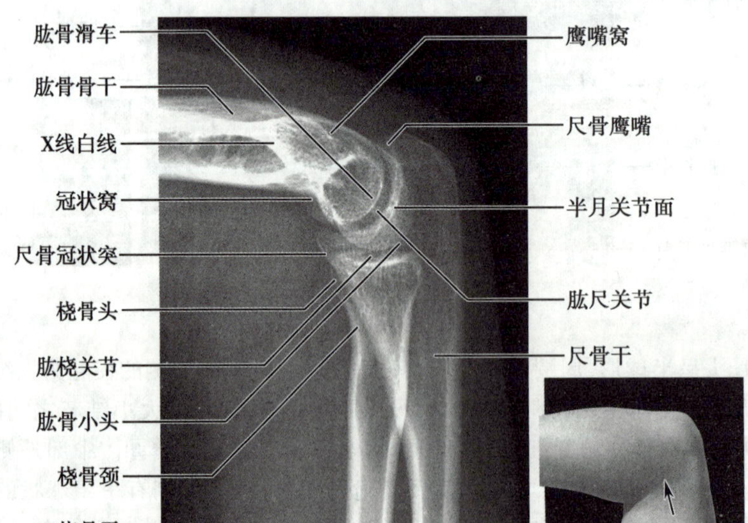

图5-67　肘关节侧位片

4. 尺骨　位于前臂的内侧,上端粗大,下端细小。上端前有半月形的滑车切迹,切迹后上方的突起为尺骨鹰嘴,可在体表触及;切迹前下方的突起称冠突。尺骨下端有尺骨头,尺骨头后内侧向下伸出尺骨茎突。

笔记

（1）尺骨正位片：尺骨鹰嘴呈方形，大部分与肱骨滑车重叠，显示致密影。冠突在鹰嘴下方，显示为上突的弧形致密线。此弧线是冠突上面的关节面，它与肱骨滑车下缘相对应构成肱尺关节，并可见关节间隙。鹰嘴下部与此关节间隙重叠，显示较淡。冠突外侧的桡骨切迹呈矢状位，不能完全显示，但它与桡骨小头对应构成桡尺近侧关节。此关节常因两骨重叠而不显示间隙或只显示出不太透明的部分间隙影。尺骨骨干呈管状骨影，两侧皮质较厚，其内侧皮质稍窄，但很清晰，外侧皮质边缘比较模糊，沿其边缘可见显示较淡的骨间嵴影，不应误为骨膜反应。两侧皮质间为骨髓腔。尺骨下端的尺骨茎突显示很清晰。尺骨小头与桡骨的尺骨切迹共同构成桡尺远侧关节，有时可见关节间隙。尺骨小头下方与腕骨之间距离较大，是因其间的关节盘在 X 线上不能显示所致。

（2）尺骨侧位片：尺骨上方向后突出的部分为鹰嘴，下方向前突出的部分为冠突。鹰嘴前缘向下延至冠突上面，并构成后凹的弧形面即滑车切迹，与肱骨滑车对应构成肱尺关节。冠突与桡骨小头部分重叠。尺骨骨干位于桡骨骨干后方。尺骨下端与桡骨下端重叠，在重叠的阴影内可见下端略为膨大的尺骨小头及其后方向下突出的尺骨茎突影。

5. 桡骨　位于前臂的外侧，上端细小，下端粗大。上端桡骨头上有关节凹，与肱骨小头构成肱桡关节。其周围环状关节面与尺骨桡切迹构成近侧桡尺关节。桡骨下端内侧面有尺切迹，与尺骨头的环状关节面构成远侧桡尺关节。

（1）桡骨正位片：桡骨上端有肱桡关节、近侧桡尺关节。桡骨颈下方有一明显向内突起的桡骨粗隆。桡骨下端粗大，其外侧向下突出的尖部为桡骨茎突。远侧的致密边缘为下关节面，参与构成桡腕关节、远侧桡尺关节（图 5-68）。

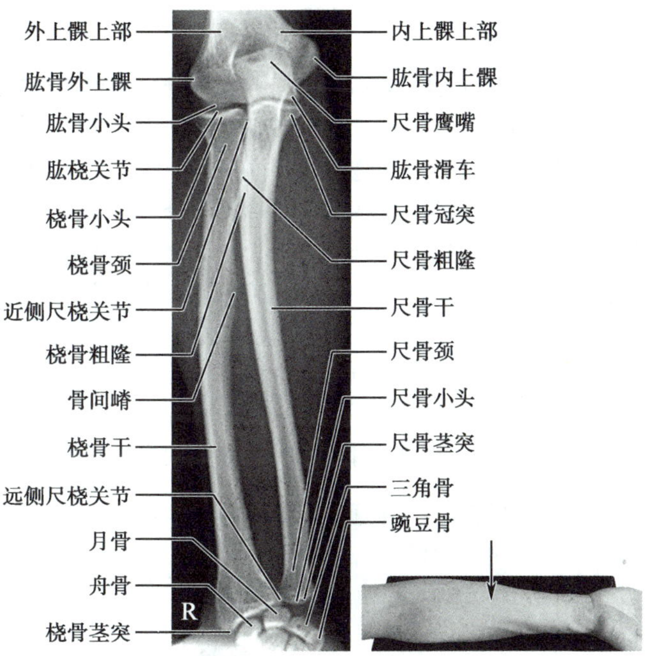

图 5-68　右尺、桡骨正位片

（2）桡骨侧位片：桡骨上方有肱桡关节，关节间隙显示明显。小头后部与尺骨冠突有重叠，但各自的轮廓尚能辨别。在桡骨颈下方的桡骨粗隆可显示为向前的隆起，也可与骨干重叠而不显示。桡骨下端膨大参与构成桡腕关节。桡骨茎突由下关节面向下延伸，呈三角形并与腕骨影重叠。

6. 腕关节　亦称桡腕关节，由手的舟骨、月骨和三角骨的近侧关节面作为关节头，桡骨下端的腕关节面和尺骨下端的关节盘作为关节窝而构成。腕骨间关节为相邻各腕骨之间构成的微动关节，可分为近侧列腕骨间关节、远侧列腕骨间关节和两列腕骨之间的腕中关节。各腕骨之间借韧带连结成一整体，各关节腔彼此相通。

（1）腕关节正位片（图 5-69）：与掌骨底对应的 4 块腕骨为远侧列，它们由外至内分别为大多角骨、小多角骨、头状骨和钩骨。大多角骨结节在正位片上显示为致密影，常因骨质稀疏而不显示。小多角骨较小呈方形，居舟骨与第 2 掌骨底之间，其外侧常与大多角骨重叠。头状骨最大，呈长方形，其近端圆形的头部嵌于由舟骨和月骨围成的窝内。远侧面与第 3 掌骨底关联，其外缘与舟骨和小多角骨对应，内缘与钩骨相邻。钩骨呈三角形，其尖端楔于头状骨与三角骨之间，其底边与第 4、5 掌骨底相关联。

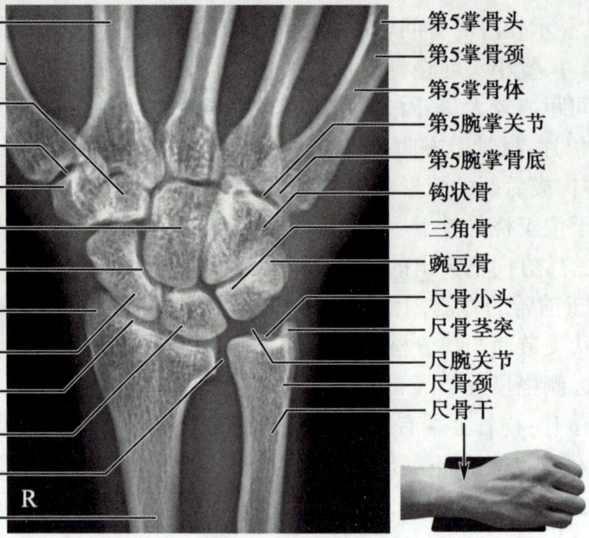

图 5-69　右腕关节正位

近侧列 4 块腕骨由外至内分别为舟骨、月骨、三角骨和豌豆骨。豌豆骨与三角骨前后重叠，舟骨和月骨与桡骨下关节面对应构成关节。三角骨在尺骨小头远侧，两者间因有不显示的关节盘相隔，故 X 线上距离较大。两列腕骨之形状不同，排列不整。舟骨位于近列腕骨的外侧，呈不规则的长方形，其外侧端突起的致密圈影为舟骨结节。舟骨的内侧有一小部分向下与头状骨影重叠。三角骨居腕部内缘，呈三角形，大部分被豌豆骨重叠掩盖。豌豆骨呈圆形，骨质较为稀疏，而与三角骨重叠后显示比较致密。大多角骨在舟骨与第 1 掌骨底之间，外形不规则，向远侧突出的部分伸至第 1、2 掌骨底之间。

（2）腕关节侧位片（图 5-70）：各腕骨彼此重叠，难以辨别。在所有腕骨中，最靠近桡骨下关节面的为月骨，呈半月形，凹面朝向远侧，它与舟骨和三角骨均有重叠，但界限很易识别，在其远端是体积最大、呈长方形的头状骨。头状骨近端的头部与月骨嵌合，远侧端与掌骨底对应。在整个腕骨群的掌侧缘上，可见两个向前的骨突影，其中近侧为舟骨结节，远侧为大多角骨结节。在舟骨结节的背侧有

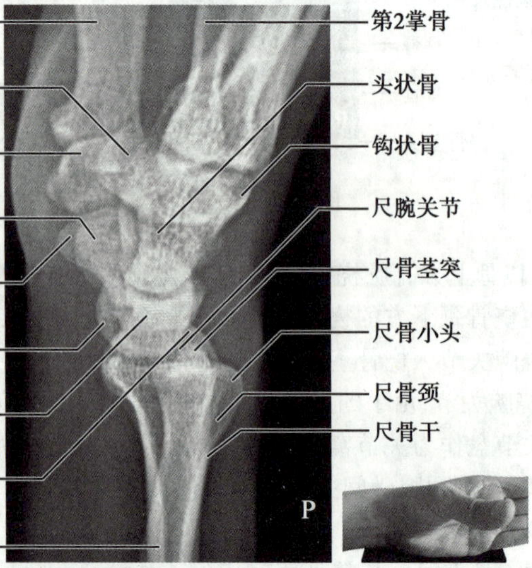

图 5-70　腕关节侧位

一圆形的豌豆骨与舟骨重叠。舟骨后部与头状骨和月骨重叠。在头状骨头部和月骨后半的阴影内，有三角骨影重叠。三角骨呈略圆的三角形。小多角骨体积较小，常与头状骨远侧半重叠，表现为一致密的长方形影。钩骨体与头状骨、小多角骨重叠，轮廓显示不清。

腕骨的辨识主要依靠正位像，近侧列由桡侧至尺侧依次为：舟（舟状骨）、月（月骨）、三（三角骨）、豆（豌豆骨）；远侧列由桡侧至尺侧依次为：大（大多角骨）、小（小多角骨）、头状（头状骨）、钩（钩骨）。在侧位像上：月骨托着头状骨，中线连成一条沟（线），小（小多角骨）、豆（豌豆骨）在前，钩（钩骨）、角（三角骨）后，大（大多角骨）、舟（舟状骨）斜形最前头。

7. 手部　由掌骨和指骨共同构成。通常拍手的正位片（图 5-71），有时加拍斜位片（图 5-72）。

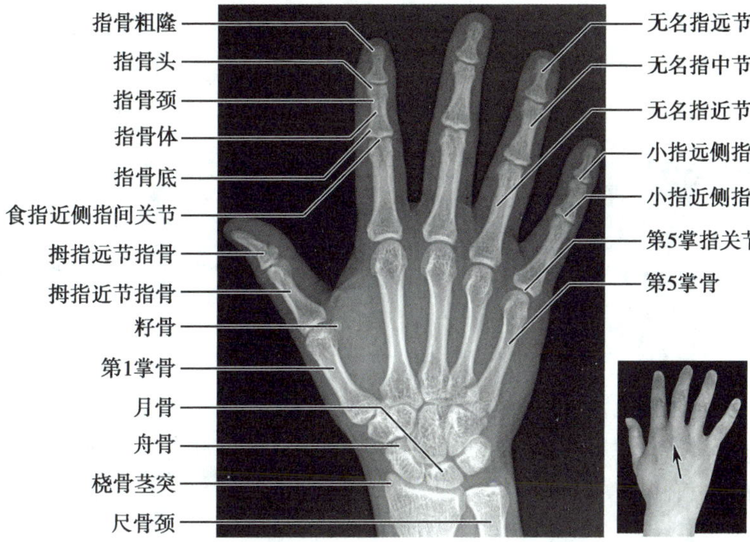

图 5-71　右手正位

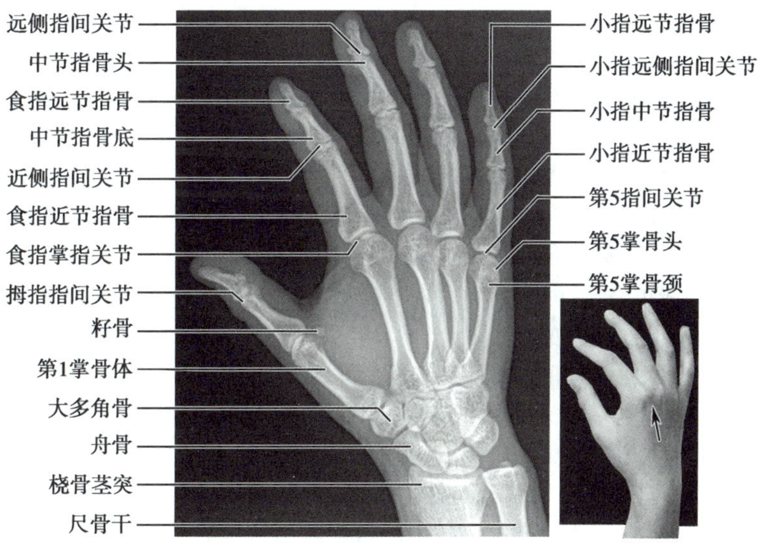

图 5-72　右手斜位

（1）掌骨：共 5 块，掌骨骨干皮质较厚，内有骨髓腔。两端皮质很薄，内为骨松质。每块掌骨的近端呈方形，为掌骨底，与腕骨之间构成腕掌关节。掌骨远端呈球形，为掌骨头，与指骨底构成掌指关节。各掌骨底的结构不尽相同，除第 1 掌骨较为独立外，其他 4 块依次部分重叠。在第 1 掌骨远端的掌侧经常可见籽骨，其他掌骨远端有时也可出现籽骨。掌骨侧位互相重叠不易分辨，可以投照掌骨斜位片。

（2）指骨：共 14 块，其中拇指 2 节，其他各指各 3 节。正位片上，各指骨的近端较宽而且稀疏，为指骨底。近侧指骨底与掌骨头之间构成掌指关节，呈球窝型。所有指骨之间的关节统称指间关节，均为滑车型。各远侧指骨的末端称为甲粗隆。

（二）下肢 DR

下肢骨分为下肢带骨和下肢自由骨，共有 62 块。下肢带骨为髋骨，下肢自由骨包括股骨、髌骨、胫骨、腓骨、跗骨、跖骨和趾骨。

1. 骨盆　骨盆是连接脊柱和下肢的盆状骨架，由后方的骶、尾骨和左右的两髋骨连接而成的完整骨环。髋骨由髂骨、坐骨和耻骨组成，为不规则扁骨。幼年期，三骨之间为软骨结合。成年后，软骨骨化，三骨融合为一，在融合处的外侧面有深窝，称髋臼，与股骨头构成髋关节。髋臼前下方有闭孔。髋骨后上部为髂骨，上缘肥厚，呈弓形，称髂嵴，最高点平第 4 腰椎棘突。前有髂前上棘、髂前下棘，后有髂后上棘和髂后下棘。髋骨前下部为耻骨，后下部为坐骨，其最低处为坐骨结节。坐骨结节上方有一个呈三角形的坐骨棘。坐骨棘上、下切迹分别为坐骨大切迹和坐骨小切迹（图 5-73）。

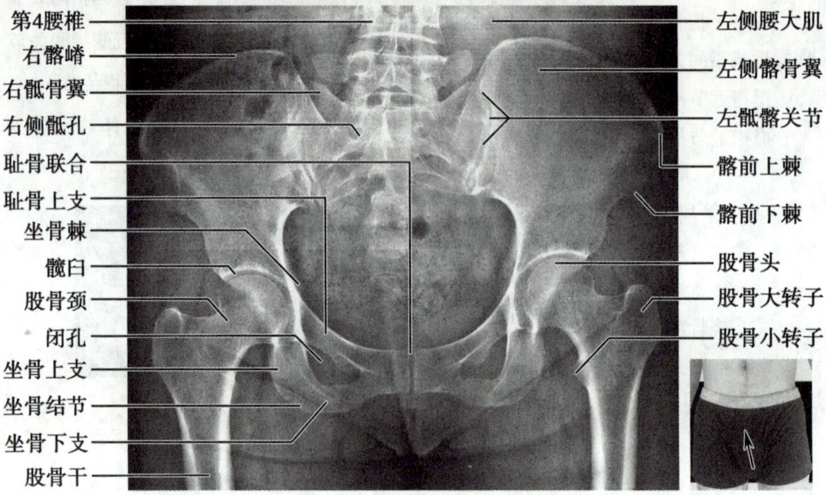

图 5-73　骨盆正位

2. 髋关节　髋臼较深，周缘附有髋臼唇。关节囊周围有髂股韧带、股骨头韧带、耻股韧带、坐股韧带加强。

髋关节正位片，可见髋臼与股骨头对应，髋臼前后缘与股骨头影重叠。髋关节间隙上半部较窄，显示两相对骨性关节面的距离；下半部较宽，显示股骨头与髋臼窝底间距离。股骨颈下缘与闭孔上缘所形成的曲线呈连续的弧形，称为耻颈线或沈通氏线（Shenton's line）。沿髂前下棘下方的髂骨外缘与至股骨颈外上缘的连线也呈连续的弧形，称为髂颈线或卡尔弗氏线（Calve's line），如有髋关节脱位或错位时，此线的连续性也将发生变化。

3. 股骨　是人体最长、最结实的长骨。

（1）股骨正位片：股骨头呈半球形，关节面的皮质较薄，中部有时可见股骨头凹。股骨头向内嵌入髋臼，构成髋关节，向外变细为股骨颈。股骨颈上缘的外侧端有隆起的大转子与之重叠，大转子尖部常突出于股骨颈上方。股骨颈下缘内侧端也有向内隆起的小转子。在股骨颈外侧可见由大转子尖向下的细致密线为转子间嵴，其外侧另有一较粗的致密线为转子间线。粗隆间线由大转子外上端行向内下，与转子间嵴下段重合，下端止于小转子基部。整个股骨上端的骨小梁明显，并显示出沿张力曲线和压力曲线排列的结构形式。股骨干是典型管状骨，中段皮质最厚，分别延至上、下干骺端逐渐变薄，其中上延的内缘皮质要通过小转子基部，至颈下缘变薄。股骨下端膨大为股骨内、外侧髁，两侧髁侧面的隆起为股骨内、外上髁。内、外侧髁分别由致密的边缘线围成方形的轮廓，两髁之间较淡的区域为髁间窝。股骨下端松质内的骨小梁清晰可辨，内有致密的髌骨影重叠。

（2）股骨侧位片：股骨头伸向上方，略为偏前，常呈球形，一部分与髋臼重叠。股骨头下方续为较细的股骨颈。颈部前后缘皮质明显，前缘皮质向下与骨干皮质相连，后缘皮质向下逐渐消失于干骺端的松质内。在头颈交界处常见一环状致密影,上半为股骨颈上缘的轴位影,下半为股骨头下部皮质影。在头、颈影内还有大转子影重叠。小转子尖伸向上方,常位于股骨头与颈部影的后侧。在大转子下方,由股骨干骺端向后突出为小转子,小转子一般显示淡薄。由大转子后缘向下至小转子的弧形骨线为转子间嵴,由大转子前缘向后下至小转子的致密斜线为转子间线。股骨骨干略向前弯曲,其前、后缘的皮质非常明显,但并不对称,其中后缘皮质较厚。股骨下端内、外侧髁重叠,两髁若错位则显示为双影。两髁的形状、大小均基本一致,难以分辨。一般内侧髁位置较低,但也可因摄影时肢体位置不同而有差异。区别方法为追踪由骨干前缘分别向下延续至两髁前缘的皮质线,其中延续至内侧髁的皮质线较平直,而延续至外侧髁前缘的皮质有明显转折。

4. 膝关节 膝关节由股骨下端、胫骨上端和髌骨构成,是人体最大、结构最复杂的关节。

(1) 膝关节正位片:股骨下端与胫骨上端相对应构成关节,关节间隙明显,髌骨与股骨下端重叠。股骨、胫骨的内、外侧髁之间的关节间隙基本一致,宽约 4~8mm。沿股骨两髁的关节面作一横线,为股髁关节面切线。再沿胫骨两髁的关节面作一横线,为胫上关节面切线。正常情况下两切线平行(图 5-74)。

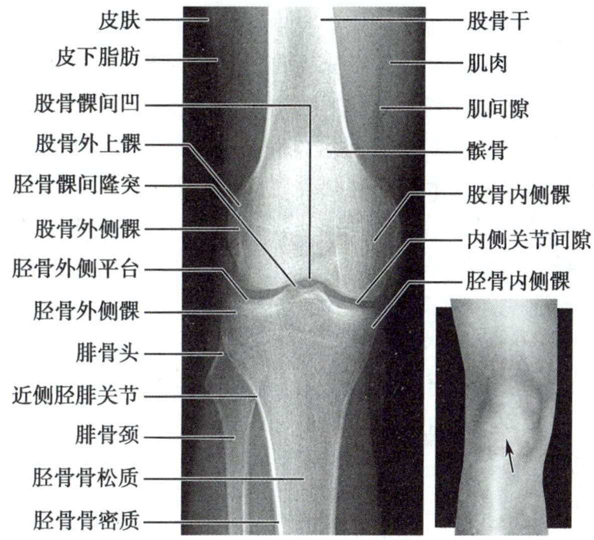

图 5-74 右膝关节正位

(2) 膝关节侧位片:股骨两侧髁前面与髌骨对应,关节间隙清晰。股骨两侧髁的下面均呈弧形,一小部分与胫骨两髁关节面对应。股骨两侧髁与胫骨的髁间隆起影部分重叠。其他内容可参考股骨正侧位表现(图 5-75)。

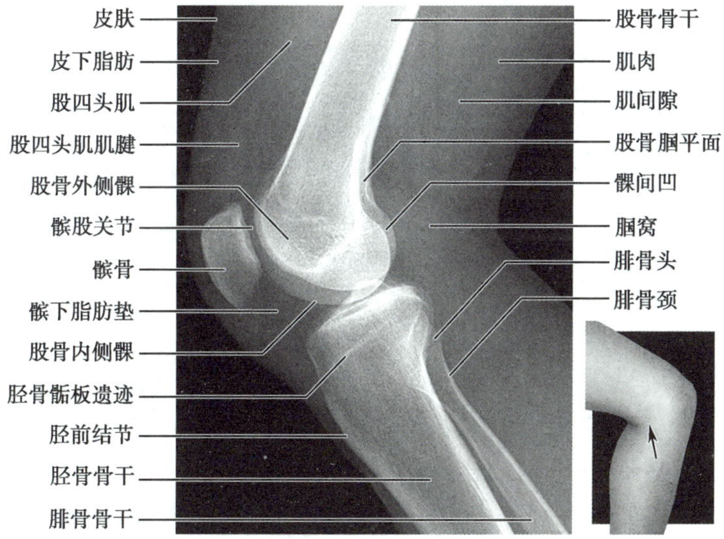

图 5-75 左膝关节侧位

5. 髌骨 位于膝关节前方,略呈三角形,是人体内最大的籽骨,位于股四头肌肌腱内,其背侧关节面与股骨髌关节面构成髌股关节。

(1) 髌骨正位片:髌骨重叠于股骨下端的松质内,呈尖端向下的三角形致密影,结构显示欠佳(图 5-74)。

(2) 髌骨侧位片:髌骨位于股骨髁的前方,呈不规整的四边形。其后上角和前下角比较尖锐。髌骨前缘骨皮质比较致密清晰,后缘骨皮质较淡,对应股骨髁的关节面可显示。髌骨内部骨质淡薄,有时可见骨小梁(图 5-75)。

(3) 髌骨轴位片:髌骨位于股骨两髁之上,呈三角形,边缘清晰,可清楚显示髌股关节的内、外侧关节间隙,见图 1-7。

6. 胫骨　位于小腿内侧,与腓骨共同组成小腿骨。胫骨上端膨大,向内侧和外侧突出的部分称为内侧髁和外侧髁,两髁之间向上形成髁间隆起。外侧髁后部的下面有腓关节面。上端前部与体移行处的粗糙隆起为胫骨结节,又称胫骨粗隆。下端内侧向内突起形成内踝。

(1) 胫骨正位片:可见胫骨内、外侧髁外形相似,有腓骨头接触者为外侧髁。胫骨两髁之上关节面平坦,分别与股骨内、外侧髁相对应。两髁关节面之间有两个向上的突起,为髁间隆起。胫骨上端骨小梁明显。胫骨骨干呈典型管状骨影,两缘皮质明显。胫骨下端膨大,其下关节面与距骨构成踝关节。胫骨下端外侧与腓骨下端构成远侧胫腓关节。

(2) 胫骨侧位片:胫骨上端内、外侧髁重叠,可以它们分别与股骨内、外侧髁的对应来区分。在关节面的中部可见上突的髁间隆起,常与股骨髁部分重叠。在胫骨上端前缘骨皮质明显向前隆起为胫骨粗隆,后缘与腓骨头重叠。胫骨下端膨大,与距骨滑车相对应构成踝关节,关节间隙明显,内有内踝影重叠。内踝影呈三角形,尖端向下与距骨滑车影重叠。

7. 腓骨　细长,位于小腿外侧偏后方。上端稍膨大为腓骨头,下端膨大呈三角形并向外突出,称外踝。

(1) 腓骨正位片:腓骨头与胫骨外侧髁的下部有部分重叠,构成近侧胫腓关节,但关节间隙不能显示。腓骨骨干细长,呈典型管状骨影,外侧皮质较厚,内侧皮质较薄。腓骨下端向外下突出的部分为外踝,呈尖端朝下的三角形,内侧面与距骨滑车相对应,参与踝关节的构成。

(2) 腓骨侧位片:腓骨头前部与胫骨重叠。腓骨骨干呈典型长管状骨影。腓骨下端与胫骨下端的后部影重叠。外踝向下通过踝关节间隙与距骨滑车影重叠。胫骨内踝居前,腓骨外踝居后。

8. 踝关节　又称为距小腿关节,由胫、腓骨的下端与距骨滑车构成。

(1) 踝关节正位片:胫骨下关节面与距骨滑车上关节面对应构成滑车关节,相对的两关节面平行,关节间隙宽 3~4mm。胫骨内踝关节面与距骨滑车内关节面对应,两关节面平行地斜向内下。腓骨外踝关节面与距骨滑车外关节面对应,两关节面平行斜向外下(图 5-76)。

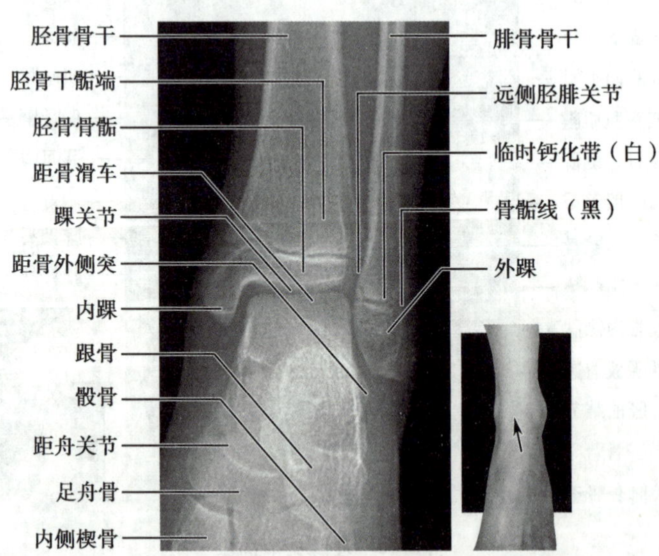

图 5-76　左踝关节正位

(2) 踝关节侧位片:胫骨下关节面与距骨滑车上关节面对应,两关节面彼此平行,向上呈弧形,关节间隙宽 3~4mm(图 5-77)。

9. 足部　由跗骨和跖骨共同构成。跗骨属短骨,共 7 块,距骨、跟骨、足舟骨、骰骨各 1 块,楔骨 3 块。跖骨属短管状骨,共 5 块,由内侧向外侧依次为第 1~5 跖骨。每一跖骨近端为底,与跗骨相接;中间为体;远端称头,与近节趾骨相接。

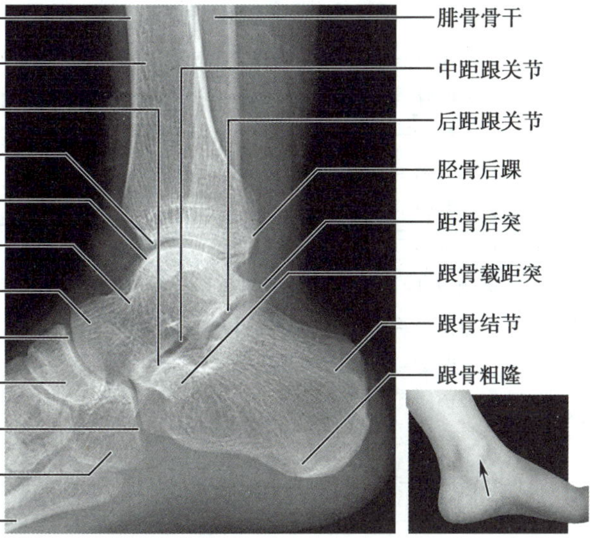

图 5-77 左踝关节侧位

(1) 足部正位片:第 1 跖骨最粗,其他各跖骨形状相似。5 块跖骨都分中间的体部、前端圆形膨大的跖骨小头和后端方形的跖骨底。各跖骨头的松质均较稀疏。5 块跖骨底部分重叠,其中第 5 跖骨底外突称第 5 跖骨结节。第 1 跖骨底与第 1 楔骨成跗跖关节,其小头与第 1 近侧趾骨成跖趾关节。第 2、3 跖骨底分别与第 2、3 楔骨构成跗跖关节,两跖骨小头分别与第 2、3 近侧趾骨成跖趾关节。第 4、5 跖骨底与骰骨构成跗跖关节,两跖骨小头与第 4、5 近侧趾骨成跖趾关节(图 5-78)。

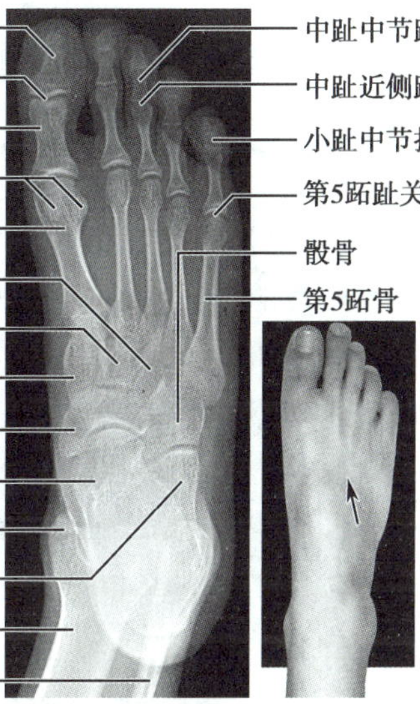

图 5-78 右足正位

(2) 足部斜位片:可以较清晰显示正位片诸跗骨之间以及跖骨底部分骨骼重叠的影像。除第 1~2 跖骨底部重叠较明显外,2~5 跖骨底部显示清晰。同时对舟骨、骰骨及其周围跗骨及关节的显示亦更清晰(图 5-79)。

四、成人四肢 CT

X 线平片检查作为四肢部骨与关节疾病的首选方法,将 CT 和 MRI 作为补充检查手段,以明确复杂区域的解剖和细微的结构变化。但在显示关节结构方面,CT 和 X 线平片远不及 MRI。

(一) 肩关节 CT

1. 肩关节 CT 横断层

(1) 经关节盂上份横断层面:主要显示喙突、关节盂上缘、肩胛骨和肱骨头上部、肩关节周围肌等。肱骨头与肩胛骨关节盂构成肩关节,关节间隙呈月牙形。三角肌呈 C 形环绕肩关节。肩胛骨呈横置 Y 形,居肩关节后内侧,肩胛冈前外侧为冈上肌,后方为冈下肌。肩胛下肌和前锯肌依次列于肩胛骨前方(图 5-80)。

(2) 经关节盂中份横断层面:主要显示肩胛骨体部、肱骨大结节、肱骨小结节、结节间沟、肩关节周围肌和腋窝。肱骨头与其后内侧的关节盂构成肩关节,关节间隙呈弧形向前外侧张开。三角肌断面呈 C 形环绕肩关节外侧。腋窝断面近似三角形(图 5-81)。

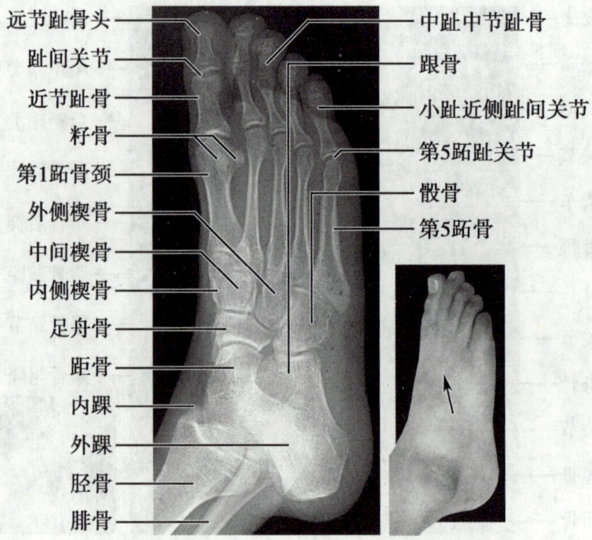

图 5-79　右足斜位片

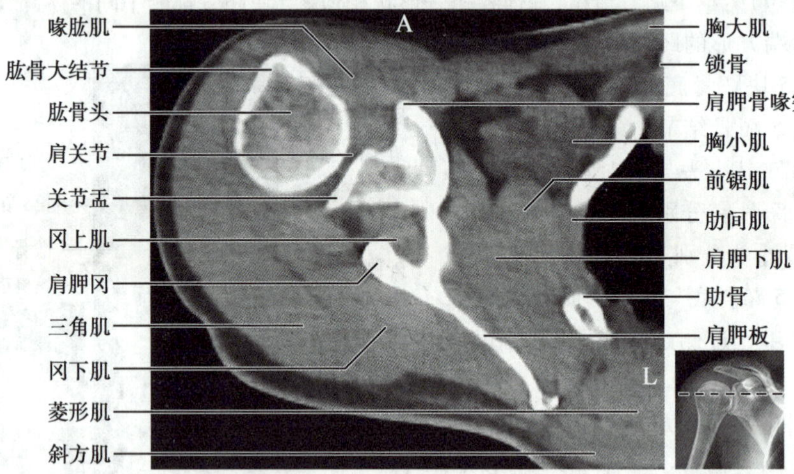

图 5-80　经关节盂上份横断层

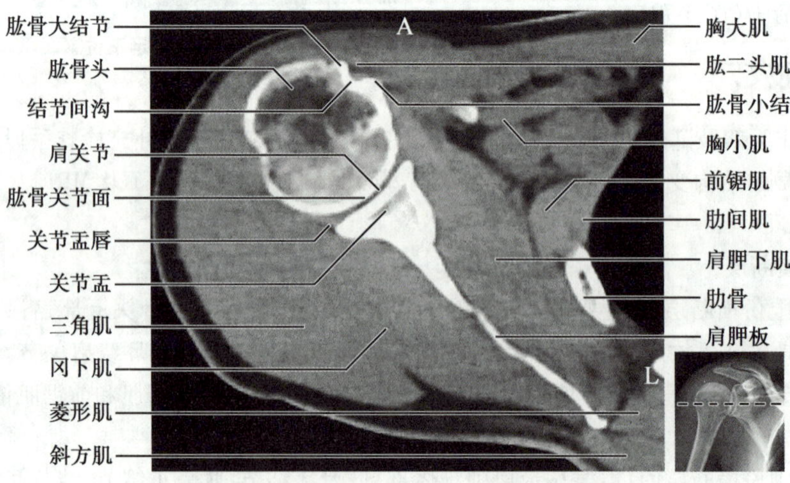

图 5-81　经关节盂中份横断层

（3）经关节盂下份横断层面：主要显示关节盂下缘和肱骨上段横断面，位于冈下肌下部的小圆肌出现，肩胛下肌和冈下肌下部仍可显示。肱骨呈圆形，肱骨骨皮质在 MSCT 图像上呈环形高密度影，髓腔呈低密度影（图 5-82）。

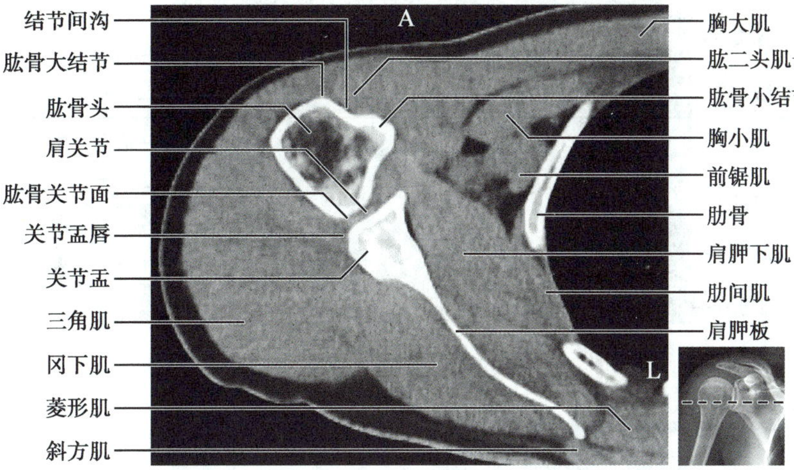

图 5-82　经关节盂下份横断层

2. 肩关节 CT 冠状断层

（1）经肩关节前份冠状断层：肱骨头居断层上份，锁骨位于断层的内上部。肱骨头外侧有隆起的肱骨大结节。其内下方为结节间沟，内有肱二头肌长头腱。肱骨外侧有纵行的三角肌。肱骨头内侧有肩胛下肌及其肌腱。在肱骨头下方，由外侧向内侧依次可见三角肌、肱二头肌和喙肱肌。锁骨下与肩胛冈之间有冈上肌走行；肩胛冈下方走行肩胛下肌。喙突、肩胛下肌、喙肱肌和肱二头肌内下方见腋窝（图 5-83）。

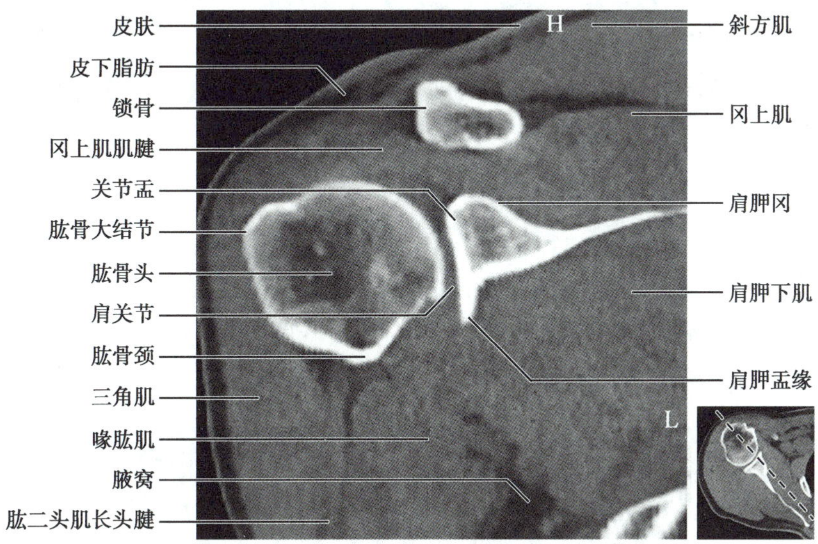

图 5-83　经肩关节前份冠状断层

（2）经肩关节中份冠状断层：肱骨头位于上份中央，与内侧的关节盂相对，肩关节呈新月形。肱骨头向下逐渐移行为肱骨解剖颈与外科颈，肱骨头外侧有肱骨大结节，三角肌仍位于肱骨大结节外侧。肱骨头上方出现了冈上肌。冈上肌的上方可见肩锁关节。肩关节内侧可见肩胛下肌，其下方为背阔肌（图 5-84）。

（3）经肩关节后份冠状断层：肱骨头外侧为肱骨大结节。小圆肌越过肩关节后方，附着于肱骨大结节的下部。肱骨大结节外侧见三角肌较厚而大。肱骨头上方可见冈上肌，冈上肌的上方可见肩峰。其他解剖与经肩关节中份冠断层类似（图 5-85）。

笔记

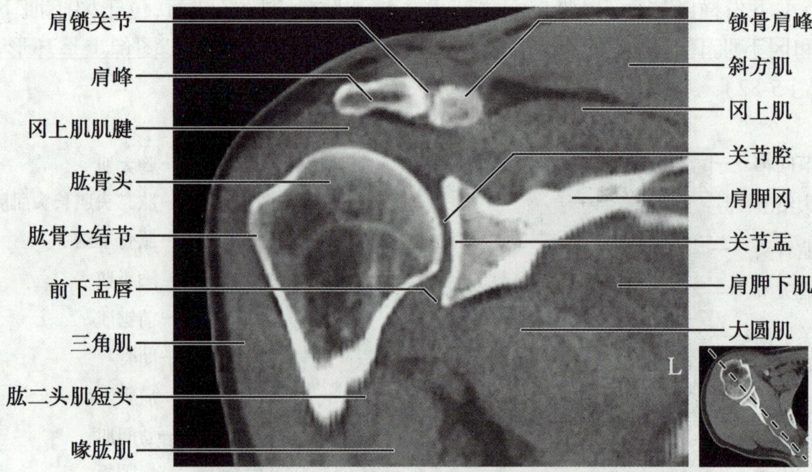

图 5-84　经肩关节中份冠状断层

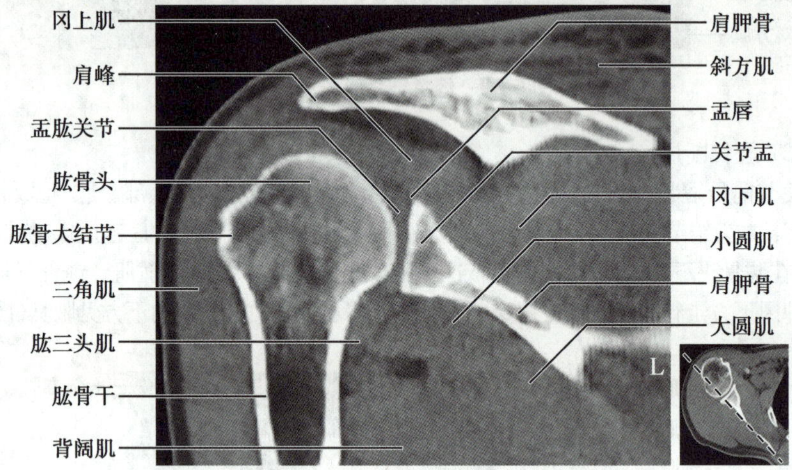

图 5-85　经肩关节后份冠状断层

（二）肘关节 CT

1. 肘关节 CT 横断层

（1）经肱骨内、外上髁横断层：显示肱骨下端呈类似四方形，两侧较宽大部分为内、外上髁。肱骨前缘稍平直，后缘可见浅弧形凹陷的肱骨滑车后关节面，与尺骨鹰嘴构成肱尺关节。肱骨前方主要为肱肌，而桡侧腕长伸肌、肱桡肌与肱二头肌位于肱肌浅面。肱骨后方为肱三头肌（图 5-86）。

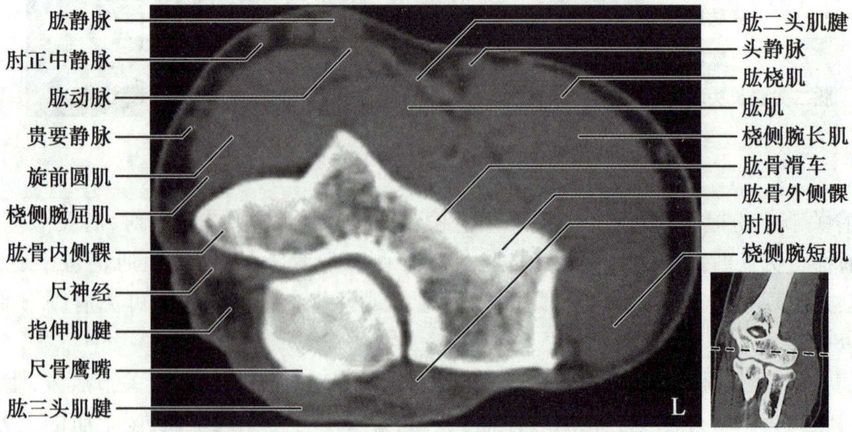

图 5-86　经肱骨内、外上髁横断层

(2) 经近侧桡尺关节横断层:桡尺近侧关节的前方有肱肌,内侧有旋前圆肌,外侧有肱桡肌和桡侧腕长、短伸肌。肱肌与桡侧腕长、短伸肌之间有旋后肌。桡尺关节的后方主要为肘肌。尺骨的内侧由前向后依次为指浅屈肌尺侧腕屈肌和指深屈肌(图 5-87)。

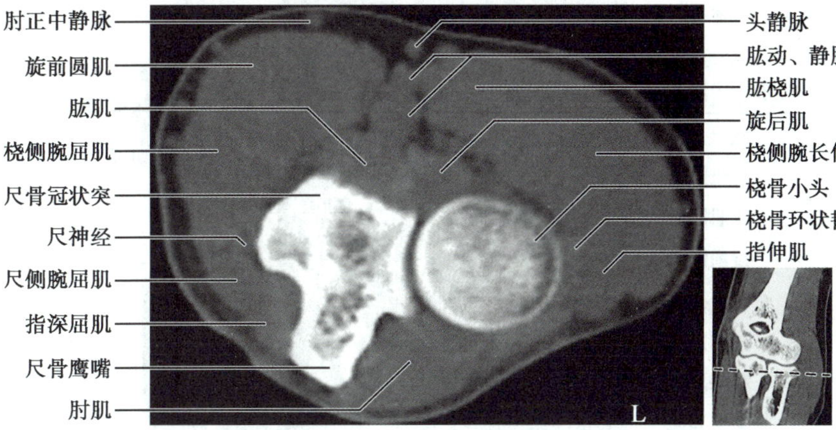

图 5-87　经近侧尺桡关节横断层

2. 肘关节 CT 矢状断层

(1) 经肱桡关节矢状断层:肘关节的前方,浅层为肱桡肌,深层为肱肌和旋前圆肌。在关节的后上方有肱三头肌向下附着于尺骨鹰嘴,关节前上方有肱二头肌和肱肌;在桡骨后方有旋后肌(图 5-88)。

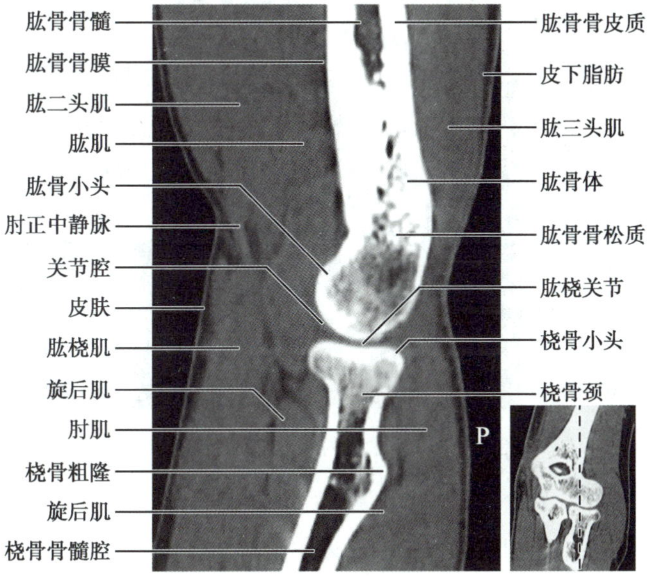

图 5-88　经肱桡关节矢状断层

(2) 经肱尺关节矢状断层:呈圆形的肱骨滑车与其后方呈鸟嘴张开状的尺骨滑车切迹构成肱尺关节,关节腔清晰可见。肘关节前方有肱二头肌和肱肌。肘关节的后上方有肱三头肌,肱三头肌向下附着于尺骨鹰嘴(图 5-89)。

3. 肘关节 CT 冠状断层　中央为肘关节,同时显示肱桡关节、肱尺关节和近侧桡尺关节。肱骨滑车上方可见尺骨鹰嘴,其尺侧有肱骨内上髁。尺骨鹰嘴的桡侧、肱骨小头上方的突起为肱骨外上髁。肘关节上方,由桡侧向尺侧依次可见肱肌、肱骨体和肱三头肌等;肘关节下方,由桡侧向尺侧依次可见桡侧腕长伸肌、旋后肌、桡骨尺骨、指深屈肌和尺侧腕屈肌等(图 5-90)。

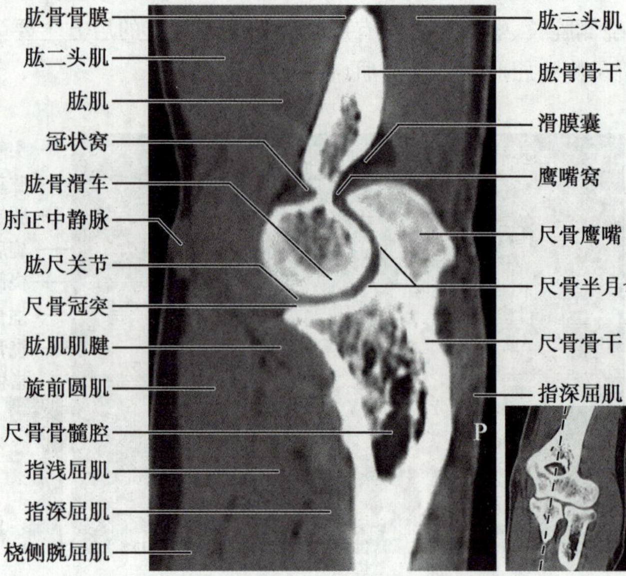

图 5-89 经肱尺关节矢状断层

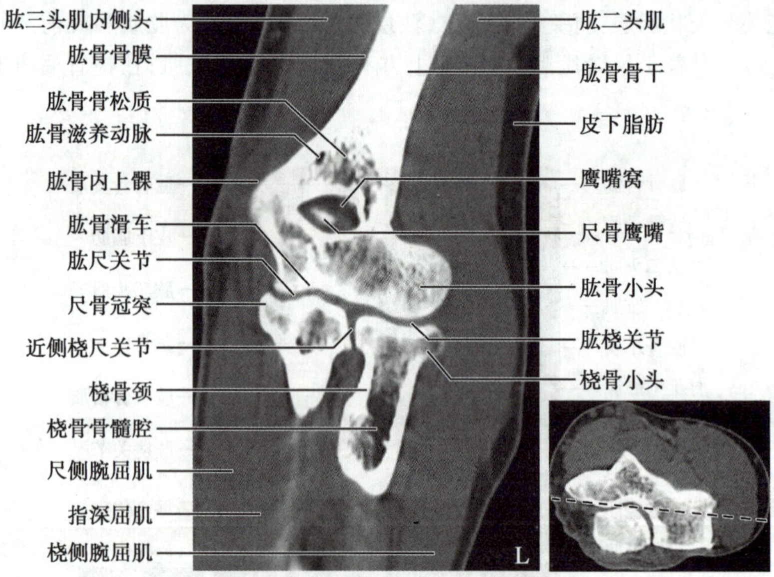

图 5-90 经肱骨内、外上髁冠状断层

（三）腕关节 CT

腕关节 CT 检查通常只做横断层，有时做冠状断层重组。

1. 腕关节 CT 横断层

（1）经桡尺远侧关节横断层：桡骨宽大呈类似矩形，尺骨较小呈圆形位于内侧。桡、尺骨前面的旋前方肌相对宽大以外，其余肌肉断面明显变小，且多为肌腱或肌腹与肌腱移行部，在该断层掌侧主要为手部屈肌肌腱，在关节背侧及两侧主要为伸肌肌腱（图 5-91）。

（2）经近侧列腕骨横断层：该断层经手舟骨、月骨和三角骨，相邻腕骨之间形成腕骨间关节。桡动脉与桡静脉走行于拇长展肌腱与桡舟头韧带之间。屈肌支持带与腕骨沟之间为腕管，内有正中神经和 9 条屈指肌腱通过。在腕管与尺侧腕屈肌腱之间可显示尺动脉、尺静脉与尺神经断面（图 5-92）。

（3）经远侧列腕骨横断层：该断层显示大多角骨、小多角骨、头状骨及钩骨，它们的背面见前臂伸肌腱及拇长展肌腱。腕骨的掌侧，尺桡侧分别出现小鱼际肌、大鱼际肌。中部见腕管，腕管的外侧份有拇长屈肌腱，内侧份有指浅、深屈肌的 8 条肌腱及正中神经（图 5-93）。

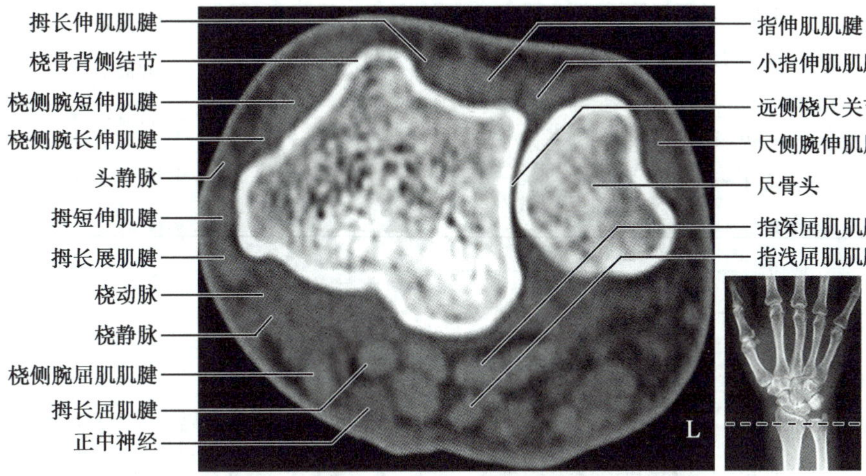

图 5-91 经桡尺远侧关节横断层

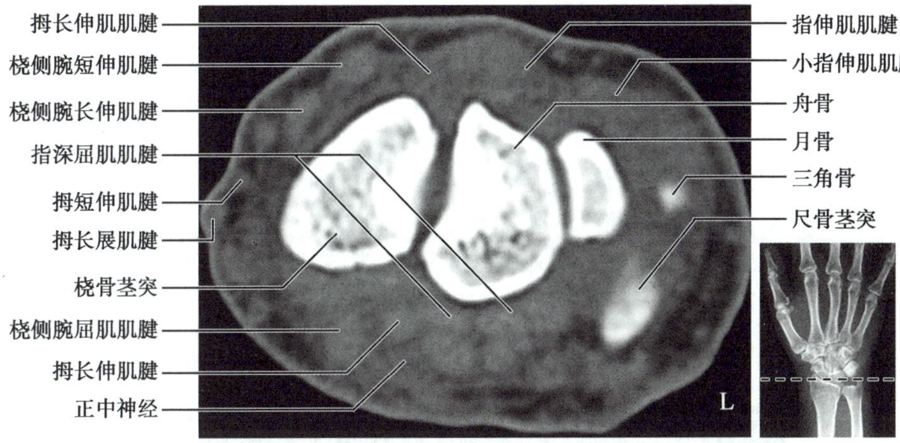

图 5-92 经近侧列腕骨横断层

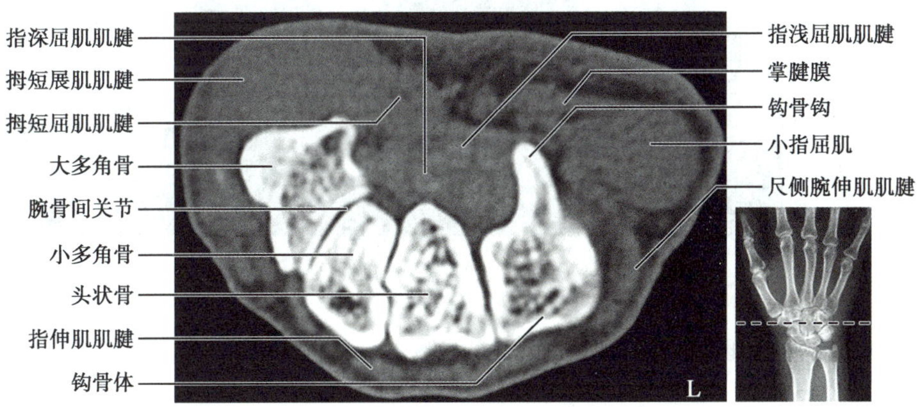

图 5-93 经远侧列腕骨横断层

2. 腕关节 CT 冠状断层 经尺、桡骨茎突冠状断层，腕骨、掌骨和指骨依次由近侧向远侧排列。由桡侧向尺侧，近侧列腕骨依次为手舟骨、月骨和三角骨，远侧列依次为大多角骨、小多角骨、头状骨和钩骨。相邻腕骨之间形成腕骨间关节。近侧列的 3 块腕骨与桡骨下端及尺骨头远侧构成桡腕关节，该关节的近侧可见桡尺远侧关节。远侧列腕骨与掌骨底构成腕掌关节，掌骨底之间形成掌骨间关节（图 5-94）。

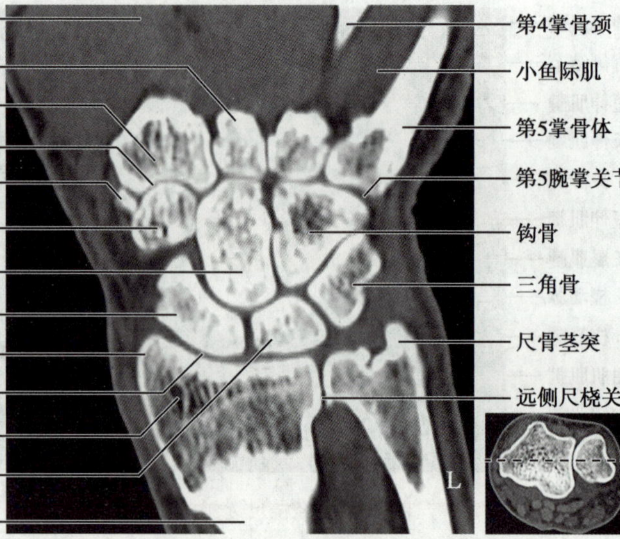

图 5-94 经尺、桡骨茎突冠状断层

(四) 髋关节 CT

髋关节 CT 检查通常也只做横断层,按需要再做冠状断层重组。

1. 髋关节 CT 横断层

(1) 经股骨头上份横断层:髋骨位于内侧,其外面为杯口状的髋臼,杯口朝向前外侧。股骨头呈圆形位于髋臼内,其内侧面约 2/3 被髋臼环抱,外侧面约 1/3 被关节囊包裹。关节周围被诸多肌肉所包围,关节的前方有腰大肌和髂肌。髂肌前外侧有缝匠肌、股直肌腱和阔筋膜张肌。关节的外、后侧有臀中肌和臀小肌。关节的后方深层紧贴髋骨的是较小的梨状肌腱和上孖肌,浅层为粗大的臀大肌(图 5-95)。

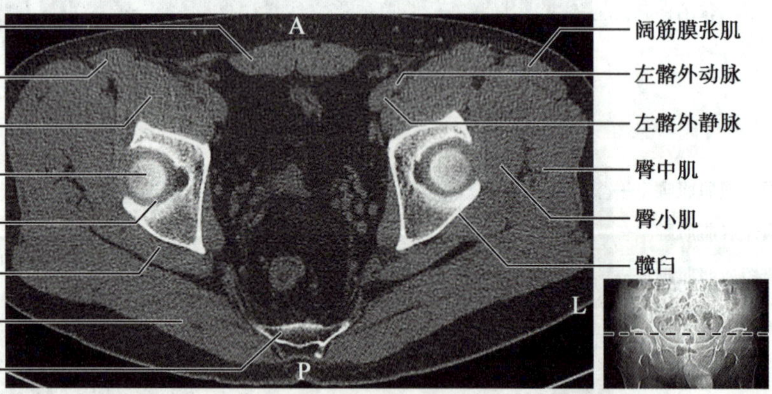

图 5-95 经股骨头上份横断层

(2) 经股骨头中份横断层:圆形股骨头与内侧的髋臼构成髋关节,股骨头韧带连于两者之间,髋臼的中央底部为髋臼窝。关节周围见肌群包绕,与上断层相比呈现臀肌缩小,大腿前群肌增大。髂腰肌前内侧见股动、静脉(图 5-96)。

(3) 经股骨头下份横断层:经股骨头和髋臼下缘,股骨头明显变小,其后外侧为股骨颈。髋骨的前部为耻骨上支;中部为耻骨和坐骨体;后部为坐骨结节上端;其外侧面为髋臼。股骨头内前方的缝匠肌、髂腰肌和耻骨肌围绕成股三角,内可见股动、静脉,大隐静脉和股深动、静脉。坐骨结节与耻骨上支之间为闭孔,其被闭孔内、外肌封闭。股骨与坐骨结节之间,由前至后依次可见闭孔外肌腱、股方肌和坐骨神经,它们被后方的臀大肌所覆盖(图 5-97)。

2. 髋关节 CT 冠状断层

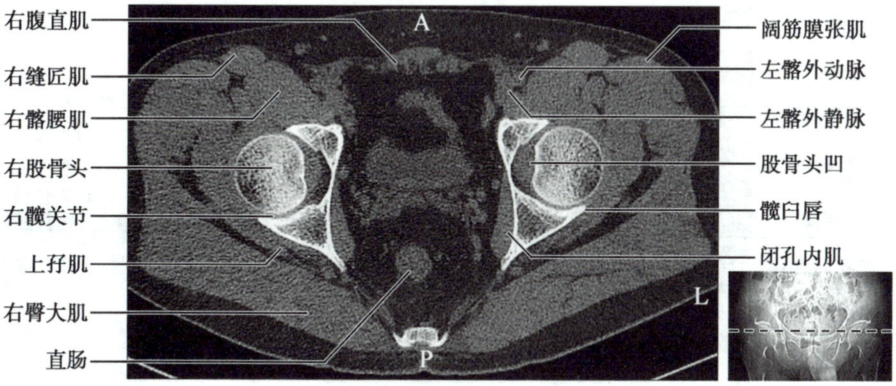

图 5-96 经股骨头中份横断层

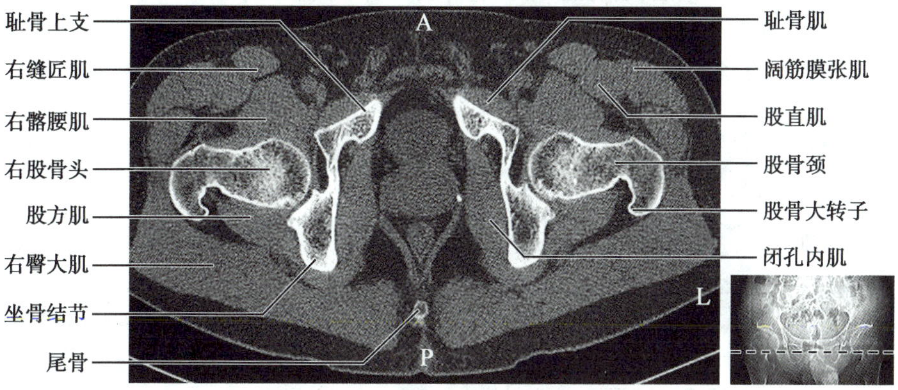

图 5-97 经股骨头下份横断层

（1）经髋关节前份冠状断层：断层被斜行的髋骨分为内上和外下两部分。内上部为髂窝和盆腔，外下部为股部上份。髋关节位于断层的中心，由股骨头、髋臼缘前份构成。股骨头小而圆，位于外下，与其相对的髋臼缘前份位于内上方。髋骨的外下方可见髋关节被骨骼肌包绕，其外侧有臀中、小肌；下方有髂腰肌和大腿前、内侧肌群等（图 5-98）。

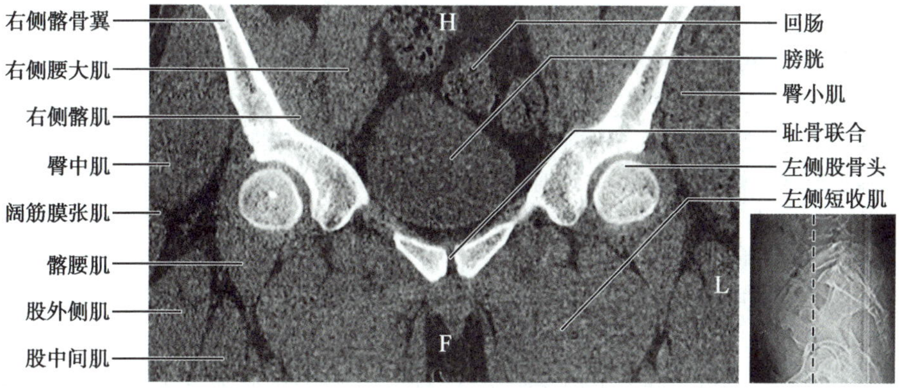

图 5-98 经髋关节前份冠状断层

（2）经髋关节中份冠状断层：断层经髋臼窝底的中央、髋臼切迹和股骨颈前份。股骨头呈半球形，朝向内上方，其向外下的缩窄部分为股骨颈。髋臼朝向外下方，包绕股骨头。髋臼外上连接髂骨翼，内下为闭孔和坐骨支。髂骨、耻骨和闭孔的内上方是腹、盆腔；外下方主要是髋肌、大腿肌和股血管的分支等（图 5-99）。

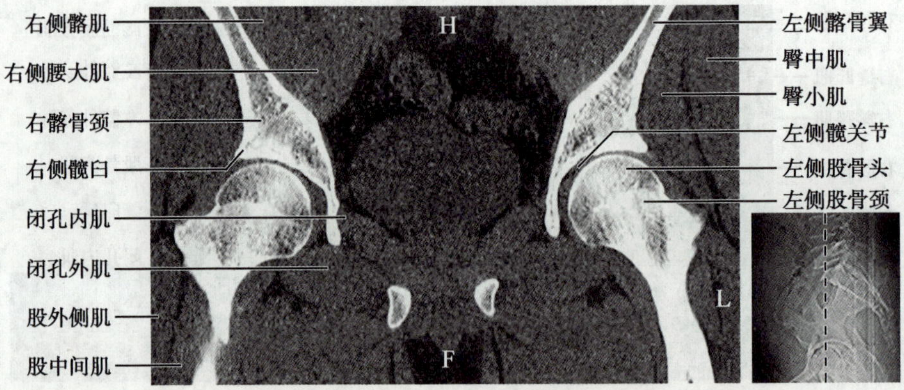

图 5-99　经髋关节中份冠状断层

（3）经髋关节后份冠状断层：髂骨肥厚而垂直，髋臼位于其外侧面的中下份。股骨头切面变小呈半球形，朝向内上方，镶嵌于髋臼内。股骨头外下方的股骨颈上缘较短，其向外后方延伸为股骨大转子，而股骨颈与股骨干的移行处为转子间嵴，股骨颈下缘较长与股骨小转子相连（图 5-100）。

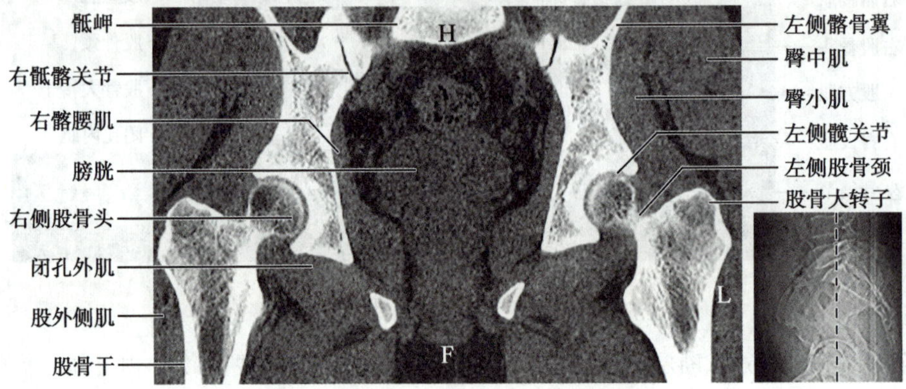

图 5-100　经髋关节后份冠状断层

（五）膝关节 CT

膝关节 CT 检查通常在横断层基础上再做矢状断层和冠状断层重组。

1. 膝关节 CT 横断层

（1）经股骨内、外髁横断层：断层前部为髌骨，呈卵圆形。髌骨后方为宽大的股骨下端，与内、外侧髁一起构成马蹄形。髌骨和股骨之间见髌股关节。股骨后部内外髁的凹陷为髁间窝。髁间窝内，外侧髁内侧缘有前交叉韧带的断面，而内侧髁外侧缘有后交叉韧带的断面（图 5-101）。

（2）经膝关节半月板横断层：膝关节前方可见粗大的髌韧带，其深面有丰富的髌下脂肪。膝关节中央部可见内、外侧半月板、胫骨髁间隆起。髁间隆起的前、后方分别有前、后交叉韧带；髁间隆起的内、外侧可见股骨内外侧髁。断层的后中份为腘窝，内有腘动、静脉和胫神经，腘窝的内外侧壁分别为腓肠肌内、外侧头（图 5-102）。

（3）经胫骨平台横断层：胫骨平台呈横置类圆形，从前向后依次可见髌韧带、髌下脂肪垫、胫骨和胫骨后肌群。胫骨内侧可见膝关节内侧副韧带。其他结构与经膝关节半月板横断层类似（图 5-103）。

2. 膝关节 CT 矢状断层

（1）经股骨内侧髁矢状断层：股骨内侧髁近似圆锥状，构成膝关节的上部。膝关节的下部为胫骨的内侧髁，呈向下的三角形。股骨和胫骨的前方有髌骨内侧缘。股骨内侧髁后上方为充填有脂肪组织的腘窝。股骨前方为股内侧肌，后方为半膜肌。胫骨内侧髁后下方有腓肠肌内侧头（图 5-104）。

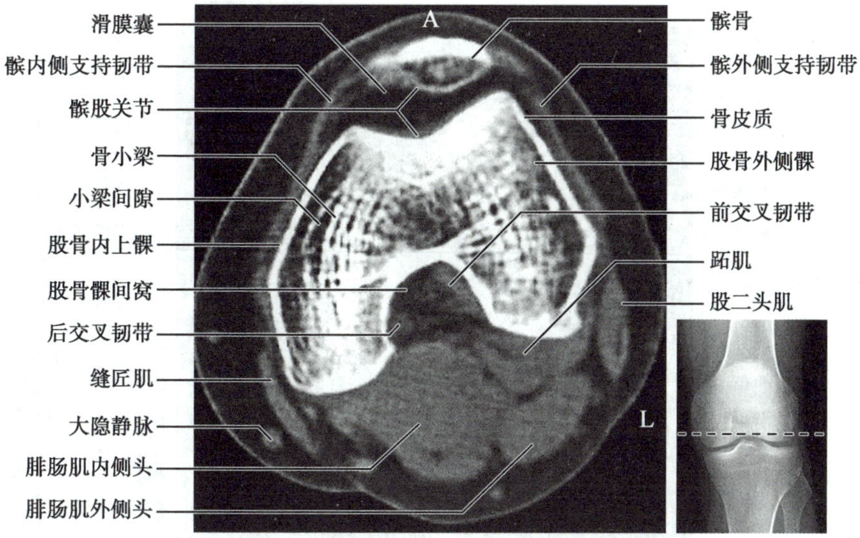

图 5-101　经股骨内、外髁横断层

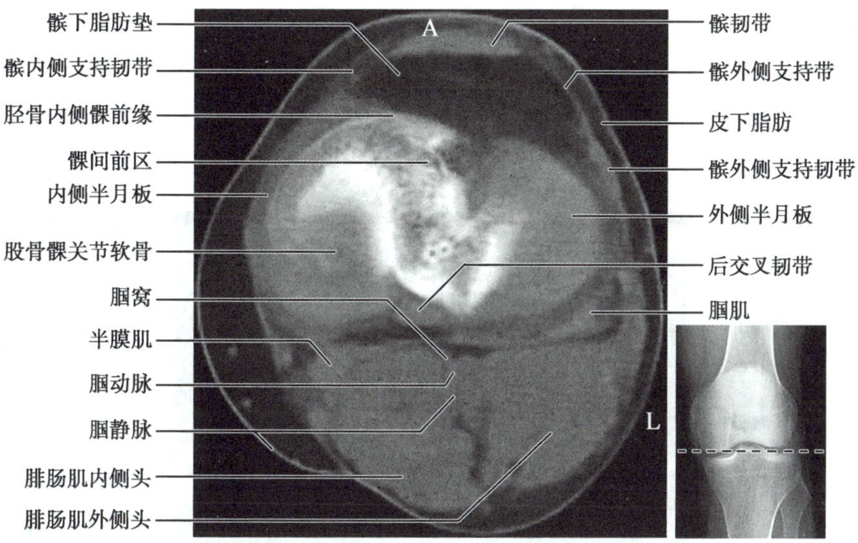

图 5-102　经膝关节半月板横断层

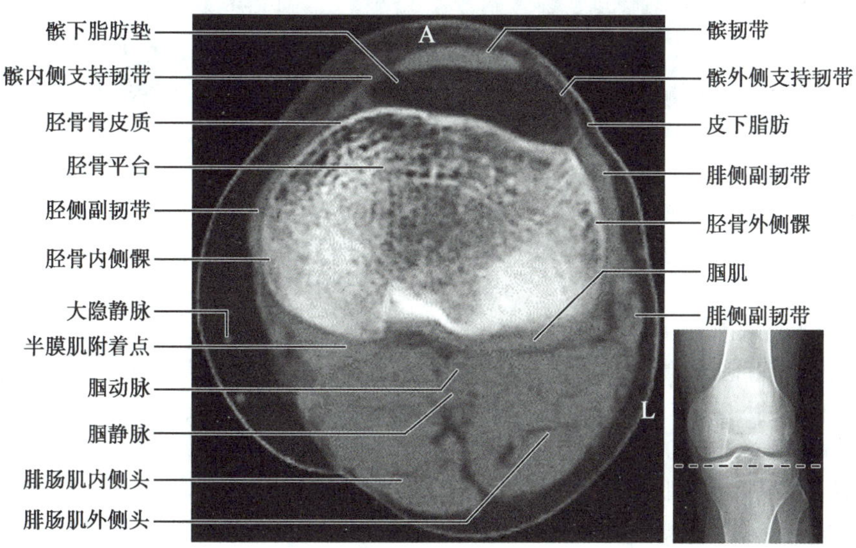

图 5-103　经胫骨平台横断层

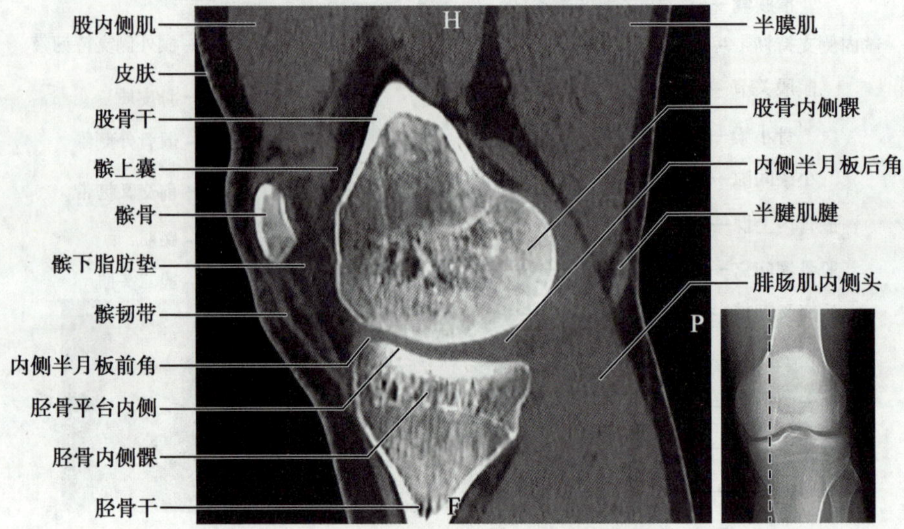

图 5-104 经股骨内侧髁矢状断层

（2）经股骨髁间窝矢状断层：胫骨上面中份的凸起为髁间隆起。股骨下端呈半圆形，其前面与髌骨构成髌股关节。髌骨上连于股四头肌肌腱，下连髌韧带。髌骨上方的股四头肌肌腱与股骨之间为髌上囊，向下与膝关节腔相通。关节的后方为腘窝。股骨前方为股四头肌，后方为半膜肌、半腱肌。胫骨后方由浅至深为腓肠肌、比目鱼肌、腘肌（图 5-105）。

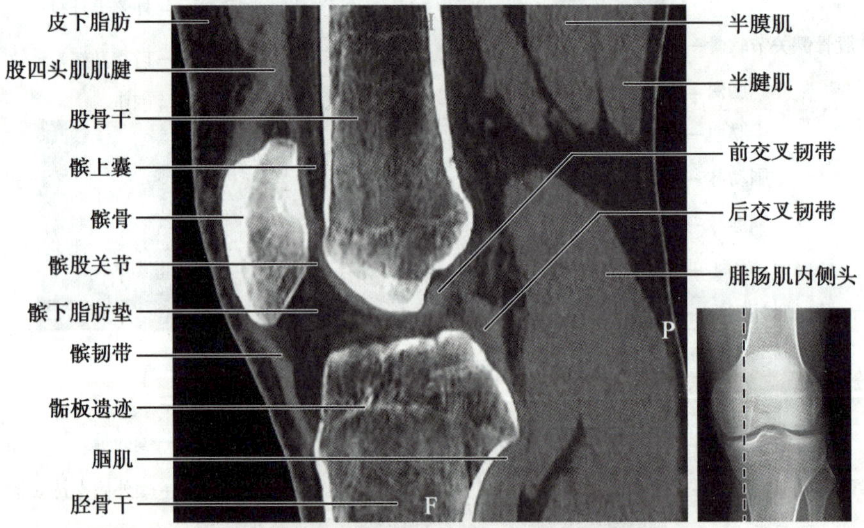

图 5-105 经股骨髁间窝矢状断层

（3）经股骨外侧髁矢状断层：股骨外侧髁相对较大，胫骨外侧髁相对较小，两骨之间为膝关节。两骨的前方自上而下为相互连续的股四头肌肌腱、髌骨和髌韧带。膝关节后方浅层有腓肠肌外侧头，深部为跖肌（图 5-106）。

3. 膝关节 CT 冠状断层

（1）经胫骨髁间隆起前缘冠状断层：股骨内、外侧髁与胫骨内、外侧髁相对，其间的关节腔内为呈楔形的内、外侧半月板。关节内侧缘可见内侧副韧带包绕关节。股骨内、外侧缘分别为股内、外侧肌。胫骨外侧为胫骨前肌（图 5-107）。

（2）经胫骨髁间隆起冠状断层：胫骨内、外侧髁之间骨性隆起即为髁间隆起。股骨内、外侧髁之间为髁间窝。股骨外侧髁内侧壁附着前交叉韧带，股骨内侧髁外侧壁附着后交叉韧带。其他周围结构与经股骨髁间隆起前缘冠状断层类似（图 5-108）。

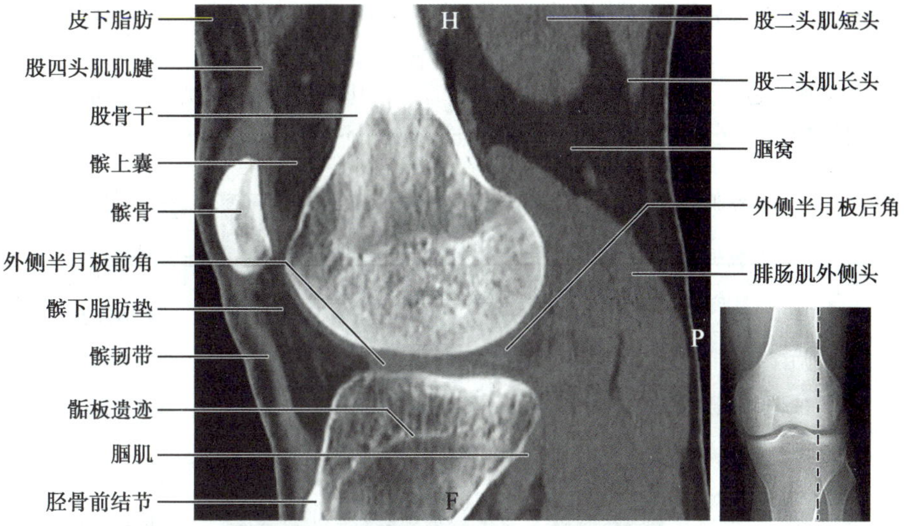

图 5-106　经股骨外侧髁矢状断层

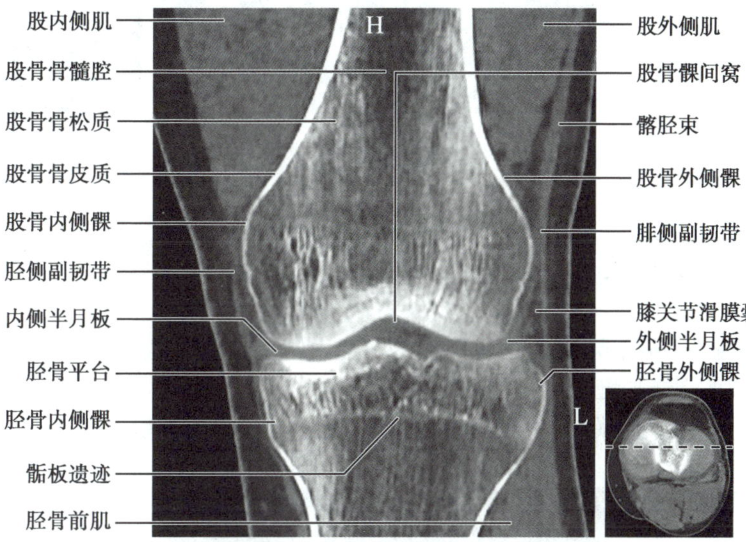

图 5-107　经胫骨髁间隆起前缘冠状断层

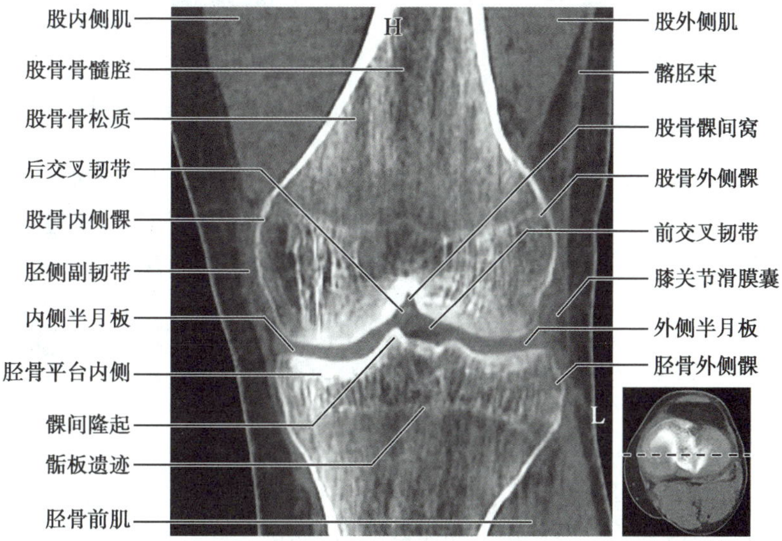

图 5-108　经胫骨髁间隆起冠状断层

（3）经胫骨髁间隆起后缘冠状断层：股骨内、外侧髁缩小且分离，两髁之间为髁间窝，前、后交叉韧带位于其内。前交叉韧带紧贴股骨外侧髁内侧壁，后交叉韧带紧贴股骨内侧髁外侧壁。胫骨内、外侧髁与股骨内、外侧髁之间分别有内、外侧半月板。上方的股骨与大腿肌之间为腘窝，呈三角形。胫骨外侧髁的外下方为腓骨小头，两者构成近侧胫腓关节（图 5-109）。

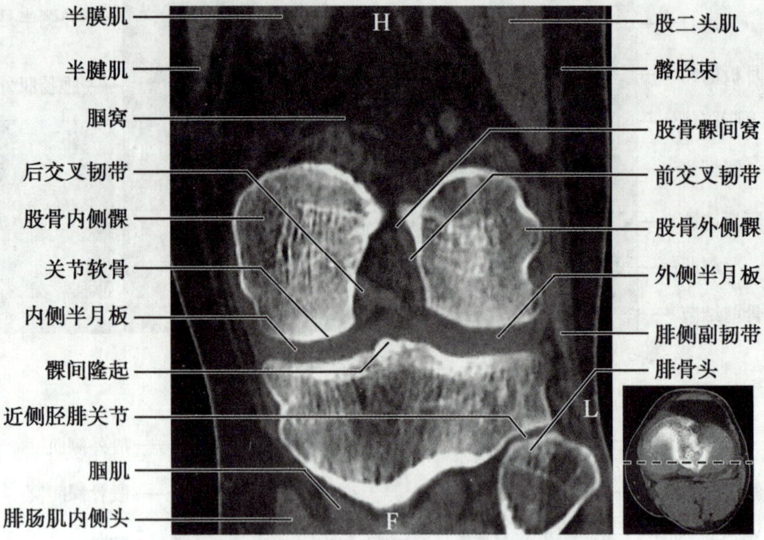

图 5-109　经胫骨髁间隆起后缘冠状断层

（六）踝关节 CT

踝关节 CT 检查也是在横断层基础上再做矢状断层和冠状断层重组。

1. 踝关节 CT 横断层

（1）经远侧胫腓关节横断层：胫骨远端肥大，位于前内侧，腓骨下端位于其后外侧，两骨之间形成远侧胫腓关节。前方为胫骨前肌腱、踇长伸肌和趾长伸肌自内侧向外侧依次排列；后方自内侧向外侧依次为胫骨后肌肌腱、趾长屈肌肌腱、踇长屈肌肌腱、腓骨短肌肌腱与腓骨长肌肌腱，跟腱位居最后方（图 5-110）。

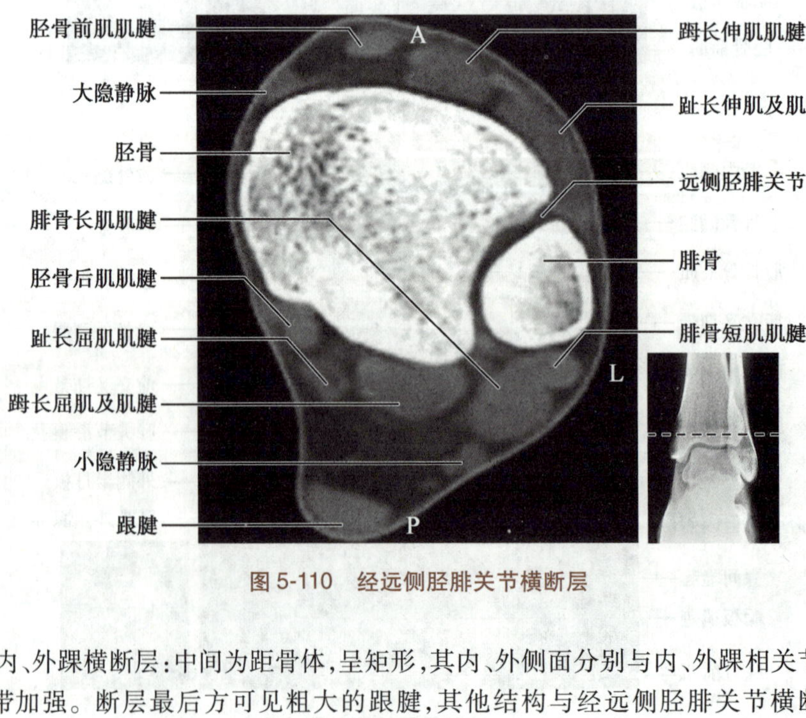

图 5-110　经远侧胫腓关节横断层

（2）经内、外踝横断层：中间为距骨体，呈矩形，其内、外侧面分别与内、外踝相关节。踝关节囊周围有强大韧带加强。断层最后方可见粗大的跟腱，其他结构与经远侧胫腓关节横断层类似（图 5-111）。

笔记

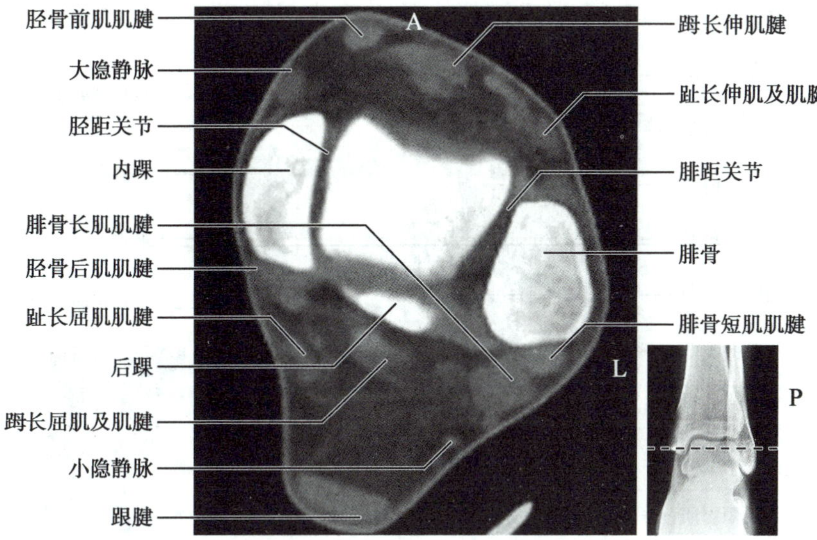

图 5-111 经内、外踝横断层

2. 踝关节 CT 矢状断层 经胫距关节正中矢状断层，距骨穹窿和胫骨下关节面相对应组成胫距关节。距骨前部为距骨头，与舟骨形成距舟关节。距骨体下方的关节面与跟骨上方关节面可构成距跟关节，又称距下关节，自前向后分别为前、中、后距跟关节。前、中、后距跟关节之间为跗骨窦（图 5-112）。

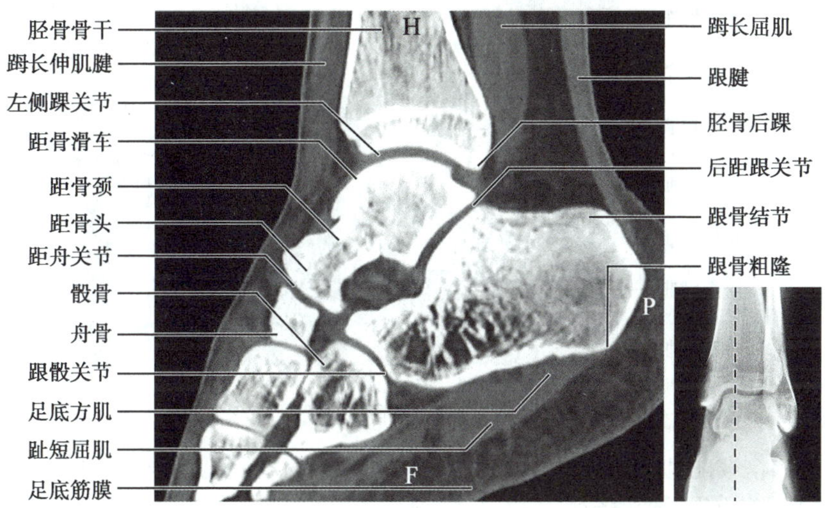

图 5-112 经胫距关节正中矢状断层

3. 踝关节 CT 冠状断层

（1）经前距跟关节冠状断层：踝关节下方可见距骨体前下方的前距关节面与跟骨前突上关节面构成前距跟关节。而在前距跟关节下方可见骰骨存在。距骨与跟骨间的跗骨窦内可见有强厚的距跟骨间韧带相连（图 5-113）。

（2）经后距跟关节冠状断层：跟骨呈尖向内的楔形，其与上方的距骨构成后距跟关节。外踝下方有腓骨短肌腱、腓骨长肌腱穿行。内踝下方有胫骨后肌腱、趾长屈肌腱穿行。足底部及内侧部分布各展肌群（图 5-114）。

五、成人四肢 MRI

临床上四肢 MRI 检查通常使用 T_1WI 和脂肪抑制 PdWI 序列作为疾病诊断的常规扫描序列。如

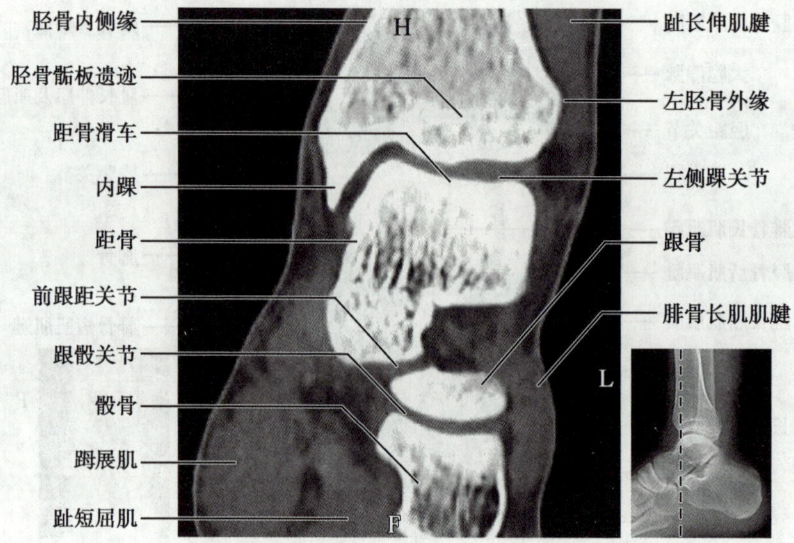

图 5-113　经前距跟关节冠状断层

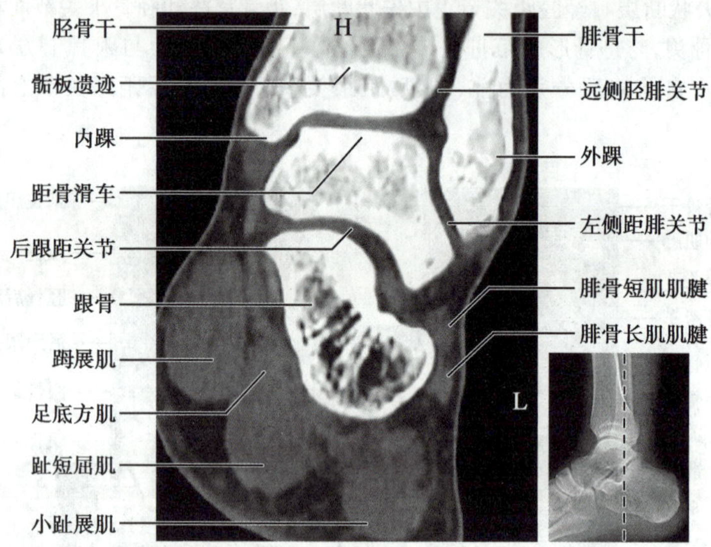

图 5-114　经后距跟关节冠状断层

果将肌组织作为等信号，比肌组织富含水分的结构在常规 T_1WI 上呈低信号，T_2WI 上呈高信号。反之，在 T_1WI 和 T_2WI 图像上均呈低信号。

骨皮质因氢质子稀少，MRI 各序列均为无信号。骨髓、皮下脂肪、肌间结缔组织内的脂肪组织在 T_1WI 和 T_2WI 均为高信号，而在脂肪抑制 T_2WI 图像上则呈低信号（图 5-115）。

骨性关节表面的关节软骨在常规 T_1WI、T_2WI 及 PdWI 上呈中等或略高信号，表面光滑。关节周围的纤维软骨（关节盘、关节唇）、肌腱、韧带、关节囊等中氢质子的含量较低，常规序列中则均为低信号（图 5-115）。

关节滑液及流速较慢的静脉血类似于水的信号，在 T_1WI 呈低信号、T_2WI 上为高信号；快速流动的动脉血则在 T_1WI 及 T_2WI 均呈无信号（图 5-115）。

（一）肩关节 MRI

肩关节位置朝向人体前外方，MRI 扫描冠状和矢状断层是以关节构成为中心，不同于标准人体冠状和矢状面基线。MRI 图像可以清晰显示关节骨质结构，而其更重要的价值在于肌腱、韧带及盂唇等结构的显示，尤其肩关节肩袖结构的构成及结构特点在诊断肩关节疾病中意义重大。

1. 肩关节 MRI 横断层

笔记

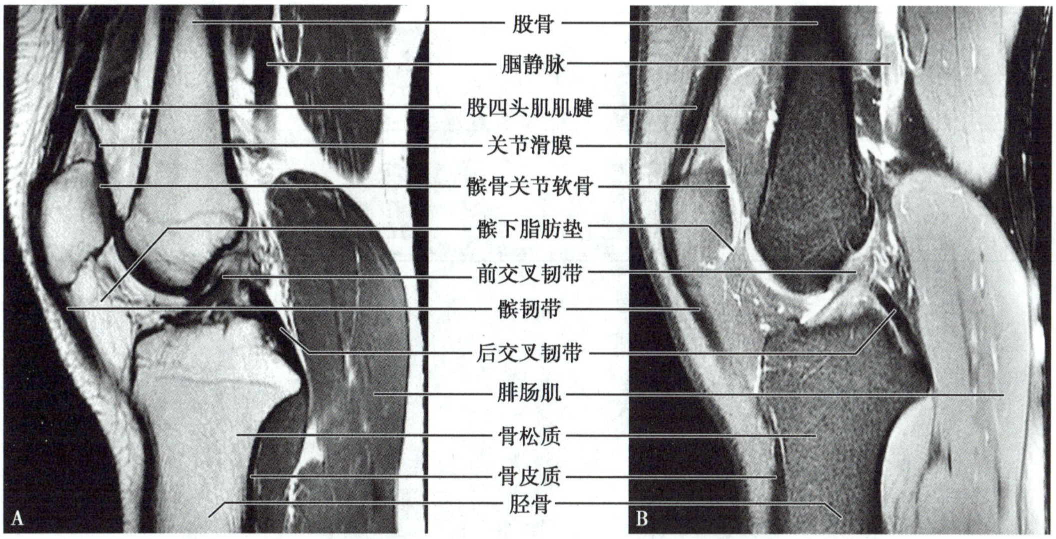

图 5-115　膝关节 MRI
A. T_1WI；B. 压脂 PdWI。

（1）经肩关节盂上份横断层：主要显示肱骨头、肩胛骨上部及周围的肌肉组织等。肩关节外围包绕三角肌。肩胛骨关节盂与喙突呈 Y 形朝向前外方。喙突突出于关节盂前方。肩胛下肌紧贴肩胛骨，并在喙突下方斜向前方终止于肱骨小结节。冈下肌位于肩胛冈下方，其肌腱终止于肱骨大结节（图 5-116）。

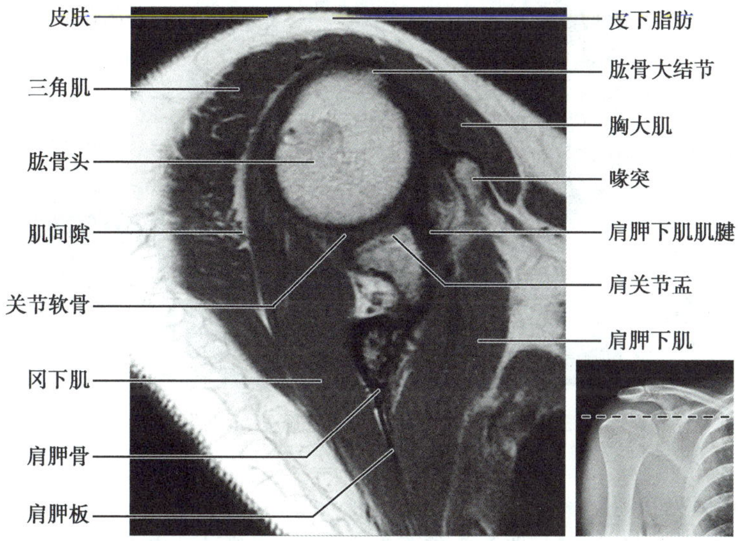

图 5-116　经肩关节盂上份横断层 MRI，T_1WI

（2）经肩关节盂中份横断层：清晰显示肩关节的组成结构及周围软组织结构。肩关节关节间隙呈浅弧形向前外侧张开。肱骨头前内侧可见局部凹陷呈 V 形的结节间沟，其内有肱二头肌长头腱。冈上肌肌腱、冈下肌腱和小圆肌肌腱依次从上方及后上方附着于肱骨大结节，而肩胛下肌肌腱则从前方附着于肱骨小结节。肩胛下肌与冈下肌分别位于肩胛骨前后方，三角肌断面呈 C 形环绕肩关节前外侧（图 5-117）。

（3）经肩关节盂下份横断层：肱骨头及关节盂较经肩关节盂中份横断层面积减小。结节间沟内有肱二头肌长头腱。肩胛骨前方有肩胛下肌，后方则有冈下肌与小圆肌。三角肌仍呈 C 形包绕于肩关节的前、后及外侧。肩关节与内侧的胸壁之间的腋窝为高信号脂肪组织，其前壁是胸大肌和胸小肌；后壁为肩胛下肌；内侧壁为前锯肌和胸壁；外侧壁为肱骨、喙肱肌和肱二头肌短头。腋窝内有臂丛神经及其分支、腋淋巴结和腋血管等（图 5-118）。

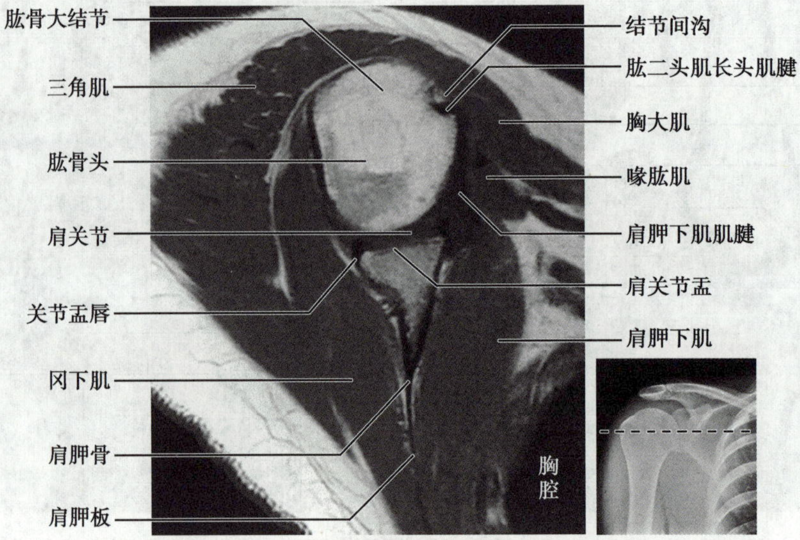

图 5-117 经肩关节盂中份横断层 MRI,T_1WI

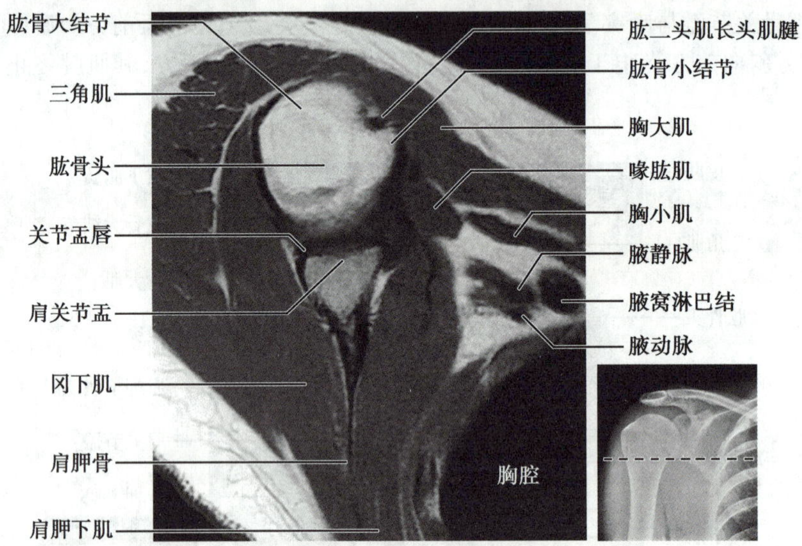

图 5-118 经肩关节盂下份横断层 MRI,T_1WI

2. 肩关节 MRI 斜矢状断层

(1) 经肱骨头内份斜矢状断层:肱骨头位于中心区域,肩峰位于肱骨头后上方斜向走行;肩峰与肱骨头之间有冈上肌及其肌腱。喙突于肱骨头前上方,在肱骨头后方冈下肌与小圆肌则相邻上、下排列。肱骨头前、下方有肩胛下肌及其肌腱。在肩胛下肌前方有肱二头肌短头、喙肱肌、背阔肌、大圆肌等排列。三角肌是位于最浅层的肩关节周围肌肉,前后包绕肱骨头及关节周围深部肌肉等软组织(图5-119)。

(2) 经肱骨头中份矢状断层:肱骨头及肱骨近端位于中心区域。肩峰大多呈扁平状、前高后低居于肱骨头上方,两者之间有冈上肌及其肌腱。肱骨头前下方有肩胛下肌肌腱斜向上方附着于肱骨小结节。冈上肌肌腱与肩胛下肌肌腱之间有肱二头肌长头腱。肱骨头后下方冈下肌、小圆肌及其肌腱上下排列,并附着于肱骨大结节。肩关节周围其他肌肉等组织同经肱骨头内份矢状断层相似(图5-120)。

3. 肩关节 MRI 斜冠状断层

(1) 经肩关节前份斜冠状断层:肱骨头居断层中心,在关节盂上、下缘有关节盂唇附着。三角

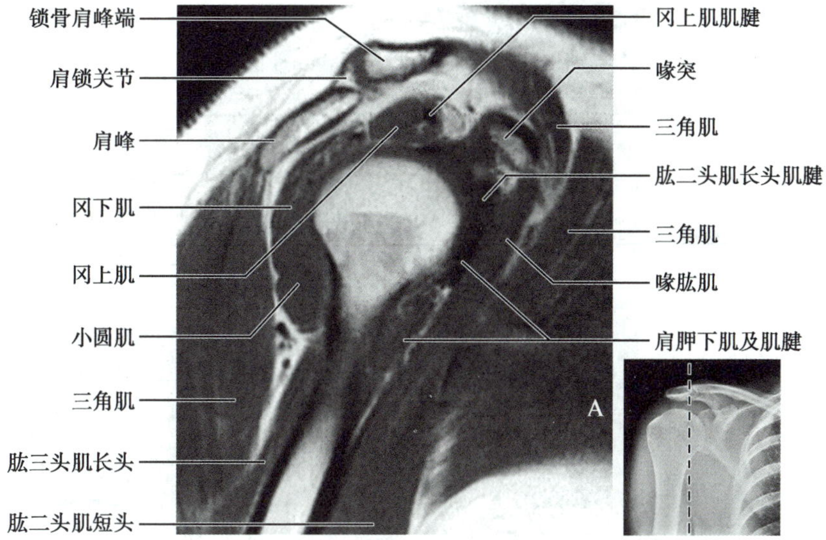

图 5-119　经肱骨头内侧份斜矢状断层 MRI，T_1WI

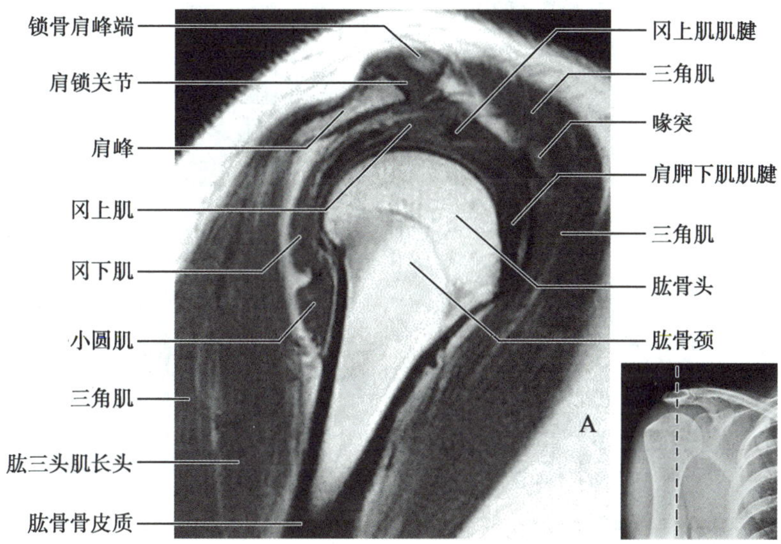

图 5-120　经肱骨头中份斜矢状断层 MRI，T_1WI

肌于外、上方包绕肱骨头。肩胛骨上方有冈上肌，其肌腱附着于肱骨大结节。在冈上肌及其肌腱与肩锁关节之间有一条状脂肪组织，其外侧端将冈上肌及其肌腱与三角肌分隔开。肩胛骨前方下可见起自肩胛骨前缘斜向前外侧、终止于肱骨小结节的肩胛下肌。肱二头肌、喙肱肌自内上向外下方上臂内侧斜向分布。腋窝位于喙突、肩胛下肌、喙肱肌和肱二头肌内侧，与前锯肌之间的区域内充填有大量脂肪组织。臂丛神经、腋动脉、腋静脉自颈部方向斜向下方走行至腋窝方向（图 5-121）。

（2）经肩关节中份冠状断层：经肩胛骨的关节盂、肱骨头中份、锁骨远端及肩锁关节等结构。肩关节间隙较经肩关节前份面积增大。斜方肌位于锁骨内上方，其下方的锁骨上窝为高信号的脂肪组织。肩关节周围其他主要肌肉、神经及血管结构与经肩关节前份斜冠断层相类似（图 5-122）。

（3）经肩关节后份冠状断层：肱骨头及对应关节盂变小。肱骨头上方的冈上肌肌腱向外侧附着于肱骨大结节。肱骨头外侧的肱骨大结节内下方的结节间沟内有肱二头肌长头腱。该断层肩胛下肌消失。其他结构类似于经肩关节中份冠状断层（图 5-123）。

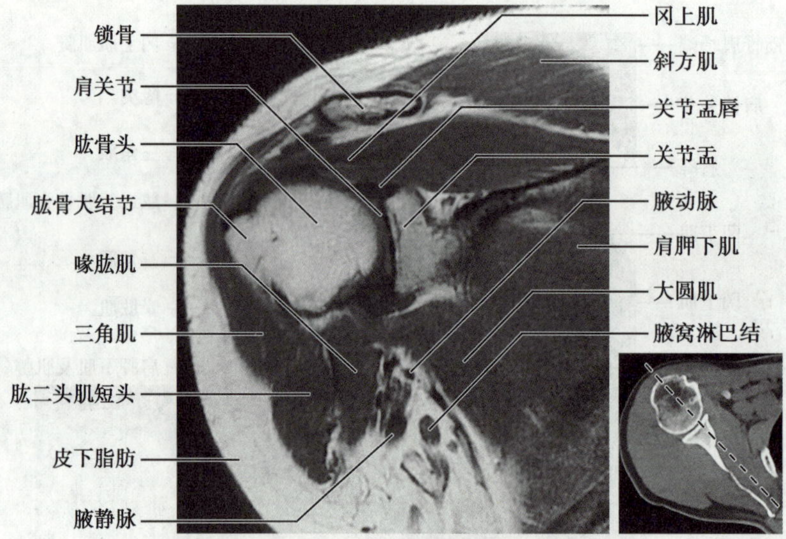

图 5-121　经肩关节前份斜冠状断层 MRI，T_1WI

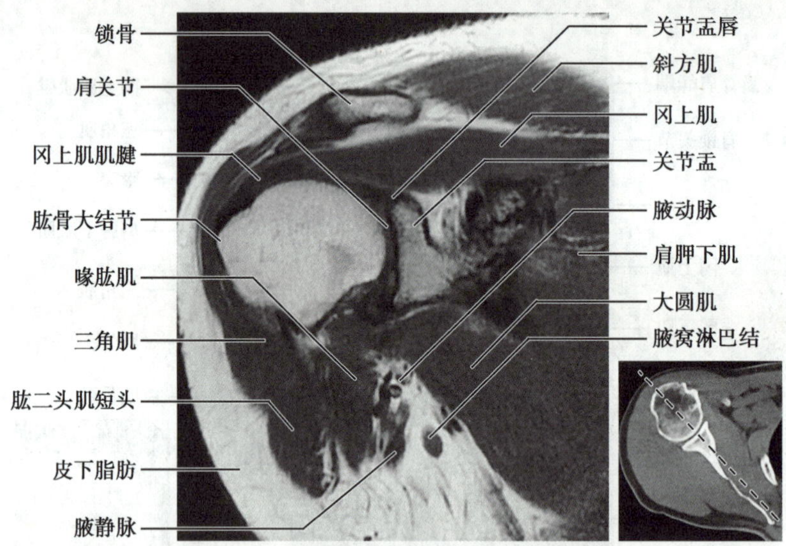

图 5-122　经肩关节中份斜冠状断层 MRI，T_1WI

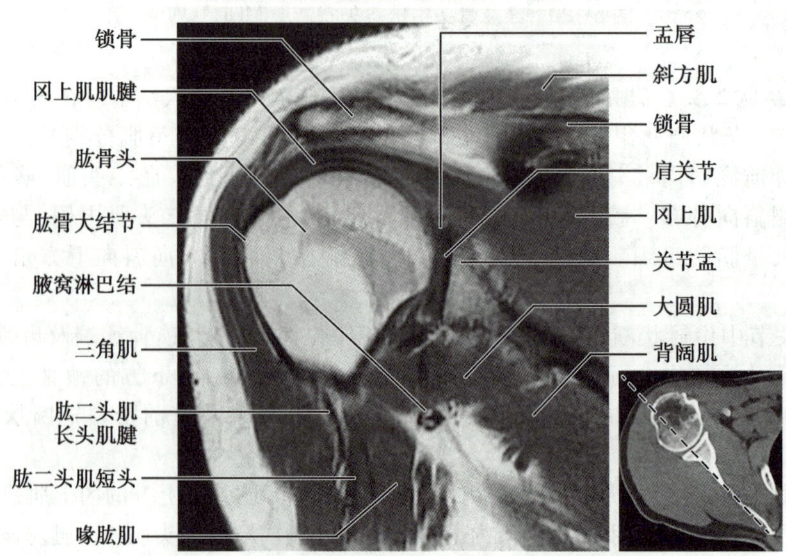

图 5-123　经肩关节后份斜冠状断层 MRI，T_1WI

笔记

（二）上臂 MRI

上臂 MRI 在临床工作中相对较少，以横断层为主，冠状断层和矢状断层的应用为辅，在此仅选取其横断层加以论述。

1. 经上臂上份横断层 主要显示肱骨及上臂诸肌群的结构分布情况。肱骨位居图像中央区域，其前方从外向内依次为肱二头肌长、短头肌和喙肱肌。三角肌自肩部向下止于肱骨外侧三角肌粗隆。肱三头肌为上臂后群的伸肌。起端有 3 个头：长头起自肩胛骨的盂下粗隆，外侧头和内侧头起自肱骨的背面，共同向下汇合后止于尺骨鹰嘴。正中神经、肱动脉、贵要静脉及尺神经走行于喙肱肌内后方深部间隙内。桡神经与肱深动脉则走行于肱三头肌与肱骨之间间隙内（图 5-124）。

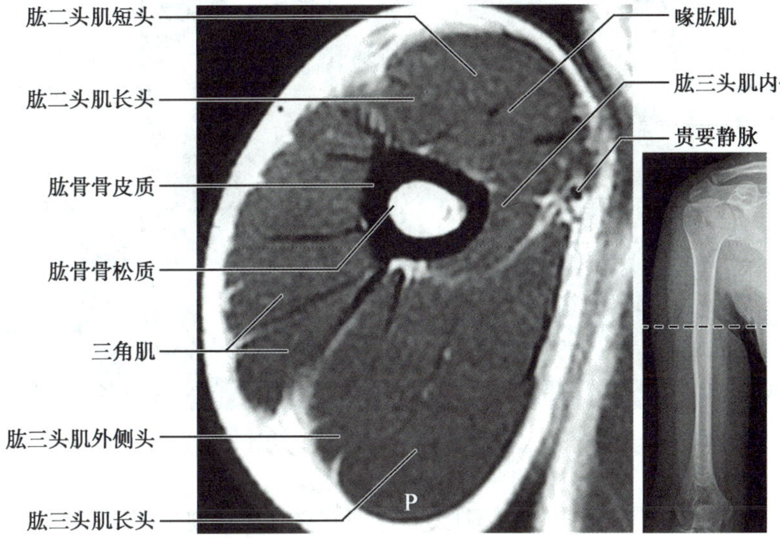

图 5-124 经上臂上份横断层 MRI，T_1WI

2. 经上臂下份横断层 肱骨位居图像中央偏后，其前方浅层为肱二头肌长、短头肌汇合后的肱二头肌肌腹。深层为起自肱骨中部前缘的肱肌，其止于尺骨粗隆和冠突。肱桡肌起自肱骨外上髁上方，行走于上臂外侧缘浅层，终止于桡骨茎突。肱三头肌位于上臂后群，3 个头汇合后止于尺骨鹰嘴。正中神经、肱动脉、贵要静脉及尺神经等走行于肱二头肌、肱肌与肱三头肌之间内侧间隙内（图 5-125）。

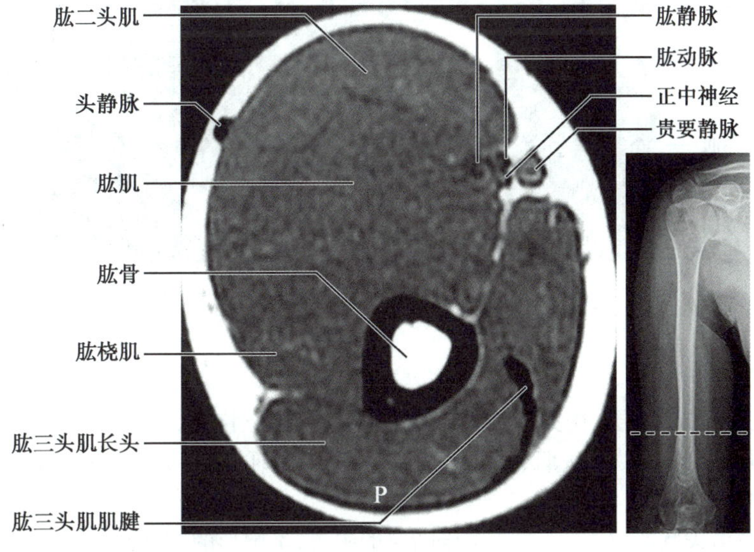

图 5-125 经上臂下份横断层 MRI，T_1WI

（三）肘关节 MRI

1. 肘关节 MRI 横断层

（1）经肱骨内、外上髁横断层：肱骨远端呈扁平状，其内、外侧端的隆起分别为内、外上髁。肱骨内上髁的后面有尺神经沟，沟内有尺神经。肱骨后缘骨性凹陷为鹰嘴窝，与后方的尺骨鹰嘴构成肱尺关节。肱三头肌肌腱附着于鹰嘴的后面。肱肌位于肱骨前方，前方则有肱二头肌肌腱走行。肱骨前内侧有旋前圆肌，前外侧有前后排列的肱桡肌和桡侧腕长、短伸肌。肱动脉、肱静脉和正中神经等。桡神经位于肱桡肌与肱肌之间。头静脉和肘正中静脉、贵要静脉分别位于断层前外侧和前内侧的浅筋膜内（图 5-126）。

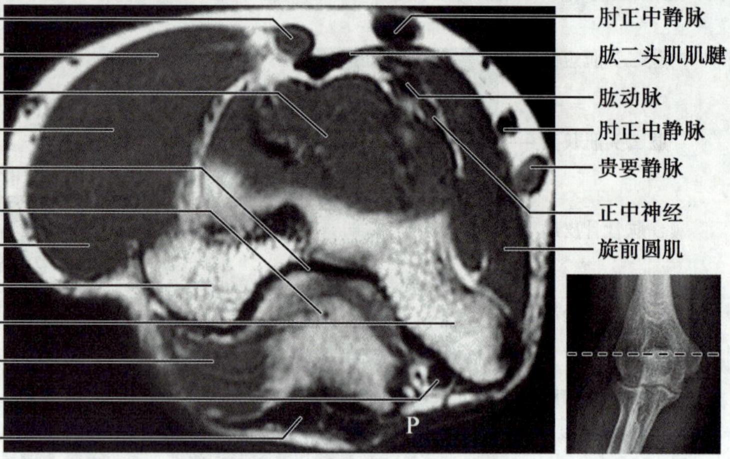

图 5-126　经肱骨内、外上髁横断层 MRI，T_1WI

（2）经近侧桡尺关节横断层：桡骨头呈圆形，其周围有桡骨环状韧带环绕。关节的前方有肱肌，内前方有旋前圆肌、桡侧腕屈肌、掌长肌、指浅屈肌等前后排列。关节外侧有肱桡肌和桡侧腕长、短伸肌，内侧有尺侧腕屈肌、指深屈肌，后方有肘肌。肘窝内的结构丰富，有肱二头肌腱、肱动脉、肱静脉和正中神经等（图 5-127）。

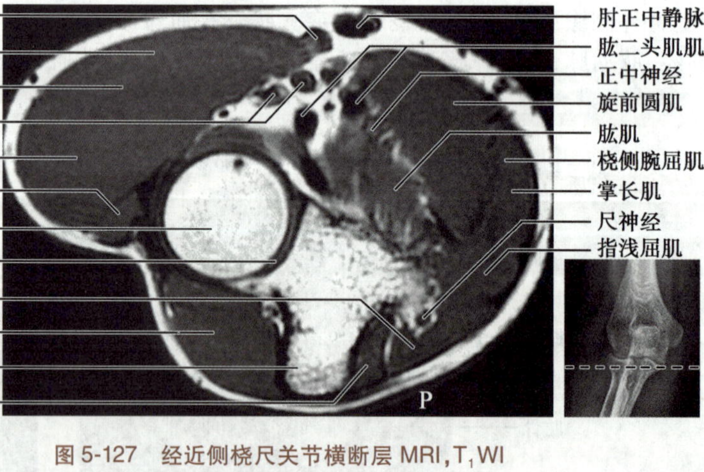

图 5-127　经近侧桡尺关节横断层 MRI，T_1WI

2. 肘关节 MRI 矢状断层

（1）经肱桡关节矢状断层：在关节的前下方前臂浅层为肱桡肌，旋后肌包绕桡骨近端前、外、后方。关节前上方上臂浅层为肱二头肌，深层为肱肌。在肘关节的后上方有肱三头肌，后下方则有尺侧腕伸肌、肘肌等（图 5-128）。

（2）经肱尺关节矢状断层：肱尺关节位于断层的中央，呈圆形的肱骨滑车被尺骨鹰嘴和冠突环绕构成肱尺关节。肱尺关节前上方由前向后为肱二头肌、肱肌；关节后上方为肱三头肌，其肌腱附着于鹰嘴。关节下方由前向后有桡侧腕屈肌、旋前圆肌及指浅、深屈肌等（图 5-129）。

笔记

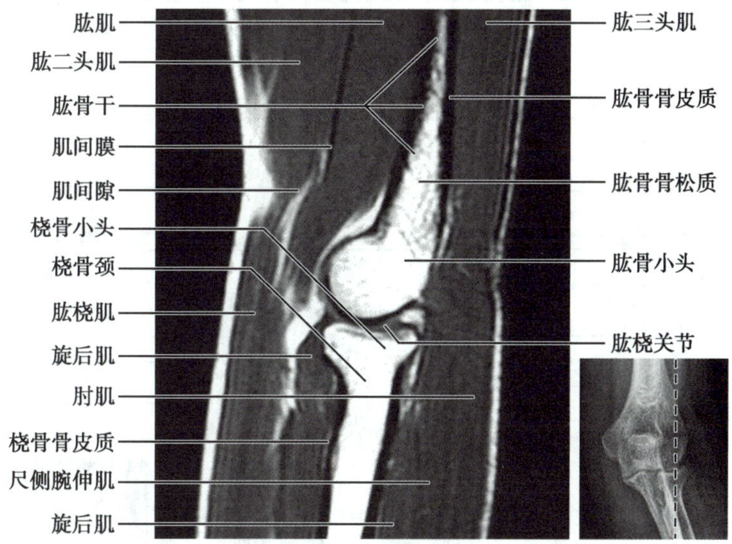

图 5-128　经肱桡尺关节横断层 MRI，T_1WI

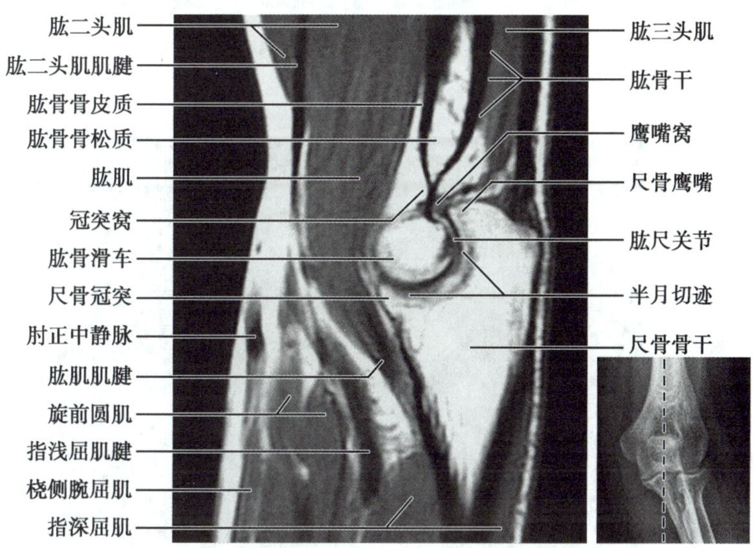

图 5-129　经肱尺关节矢状断层 MRI，T_1WI

（3）经肱骨内、外上髁冠状断层：肱骨滑车上方可见冠突窝，其尺侧有肱骨内上髁。尺侧副韧带自内上髁向下至尺骨滑车切迹内侧缘，可加固关节稳定性。鹰嘴窝桡侧为肱骨外上髁，桡侧副韧带附着于其外缘，并向下止于桡骨头外周的桡骨环状韧带。肘关节上方由桡侧向尺侧依次可见桡侧腕短伸肌、肱桡肌、肱骨体和肱三头肌等；肘关节下方由桡侧向尺侧依次可见桡侧腕短伸肌、旋后肌、桡骨、尺骨、指深屈肌、尺侧腕屈肌和指浅屈肌等（图 5-130）。

（四）前臂 MRI

前臂 MRI 仍以横断层加以论述。

1. 经前臂上份横断层　断层中心桡骨、尺骨呈上下排列，尺骨位于断层内后方，桡骨位于断层中央区域。尺骨外前方、桡骨前方、外侧和后方均被旋后肌环绕。前臂的屈肌群位于尺桡骨的内侧部，而伸肌群则位于尺桡骨的外侧部。前臂肌群内侧部由前向后分为浅、中、深层，由尺侧向桡侧的顺序依次为浅层的掌长肌、桡侧腕屈肌和旋前圆肌；中层位于旋前圆肌的后方，有指浅屈肌和肱肌；深层有尺侧腕屈肌和指深屈肌。肱桡肌位于前臂外侧部前方最浅层，其后方为前臂伸肌群，自前向后依次为桡侧腕长伸肌、桡侧腕短伸肌、指伸肌、小指伸肌和尺侧腕伸肌等。而肘肌位于断层的最后部，紧邻尺骨后缘。旋后肌的前方、旋前圆肌与肱桡肌之间为肘窝，内有肱二头肌腱、正中神经和肱动、静脉。桡神经深支行于旋后肌与桡侧腕长、短伸肌之间。尺神经则位于指浅屈肌与指深屈肌、尺侧腕屈肌三者之间(图 5-131)。

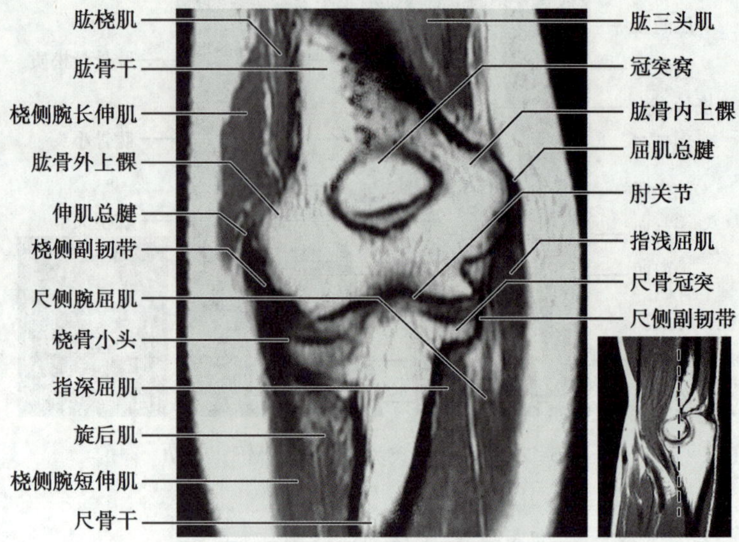

图 5-130 经肱骨内、外髁冠状断层 MRI, T_1WI

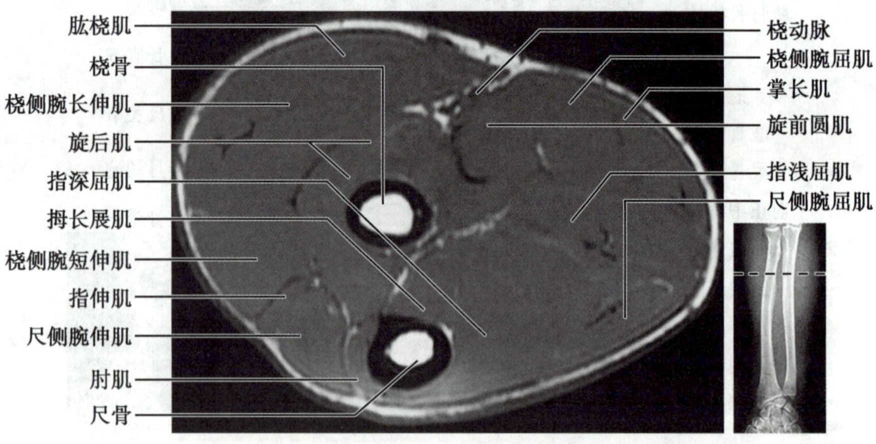

图 5-131 经前臂上份横断层 MRI, T_1WI

2. 经前臂下份横断层　经桡、尺骨下份断层显示桡骨逐渐增粗、尺骨则逐渐变细，两者位居前臂偏后部。该断层与前臂上份相比，大多肌群移行为肌腹或肌腱。断层内尺、桡骨前方的肌群由浅入深分为四层：第一层，自桡侧向尺侧依次为肱桡肌肌腱、桡侧腕屈肌腱、掌长肌腱和尺侧腕屈肌；第二层，为指浅屈肌；第三层，桡侧为拇长屈肌腱；第四层，为指深屈肌。而前臂后群肌自桡侧向尺侧依次为拇长展肌腱、拇短伸肌腱、桡侧腕长伸肌腱、桡侧腕短伸肌腱、拇长伸肌腱、指伸肌腱和示指伸肌、小指伸肌腱及尺侧腕伸肌腱等。正中神经位于指浅屈肌与拇长屈肌腱之间；尺动、静脉和尺神经位于尺侧腕屈肌与指浅、深屈肌之间；桡动、静脉位于桡骨的前外侧，桡侧腕屈肌的后外侧(图 5-132)。

(五) 腕关节 MRI

1. 经近侧列腕骨横断层　近侧列腕骨自桡侧向尺侧排列为手舟骨、月骨、三角骨及豌豆骨，相邻腕骨之间形成腕骨间关节。近侧列腕骨呈弧状排列，故该断层很难将其完全包含在同一层面。腕关节掌侧屈肌支持带与腕骨沟共同构成腕管，其中有 4 条指浅屈肌腱、4 条指深屈肌腱及屈肌总腱鞘、1 条拇长屈肌腱及其腱鞘，还有正中神经位于其桡侧。当出现腕管内炎症或外伤水肿时，可使腕管内空间减小、压力增大，可使正中神经卡压，出现腕管综合征。尺动、静脉和尺神经则位于腕管与豌豆骨

笔记

之间。深部前臂后群伸肌的肌腱排列于腕骨的外侧和背侧，自桡侧向尺侧依次为拇长展肌腱、拇短伸肌腱、桡侧腕长伸肌腱、拇长伸肌腱、桡侧腕短伸肌腱、指伸肌腱和示指伸肌腱、小指伸肌腱及尺侧腕伸肌腱（图 5-133）。

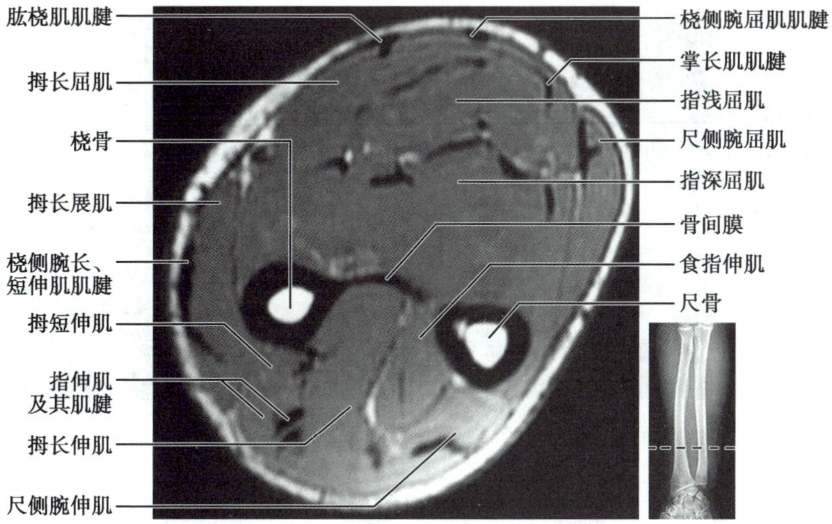

图 5-132　经前臂下份横断层 MRI，T_1WI

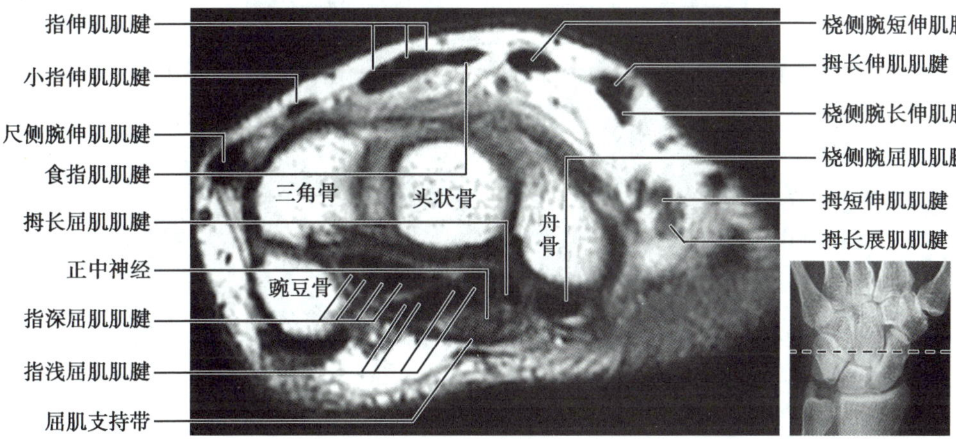

图 5-133　经近侧列腕骨横断层 MRI，T_1WI

2. 经远侧列腕骨横断层　由桡侧向尺例依次为大多角骨、小多角骨、头状骨和钩骨，同时在其桡、尺侧可出现第 1、5 掌骨基底部。腕骨背侧前臂伸肌腱的排列变化不明显，仅见拇长伸肌腱移向桡侧腕长伸肌腱的桡侧。腕骨的掌侧腕管内结构排列无变化。而在尺侧出现小指展肌，尺神经和尺动、静脉位于小指展肌桡侧。腕管桡侧浅面大多角骨的掌侧有拇对掌肌、拇短展肌和拇短屈肌等（图 5-134）。

3. 经腕骨冠状断层　显示近侧列腕骨由桡侧向尺侧依次为手舟骨、月骨和三角骨，远侧列依次为大多角骨、小多角骨、头状骨和钩骨。相邻腕骨之间形成腕骨间关节，且有腕骨间韧带相连。远侧列腕骨与掌骨底构成腕掌关节。近侧列的舟骨、月骨与桡骨下端构成桡腕关节。桡、尺骨远端形成桡尺远侧关节。月骨、三角骨与尺骨远端构成尺腕关节，而在其间存在有三角纤维软骨，当腕部长期反复背伸、旋转或暴力外伤时，常可导致其损伤（图 5-135）。

（六）髋关节 MRI

1. 髋部 MRI 横断层

（1）经股骨头上份横断层：髋关节位于断层中心，髋臼居于内侧，呈杯口状，股骨头位于内侧面被髋臼环抱，外侧面被关节囊包裹，关节囊的前外上方有髂股韧带加强。关节的前方有髂腰肌，其前外侧有缝匠肌、股直肌腱和阔筋膜张肌；关节前内方股三角区内有股动、静脉及股神经走行。髋臼内缘有闭孔内肌。关节的外侧有臀中肌和臀小肌；关节的后方深层为条状的梨状肌腱，浅层为粗大的臀大肌，臀大肌与深层肌间隙内有坐骨神经通过（图 5-136）。

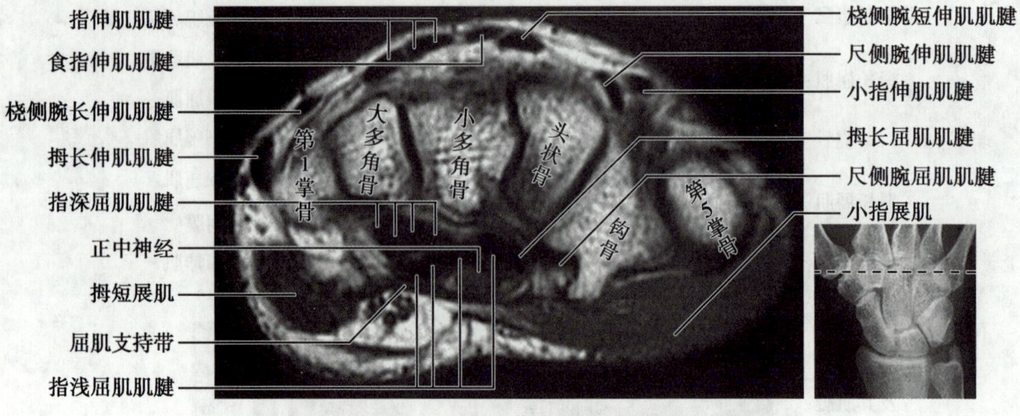

图 5-134　经远侧列腕骨横断层 MRI，T_1WI

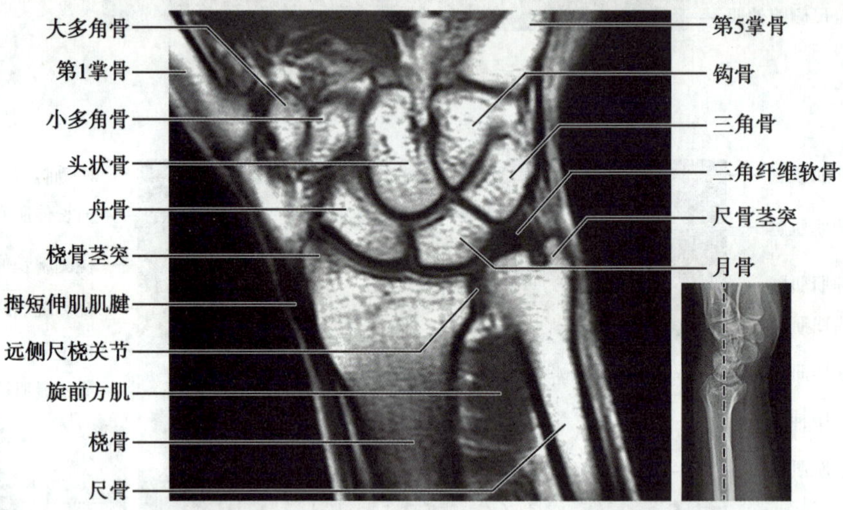

图 5-135　经腕骨冠状断层 MRI，T_1WI

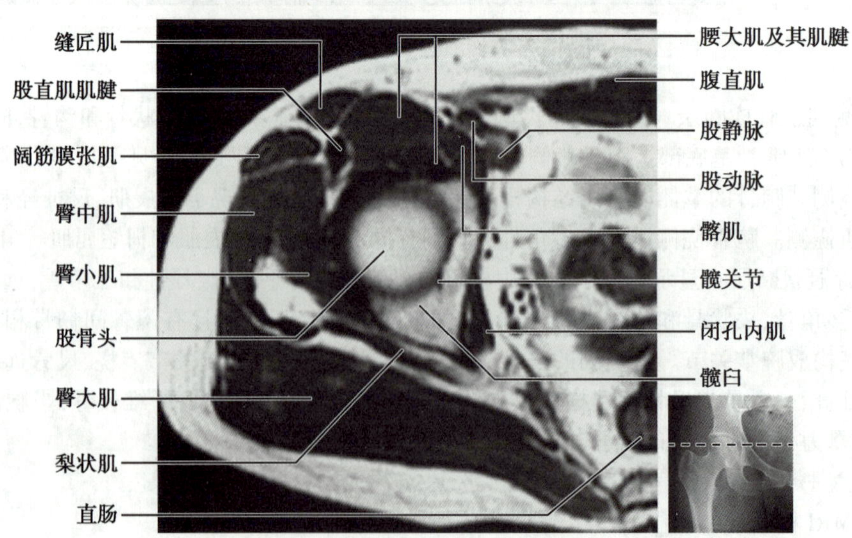

图 5-136　经股骨头上份横断层 MRI，T_1WI

(2) 经股骨头中份横断层：股骨头和髋臼均明显增大，股骨头后外侧为大转子。髋臼略向前外侧开口，髋臼周缘有盂唇包绕。髋关节前外侧部有髂股韧带和耻股韧带加强，后部有坐股韧带加强。髋臼内缘出现闭孔内肌，髋臼后缘为下孖肌，其他与上份相类似(图 5-137)。

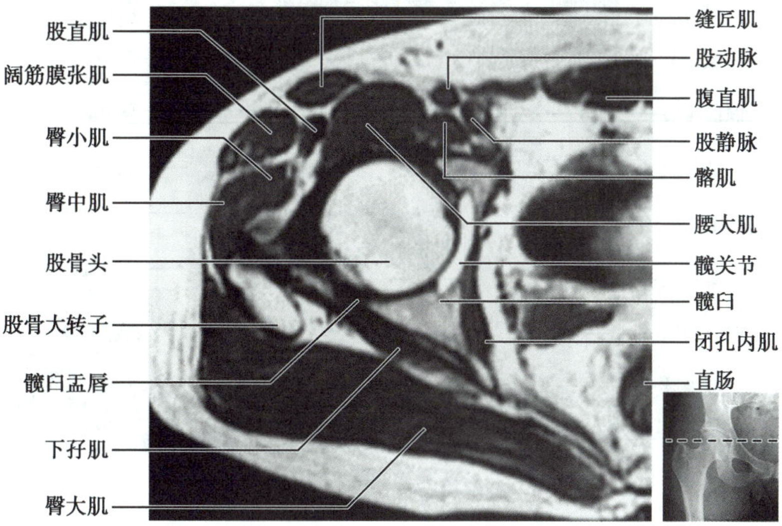

图 5-137 经股骨头中份横断层 MRI，T_1WI

(3) 经股骨头下份横断层：股骨头明显变小，向后外侧借粗大的股骨颈连于大转子，髋骨向后延伸为坐骨。髋关节囊前部有髂股韧带和耻股韧带，后部有坐股韧带。髋关节周围的臀肌进一步缩小，髋骨内侧的闭孔内肌明显增大，坐骨结节与大转子之间出现股方肌。坐骨神经位于臀大肌与闭孔内肌之间，股动静脉及神经位于髂腰肌和耻骨肌前方的股三角区内(图 5-138)。

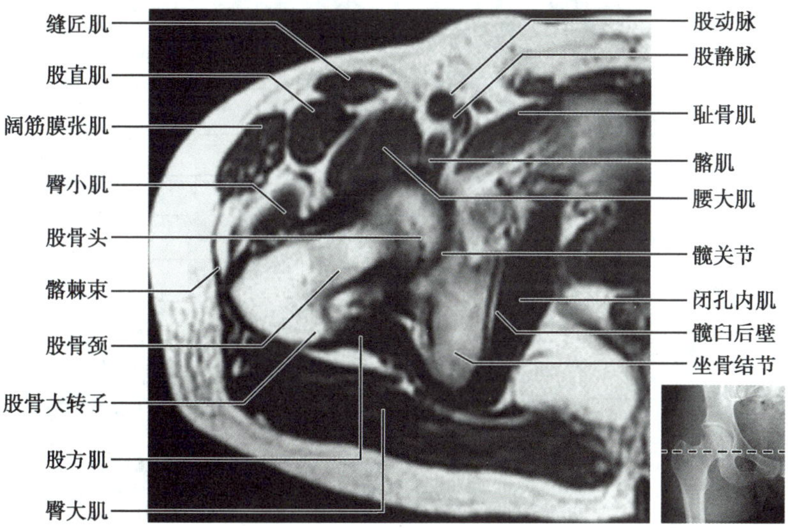

图 5-138 经股骨头下份横断层 MRI，T_1WI

2. 髋部 MRI 冠状断层

(1) 经髋关节前份冠状断层：髋关节位于断层中心区域，髋臼内上部为髂窝和盆腔区，外下部为股骨上份。髋臼呈杯口状朝向外下方，股骨头位于髋臼外下方。髋臼外上连接髂骨翼，髋骨前下部为耻骨上支，耻骨上、下支汇合部的内侧面为耻骨联合面，与对侧构成耻骨联合。耻骨上支下方可见近水平向内后走行的闭孔外肌；起自耻骨上支的短收肌与耻骨肌自内斜向后下方走行。髂窝内髂肌和腰大肌汇合后走向前下方。髂骨翼外侧有臀中、小肌包绕；髋关节外下方走行有阔筋膜张肌、股四头肌、髂腰肌(图 5-139)。

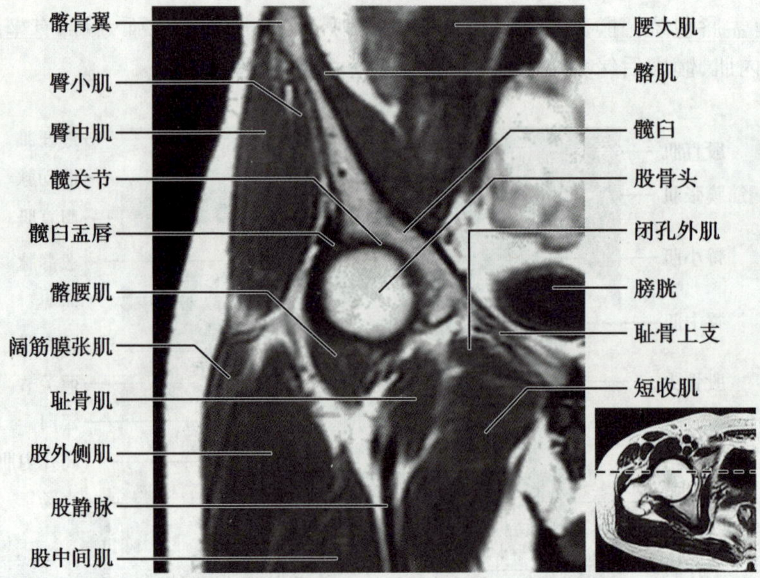

图 5-139　经髋关节前份冠状断层 MRI，T_1WI

（2）经髋关节中份冠状断层：髋关节位于断层中心区域，与经前份相比股骨头增大，其向外下的较细部分为股骨颈；髋臼朝向外下方，其前、后及上缘均被髋臼盂唇包绕，下缘有髋臼横韧带加固而缺少盂唇结构。髋臼窝与股骨头之间有脂肪组织和股骨头韧带，后者向下连于髋臼横韧带。髋臼内侧缘及耻骨上支内后方走行闭孔内肌，断层的其他结构与前一断层相似（图 5-140）。

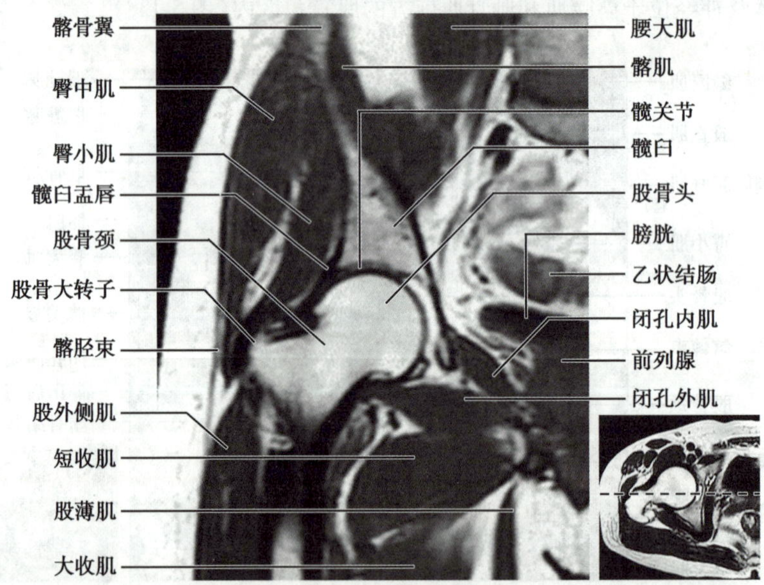

图 5-140　经髋关节中份冠状断层 MRI，T_1WI

（3）经髋关节后份冠状断层：髋臼位于其内上方包绕缩小的股骨头。股骨颈外侧端与股骨上端的隆起为大转子，股骨颈内侧端下缘与股骨上端隆起为小转子。闭孔外肌向后终止于转子间，其下方为股方肌、大收肌，关节周围其他结构与中份断层相似（图 5-141）。

（七）股部 MRI

1. 经股部上份横断断层　经过股骨小转子和坐骨结节下端。前部主要有髋肌前群和大腿前、内侧群肌及股血管、神经等结构。大腿和髋前群肌占据断层前外侧份，分为浅、深层，浅层有缝匠肌、股直肌和阔筋膜张肌，深层有髂腰肌、股外侧肌。大腿内侧群肌居断层前内侧份，浅层为耻骨肌和长收肌,向后依次是短收肌和大收肌。大收肌的后方有闭孔外肌、股方肌。断层前部中份,缝匠肌与长收肌之间为股三角,内有股动、静脉和股神经分支、股深动脉、腹股沟深淋巴结等。其浅筋膜内有大隐静脉和腹股沟浅淋巴结。断层的后部,皮下组织的浅层为臀大肌,臀中肌与臀小肌已消失,在其深面为股方肌,二者间隙内有坐骨神经及血管通过(图 5-142)。

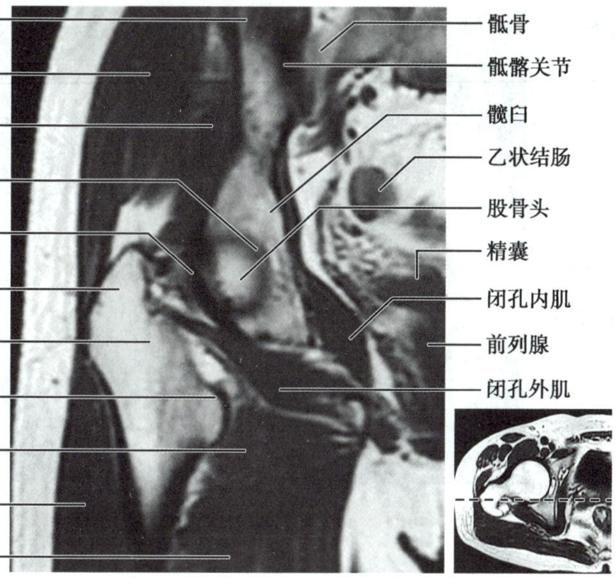

图 5-141　经髋关节后份冠状断层 MRI,T_1WI

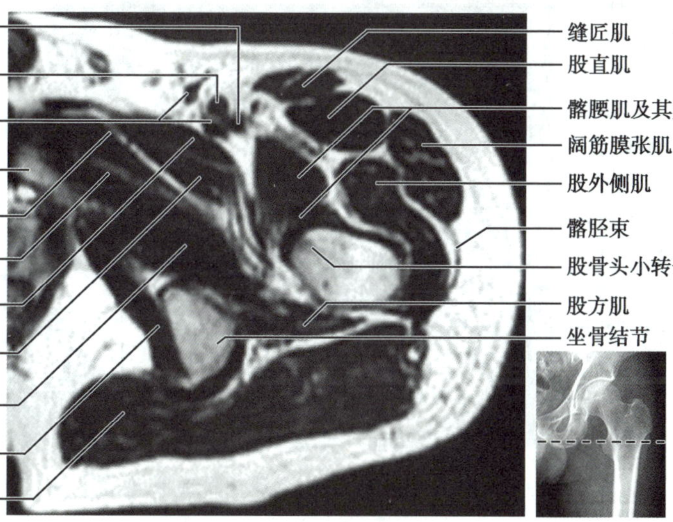

图 5-142　经左股部上份横断层 MRI,T_1WI

2. 经股部下份横断断层　股骨呈类圆形,位于断层前部。在大腿前群肌中股四头肌包绕股骨前及两侧,缝匠肌位于股内侧肌后内侧。后群肌浅层中,半膜肌和半腱肌分别位居内、外侧,深层中股二头肌短头、长头位于于股骨外后方,其肌间隙内有坐骨神经。大腿后肌群内侧部有股薄肌和大收肌、长收肌。股内侧肌、缝匠肌、长收肌和大收肌围成收肌管,管内有股动、静脉(图 5-143)。

(八)膝关节 MRI

1. 膝关节 MRI 横断层

(1) 经股骨内、外髁横断层:股骨位于中央区域,其前方为髌骨下极。髌骨前缘与股四头肌腱紧密相贴,髌骨内、外侧缘向后分别与髌内、外侧支持带相连,支持带对髌骨内外方向具有加固作用。股骨前面滑车略凹,与髌骨的后面构成髌股关节。股骨内、外侧最前突出为股骨内、外上髁,髂胫束位于外上髁前外侧,内侧副韧带、外侧副韧带附着于内、外上髁后方。股骨由向后内、外突隆为股骨内、外侧髁,其间为股骨髁间窝,内有丰富脂肪组织。股骨外侧髁外后方为股二头肌短头,其深面有腓总神经;腘肌腱起自股骨外髁的外侧面并绕向后下方;股骨外侧髁后方有跖肌、腓肠肌外侧头。股骨内侧髁内后方为缝匠肌,后方为腓肠肌内侧头、半膜肌肌腱、股薄肌肌腱。腘动、静脉和胫神经走行于腓肠肌内、外头肌间隙内(图 5-144)。

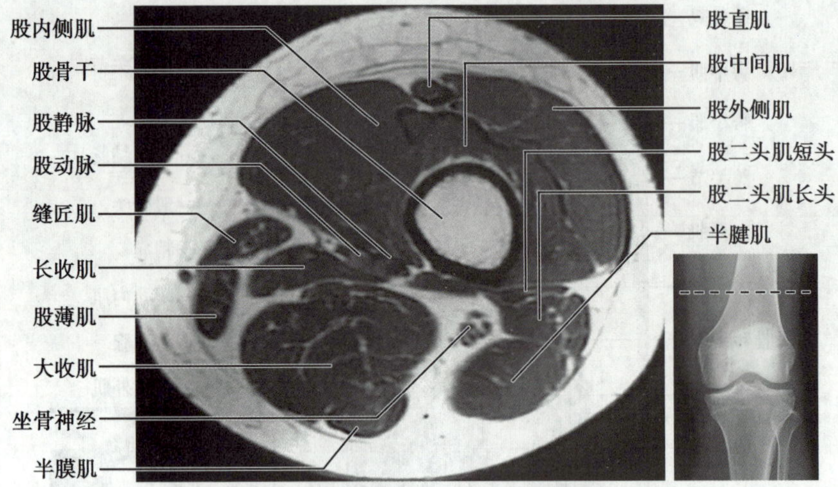

图 5-143 经左股部下份横断层 MRI,T_1WI

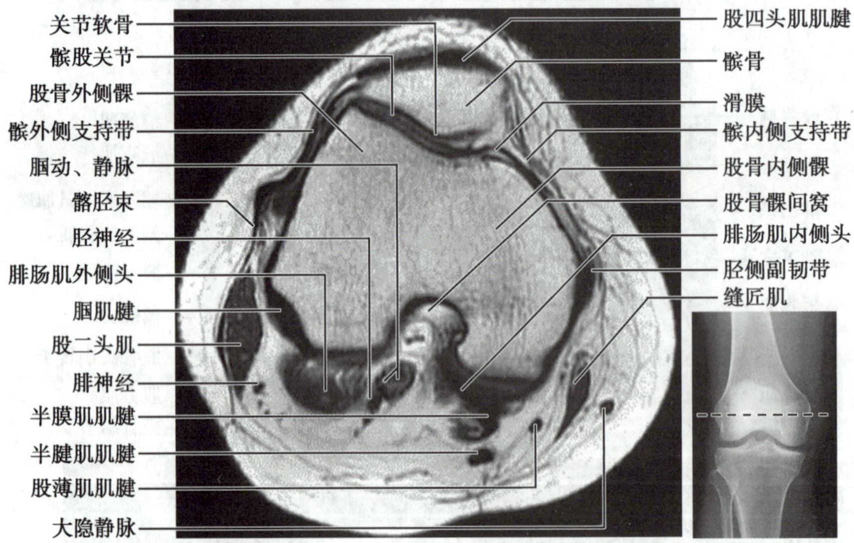

图 5-144 经右股骨内、外髁横断层 MRI,T_1WI

(2) 经半月板横断层:中央区域为股骨内、外侧髁下缘,其间为关节腔区域。内侧半月板包绕股骨内侧髁的前方、内侧和后方,后内侧与内侧副韧带的后份紧密相连。外侧半月板包绕股骨外侧髁的前方、外侧和后方,后外侧有圆索状的外侧副韧带,后者与外侧半月板间隔有腘肌肌腱。髌下脂肪垫填充于股骨内、外髁前方;髌韧带为股四头肌肌腱跨越髌骨后止于胫骨粗隆的延续部分,其位于髌下脂肪垫前方;髌内、外侧支持带与髌韧带相延续。股骨外侧髁内侧壁的前缘有前交叉韧带附着,在关节腔后部有起自股骨内侧髁外侧面的后交叉韧带穿行。断层后部中间区域为腘窝。腘窝的内、外侧壁分别为腓肠肌内、外侧头,内有腘动、静脉和胫神经(图 5-145)。

(3) 经胫骨平台横断层:前部为粗大的胫骨平台,髌韧带位于其前方,两者之间为髌下脂肪垫填充。腓骨小头与胫骨外侧髁后缘构成胫腓近端关节。胫骨平台外侧缘可见外侧副韧带和股二头肌肌腱。在胫骨平台内后方有缝匠肌肌腱、股薄肌肌腱与半膜肌肌腱。胫骨后群肌肉由浅至深依次为腓肠肌、比目鱼肌、腘肌;胫神经位于诸肌间隙内,而腓总神经位于腓骨小头外后方脂肪层内(图 5-146)。

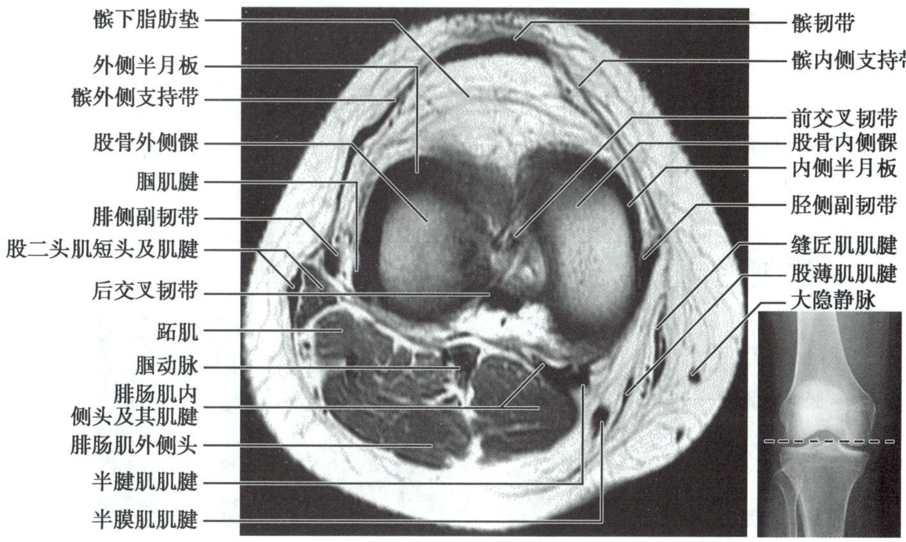

图 5-145 经右膝半月板横断层 MRI，T_1WI

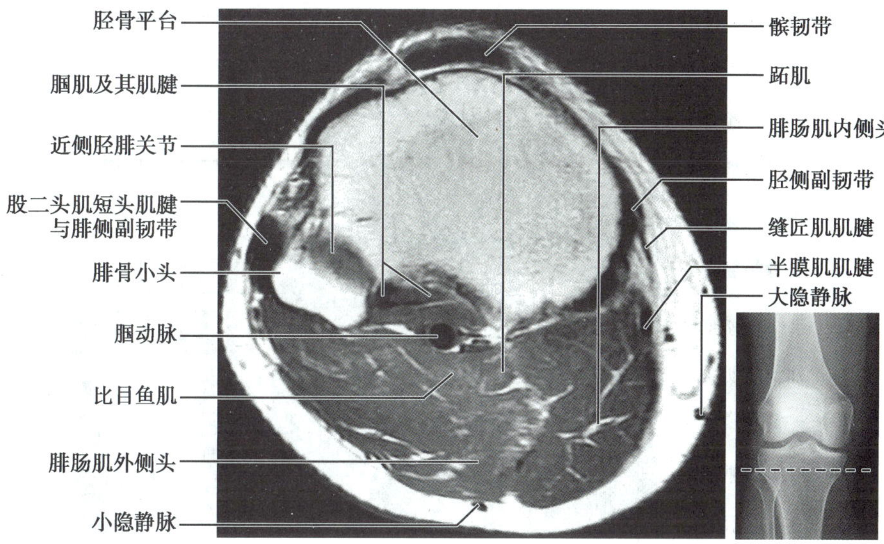

图 5-146 经右胫骨平台横断层 MRI，T_1WI

2. 膝关节 MRI 矢状断层

（1）经股骨内侧髁中份矢状断层：膝关节位于断层中心，股骨与胫骨内侧髁关节表面覆盖一层薄薄的关节软骨，两骨关节面之间夹有类似于“领结”状的内侧半月板，在此断层前部为前角，后部为后角，前、后角均呈三角形，中间薄，边缘较厚。关节前上方有股内侧肌，后上方有缝匠肌。关节后方有半膜肌肌腱。关节后下方有腓肠肌内侧头（图 5-147）。

（2）经股骨髁间窝矢状断层：股骨与胫骨间前后分别有前、后交叉韧带。在前、后交叉韧带之间区域无半月板组织存在，但在前交叉韧带前方有连接两侧半月板前端的膝横韧带，且大部分人可存在。板股韧带起自外侧半月板后缘走行于后交叉韧带前、后缘，终止于股骨内侧髁内侧面。位于后缘者称为板股后韧带，其出现率较高；位于前缘者称为板股前韧带，出现率较低。髌骨上连于股四头肌腱，其向下延续为髌韧带，后者向下附着于胫骨前缘粗隆。髌韧带与股骨、胫骨之间可见三角形的髌下脂肪垫。关节后上方为半膜肌，后下方为腓肠肌内侧头、比目鱼肌、腘肌。膝关节的后方为腘窝，其内可见纵行的腘动、静脉（图 5-148）。

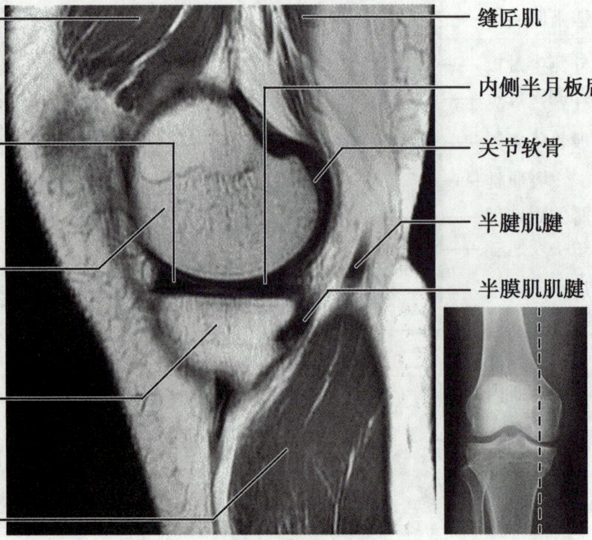

图 5-147 经右股骨内侧髁中份矢状断层 MRI，T_1WI

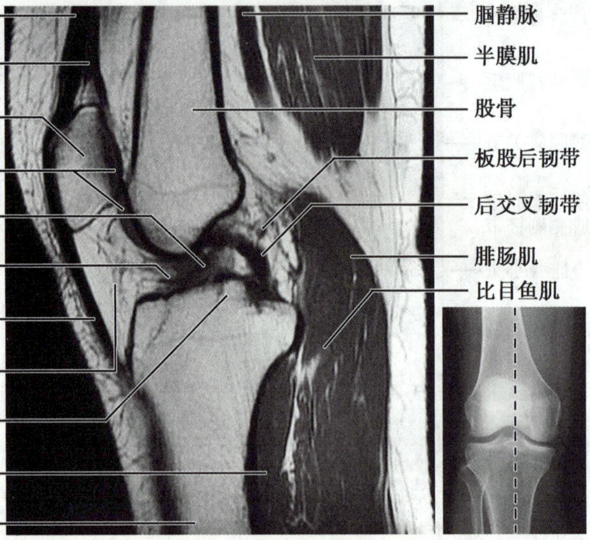

图 5-148 经右股骨髁间窝矢状断层 MRI，T_1WI

（3）经股骨外侧髁中份矢状断层：胫、股骨之间的外侧半月板形态类似于领结状，前部为前角，中部为体部，后部为后角。关节前上方为股四头肌外侧头；关节后上方为股二头肌及其肌腱；关节后下方为腓肠肌、比目鱼肌、跖肌；关节前下方为胫骨前、后肌（图 5-149）。

3. 膝关节 MRI 冠状断层

（1）经胫骨髁间隆起前缘冠状断层：股骨内、外侧髁的下缘和胫骨内侧髁的上缘覆盖有关节软骨，而胫骨外侧髁的上面则无关节软骨覆盖。内侧半月板前角出现在胫、股骨内侧髁关节面之间，而胫、股骨外侧髁关节面之间尚未出现外侧半月板。在胫、股骨关节之间可显示横向分布的膝横韧带。股骨内、外侧分别为股内侧肌、股外侧肌。膝关节内侧缘有髌骨内侧支持带，外侧缘有髂胫束（图 5-150）。

（2）经胫骨髁间隆起冠状断层：髁间窝内可见前、后交叉韧带。股骨与胫骨关节面之间，靠近内、外侧髁边缘处分别可见三角形的内、外侧半月板。胫股关节内侧有内侧副韧带，而在股骨外侧髁缘可见腘肌腱。胫骨干外侧有胫骨前肌、趾长伸肌，其他结构类似于经股骨髁间隆起前缘冠状断层（图 5-151）。

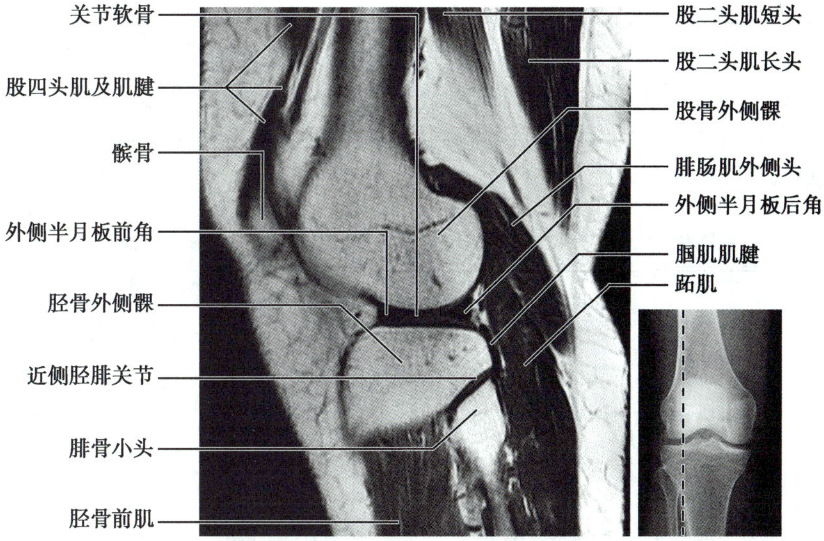

图 5-149　经右股骨外侧髁矢状断层 MRI，T_1WI

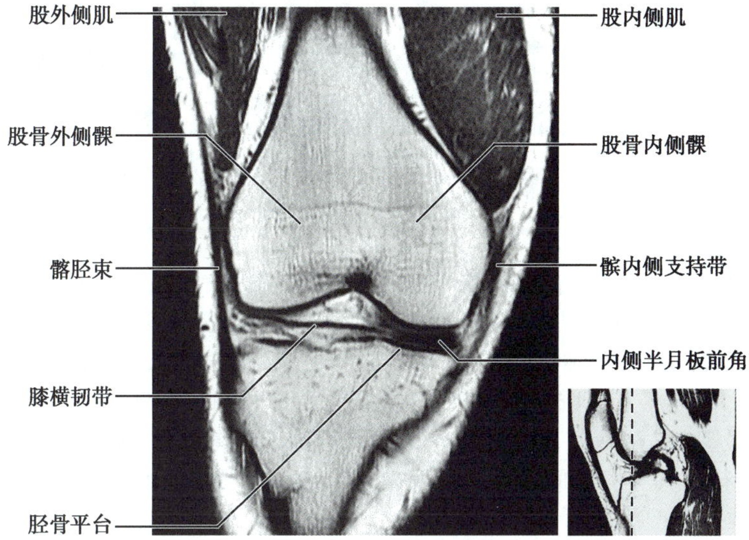

图 5-150　经右胫骨髁间隆起前缘冠状断层 MRI，T_1WI

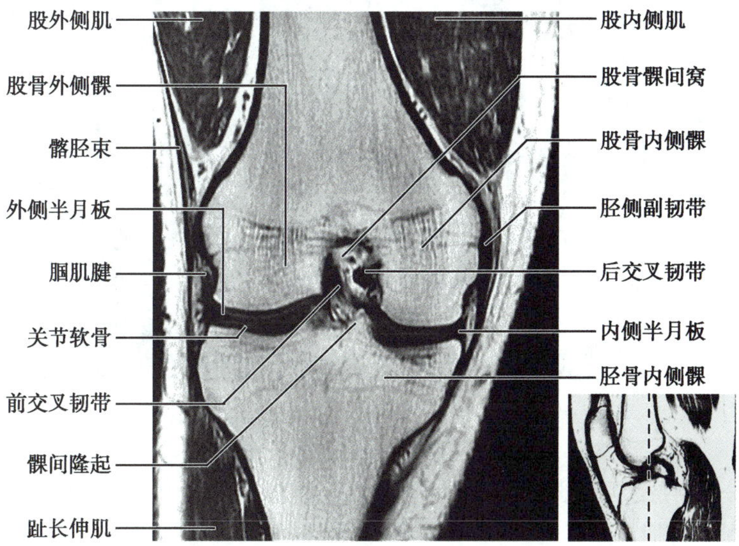

图 5-151　经右胫骨髁间隆起冠状断层 MRI，T_1WI

（3）经股骨髁间隆起后缘冠状断层：股骨内、外侧髁明显缩小且分离，之间为髁间窝，髁间窝内侧份有后交叉韧带，外侧份有前交叉韧带。胫骨与股骨之间为呈三角形的内、外侧半月板后角。在腓骨小头与股骨外侧髁上缘之间有外侧副韧带；股骨外侧髁下方可见腘肌肌腱附着。膝关节内侧缘附着于内侧副韧带。髁间窝上方腘窝内有纵行的腘动、静脉。在关节外上方有股二头肌。关节下方从内向外依次是腓肠肌内侧头、腘肌、胫骨后肌、胫骨前肌、趾长伸肌、腓骨长肌等（图5-152）。

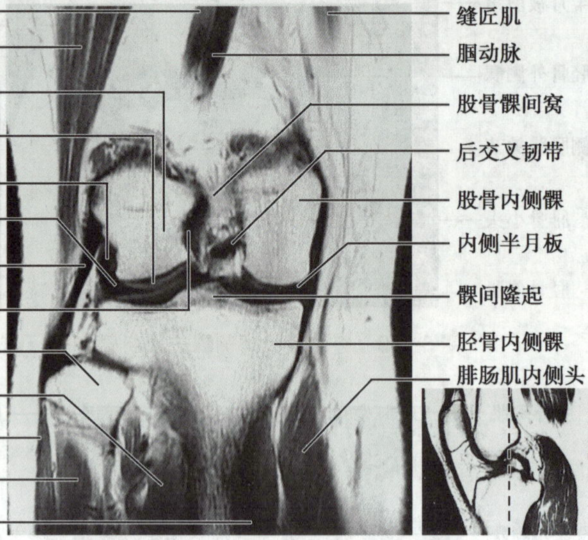

图5-152　经右股骨髁间隆起后缘冠状断层MRI，T_1WI

（九）小腿MRI

1. 经胫骨粗隆横断层　粗大的胫骨位于前内侧，其前端为稍隆起性结构为胫骨粗隆，而腓骨位于胫骨外后方。在腓骨的前缘与胫骨内侧缘之间存在骨间膜，其与胫腓骨一起将小腿分为前、后筋膜鞘，其中前骨筋膜鞘位于胫、腓骨间前部，内有胫骨前肌、趾长伸肌；而后骨筋膜鞘位于胫、腓骨间后部，占据小腿大部分，其中腓肠肌位于浅层；腘肌和比目鱼肌位于中层，两者间走行胫神经；胫骨后肌的位置最深，紧贴骨间膜。另外，在腓骨外侧部还有外侧筋膜鞘，其内走行有腓骨长肌，而腓神经则走行在其与腓骨间。在断层的内侧和后部的浅筋膜内分别可见大、小隐静脉（图5-153）。

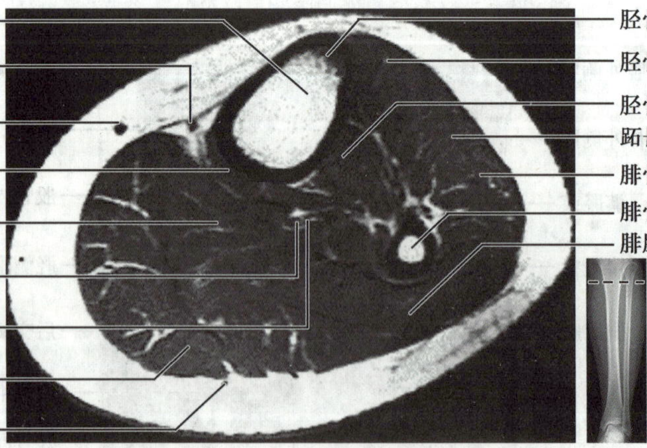

图5-153　经胫骨粗隆横断层MRI，T_1WI

2. 经小腿下份横断层　胫、腓骨骨皮质明显较厚。前骨筋膜鞘内自内侧向外侧依次可见胫骨前肌腱、踇长伸肌和趾长伸肌。后骨筋膜鞘内可见浅层的比目鱼肌与腓肠肌内、外侧头肌腱，在足跟上方约15cm处这3条肌腱融合为跟腱。深层可见较大的踇长屈肌、胫骨后肌和趾长屈肌。胫后血管和胫神经位于浅、深层肌之间。外侧骨筋膜鞘内有腓骨短肌与腓骨长肌前后分布。断层的内侧和后部的浅筋膜内分别有大、小隐静脉(图5-154)。

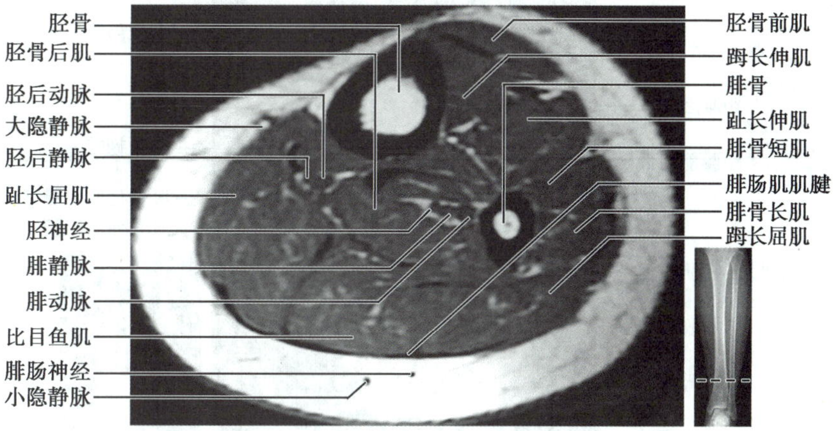

图5-154 经右小腿下份横断层 MRI，T_1WI

（十）踝关节 MRI

1. 经远侧胫腓关节横断层 胫骨远端较大，位于前内侧，腓骨下端细小，位于其后外侧。胫骨前方自内向外为胫骨前肌腱、踇长伸肌及其肌腱和趾长伸肌及其肌腱。胫、腓骨后方自内向外显示胫骨后肌肌腱、趾长屈肌肌腱、踇长屈肌及其肌腱、腓骨短肌和腓骨长肌腱。在断层最后方浅层走行跟腱(图5-155)。

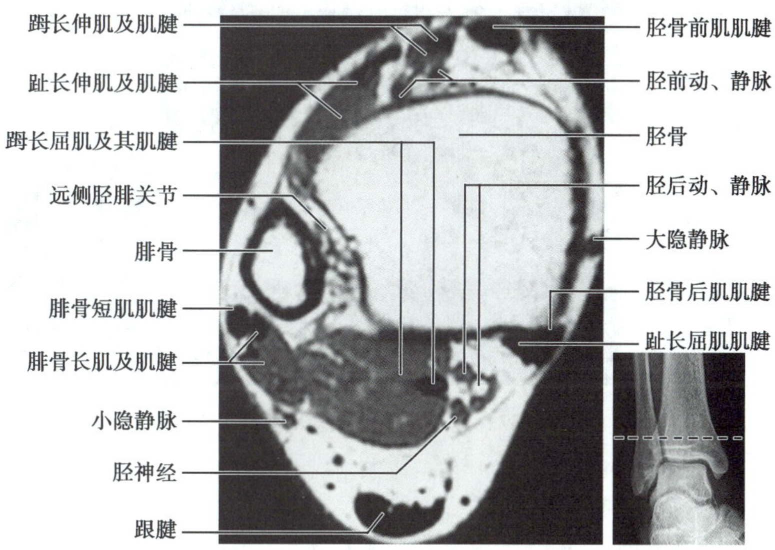

图5-155 经远侧胫腓关节横断层 MRI，T_1WI

2. 经外踝下部横断层 中间为距骨体，其外侧为外踝。在外踝前缘与距骨前缘有距腓前韧带，外踝内后侧缘与距骨后外侧缘之间有距腓后韧带，两者和跟腓韧带共同组成踝关节外侧副韧带。而踝关节内侧有呈扇形分布的三角韧带，即踝关节内侧副韧带。在该断层前方有胫骨前肌腱、踇长伸肌腱、趾长伸肌腱自内侧向外侧依次排列。在距骨内侧的浅筋膜内可见大隐静脉。在内踝与距骨内缘后方有踝管，为小腿后部与足底的通道，其内可见胫骨后肌腱、趾长屈肌腱、胫神经、踇长屈肌腱及胫后血管。在外踝后方可见腓骨长、短肌腱前后排列。而粗大的跟腱则位于最后方浅表层(图5-156)。

3. 经跟腱矢状断层 以距骨体为中心，可清晰显示踝关节、跟距关节、跗骨窦、跟腱。在踝关节后上方深层为比目鱼肌和踇长屈肌，前方有踇长伸肌。足底部由浅至深依次为足底筋膜、小趾展肌、足底方肌、腓骨长肌肌腱和跟骰足底韧带等(图5-157)。

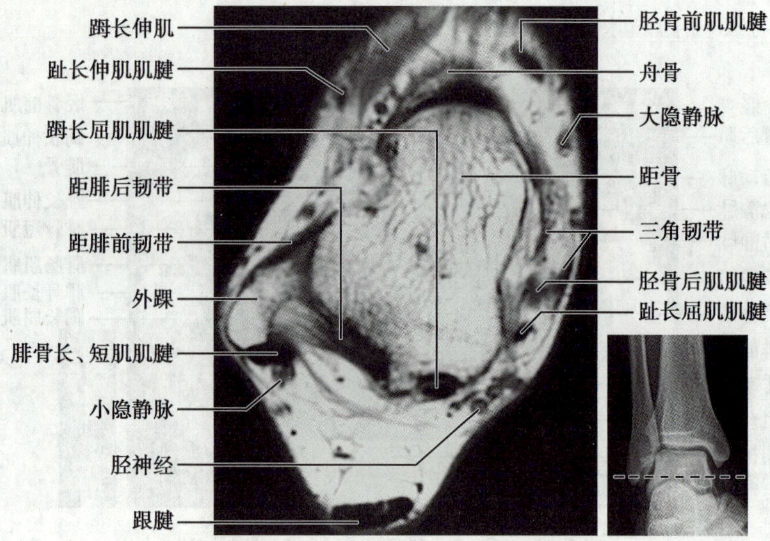

图 5-156　经外踝下部横断层 MRI，T_1WI

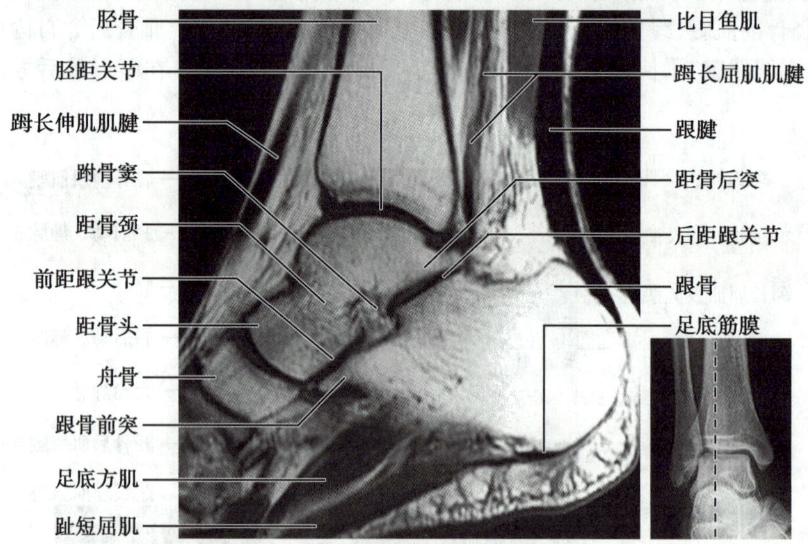

图 5-157　经跟腱矢状断层 MRI，T_1WI

4. 踝关节 MRI 冠状断层

（1）经前距跟关节冠状断层：中心区域为前跟距关节。关节内侧缘为大量高信号脂肪组织填充的跗骨窦。在胫骨外侧有踇长伸肌、趾长伸肌，在跟骨外侧则有趾短伸肌，在其下方可见小隐静脉穿行。足底部自内向外依次有踇展肌、踇长屈肌肌腱、足底方肌、趾短屈肌、腓骨长肌肌腱、小趾展肌等（图 5-158）。

（2）经后距跟关节冠状断层：距骨位于断层中心。腓骨位于关节外侧，可见到连接于腓骨后缘与距骨外后缘之间的距腓后韧带，内侧有三角韧带。腓骨远端下方穿行有腓骨短、长肌肌腱；而在内踝下方紧贴有胫后肌肌腱与趾长屈肌肌腱。跟骨内侧缘有踇展肌、足底方肌。足底部有趾短屈肌、小趾展肌，在其最浅层有足底腱膜（图 5-159）。

六、四肢血管 DSA

四肢血管 DSA 通常检查的是动脉 DSA，按上肢和下肢分别介绍。

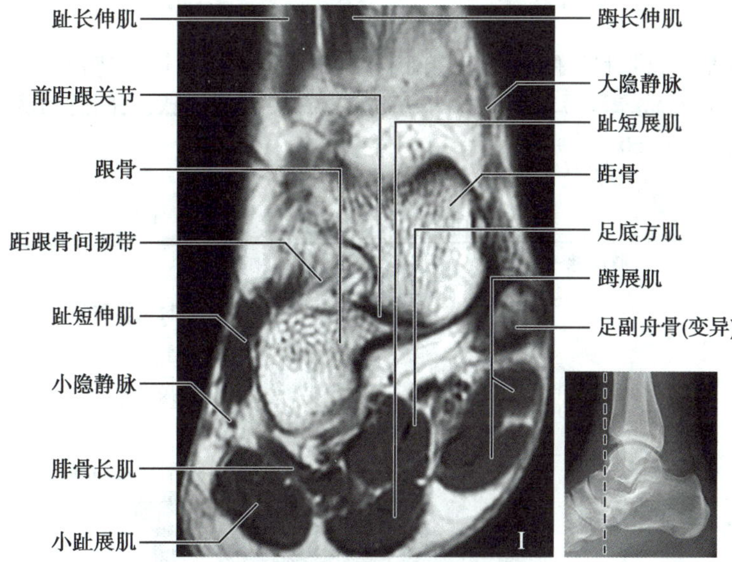

图 5-158　经前距跟关节冠状断层 MRI，T_1WI

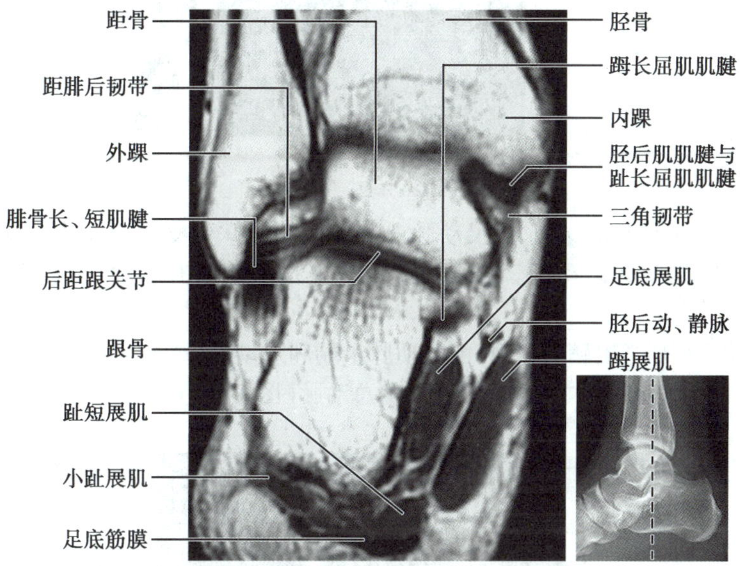

图 5-159　经后距跟关节冠状断层 MRI，T_1WI

（一）上肢血管 DSA

1. 锁骨下动脉　左侧起自主动脉弓，右侧起自头臂干，经胸锁关节后方斜向外至颈根部，呈弓状经胸膜顶前方，穿斜角肌间隙至第 1 肋外侧缘续为腋动脉。锁骨下动脉的体表投影为胸锁关节至锁骨下缘中点间向上凸起的弓形线，弓的最高点在锁骨上缘 1cm 处。

2. 腋动脉　移行于锁骨下动脉，至大圆肌下缘移行为肱动脉，至前臂分为桡动脉和尺动脉。腋动脉位于腋窝内，主要分支有胸肩峰动脉、胸外侧动脉、肩胛下动脉（胸背动脉和旋肩胛动脉）、旋肱后动脉。

3. 肱动脉　与正中神经伴行，沿肱二头肌内侧沟下行至肘窝，平桡骨颈高度分为桡动脉和尺动脉。肱动脉的主要分支是肱深动脉，与桡神经伴行，沿肱骨肌管至臂后区，分布于肱骨和肱三头肌。此外肱动脉还发出尺侧上副动脉、尺侧下副动脉、肱骨滋养动脉和肌支，分布于上臂和肘关节。

4. 桡动脉　先经肱桡肌和旋前圆肌之间，继而伴桡神经浅支、在肱桡肌腱和桡侧腕屈肌腱之间下行。桡动脉的主要分支有桡侧返动脉、掌浅支、拇主要动脉。桡动脉下段仅被皮肤和筋膜遮盖，是临床触摸脉搏的部位。

5. 尺动脉　在指浅屈肌和尺侧腕屈肌之间伴尺神经下行，经屈肌支持带浅面、豌豆骨桡侧至手掌，与桡动脉掌浅支吻合成掌浅弓。尺动脉的主要分支有尺侧返动脉、骨间总动脉（骨间前动脉和骨间后动脉）、掌深支（图 5-160）。

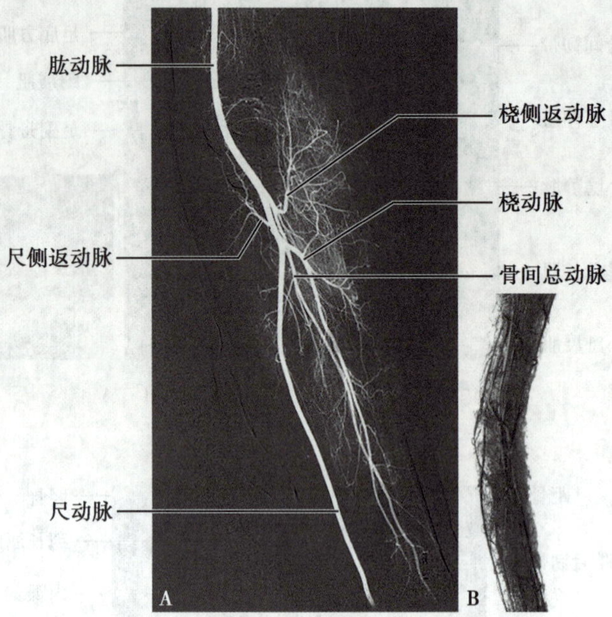

图 5-160　上肢血管

6. 掌浅弓　位于掌腱膜的深面，由尺动脉末端和桡动脉掌浅支吻合而成。从弓上发出 1 支小指尺掌侧动脉和 3 支指掌侧总动脉。各支再分为 2 支指掌侧固有动脉，分别分布于第 2～5 指相对缘。

7. 掌深弓　位于屈肌总腱鞘的深面，由桡动脉末端和尺动脉掌深支吻合而成。由弓发出 3 条掌心动脉，行至掌指关节附近分别注入相应的指掌侧总动脉（图 5-161）。

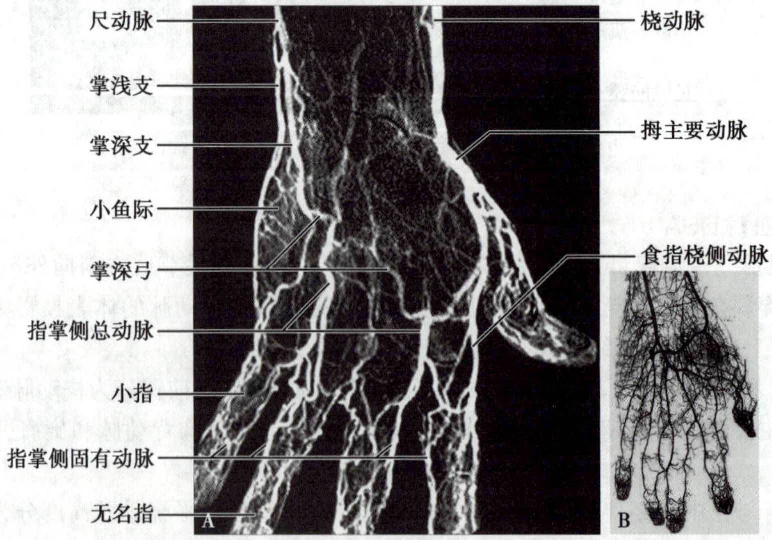

图 5-161　手部血管网

（二）下肢血管 DSA

1. 股动脉　移行于髂外动脉，在股三角内，位于股神经和股静脉之间。下行进入收肌管，出收肌腱裂孔至腘窝，移行为腘动脉。至小腿骨间膜上方分为胫前动脉和胫后动脉。在腹股沟韧带下方2～5cm处股动脉分出股深动脉，经股动脉后方向后内下方走行，沿途发出旋股内侧动脉至大腿内侧群肌、旋股外侧动脉至大腿前群肌、3～4条穿动脉至大腿后群肌、内侧群肌和股骨。股深动脉是股动脉的主要分支（图5-162）。

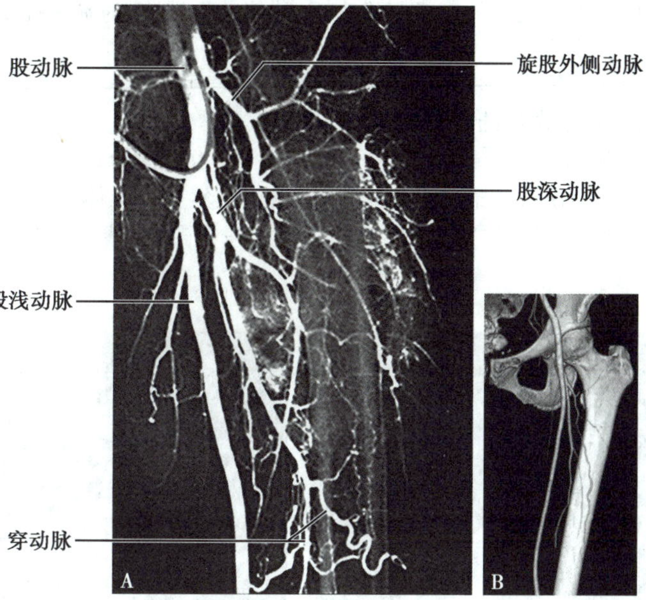

图5-162　左侧股动脉

2. 腘动脉　在收肌腱裂孔处续于股动脉，在腘窝深部下行，至小腿骨间膜上方分为胫前动脉和胫后动脉，在腘窝发出分支至膝关节和邻近诸肌，并参与膝关节网构成。

3. 胫后动脉　胫前动脉由腘动脉发出后，立即穿小腿骨间膜至小腿前群肌之间下行，沿小腿后面浅、深屈肌之间下行，经内踝后方至足底，分为足底内侧动脉和足底外侧动脉。胫前动脉至踝关节前方移行为足背动脉（图5-163）。

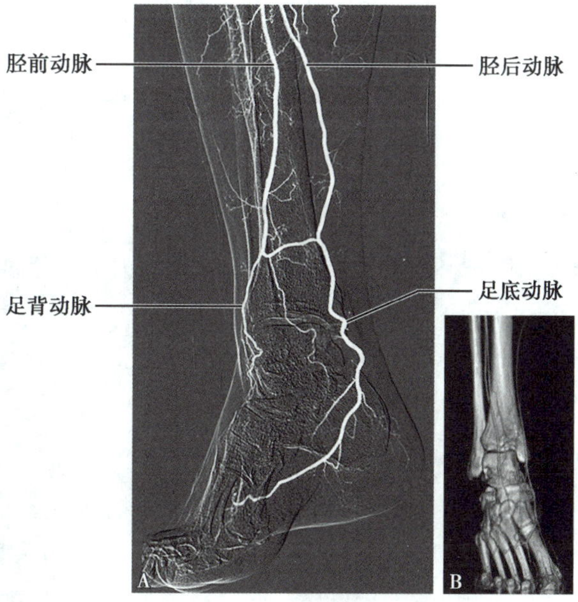

图5-163　右下肢血管

第三节　骨与关节解剖变异

解剖变异是指同种生物世代之间或同代生物不同个体之间在形态特征、生理特征方面表现出的差异。这种差异不影响其生理功能，不属于病理变化，但对临床上鉴别诊断很重要。只有熟练掌握骨与关节解剖变异以及可能引起误诊的正常影像表现，才能减少误诊，为临床提供正确的影像诊断。

一、脊柱变异

脊椎解剖变异较多，但较常见的有下列几种：

1. 椎体融合　又称阻滞椎，是指两个或两个以上的椎体互相融合成一块的先天性骨性联合现象，是发育过程中脊椎发育不良所致。最常见于腰椎和颈椎，虽然多个椎体融合在一起但其总高度不变，与正常一样。两个或两个以上椎体之间椎间盘消失称为完全融合，残留部分椎间盘者称为不完全融合（图 5-164，图 5-165）。

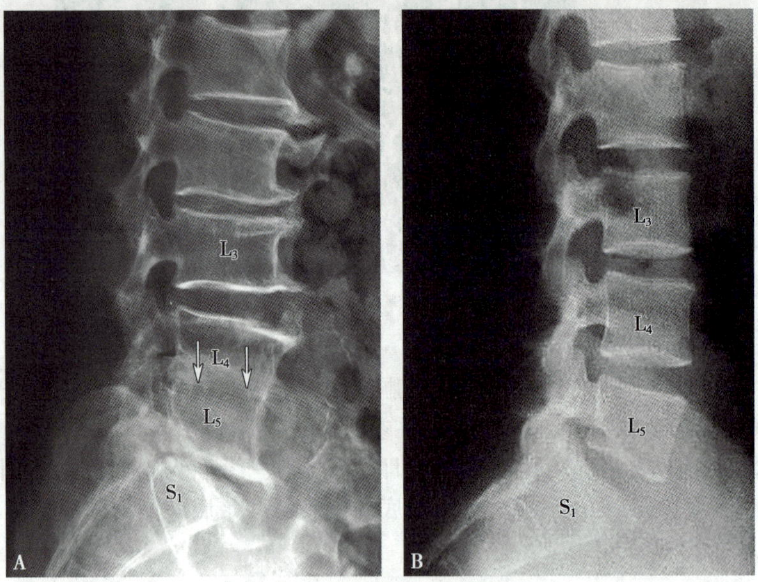

图 5-164　腰椎融合，右侧位
A. 第 4、5 腰椎椎体不全融合；B. 正常腰椎右侧位片。

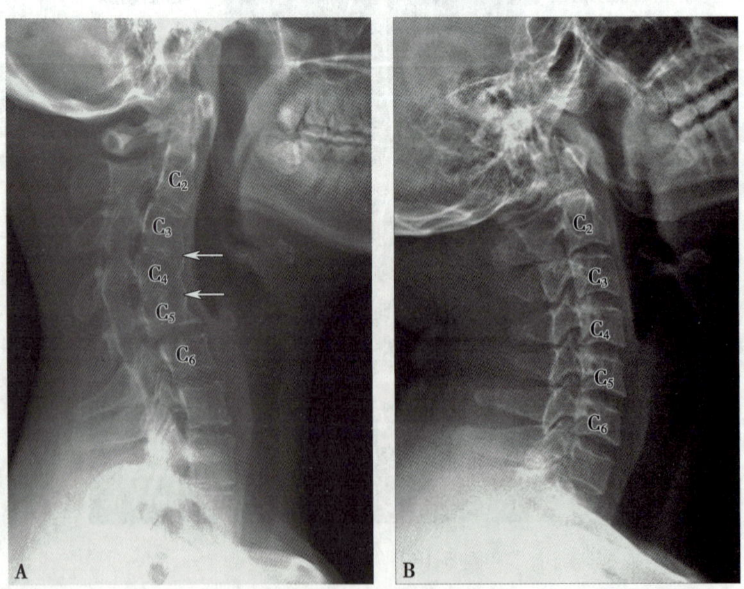

图 5-165　颈椎融合，右侧位
A. 第 3～5 颈椎椎体完全融合；B. 正常颈椎右侧位片。

颈椎阻滞椎最常累及 C2、3，其次为 C5、6，患者可有斜颈及颜面不对称体征。阻滞椎也常合并其它畸形，如畸形足、腰椎关节形成不全及并指畸形等。

2. 移行椎　脊柱有 5 个移行带即枕颈带、颈胸带、胸腰带、腰骶带和骶尾带。在移行带有脊椎变异叫做移行椎，椎体数目发生变异。可表现为向尾侧或向头侧的移行椎，前者可表现为骶椎尾化、腰椎骶化及颈肋；后者可以表现为尾椎骶化、骶椎腰化及腰肋（图 5-166）。

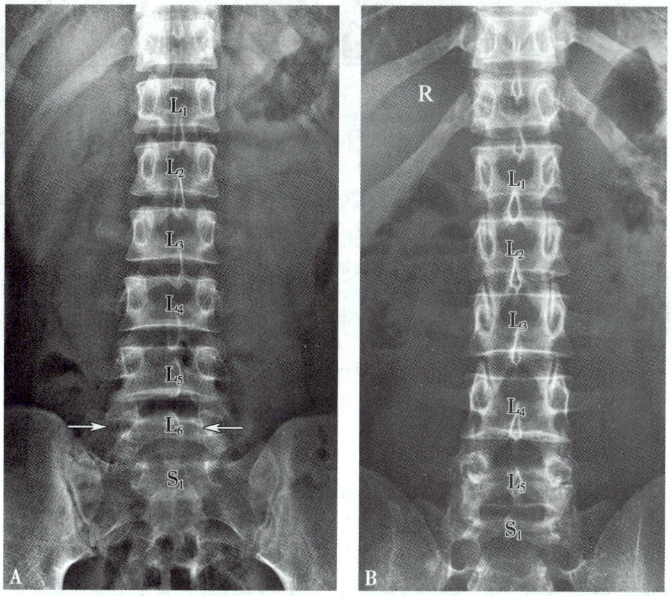

图 5-166　移行椎，正位

A. 骶椎腰化成第 6 腰椎；B. 正常腰椎正位片。

3. 蝴蝶椎　胎儿时，椎体被冠状裂及矢状裂分为前、后、左、右对称的四个骨化中心。若椎体两后半不融合或仅部分融合，则形成裂椎。正位片上椎体中央部分很细，为两个不相连的楔形所构成，其形状似蝴蝶，故又称“蝴蝶椎”。在侧位片上椎体仍为方形，但椎体中部密度增浓。若成对骨化中心的一个或中心的各一半发育不良，则形成半椎体，常呈楔形，又叫“楔形椎”，呈向内或向前的楔形。半椎体可累及单一或数个椎体，累及数个椎体时，某一侧可发生椎体融合。胸部半椎体常合并肋骨发育畸形（发育小、联合或不发育），多发生在半椎体的对侧。裂椎及半椎体上下邻近的椎体常代偿性地过大发育从而引起脊柱侧弯、后突畸形等（图 5-167）。

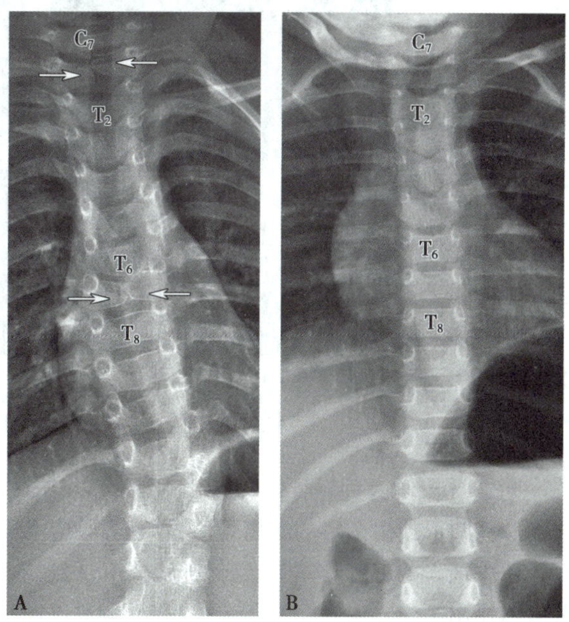

图 5-167　“蝴蝶椎”，正位

A. 第 7 胸椎“蝴蝶椎”；B. 正常胸椎正位片。

4. 骶椎隐性脊柱裂　椎弓板发育时形成一裂隙，缺口由软骨或纤维组织填补，无椎管内容物突出。一般无临床症状（图 5-168）。

5. 椎体永存骨骺　又称为椎体额外骨突，常见于椎体前上缘，为一三角形多余小骨块，须与骨折区别。此外，在棘突、横突和上下关节突也可见到，勿误认为病变。

二、四肢骨变异

四肢骨变异主要有：

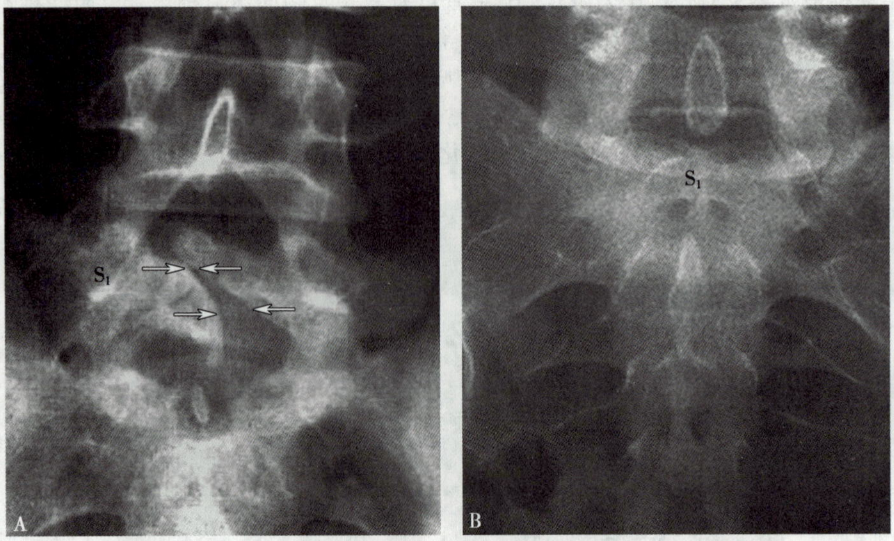

图 5-168　骶椎隐性脊柱裂，正位
A. 第 1 骶椎隐裂；B. 正常骶椎正位片。

1. 永存骨骺　在发育期间，骨基底部外侧可能出现一个条状二次骨化中心，多数为双侧，数年后与母骨愈合，也可以终生不愈合，其长轴与母骨长轴平行（图 5-169）。

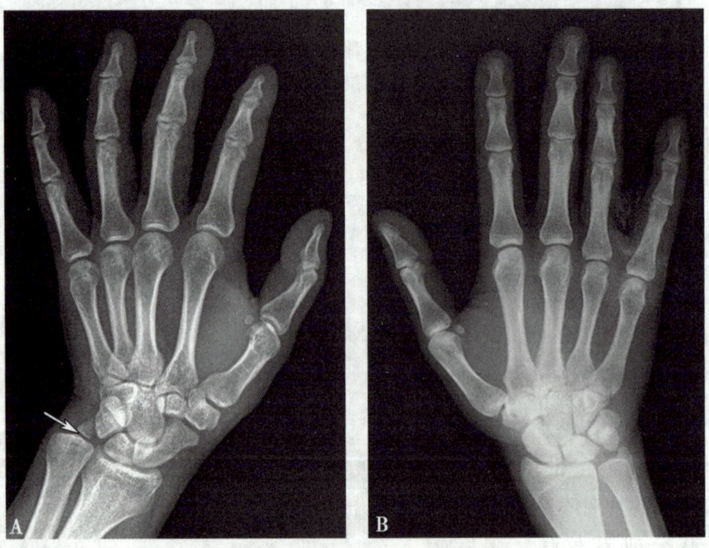

图 5-169　尺骨永存骨骺，正位
A. 右侧尺骨茎突永存骨骺；B. 左侧正常尺骨茎突。

2. 籽骨　又称为种籽骨，是机体胚胎发育的结果，是人体正常的解剖结构。在关节周围的肌腱处形成的一些圆形或扁圆形的游离骨骼，具有吸收应力、减少摩擦、保护肌腱等重要功能。

人体内最大的籽骨是髌骨，起保护膝关节、传递股四头肌的力量、增加股四头肌的作用力距、稳定膝关节的作用。

手籽骨由发生在掌指关节和指间关节附近肌腱内的化骨核骨化所形成的，最常见于第一掌指关节（图 5-170）。

足籽骨则由肌腱骨化而来，位于肌肉和跖、趾骨间，最常见于第一跖骨的头部。

3. 髌骨变异　髌骨在发育过程中可以出现两个以上的骨化核，这些骨化核以后融合为一个髌骨。如果髌骨化骨核永不融合，则形成两个或三个永不发生骨性联合的骨块，即二分髌骨或三分髌骨（图 5-171，图 5-172）。